做個有智慧的跑者

SCIENTIFIC
TRAINING OF
RUNNING

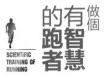

做個
有智慧
的跑者

SCIENTIFIC
TRAINING OF
RUNNING

科學化跑步訓練與線上 AI 輔助系統

做個有智慧的跑者

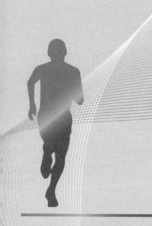

SCIENTIFIC TRAINING OF RUNNING

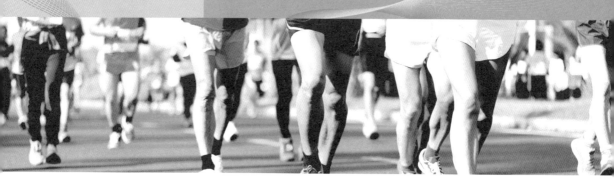

旗標官方網站

優質運動健身書

- FB 官方粉絲專頁：旗標知識講堂、優質運動健身書

- 旗標「線上購買」專區：您不用出門就可選購旗標書！

- 如您對本書內容有不明瞭或建議改進之處，請連上
旗標網站，點選首頁的 聯絡我們 專區。

若需線上即時詢問問題，可點選旗標官方粉絲專頁
留言詢問，小編客服隨時待命，盡速回覆。

若是寄信聯絡旗標客服email，我們收到您的訊息後，
將由專業客服人員為您解答。

我們所提供的售後服務範圍僅限於書籍本身或內
容表達不清楚的地方，至於軟硬體的問題，請直接
連絡廠商。

學生團體　　訂購專線：(02)2396-3257 轉 362
　　　　　　傳真專線：(02)2321-2545

經銷商　　　服務專線：(02)2396-3257 轉 331
　　　　　　將派專人拜訪
　　　　　　傳真專線：(02)2321-2545

作　　　者／王順正・林玉瓊

發 行 所／旗標科技股份有限公司

台北市杭州南路一段 15-1 號 19 樓

電　　　話／ (02)2396-3257(代表號)

傳　　　真／ (02)2321-2545

劃撥帳號／ 1332727-9

帳　　　戶／旗標科技股份有限公司

監　　　督／陳彥發

執行編輯／孫立德

美術編輯／陳慧如

封面設計／陳慧如

校　　　對／王順正・林玉瓊

新台幣售價：620 元

西元 2020 年 11 月 初版 2 刷

行政院新聞局核准登記 - 局版台業字第 4512 號

ISBN　978-986-312-635-5

國家圖書館出版品預行編目資料

做個有智慧的跑者：科學化跑步訓練與線上
AI 輔助系統／王順正，林玉瓊作 . -- 第一版 .
臺北市：旗標，2020.08　面；　公分

ISBN 978-986-312-635-5 (平裝)

1. 賽跑　2. 運動訓練

528.946　　　　　　　　　　109008215

目錄

第 1 篇

影響跑步表現的個人因素

第 2 篇

跑步能力的評量

第 3 篇

跑步訓練方法

第 **4** 篇

跑步的技術

第 5 篇

影響跑步表現的其他訓練

第 6 篇

影響跑步表現的其他課題

第 **7** 篇

相關課題

第 **8** 篇

跑步訓練科學線上程式 (運動生理學網站)

後記

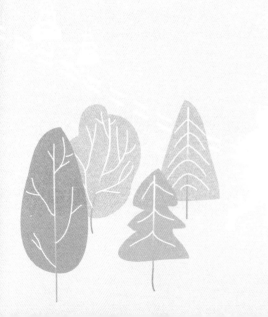
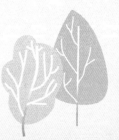

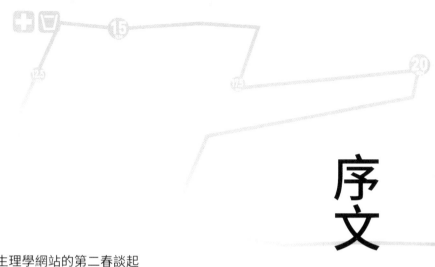

序文

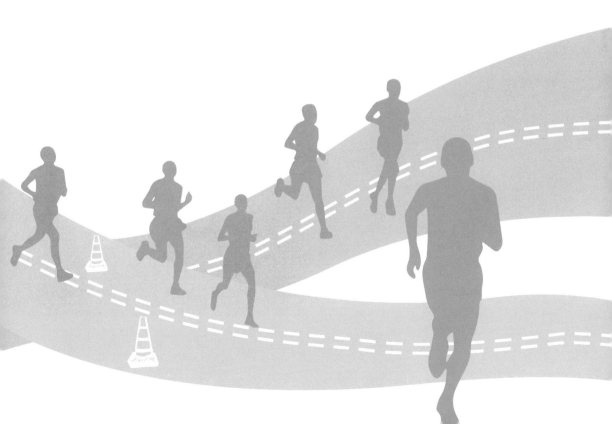

由運動生理學網站的第二春談起

「運動生理學網站退休了」的訊息在 2012 年 4 月 5 日公布至今已經有一段時間。感謝眾多好友在 Facebook 的回應與支持，我要公開宣佈：運動生理學網站有了第二春。就運動生理學網站過去在 1998 年創立、2000 年設立網站伺服器、2005 年國家科學委員會、運動產業的經費與硬體支持，2013 年底的重新開站可以算是第四春了。

「運動生理學網站成立於 1998 年，2000 年起網站修改為互動式的網頁。運動生理週訊與討論區的運動生理學、運動訓練學的相關討論議題與內容，是運動生理學網站的主要特色之一。早期，運動生理學網站是體育運動領域學生、教師的重要網路資源，在 2002 年至 2007 年之間榮獲多個獎項。2002 年天下雜誌（海闊天空學習中心）推薦運動生理學網站為『健康與體育』類的教育好站，2003 年榮獲中華嘉新體育獎學金特別獎，2004 年獲選國科會社會科學研究中心專案補助學術研究網站，2005 年榮獲國科會專題研究計畫『專家指標與使用者滿意度指標評鑑運動生理學網站之研究』，2007 年運動生理週訊彙整出版之專書『心肺適能訓練的理論與實務』榮獲體委會運動科學研究與發展獎勵甲等。隨著網路科技的發展，運動生理學網站的瀏覽與討論人次逐年降低，2011 年成立運動生理學網站 facebook 粉絲團後，又重新賦予網站連結的新生機。2012 年 4 月網站因故退休了。對於跟運動生理學網站一起成長的伙伴們、多年提供運動生理學網站獎學金的俊長公司 (http://carnegie-fitness. com.tw) 董事長邱榮亮先生、鉑泰公司 (http://www.fitcrew.com.tw) 董事長王國樑先生、以及眾多出錢出力協助網站的網友，是一件讓大家錯愕的事件。」不過，由於網站電腦、網站管理、⋯⋯ 等因素的影響下，網站退休確實是一件不得不面對的狀況。

運動生理學網站在 2008 年之後開始逐漸減少網路活動的原因，應該是我接下中正大學運動與休閒教育研究所、運動競技學系的行政工作之後，龐大的工作壓力（有一年我還同時兼任中正大學體育中心主任）讓網站的內容新增工作顯著減少。最後，在沒有多餘人力支援的狀況下，讓網站跟損壞的電腦一起退休，似乎是很自然的結果。

運動生理學網站退休之後，一年多的時間中發生了很多事，我在中正大學運動競技學系的行政工作卸任、我的母親在這段時間過世、我找到一塊小小的農地開發夢想綠色角落、中正大學運動競技學系開始有高爾夫專長學生就讀、……，我的生活回到研究室與實驗室、高爾夫球場、以及創新思考、……。人生或許就像咖啡樹的支芽，開花結果後的咖啡枝幹，一段時間之後就要砍掉重生，由咖啡樹幹重新發芽的支芽，生產出來的咖啡產量才會更豐碩、更香甜。

就像大部分離異後找到新伴侶、工作退休後找到新工作的社會大眾一樣，網站找到第二春好像更容易許多。一年多的時間來，運動生理學網站的資料並沒有遺失，在吳志銘教授的協助下，由 WIS 匯智（匯智資訊股份有限公司）提供的 pchome 虛擬主機服務，提供了網站資料的管理資源，我們可以不用天天擔心網站的管理、停電等問題。我也限縮了運動生理學網站的內容，把原本提供的運動部落格刪除了，讓網站的內容單純一些，管理上也更為方便。

有很長的一段時間，我一直在中正大學運動競技學系任教運動生理學這個課程，最近半年我開始重新整理課程的內容，選用林正常教授總校閱的專書（應用運動生理學）做為課本，在教學相長的狀況下，我發現還是有很多值得在運動生理學網站、運動生理週訊提供的知識與資訊，讓熱愛運動的社會大眾瞭解與應用。運動生理週訊第 282 期距離上一期（第 281 期）已經過了快要兩年，我希望跟著運動生理學網站一起成長的大家、以及眾多想要提供運動參與經驗與知識的網友，可能投稿到運動生理週訊來，讓運動生理週訊的文章能夠恢復到定期出刊的狀態。

恩師林正常教授在臉書中 (2013 年 12 月 17 日) 也提到：「約一個月前，我才因為要參加 2013 體育學術團體聯合年會，從此一學會網站，看到張貼了以前週訊的文章。在今年聯合年會會場，王順正理事長提到有一點想再做運動生理學網站。我當然非常贊成復站之議。就因為這個網站，許多海內外同好因而彼此認識；就因為有了它，許多學醫的人，能夠有管道認識運動知識，走入運動生理或運動科學領域。王教授，最大的貢獻是設置網站，而不是當中正大學的所長與系主任。是否復站，最後決定者還是在他本人，在此不必勉強他，因為工程實在不小。」。我要跟林正常教授報告，最新的一期運動生理週訊出刊了，網站真的重新出發了。

　　隨著手機科技的發展，運動生理學網站如果只有恢復網站，可能還是不會有更大的功用。我希望可以把運動生理週訊做成免費的 APP 程式讓大家用手機下載，如果有新的週訊文章就會通知有下載 APP 程式的手機，有需要的人可以連結回運動生理學網站來獲得更多的資訊與討論。當然，運動生理學網站還是需要眾多的網友來提供資訊與建議，在大家共同的協助下，讓我們看看運動生理學網站的第二春，還會有什麼能耐與發展？

王順正、林玉瓊 2013 年 12 月

科學化跑步訓練

「人生的下半場，還可以做些什麼？」電視廣告的一段文字，正是邁入人生下半場的最佳詮釋。在這個階段，利用教學、研究、服務、練球、種田、…之餘的時間，陸續完成百篇以上有關跑步訓練的文章，以及多個跑步訓練的應用程式，現在看起來確實是相當特別的人生經歷，只是時間上不是很有效率，內容上片片段段，章節雖難免有所疏漏，感謝參與討論與整理文章的同好協助，終於能夠出版成書，完成服務社會的理想。

運動生理學網站運動生理週訊 (Online ISSN：1814-7712) 已經成立多年。撰寫跑步訓練的科學文章，完成「科學化跑步訓練 (scientific training of running, STR)」專書，已經是多年前的想法了。這本書的出版，已經是運動生理週訊文章的第三本正式出版專書。對於喜愛跑步的人，如果以健康的觀點來看，每天都快樂的跑一段，可能比弄懂應該怎麼跑還重要。但是，採用科學化跑步訓練，才能夠確實提升訓練的效率、發展整體的跑步實力。

什麼是科學化跑步訓練呢？包括瞭解跑步潛能、選定跑步訓練方法、選擇合適跑步技術、進行各項輔助訓練、瞭解跑鞋等裝備的效益、飲食與運動傷害知識、分析訓練狀況、進行配速規劃、善用攜帶裝置、……。只要能夠理解這些系統性的跑步科學知識，並且實際的去體驗與應用，就能夠更輕鬆的參與跑步訓練，確實提升跑步的樂趣與效益。

跑步訓練的內容其實不是只有跑步而已。輕鬆跑、節奏跑、間歇訓練、高強度間歇訓練等跑步訓練的方法，確實是跑步訓練的主要內容，但是長期進行大量跑步訓練的跑者，都需要進行肌力訓練來提升跑步經濟性、避免運動傷害。因此，本書將肌力訓練的相關資料，放在跑步訓練方法的章節中，提醒跑步教練、跑步愛好者，肌力訓練在跑步訓練的重要性。

跑步技術的知識與評量方法，是一個很特別的主題，原因是影響長距離跑步表現的因素，主要是跑者的心肺功能，而且，不同能力的跑者並不會有一致的跑步技術。跑步時的著地時間、著地指數、垂直硬度、腿部硬度等跑步技術變項的優劣，主要來自於跑者的天賦 (很難透過主觀意識來改變)；就算跑步時採用一致的步頻，能力不同的跑者，仍然會因為技術變項的差異，出現不同的跑步表現。理解自己跑步的天賦能力後，選定合適的跑步速度與對應跑步技術，才是聰明、有智慧的跑者。

跑步訓練的人，只要使用了攜帶裝置，就會出現大量的跑步數據 (GPS 軌跡、心跳監控、配速紀錄、步頻、步幅、……)。這些大量數據紀錄了跑步的過程，呈現出跑者的特徵與能力。透過跑步科學知識的協助，將可以讓攜帶裝置的應用價值更完整的呈現出來；相對的，本書的相關跑步科學資訊，也需要攜帶裝置的協助紀錄，來進行進一步的科學分析。期望攜帶裝置的業者、使用者，也可以好好理解跑步訓練的科學知識，一起來參與、享受跑步的好處。

提供線上的跑步訓練程式讓跑者使用，也是科學化跑步訓練的特色之一。馬拉松成績預測服務、智慧型設計跑步訓練處方、跑步訓練狀況的評估、臨界速度的測量、臨界心跳率的測量、1 RM 肌力的預測、馬拉松比賽的配速演算、長跑潛能與現況分析、跑步技術科技等，也包含鐵人三項運動的游泳臨界速度、臨界划頻評量、自行車運動生理能力的評量等。如果你弄清楚怎麼進行這些線上程式，就是科學化跑步訓練的實際應用。透過攜帶裝置所記錄的跑步數據，剛好可以用在跑步訓練程式的執行，進而獲得實用的跑步訓練資訊。為了讓大家有機會好好利用這些程式，說不定我們有需要培訓一些跑步教練（跑步教練證照），透過線上程式的執行，來協助一般跑者安排訓練處方與規劃比賽。

跑步教練與跑步訓練科學家的工作是不相同的。跑步教練的訓練對象是跑者，訓練時需要依據跑者的潛能與生理特質，調整合適的訓練計畫，並且進行個別差異的指導、調整與規劃比賽；跑步訓練科學家的研究對象則是眾多跑者所呈現的跑步現象，通常會依照實驗設計的規劃，收集多位（甚至是大量）跑者的跑步資料，進行統計分析、綜合評估，確認跑步訓練變項的重要性與顯著性，並且在學術期刊上發表。學術期刊所發表的跑步科學研究結果，並不一定適合所有的跑者，但是絕對是實驗設計、統計分析的綜合評析。期望跑步教練、跑步愛好者，能夠閱讀、理解跑步科學知識與方法，進而實際的應用在跑步訓練上。

最近，2 小時內完成馬拉松比賽已經成為事實（雖然不是正式比賽）。除了跑者能力、科學訓練方法以外，配速的策略、跑鞋的協助、……，都是創新記錄的原因。馬拉松比賽的挑戰，就是一場身體歷練、團隊合作、堅強意志的綜合磨練，除了訓練與比賽以外，安排休息、恢復、減量的週期訓練策略，也是科學訓練的重要條件。在高強度訓練、艱苦磨練、修養身心之間找到平衡，才是正確的跑步訓練策略。

　　本書的內容都曾經出現在運動生理週訊，一篇一篇的文章各有主題，讀者很容易在短短的時間中詳細閱讀。感謝王鶴森、吳忠芳、林信甫、李昭慶、吳柏翰、王錠堯、吳志銘、黃依婷、何承訓、林必寧、程文欣、胡文瑜、王予仕、吳泰昌、蔡昀軒、何梅櫻、黃彥霖、葉書銘、張晃源、王顥翔、陳朝福、黃萬福、黃瑞毅、王頌方、陳子儀、林冠宇、鍾昱剴、林嘉芬、陳履安、吳晨聖、路召薇、吳世傑、陳梁友等人參與文章討論與提供相關資料。每篇短文最後的結論，通常是綜合評析的結果，最值得讀者、跑者理解與批判。科學方法就是以發現問題為開端、進而找出問題答案的解謎過程。我們提出了很多問題的可能答案，但是也呈現出更多需要釐清的問題。運動生理學網站已經成立超過 20 年，歡迎讀者透過網站提出更多的問題來討論，進而讓跑步的科學訓練能夠更完整、更實用。

　　跑步的科學化訓練是相當廣泛的科學知識，在此要特別感謝碩士、博士論文指導老師許樹淵教授、林正常教授的長期指導。許樹淵教授在比賽數據分析、運動技術分析的研究，啟發了探究跑步技術的相關內容；林正常教授在運動生理學研究、跑步臨界速度、智慧體重控制研究的指導，則是跑步臨界速度評量、訓練狀況評估、跑步潛能分析、……相關內容的基礎。期望這本書的內容，可以引導更多人參與跑步訓練的科學研究，將科學化跑步訓練的知識與方法傳承下去。

　　對於一般讀者來說，在閱讀這本書的內容之外，還是要實際去跑步一下，最好能夠帶著攜帶裝置，紀錄一下跑步的距離、時間、心跳、著地時間、……，並且到運動生理學網站評估一下你（妳）的跑步潛能、技術天賦、配速速度等，把自己跑步訓練的能力評量資料整理出來；在釐清跑步科學理論與方法，實際應用與體驗跑步科學之間，來回沖盪心靈與身體，你（妳）就可以斬獲最多的跑步運動效益。充分理解跑步科學訓練的內容，並且實際應用在跑步訓練與參與比賽上，即是科學化跑步訓練的最佳呈現。無論如何，由文字所累積的內容，僅能用來理解跑步的內涵，實際去體驗跑步的過程，才能真正的享受跑步的好處與樂趣。

　　相對於「讓我們看看運動生理學網站的第二春，還會有什麼能耐與發展？」。我相信，我們還是持續的往前走了一大步，只是步伐走的慢、卻更穩健的向前，內容斷斷續續、卻又更完整、更能應用。感謝旗標公司同意出版，期待這本「做個有智慧的跑者 -- 科學化跑步訓練」專書，是大眾樂意閱讀、應用的跑步書。

王順正、林玉瓊／2020 年 8 月

林正常 序
做個有智慧的跑者

　　跑步運動是人類走路之外，最為常見的運動形式，它是許許多多運動項目的運動內容，除徑賽項目外，幾乎所有項目的運動選手，在從事運動能力的提升時，都會用到跑步運動。

　　順正與玉瓊夫婦過去都曾經是田徑選手，對於跑步訓練自然比較嫻熟，有比較深一層的體會。他們倆就讀研究所，於碩博士班時都主修運動生理學，可謂有志一同，基於對於自己的喜好，以及對於科學在運動訓練實務應用上的使命感，將研究心得整理成章，發表於運動生理學網站。

　　通常在運動生理學網站所揭露的文章，就會引發一定程度的迴響與共鳴。這些同好的迴響與共鳴，再度啟發了另外主題的思考與探究，形成繼續撰寫研究心得的動力。隨著日積月累，發表了百篇有科學研究為基礎的文章。除了興趣、使命感之外，撰寫這些知識性的文章，還需要有勇氣，因為字裡行間，所呈現的都是要有根有據的。

　　基本上，這些文章都是屬於中長跑的科學研究成果，在相關議題的應用與延伸，對於國內發展得如火如荼的馬拉松與鐵人三項，熱衷耐力性運動的愛好者是難得的參考讀物。熱衷於耐力跑運動的人，應可從這一本專輯中，獲得不少啟發。

　　此專輯中，後半段包含了一些跑步訓練科學線上程式的相關內容，有助於同好重新檢視這些程式，配合網路科技上的應用，發揮應有效能。期待本書的發行，能夠提升長跑運動愛好者，有更深一層的了解，能夠因為相關知識的累積，成為更快樂、更有智慧的跑者。

2020 年 8 月

張永政 序
有系統、有方法的跑步知識

　　當大家談到跑步第一想到的名詞是馬拉松 (Marathon)。將馬拉松由地名變為運動項目名稱的馬拉松典故，要歸功於一個事件、兩個人：一個事件是指，根據吳文忠老師體育史一書所提，在紀元前 490 年 9 月 16 日，波斯進攻希臘雅典的故事，波斯軍在馬拉松海灣登陸，希臘以一萬寡軍擊敗波斯五萬大軍，使波斯大舉攻城之計未籌，戰死 6400人，而雅典僅死 192 人，當馬拉松戰場上勝負決定時，一名雅典善跑士兵名為菲底皮的斯 (Pheidippides) 拋掉盾牌，飛奔雅典報信，以最快速度向雅典城跑，方至城門，大叫「我軍勝利了！」呼畢倒地，氣絕身亡。兩個人中的其一是法國語言學家米歇爾‧布里爾 (Michel Bréal)，他根據對古希臘的英雄菲底皮的斯從馬拉松跑到雅典報捷這一傳奇的事件，建議在奧運會上舉行這種超長距離的跑步運動；其二是現代奧運之父顧拜旦 (Coubertin) 支持了這一倡議，在 1896 第一屆奧運會上特舉辦這項長跑運動並命名為馬拉松。

　　要被列為國際城市 (global city) 評比標準之一，該城市有舉辦國際體育賽會，所以全球各大城市都有舉辦國際馬拉松賽，故而馬拉松在全球風行。台灣屬世界村的一份子，也脫離不開這股風潮。根據跑者廣場的統計 2014 路跑賽的場次高達 447 場，許多國際田總認證的銅質賽事 (如萬金石馬拉松) 在報名都已發生秒殺現象，在國外甚至還要先達參賽標準再抽籤之事 (如紐約及波士頓馬拉松)，故很多跑者為求能達大會報名標準，參加各種跑步訓練班、翻閱文章、書本、網路搜尋資料、在 facebook 及 blog 求取訓練課表 (training schedule)，在多變化的資訊中及各式樣的訓練方法擷取個人的訓練課表，然而在似是而非或似懂非懂中進行訓練，發生運動傷害常有之事，對愛跑者而言，中斷訓練是一種很不好的感覺 (feeling)，唯有充實有系統、有方法的跑步知識，才能避免發生此一現象。

　　王順正教授是運動生理專家，在運動生理學網站經常張貼跑步的相關知識，他也在Facebook 提供跑步新知，我經常詳閱其資訊，讓我在訓練國立體育大學的長跑運動員有很大助益，受益良多。欣聞這些公布在運動生理學網站之跑步相關知識，依體能及跑步技術等……分門別類、分章節、有系統的集結成冊。這本書非常適合初學者、跑步愛好者、有經驗跑者、國家級選手及教練，人手一冊詳閱其中理論與方法，當閱讀至有氧能力章節時會突然頓悟，原來無氧閾值的跑速是這樣換算求得，同時也會領悟跑步中的一些技巧；例如速度之分配 (pace)，知其所以然並融會貫通，運用於跑步訓練與競賽，提升您的跑步成績，指日可待。

國立體育大學中長跑教練／張永政／2020 年 8 月

有效率的訓練與方法

現今競技運動快速的發展，離不開高科技與先進技術、訓練方法及恢復手段的不斷演變和創新，尤其是馬拉松運動，近年來蓬勃發展屢屢刷新世界紀錄，甚至在運動科學輔助下，馬拉松成績突破了人類不可思議的兩小時內創舉，日本男子馬拉松更是三度刷新日本國家紀錄。近年來，世界各大城市也紛紛舉辦特色國際馬拉松，跑步儼然成為當今世界的最熱門運動之一。

在馬拉松運動人口快速發展下，追求成績不再只是選手們的專利，大眾跑者也不再只有滿足於完賽而已，而是追求更好的成績表現，尤其世界最悠久的「波士頓馬拉松」更訂定了參賽標準，讓一般跑者們對更有效率的跑步訓練產生了高度興趣。

王順正教授一直致力於耐力型運動研究及擔任運動生理學網站主持人，經常分享跑步訓練與相關知識供教練、選手、跑者查閱，對台灣跑步運動有相當大的貢獻。本書集結了長跑科學化訓練研究成果，更加以延伸，從身體組成、肌力訓練、跑步姿勢、最大攝氧量、訓練週期、環境飲食、運動裝備造成的成績表現影響，整合跑步科學訓練研究，不論是教練、專業選手、一般跑者、甚至跑步初學者，將能更了解跑步科學訓練的核心與知識。

本書後篇介紹近年來馬拉松賽事的變化，以實際案例分析，讓跑者們更容易了解科學化訓練的差異，其中也提到訓練強度預測方式，讓跑者們更有效率達到跑步運動訓練強度，是一本對跑步科學訓練非常完善的教科書，值得讓對跑步有興趣的你所擁有。

跑步是現今社會中更不可缺少的因子「跑步者的愉悅感」，跑步的過程中產生的腦內啡，能讓我們心情更放鬆更愉樂；現在有許多知名企業家，更把馬拉松視為人生必須完成的目標之一。本人非常期待本書的發行，讓更多人了解跑步的奧秘，讓人成為一位自信、快樂的跑者。

高雄市仁武高中長跑教練／簡招旺／2020 年 8 月

找到跑步訓練問題的答案

　　跑步是一種與生俱來的技能，所謂的拔腿就跑，更是說明人類特有的天賦。現今說到跑步，大家第一個念頭應該就是長跑運動，近幾年路跑賽蓬勃發展，參與跑步人口也逐年倍增，除了養成良好的運動習慣，最終目的還是希望突破自己。

　　不管長跑或是短跑，追求的都是快。怎麼快？如何快？不論素人或者專業跑者，以至於教練，無不絞盡腦汁想去突破的議題。訓練模式從早期的土法煉鋼、超負荷訓練，到現在的科學化訓練，質量的精緻化訓練，世代的演變，自己從選手轉任教練，更是體驗很深。除了訓練手段及訓練計畫外，跑步技術的提升也是重要的環節，包含競技裝備也都經過專業的設計，這些手段為了都是尋求更快。由此可見，跑步訓練已離不開科學與科技。

　　步頻與步輻是決定跑速的兩大主因，以短跑來說，從反應、加速、最大速度、速度維持，這兩大主因扮演重要的關鍵。除了上述兩大主因外，跑步經濟性也是值得正視的議題。跑步過程的每一步，是由一個支撐階段及騰空階段組成，當中的經濟性為何？主要是縮短單腳著地時間（與地面接觸時間）及騰空時間（擺動腿快速前擺）。簡單來說，每一步如果可以縮短 0.01 秒，以 100 公尺要跑 50 步來說，成績就可以進步 0.5 秒。這些相關議題在這本書中都有清楚分析，大家可以從中獲得更專業的知識。

　　王順正教授及林玉瓊教授一直致力於運動生理學的研究，更是不吝分享相關研究，藉由運動生理學網站優質平台，讓更多喜愛運動愛好者，從中獲得幫助，成就在研究與實務操作的樂趣。這本書的出版，更是跑步愛好者的福音，集所有精華於一冊，不論您是素人跑者、專業跑者、田徑教練，都是非常適合閱讀的一本書。

　　當年台灣史上國中生最速男魏浩倫，能在全國賽屢破紀錄，就是受惠中正大學運動生理實驗室，在運科的輔助下，可以清楚了解選手當下的狀況，讓身為執行教練的我，在訓練上更得心應手，最終在全中運打破兩項國男組短跑大會紀錄。不論您是長距離或是短距離愛好者，只要喜愛跑步，都可以藉由這本書，找到您想要的答案。

臺南市新化國中田徑隊教練／胡文瑜／2020 年 8 月

跑步是一門很有趣的學問

　　身體的健康越來越受到人們的注意，有一句話是這樣說「人活著就要動」，運動已是一生需要的健康方法。跑步是所有運動中最簡單、最易上手的一項迷人運動，看似一種重覆性的動作，不像球類運動變化多端，但當你跑著跑著會發現越跑越有趣、越跑越上癮。

　　現代人跑步多是想放鬆，只要一扯上數字，瞬間就變複雜了。如果能夠把跑步的特性、相關條件、訓練法、經濟性、各項科學學問簡易的呈現，讓跑步的人可以輕易的應用，跑步就可以成為一門簡單、有趣的運動。

　　本書為王順正老師、林玉瓊老師運動生理學網站週訊文章集結彙成。內容涵蓋跑者們心之所繫的：體重、腿長、身高、飲食 (咖啡、低 GI 食物)；工欲善其事，必先利其器：跑鞋、壓力襪 (小腿套)、攜帶式裝置；訓練處方：輕鬆跑、節奏跑、Long Slow Distance、間歇訓練、休息時間；最大攝氧量速度 (vVO$_2$max)、心跳率、步頻、步幅、著地時間；高地訓練與低氧訓練的實效。兼有五篇論及鐵人三項表現的影響變項。

　　每一篇的標題皆可為單獨鑽研的主題，要在簡短的篇幅文字中闡述主題的核心，殊為不易，但兩位老師化繁為簡，幫讀者提綱挈領，佐以精確的圖表，文末並附上引用文獻，鉅細靡遺詳盡豐富。文章中提供了跑步相關知識及問題，相信跑者都能從中各取所需。從文章中解決跑者心中的疑惑，了解跑步是怎麼跑，身體是如何適應訓練，不過度訓練造成運動傷害，透過正確的訓練及方式，讓跑步訓練事半功倍。

　　跑步越跑會越上癮，它讓我學會很多不只是跑步上的事物，更磨練我的心智，再加上跑步科學知識的內容，更讓跑步在我的世界裡增添了更多酸甜苦辣的色彩。

祝 跑步愉快

2016 里約奧運馬拉松國手

謝千鶴 Hsieh, Chien-Ho／2020 年 8 月

第 **1** 篇

影響跑步表現的個人因素

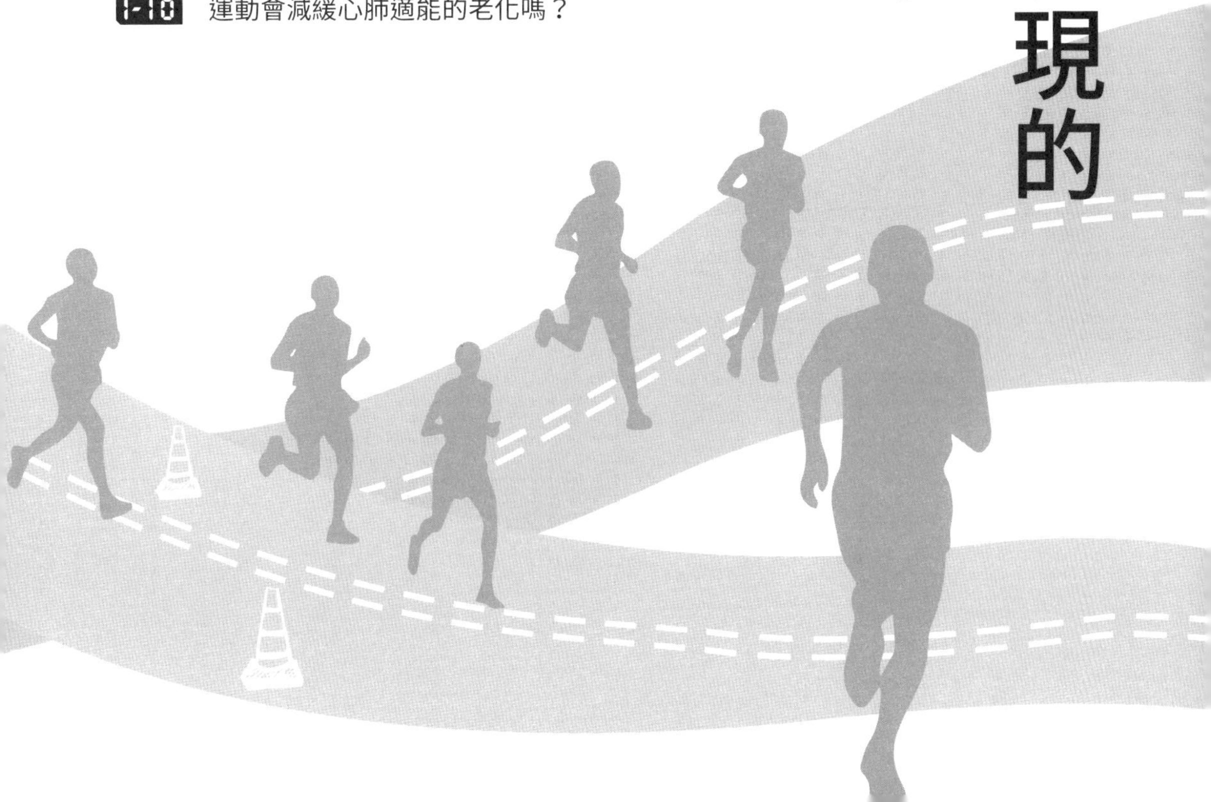

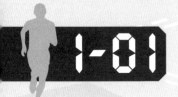
　　2014 仁川亞洲運動會的馬拉松比賽出現精彩的最後衝刺，男子馬拉松比賽最後由 Mahboob Ali Hasan (2:12:38) 以 1 秒之差擊敗 Matsumura Kohei (2:12:39)，第三名的 Kawauchi Yuki (2:12:42) 跟冠軍也僅有 4 秒差距。女子的馬拉松比賽也是僅以 13 秒之差，由 Kirwa Eunice Jepkirui (2:25:37) 擊敗 Kizaki Ryoko (2:25:50)。依據亞運會網站資料，三位優秀亞洲男子馬拉松選手的年齡，分別為 34 歲 (1981 年出生)、29 歲 (1986 年出生)、以及 28 歲 (1987 年出生)，男子馬拉松比賽前六名的平均年齡為 31 歲。兩位女子馬拉松 (亞運會網站資料) 的年齡則分別為 31 歲 (1984 年出生)、以及 30 歲 (1985 年出生)，女子馬拉松比賽前六名的平均年齡為 29 歲。

　　Lara 等 (2014) 收集 2010 年與 2011 年紐約馬拉松比賽成績，發現以每個年齡男女前 10 名成績的平均為基準時，男性跑者最佳成績出現在 27 歲，25 至 40 歲之間的男性跑者成績並沒有很大的變化，女性跑者最佳成績則出現在 29 歲 (下圖)。Lepers 與 Cattagni (2012) 則收集 1980 年至 2009 年紐約馬拉松比賽，每十年的跑者參賽人數與成績 (各年齡層成績最佳 10 名的平均比賽成績) 資料，儘管成績最佳的年齡一直出現在 20 至 39 歲的年齡層，研究也發現 20 至 39 歲的參賽者有逐漸減少的趨勢，40 歲以上的參賽者則顯著的增加。

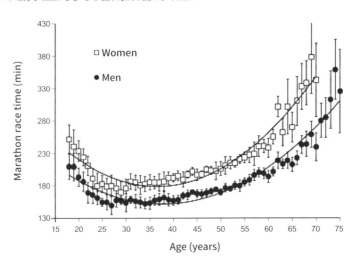

　　Stiefel 等 (2014) 則收集 1995 年至 2010 年 Ironman Switzerland 參賽人數、完賽人數、比賽成績的整理，依照每 4 年為一個級距進行不同年齡 (18 歲至 64 歲)前 10 名成績整理，研究發現參賽人數以 35 歲至 44 歲最多，完賽人數則以 30 歲至 39 歲人數最多，不管是游泳、自行車、跑步、以及總成績都是 25 歲至 34 歲的成績最好 (下圖)。研究也可以發現，1995 年至 1998 年間 18 歲至 24 歲前 10 名的游泳成績優於最近的參賽者，25 歲至 34 歲比賽者跑步成績的顯著進步，可能是鐵人三項成績進步的最主要原因。

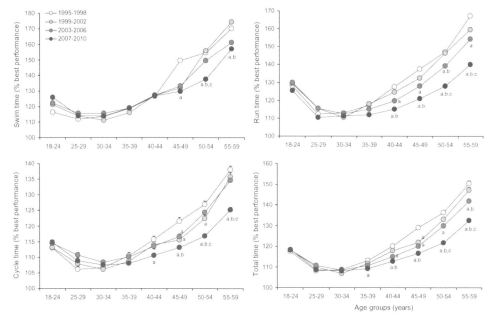

1995 年至 2010 年 Ironman Switzerland 參賽者各年齡成績變化圖
(Stiefel 等 , 2014)

　　我們來看看國內選手的馬拉松與五千公尺成績進展。張嘉哲 (倫敦奧運參賽選手) 在 23 歲時馬拉松的成績已經突破 2 小時 20 分 (2005 年，資料來源跑者廣場 --馬拉松普查網)，在持續的訓練下，在 2011 年中國鄭開國際馬拉松 (29 歲) 創造個人最佳的馬拉松比賽成績 2 小時 15 分 56 秒，目前仍是台灣最優秀的馬拉松選手之一。另外一位收集到資料的鄭子健，在 24 歲 (2006 年第十屆亞洲馬拉松錦標賽) 時創造個人最佳馬拉松成績 2 小時 21 分 10 秒，之後即沒有更佳的馬拉松比賽成績出現，相較於在 30 歲左右創造個人最佳馬拉松比賽成績的趨勢，鄭子健似乎有過早放棄訓練的現象。

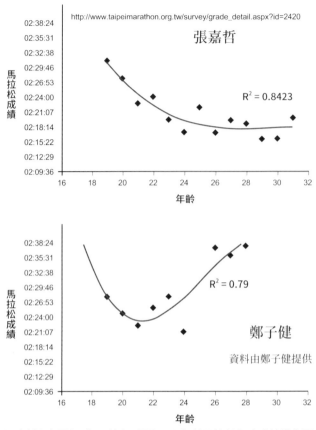

張嘉哲（上圖）、鄭子健（下圖）不同年齡馬拉松年度成績變化圖

　　除了馬拉松成績之外，國內選手的五千公尺成績進展，也有類似於馬拉松成績進展的趨勢。吳文騫是 2004 年雅典奧運及 2008 年北京奧運的男子馬拉松選手，18歲時五千公尺成績還超過 16 分鐘，20 歲時五千公尺成績才突破到 14 分 44 秒，一直到 32 歲左右才創造個人五千公尺最佳成績（資料由吳文騫提供）。鄭子健與王秋竣的五千公尺成績似乎仍有突破個人最佳成績的空間。

　　長距離運動選手的運動成績成長，往往需要在 30 歲左右（甚至超過 30 歲）才會出現個人的最佳巔峰，亞洲運動會馬拉松比賽成績、紐約馬拉松比賽成績、以及Ironman Switzerland 鐵人三項比賽成績都有類似趨向，國內最佳的長距離運動選手吳文騫、張嘉哲，也都是這樣的成績演化趨向。因此，台灣如果想要突破無人參加（目前國內選手達不到體育署設定的參賽標準）亞洲運動會長距離競賽的窘境，

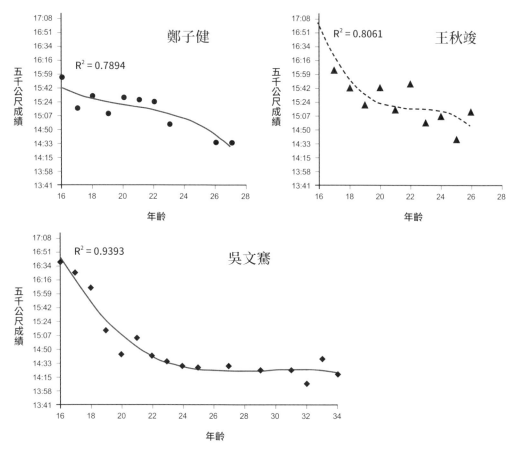

鄭子健（左上圖）、王秋竣（右上圖）吳文騫（左下圖）、不同年齡 5000 公尺成績變化圖

長距離運動選手的培養應該要有延長到 30 歲的規劃，否則優秀的長跑選手大學或碩士班畢業（可能還不到 25 歲）後，面臨就業與繼續訓練的兩難，難以達成追求個人巔峰表現的目標。如果有企業願意提供鄭子健、王秋竣工作機會，每天一半時間工作、一半時間訓練，相信他們也可以在 30 歲之後創造個人的馬拉松巔峰表現。

　　以 25 歲才會達到長距離比賽成熟競賽成績的現象來看，20 歲之前的長距離比賽不宜過長或過多，訓練強度與量都不宜過高，以免揠苗助長，不利於未來長達十年的訓練與成績進展。如果可以發展 20 歲之前選手的馬拉松接力賽，每個學校 4人、每人跑 5 公里（類似日本高中的馬拉松接力賽），讓參與長距離運動競賽的選手可以增加（每個學校 4 人，每個縣市若有 10 個學校參加，全國就會有接近 1000 名長跑選手了），增加比賽的趣味與樂趣，達成增加長距離運動選手的效果。

一萬多位、來自 43 個國家的長跑愛好者，齊聚加拿大溫哥華女王公園，參加第 42 屆 (2013) BMO 溫哥華馬拉松比賽。比賽由肯亞裔選手 Thomas Omwenga 第四次摘得男子組桂冠 (2 小時 24 分 09 秒)，來自肯亞的 Benard Onsare 則獲得亞軍 (2 小時 25 分 23 秒)。如果僅由跑者身高與體型來看，似乎難以確認長距離跑步表現與身高、腿長是否有關？另外一種說法是，高個子在長距離跑步比賽中比較有利嗎？

以往的研究發現，長距離跑步表現與跑者的步幅大小有顯著相關。Landers 等 (2011) 以 37 名參加世界盃鐵人三項比賽的男性選手為對象，透過攝影分析與影像分析軟體的協助，分析成績前與後三分之一選手的步頻 (stride rate, SR) 與步幅 (stride length, SL)；研究發現成績較佳與較差的鐵人三項選手，在身高、體重、步頻 (SR) 皆沒有顯著差異 (顯著水準訂為 $p < 0.01$)，但是在步幅 (SL) 與步幅 / 身高比 (SL percent) 則有顯著不同。長距離運動表現較佳的鐵人三項選手，身高比較高者、步幅比較大 (身高與步幅的相關係數為 0.47)。Mooses 等 (2015) 、Mooses (2014) 則針對 32 名優秀的肯亞長跑運動員 (25.3±5.0 歲、IAAF performance score 993±77 分)，進行跑步經濟性與跑步表現的研究；研究發現優秀肯亞長距離跑步選手，大腿長、腿長、腿長身高比跟跑步表現皆有顯著相關 (相關係數分別為 0.42、0.40、0.38)。針對優異耐力運動選手的研究，長距離跑步表現與身高、腿長具有顯著關聯，大腿較長、腿較長的耐力運動員成績顯然較佳。

	Fastest 1/3 (n = 12)	Slowest 1/3 (n = 12)	p
Mean SR	91.2+1.8	90.6+2.5	0.459
Mean SL	3.3+0.1	3.1+0.2*	0.0001
Height	181.4+5.6	176.8+7.1	0.046
Mass	68.2+4.8	69.2+6.9	0.686
SL percent	1.84+0.70	1.74+0.09*	0.006

　　Joyner 等 (2011) 則收集自 1920 年起之馬拉松世界紀錄資料（下圖），依據 1960 年之後開始有非洲選手參加國際競賽的成績推算，馬拉松比賽的成績每年會有約 20 秒的進步，大約到 2020 年即可突破兩小時；若依據 1980 年之後的成績進展，馬拉松比賽的成績每年會有約 10 秒的進步，大約到 2035 年即可突破兩小時。Joyner 等 (2011) 指出決定馬拉松表現的生理學因素，包刮最大攝氧量 (VO₂max)、乳酸閾值 (lactate threshold)、以及跑步經濟性 (running economy)，通常優秀的馬拉松選手的最大攝氧量在 70-85ml/kg/min，而且可以以 85-90% VO₂max 持續跑步 1 小時，同時還須具備極佳的跑步經濟性。除了生理學因素之外，Joyner 等 (2011) 收集 1 萬公尺跑步成績在 27 分鐘以內的 30 位優秀長跑運動員（其中有 29 位是非洲籍），發現他們的平均身高為 170 ± 6 公分、平均體重為 56 ± 5 公斤。具備較佳跑步經濟性可能是體型嬌小耐力運動員的優勢。

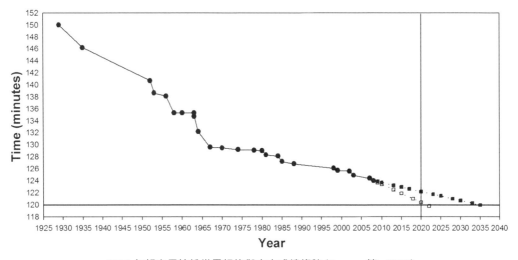

1920 年起之馬拉松世界紀錄與未來成績趨勢 (Joyner 等 , 2011)

　　長距離跑步表現與身高、腿長有關嗎？從以往的研究中可以發現兩相矛盾的結果，長距離跑步成績與跑者的大腿長、腿長、腿長 / 身高比具有顯著的相關，但是國際優秀長距離運動員的身材卻僅具備 170 ± 6 公分的身高。腿長的長跑運動員具備步幅上的優勢，個子嬌小的長跑運動員則擁有跑步經濟性的效益。由此可見，似乎是身高不太高、大腿長與腿長的長跑運動員最具優勢。

　　Running for Fitness 網站的 Weight and performance 網頁中，顯示了「體重降低對運動表現的影響 (the effect of weight loss on performance)」的計算程式，只要輸入跑者不同距離的跑步表現與體重，就可以依據體重的變化出現不同距離的跑步預測成績 (依據最大攝氧量的預測值推算)。以體重 65 公斤跑者、馬拉松成績為 3 小時 30 分鐘為例，預測最大攝氧量為 44.6 ml/kg/min，跑者減重到 61 公斤時，馬拉松比賽成績將進步到 3 小時 19 分 9 秒 (進步了 10 分 51 秒)；跑者增重到 69 公斤時，馬拉松比賽成績將退步到 3 小時 40 分 41 秒 (退步了 10 分 41 秒)。

　　運動生理學網站在跑步成績預測服務的網頁中，提供了 Daniels and Gilbert Equation 的最大攝氧量預測數值公式，進行以跑步成績預測最大攝氧量、以及以最大攝氧量數據預測跑步成績與訓練處方的服務。以 3000 公尺跑步成績 9 分 48 秒輸入之後，推算的最大攝氧量數值為 60.2 ml/kg/min。以 60.2 ml/kg/min 的最大攝氧量數值輸入，系統會出現不同距離跑步成績預測結果，以及不同訓練方法的訓練處方設計。以馬拉松成績 3 小時 30 分預測的最大攝氧量為 44.6 ml/kg/min，以最大攝氧量 44.6 ml/kg/min 預測的馬拉松成績為 3 小時 32 分 11 秒；如果跑者是 65 公斤，攝氧量不變的條件下減重到 61 公斤，最大攝氧量會變化為 (44.6 × 65) / 61 = 47.5 (ml/kg/min)，預測的馬拉松成績為 3 小時 20 分 49 秒 (進步 11 分 22 秒)；如果體重增加到 69 公斤，最大攝氧量會變化為 (44.6 × 65) / 69 = 42.0 (ml/kg/min)，預測的馬拉松成績為 3 小時 40 分 33 秒 (退步 8 分 22 秒)。

　　這種透過理論上攝氧量不變、體重增加或減少的趨勢，計算最大攝氧量變化之後，再依據推算後的最大攝氧量，進一步預測長距離跑步表現的評量方法，實際的預測效果如何呢？這樣預測的最大問題在於體重減少或增加，也同時會改變跑步經濟性 (running economy)，當最大攝氧量因為體重降低而提高時，運動者在固定速度下跑步的攝氧量也會因為體重降低而提高，造成跑步經濟性降低。例如上述體重由 65 公斤降低到 61 公斤時，最大攝氧量由 44.6 ml/kg/min 增加到 47.5 ml/kg/min 的例子，假設固定速度跑步的攝氧量為 30 ml/kg/min，體重降低後的固定速度跑步攝氧量就會增加到 (30 × 65) / 61 = 32.0 (ml/kg/min)，很明顯的跑步經濟性變差了。Midgley 等 (2007) 的研究即指出，影響跑步表現的主要因素包含最大攝氧量、乳酸閾值、以及跑步經濟性，長期的訓練後會**增進最大攝氧量**、**提高乳酸閾值**、以及**提昇跑步經濟性**（降低固定運動強度下的攝氧量）。在攝氧量不會改變的條件下，僅以體重的增減來評估最大攝氧量變化時，同時也要面對跑步經濟性變化的限制。

　　Saunders 等 (2004) 的研究則指出，優秀跑步選手採用跑步經濟性預測跑步表現的準確性高於採用最大攝氧量預測。一般來說，在長期運動訓練之後，增加跑步經濟性的原因包括肌肉粒腺體密度、氧化酵素活性提昇等生理學因素，以及肌肉彈性能量儲存與釋放、跑步技術提昇等生物力學因素。甚至，跑者的柔軟度、腿長比例、腳著地型態、跑鞋好壞、步長大小、跑步地面等，也都可能會影響到跑步經濟性的高低。右下圖即呈現兩位具有相似最大攝氧量的 10 公里跑者，受試者 1 具有好的跑步經濟性，受試者 2 則跑步經濟性差，兩者在 10 公里比賽的成績相差 1 分鐘。畢竟，實際進行長距離跑步時，不可能以最大努力的強度持續運動 30 分鐘（10 公里）或 2-4 小時（馬拉松），反而是跑者會以非最大努力的強度持續運動一段時間，因此，體重減少造成的最大攝氧量變化影響，顯然會低於對於跑步經濟性的影響。為了提昇跑步經濟性，Saunders 等 (2004) 研究發現，肌力訓練、高地訓練、熱環境下訓練是增進跑步經濟性的有效手段；Storen 等 (2008) 也發現最大肌力訓練可以增進長距離跑者的跑步經濟性。有不少有關跑步經濟性的研究成果，都呈現了最大攝氧量沒有進步的條件下，跑步經濟性進步了，長距離跑步成績也會有顯著的進展。

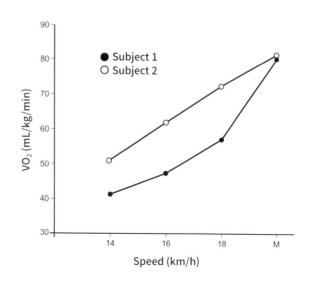

Helgerud (1994) 則以馬拉松跑步成績在 2 小時 40 分左右的 6 名男性、6 名女性馬拉松跑者為對象，進行男女跑者最大攝氧量、乳酸閾值、以及跑步經濟性的差異比較研究；儘管女性馬拉松跑者（體脂肪百分比 17.0±0.8 %）的最大攝氧量 (66.1±1.4 ml/kg/min) 顯著低於馬拉松跑步成績相同的男性跑者（體脂肪百分比 7.1±0.5 %、最大攝氧量 70.7±0.7 ml/kg/min），在不同速度下的攝氧量都有女性跑者低於男性跑者（跑步經濟性女性跑者較佳）的現象；儘管不同速度下的血乳酸濃度也有女性高於男性的現象，但是以最大攝氧量百分比呈現的乳酸閾值則沒有性別上的差異。這篇研究的結果顯示，女性雖然具備較低的最大攝氧量，可是當跑步經濟性高時，仍然可以與男性具有相同的長距離表現。

　　體重降低會提昇長距離跑步表現嗎？對於剛剛涉入長距離跑步訓練者來說，會有鼓勵降低多餘脂肪重的效益；但是，如果同時考量最大攝氧量、跑步經濟性對於長距離跑步表現的重要性，長距離跑步表現能力較佳的跑者，似乎會有相互抵銷體重降低效應的現象，跑者還是需要積極透過訓練的方式來提昇長距離跑步表現。對於體脂肪百分比接近 7%（男性）、15%（女性）的跑者來說，體重降低可能因為肌肉量的降低，造成跑步經濟性下降，反而不利於長距離的跑步表現。

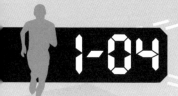

1-04 跑者體重越輕、跑步經濟性越差？

　　體重降低會提昇長距離跑步表現嗎？的文章中指出，「體重降低會提昇長距離跑步表現嗎？對於剛剛涉入長距離跑步訓練者來說，會有鼓勵降低多餘脂肪重的效益；但是，如果同時考量最大攝氧量、跑步經濟性對於長距離跑步表現的重要性，長距離跑步表現能力較佳的跑者，似乎會有相互抵銷體重降低效應的現象，跑者還是需要積極透過訓練的方式來提昇長距離跑步表現」。體重較低的跑者，跑步經濟性較差嗎？

　　Taboga 等 (2012) 以 10 名嚴重肥胖者 (108.5 至 172.0 公斤) 與 15 名正常體重者 (52.0 至 89.0 公斤) 為研究對象，受試者在 8 km/h 的跑步機速度上跑步，並且透過四部攝影機紀錄跑步的運動學資訊，研究發現受試者體重與攝氧成本 (energy cost，即跑步經濟性)、外部機械功的關係如下圖所示 (實心圓是攝氧成本、空心圓是外部機械功)，體重的高低與跑步經濟性並沒有顯著關聯。肥胖者的體重雖然比較重，在 8 km/h 的速度下跑步時，透過腿部肌肉彈性組織的功能，仍然可以維持與一般體重者相同的跑步效率。另一個說法即是，體重較重的肥胖者，跑步經濟性並不會比較差。

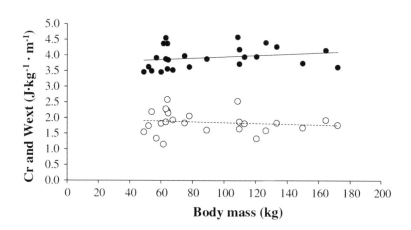

Lacour 與 Bourdin (2015) 的研究指出，跑者跑步經濟性的差異達到 20%，跑者的體重、腿部結構 (leg architecture)、以及跟骨結節長 (calcaneal tuberosity length) 佔了變異性的 60-80%。研究者透過文獻收集的方式，整理 41 位女性（年齡 26.5±8.6 歲、體重 53.2±5.5 公斤、身高 1.65±0.06 公尺、最大攝氧量 60.3±5.1 ml/kg/min）、88 位男性跑者（年齡 26.4±7.8 歲、體重 64.5±5.5 公斤、身高 1.76±0.06 公尺、最大攝氧量 67.0±5.4 ml/kg/min），進行跑者體重與跑步經濟性的關係分析，研究發現男性跑者的跑步經濟性 (Gross Cr) = 231.2 － 0.56 體重，r^2 = 0.1 (p < 0.03)（右圖實心三角形），女性跑者的跑步經濟性 (Gross Cr) = 230.3 － 0.61 體重，r^2 = 0.36 (p < 0.02)（右圖空心三角形）。研究結果顯示，跑者體重越輕、跑步經濟性越差，體重差異 1 公斤，攝氧成本會差異 0.6 ml/kg/km。

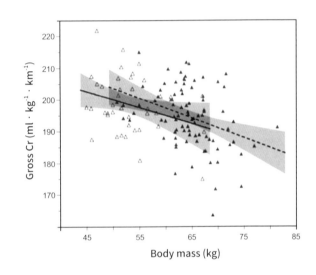

　　單純以體重的高低來看，肥胖者跑步時的跑步經濟性並沒有比較差（攝氧成本沒有比較高）。一般跑者的體重高低與跑步經濟性成反比，女性跑者更為明顯。為了提高長距離跑步表現，進行大量、長時間的跑步訓練時，應該注意體重的變化是否有過輕的趨勢，以免造成跑步經濟性的下降，反而限制了長距離跑步的表現。

跑步選手的阿基里斯腱力矩臂

阿基里斯腱力矩臂 (achilles tendon moment arm, MAAT) 或足底收縮力矩臂 (plantar flexor moment arm, MAPF) 是指阿基里斯腱外緣至踝關節中心的水平距離 (右圖，Baxter & Piazza, 2014)。Baxter and Piazza (2014) 以 20 名健康男性為研究對象，發現受試者踝關節足底收縮的等長與等速 (210 度 / 秒) 力矩，與 MAPF 皆有顯著相關，但是在較低角速度 (30 度 / 秒、120 度 / 秒) 的等速力矩，

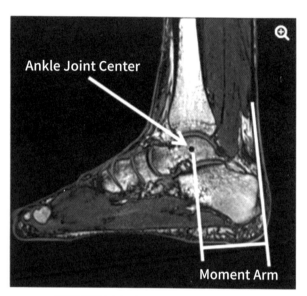

阿基里斯腱力矩臂 (Baxter & Piazza, 2014)

則與 MAPF 沒有顯著相關，卻與足底收縮肌群的肌肉大小有顯著相關。由此可見，MAAT、MAPF 與踝關節的快速活動力矩大小有關，可能是跑步選手在跑步時的重要肢體參數。由於在測量 MAAT、MAPF 時，往往需要 X 光或核磁共振造影設備，因此提高進行這類測量的限制。

Scholz 等 (2008) 則提出一個簡單測量 MAAT 的方法 (以外踝與內踝中心至腳跟外緣的平均水平距離進行評量)，進行 15 位經常訓練男性跑者的 MAAT 研究。研究發現跑者的 MAAT (4.85±0.36 cm) 與 16 km/hour 速度跑步時的攝氧量 (48.45±5.69 ml/kg/min) 成正比，也就是說踝關節腳跟 (MAAT) 越短者跑步經濟性越高 (固定速度下的攝氧量越低)。事實上，後續的研究 (Barnes 等 , 2014; Mooses, 2014) 也都發現，MAAT 的長短與固定速度跑步時的攝氧量具有顯著相關，而且是 MAAT 越大時，在固定速度跑步時的攝氧量越高 (跑步經濟性越差)。

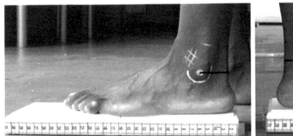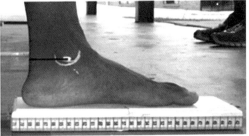

簡單測量 MAAT 的方法 (Scholz 等，2008)

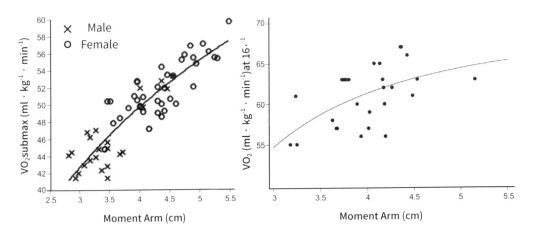

MAAT 與固定速度跑步攝氧量關係圖
(左 Barnes 等 , 2014、右 Mooses, 2014)

　　Sano 等 (2015) 依據 Scholz 等 (2008) 提出的 MAAT 簡易測量方式，進行踝關節中心到腳跟的水平距離 (內側與外側距離的水平平均距離) 測量，研究發現 11 名肯亞跑者 (身高 174.4±7.9 公分、IAAF score 1126.9±105.2) 與另外 11 名日本跑者 (身高 171.2±4.3 公分、IAAF score 909.4±130.8) 的 MAAT 分別為 44.7±4.6 mm 與 37.0±4.0 mm，兩者間具有顯著差異，而且所有受試者的 IAAF score 與 MAAT 具有顯著相關 (r=0.73)。儘管過去的研究發現 MAAT、MAPF 與踝關節的快速活動力矩大小有關，但是同時也發現 MAAT 越大時，跑步經濟性越差，再加上 MAAT 與長跑選手 IAAF score 成正比的研究結果，由此可見，MAAT、MAPF 同時與跑步經濟性成反比、與長跑表現呈正比的矛盾結果，顯示出 MAAT、MAPF 這個肢體參數，可能不是重要的長跑運動重要變項。

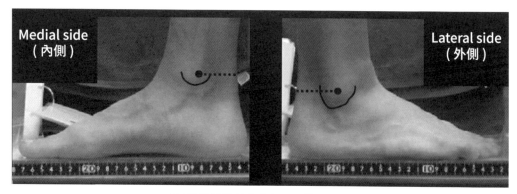

MAAT 簡易測量方式 (Sano 等，2015)

IAAF score

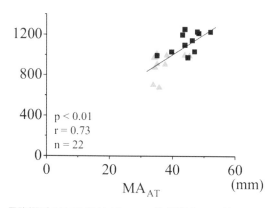

長跑選手 MAAT 與 IAAF score 的相關 (Sano 等 , 2015)

　　跑步選手 MAAT、MAPF 與跑步表現的關係，似乎與身高、腿長與長距離跑步表現關聯類似（身高不高、腿長較長跑者的跑步表現較佳），MAAT、MAPF 較大的跑者，可能有較高身高、腿長較長的狀況。因此，MAAT、MAPF 對於跑步表現來說是否重要？仍有進一步釐清的需要。

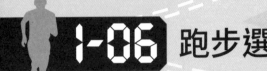
　　指長比 (digit ratio) 是指手掌第二指長與第四指長的比值 (2D：4D)。第二指 (2D) 和第四指 (4D) 的長度是從手指的基部摺痕到軟組織尖端的距離，將第二指的長度除以第四指的長度來計算 2D：4D 的比值。這個比值較高，代表產前睪固酮 (testosterone) 濃度較低；這個比值較低，代表產前睪固酮濃度較高（下圖，Holzapfel, 2013）。

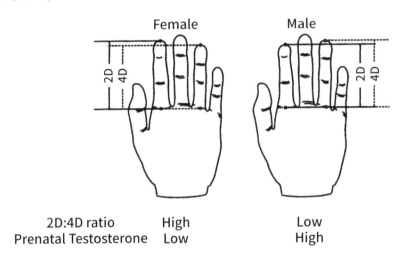

　　理論上來說，當 2D：4D 比值與產前睪固酮的濃度成反比關係時，具備較低 2D：4D 比值的人，應該具備較高的運動表現能力。Hönekopp 與 Schuster (2010) 統合分析 21 篇論文、2527 位受試對象，發現男女性左右手 2D：4D 比值與運動能力呈現負相關 (r=-0.26)，代表 2D：4D 比值與產前睪固酮濃度的關聯是低到中相關，而且左手預測運動能力的準確性可能高於右手。儘管很多有關 2D：4D 比值與運動表現能力關聯的研究，顯示兩者具備顯著相關，但是，越來越多的研究也發現，2D：4D 比值似乎可以預測男性握力的最大自主收縮力量 (maximum voluntary contraction, MVC)，但是無法有效預測握力的最大耐力時間 (maximum endurance time, MET) (Hone 與 McCullough, 2012)。

　　Longman 等 (2011) 針對 147 位大學生 (77 名男性、70 名女性)，進行划船器的 2000 公尺划船時間測驗，同時測量受試者的左右手 2D：4D 比值。研究結果顯示，男性大學生的划船器 2000 公尺划船時間與兩手的 2D：4D 比值皆成正比 (右手相關為 0.50；左手相關為 0.37)，代表 2D：4D 比值越低划船表現越好；女性大學生的划船器 2000 公尺划船時間與兩手的 2D：4D 比值則沒有相關 (右手相關為 0.031；左手相關為 -0.038)。這個研究結果顯示，較低 2D：4D 比值的男性大學生，可能因為產前睪固酮濃度較高，形成具備較好的划船器 2000 公尺划船表現，但是女性大學生則沒有這個狀況。由此可見，性別的差異可能改變指長比與運動表現的關聯，實際應用指長比 (2D：4D 比值) 時，有必要考量性別差異的影響。

　　Holzapfel 等 (2016) 則以 28 名坐式生活型態者 (13 名男性、15 名女性)，以及 26 名跑者 (13 名男性、13 名女性) 為對象，進行受試者 2D：4D 比值與最大攝氧量、換氣閾值、以及跑步經濟性的評量，研究結果發現，性別與有沒有跑步訓練的組別，2D：4D 比值與最大攝氧量皆沒有顯著相關，但是 2D：4D 比值與換氣閾值的最大攝氧量百分比皆具有顯著關聯；男性的 2D：4D 比值較女性低，代表男性產前睪固酮濃度的影響更大。這個研究發現 2D：4D 比值與最大攝氧量沒有顯著關聯，但是發現 2D：4D 比值越低的人換氣閾值的最大攝氧量百分比越高，也就是說，產前睪固酮濃度可能影響肌肉機能的差異，而不是心血管循環系統 (最大有氧能力沒有差別)。

　　Eler (2018) 以 1270 名 (592 名女性、678 名男性) 10-12 歲的學生為對象，進行右手 2D：4D 比值測量與體適能測驗，研究顯示男性學生的右手 2D：4D 比值為 0.941 ± 0.039，顯著低於女性學生的 0.967 ± 0.029；男性學生右手 2D：4D 比值與垂直跳、立定跳遠、20 米短跑、10x5 敏捷和右手握力呈現負相關，女性學生儘管在右手 2D：4D 比值和身高呈現負相關，但同時也和體脂肪百分比呈現正相關。最近的研究結果顯示，2D：4D 比值與男性學生的爆發力、速度、敏捷性能力顯著關聯，女性學生則發現與身高與體脂肪百分比有顯著相關。整體來看，2D：4D 比值與運動能力的關聯似乎存在低至中相關，而且男性的關聯性似乎高於女性。

Hill 等 (2012) 則提出 Right‐left 指長比 (2D:4D) 的方法，用來研究男孩 (13.9±1.3 歲) 2D：4D 比值與最大攝氧量的相關狀況。研究結果發現，男孩右手指長比 (2D:4D) 減去左手指長比 (2D:4D) 的差與最大攝氧量也顯著的相關 (下圖)。由於研究僅以男孩為研究對象，女性或女孩的 Right‐left 指長比 (2D:4D) 是否也有類似的狀況，仍有需要進一步研究釐清。

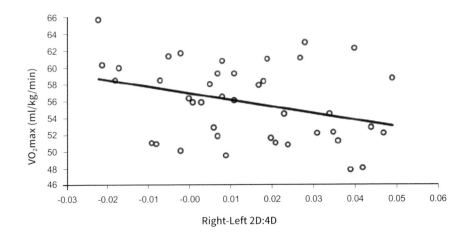

　　針對跑步選手進行指長比 (digit ratio) (2D:4D) 的測量並不困難，但是要驗證跑步選手的指長比 (digit ratio) (2D:4D) (或者右手減左手指長比的差) 與運動表現的關係，則很難透過實驗設計的方式去進行，畢竟指長比應該已經固定，但是短距離或長距離跑步表現可能會因為訓練而進步。跑步選手的指長比 (digit ratio) ，似乎可以用來輔助選擇合適運動項目，如果可以配合阿基里斯腱力矩臂同時測量，可能更有助於跑步選手的初步選才。

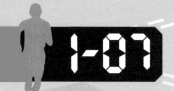
心肺適能是指個人的肺臟與心臟，從空氣中攜帶氧氣並將氧氣輸送到組織細胞加以使用的能力。因此心肺適能可以說是個人的心臟、肺臟、血管與組織細胞的有氧能力指標。隨著年齡的增長，兒童、青少年的體型大小與身體機能會不斷成長與發育（成熟）。就心肺適能的發展，如果以單位時間的最大攝氧量 (l/min) 來看心肺適能的發展，確實有隨著年齡增長逐漸增加使用氧氣能力的現象，但是，如果以單位體重與單位時間使用氧氣的最大能力 (ml/kg/min) 來看，成熟 (biological maturation) 的效益，可能因為體重的增長因素，不易顯現出來。

Rutenfranz (1986) 收集挪威在 1969 年針對 8 歲兒童進行的 8 年縱向研究 (longitudinal studies)，以及德國在 1974 年針對 12 歲兒童進行的 5 年縱向研究，發現不管是挪威或德國的兒童，男性都比女性具備較佳（高 3 至 5%）的心肺適能，但是在身高成長最大速率 (peak height velocity，PHV) 的年齡以後，德國女童的心肺適能有逐漸降低的趨勢 (l/min)、挪威女童則持續的上升 (l/min)（下圖）。

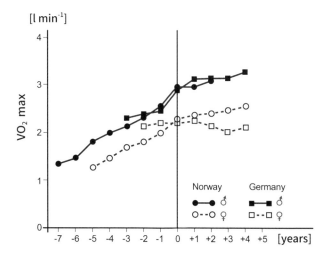

Norway 與 Germany 青少年心肺適能的發展（以 peak height velocity 的年齡為準）
(Rutenfranz, 1986)

作者認為動態生活型態方式 (more physically active lifestyle) 是挪威女童心肺適能持續增長的原因；挪威與德國男童的心肺適能則有類似的發展。當心肺適能以單位體重、單位時間 (ml/kg/min) 來看時，心肺適能不僅沒有隨著身體的發展增加，在 PHV 之後，還有逐漸降低的狀況 (不管是除以單位體重或是去脂體重，下圖)。

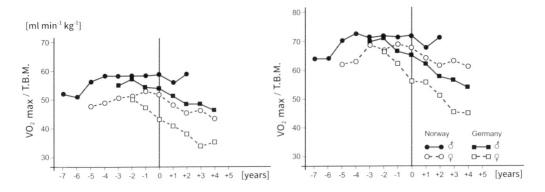

Norway 與 Germany 青少年心肺適能的發展 (以 peak height velocity 的年齡為準)
(Rutenfranz, 1986)

　　謝伸裕等翻譯 Rowland 所寫的「developmental exercise physiology」一書中，也寫到「以傳統標準比例的每公斤體重 VO_2max 表示兒童的『有氧適能』是有問題的。兒童階段耐力運動表現出現戲劇性的變化，但是，每公斤體重 VO_2max 並沒有伴隨著變化。」。由此可見，對於兒童的心肺適能似乎以身體整體的使用氧氣能力來代表較佳。

　　Armstrong 與 Welsman (1994) 則以文獻探討的方式，探討年齡增長與心肺適能發展的關係。作者指出兒童與青少年心肺適能發展的研究，受到研究倫理 (ethical considerations) 與方法學上的限制，一般成人進行心肺適能的最大努力測驗流程 (protocol)、測量儀器 (apparatus)、以及判定最大努力的標準 (criteria of maximal effort) 等都不適合兒童採用。透過文獻整理的結果還發現，女性的最大攝氧量 (l/min) 大約在 14 歲時出現，男性的最大攝氧量 (l/min) 出現的年齡則高於女性；男性具備較大攝氧量的原因，可能是男性具備較多肌肉量與血紅素 (hemoglobin) 濃度。Armstrong 等 (1999) 則分析 11 至 13 歲的 119 名男童與 115 名女童，最大攝氧量的 3 年縱向發展。研究結果發現 11 至 13 歲男女，在相同年齡的階段，體重、身高、血紅素濃度上並沒有顯著差異，最大攝氧量 (VO$_2$paek, l/min)、皮脂厚 (mm) 則有顯著的差異。兩篇 Armstrong 與 Welsman 的研究，對於造成男女心肺適能差異的原因，皆指向男性肌肉量多於女性，但是有關血紅素濃度的影響卻不相同。

Mcmurray 等 (2002) 以 2540 名 (非裔美國人 543 名、高加索人 1997 名，女 1279 名、男 1261 名) 兒童為對象，進行 7 年的縱向最大攝氧量測量；研究發現在各年齡時，男性的最大攝氧量 (l/min 與 ml/kg/min) 皆顯著大於女性，非裔美國人的最大攝氧量 (l/min) 也在各年齡時皆顯著大於高加索人。女性的最大攝氧量 (l/min) 在 14 歲以前每年增加 9%，但是相對於體重的最大攝氧量 (ml/kg/min) 卻在 8 至 16 歲期間，每年降低 1.2 ml/kg/min；男性的最大攝氧量 (l/min) 在 8 至 16 歲每年增加 14%，但是相對於體重的最大攝氧量 (ml/kg/min)，在 12 歲以前也有持續降低的趨向，在 12 至 16 歲則趨於穩定。儘管 8 至 16 歲的發展過程中，心肺適能 (l/min) 隨著年齡增加上升，但是相對於體重的心肺適能 (ml/kg/min) 除了受到體重增加的影響以外，似乎還受到體脂肪增加的影響，有隨著年齡降低的趨向。Al-Hazzaa (2001) 探討 137 名沙烏地阿拉伯 7 至 15 歲男童的心肺適能，發現不同年齡的男童，儘管最大攝氧量由 7 至 9 歲時的 1.2±0.2 l/min，增加到 13 至 15 歲時的 2.5±0.5 l/min，但是單位體重與單位去脂體重最大攝氧量並沒有可觀的改變。透過單位體重或單位去脂體重來評估兒童與青少年的心肺適能發展時，確實是有其難以解釋的問題。

除了透過相對於體重的心肺適能評量方式以外，以去脂體重來進行相對最大攝氧量的評估，被 Goran 等 (2000) 認為是更有效益的心肺適能評量；作者在研究中，以 129 名為研究對象，將體脂肪百分比低於 20% 的 39 名兒童 (年齡 8.6±1.6 歲、體重 28.1±8.7 kg、體脂肪百分比 14.0±4.0 %)，與高於 30% 的 39 名兒童 (年齡 8.9±1.2 歲、體重 48.6±13.0 kg、體脂肪百分比 39.7±5.6 %)，進行絕對 (L/min) 與相對 (ml/kg/min、ml/kg FFM/min) 最大攝氧量的比較，研究發現絕對最大攝氧量是肥胖的兒童較佳，單位體重的相對最大攝氧量則是瘦的兒童較高，單位去脂體重的相對最大攝氧量則胖與瘦的兒童沒有顯著差異；研究還探討 31 名肥胖婦女 (年齡 37.3±6.4 歲、減肥前體重 78.8±6.2 kg、去脂體重 49.4±4.7 kg)，

減肥前後 (減肥後體重 65.9±5.2 kg、去脂體重 45.8±4.1 kg) 的心肺適能變化，發現減肥前後以單位去脂體重的相對最大攝氧量，才能確實能夠反應減肥婦女在氧脈 (oxygen pulse, 前 11.8±1.5、後 11.7±1.8) 與呼吸效率 (pulmonary efficiency, 前 39.5±5.9、後 38.4±5.3) 上的變化。Tolfrey 等 (2006) 也發現，透過下肢肌肉體積 (lower leg muscle volume) 來預測男性兒童與成人的心肺適能，可以獲得與體重、去脂體重相同的效果。Trowbridge 等 (1997) 也發現 5 至 10 歲兒童的腿部軟組織重量 (leg soft lean tissue mass) 與心肺適能 (L/min) 成正比。由此可見，儘管由兒童與青少年的心肺適能發展來看，單位體重或單位去脂體重的最大攝氧量變化，無法呈現生長與發育的人體發展 (成熟) 實況，但是對於特定對象 (兒童或成人)、短時間的心肺適能變化比較，則以單位體重、單位去脂體重、或主要活動肌群量的相對最大攝氧量較能呈現心肺適能的機能，其中又以單位去脂體重的相對最大攝氧量 (ml/kg FFM/min) 最具代表性。

　　除了體重與體脂肪的因素會影響到心肺適能的發展以外，日常生活的身體活動型態是否會影響心肺適能的發展呢？Beunen 等 (2002) 分析 73 位加拿大男性學童 9 年 (受試者由 8 至 16 歲) 的心肺適能縱向發展，同時以受試者的日常身體活動水準 (level of habitual physical activity) 與成熟狀況 (biological maturity status, 以 peak height velocity 的年齡為準)，作為評量心肺適能發展的考量依據。九年中，受試者的最大攝氧量評量流程，都是在跑步機上以 0% 的坡度，進行逐漸增加速度的 4.8 km/h、3 分鐘，9.6 km/h、3 分鐘，14.4 km/h、3 分鐘，以及 (如果需要的話) 19.2 km/h、運動到衰竭。研究結果發現，8 歲時的平均最大攝氧量為 1.45±0.26 l/min，16 歲時的平均最大攝氧量為 3.03±0.57 l/min；受試者最大攝氧量與體重的相關以 12 歲時最低 (0.644)、15 歲時最高 (0.929)。受試者身高開始發展的年齡為 10.6 歲、最大攝氧量為 1.88 l/min、最大攝氧量上升率為 0.14 l/min/yr，身高最大生長速度 (PHV) 在 14.3 歲、最大攝氧量為 2.75 l/min、最大攝氧量上升率為 0.53 l/min/yr，受試者預估成人時最大攝氧量為 3.39 l/min。研究結果顯示 PHV 與最大攝氧量上升率在相同年齡出現；身體活動水準雖然不會改變心肺適能的發展趨向 (下頁圖)，但是的確會影響心肺適能的優劣。

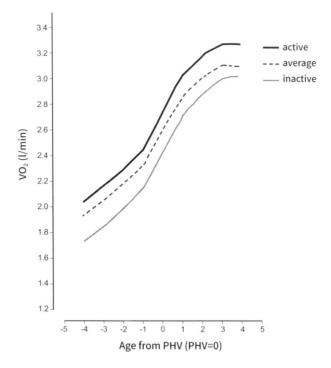

身體活動水準與心肺適能發展趨向 (以 PHV 為準) (Beunen 等 , 2002)

　　Cunningham 等 (1984) 研究 62 名 9 至 10 歲男性，六年青春期期間的心肺功能縱向發展，而且以心跳率達到 155 bpm 時的攝氧量、心臟每跳輸出量 (stroke volume) 、動靜脈含氧差 (arterio-venous O_2 difference) 等變項來進行比較。研究發現成熟較慢的兒童具備較大的運動 (155 bpm 時) 攝氧量與心臟每跳輸出量；心臟每跳輸出量是攝氧量發展的主要原因，動靜脈含氧差則不會隨著青春期兒童年齡的增加而顯著上升。由此可見，造成青春期兒童心肺適能發展的原因，還包括心臟機能的發展。Rowland 等 (2000) 的研究也發現，淨體重接近的男童 (25 名、12.0±0.4 歲、體重 42.3±7.4 kg、去脂體重 33.5±4.2 kg) 最大攝氧量 (47.2±6.1 ml/kg/min) 與女童 (24 名、11.7±0.5 歲、體重 46.9±12.3 kg、去脂體重 33.6±5.7 kg) 最大攝氧量 (40.4±5.8 ml/kg/min) 的主要差異來源，在於心臟每跳輸出指數 (stroke index，心臟每跳輸出量與體表面積的比值，單位為 ml/m^2，下頁圖) 與心輸出指數 (心輸出量與體表面積的比值，單位為 $l/min/m^2$)；男童在最大運動時的心臟每跳輸出指數為 62±9 ml/m^2，顯著大於女童的 55±9 ml/m^2；男童在最大運動時的心輸出指數為 12.34±2.16 ml/min/m^2，亦顯著大於女童的 10.90±1.73 ml/min/m^2。由此可見，心肺適能的發展除了受到體重發展的影響以外，心臟機能的差異確實是男女心肺適能發展差異的原因之一。

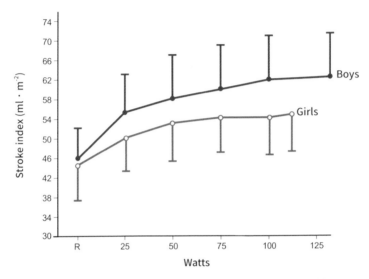

男、女童漸增負荷最大運動時心臟每跳輸出指數 (Cunningham 等 , 1984)

　　身體體型的改變與心肺適能的發展，都是人體身體機能發展的現象。先前的相關研究都發現，不考量身體體型的改變下，青少年的心肺適能 (l/min) 會隨著年齡的增加而提升，女性大約在 14 歲可以達到最大的心肺適能，男性出現最大心肺適能的年齡則略高於女性；相對的，當以體重（或去脂體重）為考量因素，透過相對最大攝氧量 (ml/kg/min) 進行比較時，兒童與青少年心肺適能的發展，就會呈現完全不同的結果（沒有增長、甚至下降的現象）。

　　除此之外，身體體型的發展（身高發展，例如 PHV) 狀況、肌肉量（去脂體重）的差異性（體脂肪百分比變化）、日常生活的身體活動型態、心臟每跳輸出量的發展等，都是促成心肺適能發展差異的主要變項；血液攜帶氧氣能力（血紅素濃度）對於心肺適能發展的影響，則還沒有一致的研究成果。無論如何，兒童心肺適能發展的相關課題，由於必須考量其他人體生理變項的生長與發展效應，顯然比一般成人的影響因素複雜許多。

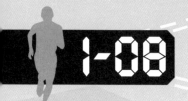

1-08 身高成長最大速率
(peak height velocity)

「心肺適能的發展 (development)」的文章中指出,「青少年的心肺適能 (l/min) 會隨著年齡的增加而提升,女性大約在 14 歲可以達到最大的心肺適能,男性出現最大心肺適能的年齡則略高於女性;相對的,當以體重 (或去脂體重) 為考量因素,透過相對最大攝氧量 (ml/kg/min) 進行比較時,兒童與青少年心肺適能的發展,就會呈現完全不同的結果 (沒有增長、甚至下降的現象)。」而且,身高成長最大速率 (peak height velocity,PHV) 與心肺適能的發展密切關聯。

PHV 是指生長發育過程中身高增長的最大速率,身高成長最大速率的年齡被稱為 PHV 年齡。女性的 PHV 大約在 12 歲,月經開始通常在 PHV 之後出現;男性的 PHV 大約在 14 歲,肌力成長最大速率 (peak strength velocity) 通常在 PHV 之後一年左右出現,早熟的男性可能比晚熟男性有四年的生理優勢 (Balyi & Way, 2015)。

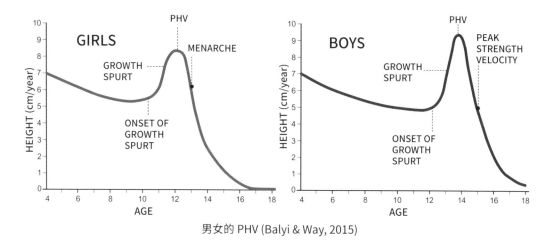

男女的 PHV (Balyi & Way, 2015)

林惠美等 (2015) 的研究指出,透過長年追蹤運動員身高改變的速率與記錄起伏期的演變,可瞭解其成長階段身體運動機能發展的概況。此方法可以運用在潛力選手的培育時期,鑑別專項訓練介入的最佳時間點,與各項身體素質強化的黃金階段。運動教練每三個月測量站姿與坐姿身高，可鑑別身高成長最大速率 (PHV)，與身高成長高峰出現的時間點。瞭解兒童與青少年選手的成長速率，能有效地掌握其成長階段各項身體素質的最佳塑造時間。由此可見，PHV 在青少年運動訓練上的重要性。

Philippaerts 等 (2006) 的研究，針對 33 名青少年男性足球選手進行 5 年的長期研究，發現 PHV 的生長發育特殊性之外，體重成長最大速率 (peak weight velocity) 也是重要的生長發育指標（下圖）。研究發現，青少年男性足球選手出現 PHV 與 PWV 的年齡皆為 13.8±0.8 歲，PHV 與 PWV 分別為 9.7±1.5 公分 / 年與 8.4±3.0 公斤 / 年。

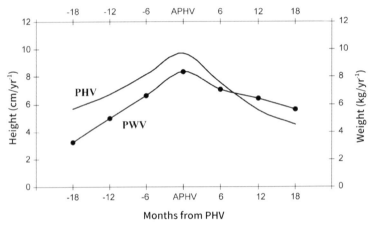

研究同時長期監測各項基本運動能力的變化狀況，發現平衡能力 (balance)、肢體移動速度 (speed of limb movement)、軀幹肌力 (trunk strength)、上肢肌耐力 (upper-body muscular endurance)、爆發力 (explosive strength)、跑步速度 (running speed)、協調性 (agility)、心肺耐力 (cardiorespiratory endurance)、無氧工作能力 (anaerobic capacity) 等的最大增長年齡，皆與 PHV 的年齡相同。下頁圖為爆發力（立定跳遠 standing long jup, SLJ；垂直跳 vertical jump, VTJ）、心肺耐力（耐力折返跑 endurance shuttle run, ESHR）、無氧工作能力（折返節奏跑 shuttle tempo, STEMPO）等體能檢測資料，研究發現 PHV 的年齡確實具備最大的爆發力、心肺耐力、無氧工作能力的增長速率。由此可見，PHV 與 PWV 都與身體運動能力的發展密切關連。

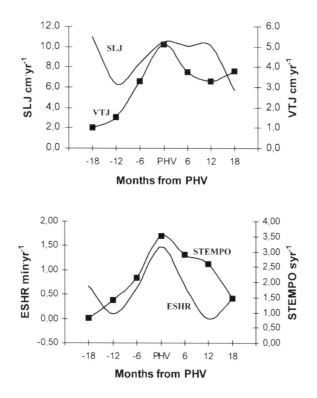

青少年男性足球選手立定跳 (SLJ)、垂直跳 (VTJ)、耐力折返跑 (ESHR)、折返節奏跑 (STEMPO) 變化
(Philippaerts 等 , 2006)

Getthner 等 (2004) 針對 83 名自願參與研究的青少年，進行長達 8 年 (10-18 歲) 的縱向研究，發現女性出現最大使用氧氣增長年齡為 12.3±1.2 歲、男性為 14.1±1.2 歲，男性青少年在不同年齡時的使用氧氣增長率都高於女性青少年。性別的差異確實是 PHV 相關研究的重要課題。

基於身高越高、體重越重的事實，PHV 與 PWV 確實密切關聯。女性的 PHV 大約在 12 歲、男性的 PHV 大約在 14 歲，身高成長最大約每年 8-10 公分。一般人身體運動能力發展最快的年齡與 PHV 的年齡一致，代表人體在生長發育最快速的階段，同時會促進身體運動能力的成長。基於 PHV 的相關研究結果，青少年成長過程中，有必要定期測量與監控身高與體重的發展。

台灣地區男性平均壽命為 77.5 歲、女性平均壽命為 84.0 歲 (https://www.moi.gov.tw/files/news_file/108 年第 37 週內政統計通報 _ 生命表 .pdf)。由此可見，隨著年齡的增長，性別在於人體身體機能上有其顯著的差異存在。隨著年齡的增加，人體的身體機能老化的狀況，也可以透過身體活動能力的表現，呈現人體老化的事實。就男女性別的平均壽命來看，似乎女性的身體機能老化現象比起男性緩和！

既然人體的心肺適能會隨著年齡的增加而老化，那麼性別的差異會不會影響心肺適能的退化呢？1997 年 Tanaka and Seals 收集 1991 年至 1995 年美國成人游泳賽 (US Masters Swimming Championships) 五年間的前十名比賽成績；發現男女游泳選手在 50 年間隔 (19 至 24 歲 vs 69 至 74 歲) 下，會增加 50 公尺游泳的游泳時間 26% (男) 與 31% (女)；當游泳的距離超過 100 公尺以後，男女游泳選手 50 年的游泳

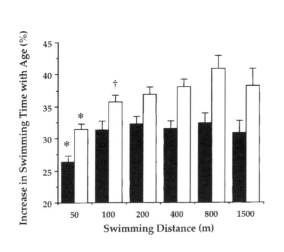
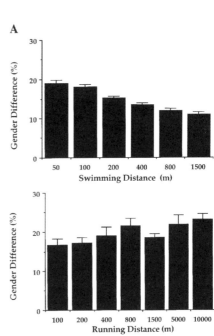

男女游泳選手年齡差異 (50 年) 的游泳時間變化 (Tanaka and Seals, 1997)

間增加量就不會有顯著變化（上左圖），而且隨著游泳距離的增加，男女之間的差異會逐漸的下降（上右圖上）；作者也收集 1995 年美國成人田徑賽 (the United states of America National masters Track and Field Championships) 的各年齡比賽成績（上右圖下），發現隨著跑步距離的增加，男女之間的差異會逐漸的增加。儘管隨著年齡的增加會降低運動表現是無庸置疑的，但是，性別的差異在跑步與游泳表現的老化程度上，似乎會有顯著的不同。

Tanaka 等 (1997) 針對 84 名經常耐力運動訓練女性跑者（21 至 73 歲之間），以及 72 名坐式生活一般女性（20 至 75 歲之間），探討年齡對於最大有氧運動能力的影響。研究發現女性受試者的最大攝氧量與年齡呈現負相關（下右圖），而且經常耐力運動訓練受試者的最大攝氧量退（老）化程度（斜率為 -0.57：每年降低 0.57 ml/kg/min）比一般坐式生活女性（斜率為 -0.32：每年降低 0.32 ml/kg/min）來得快。Wilson and Tanaka (2000) 利用整合分析 (meta-analysis) 的方法，將受試者為坐式生活者 (sedentary) 的文獻 214 篇（受試者共 6231 人）、經常活動者 (active) 的文獻 159 篇（受試者共 5621 人）、以及耐力訓練者 (endurance trained) 的文獻 165 篇（受試者共 1976 人），依據受試者的年齡與最大攝氧量進行分析發現，不管受試者的身體活動情況如何，最大攝氧量會隨著年齡的增加而下降（下左圖）。兩篇論文採用的受試

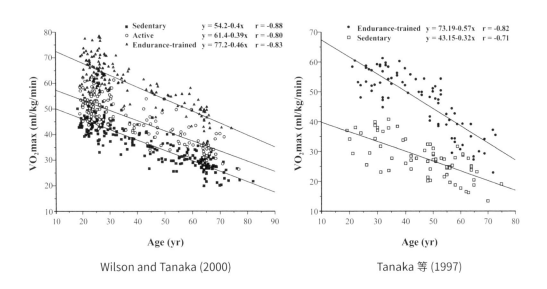

Wilson and Tanaka (2000)　　　　　　　　Tanaka 等 (1997)

者人數有顯著的不同，可惜都是透過橫向研究的方式收集資料。性別會不會影響最大攝氧量的老化速率？可能需要更完整的縱向研究來確認，而且研究者與受試者一樣都需要長壽才行。

　　Fleg 等 (2005) 採用自 1978 年開始的 the Baltimore longitudinal study of aging (BLSA) 研究受試對象 (居住在 Baltimore-Washington area，371 位女性與 435 位男性，年齡介於 21 至 87 歲)，受試者最大攝氧量的測驗自 1978 年至 1998 年為止，每兩年進行一次相同測驗流程的最大攝氧量與最大心跳率測驗。研究結果發現每十年為一個階段來看，男女最大心跳率的老化維持每十年 4% 至 6% 的下降率，但是最大攝氧量 (不管有沒有除以體重) 的下降率則會隨著年齡的增加而逐漸增加。但是當年齡超過 50 歲以後，女性的氧脈 (oxyen pulse, 最大攝氧量除以最大心跳率，代表每跳一次心跳的消耗氧量) 退化率即與男性有顯著的不同。整體來說，透過長期的縱向研究可以發現，「越老心肺適能退化率越高」的事實，但是女性在超過 50 歲以後，心肺適能的退化率會有別於男性，呈現不再持續的增加退化率的現象。對於男性來說，為了維持身體的心肺機能，進早規劃心肺適能的運動參與計畫，似乎比女性來的重要。

　　Weiss 等 (2006) 以 60 至 92 歲的 71 歲女性、29 位男性為研究對象，發現女性的最大攝氧量隨著年齡每年下降 23±2 ml/min，男性則為 57±5 ml/min，男性的最大攝氧量老化速率約為女性的兩倍。心臟的每分鐘最大輸出量、動靜脈含氧差也有類似的結果 (心臟每分鐘最大輸出量女性每年下降 87±25 ml/min、男性每年下降 215±50 ml/min；動靜脈含氧差女性每年下降 0.12±0.03 ml/dl、男性每年下降 0.22±0.04 ml/dl)。研究再次證明 60 歲以上的老年人，心肺適能老化的情形確實具備性別的差異；男性老年人的心肺適能老化速率約為相同年齡女性的兩倍。

　　當年齡逐漸的增加以後，透過運動參與與動態生活方式來避免心肺適能的老化，已經是不得不面對的重要健康策略。而且，男性比起女性還來的有必要。

1-10 運動會減緩心肺適能的老化嗎？

對於一般的成人來說，隨著年齡的增長，人體的運動能力會逐漸的衰退與老化。Tanaka and Seals (1997) 收集美國各年齡層游泳者，自由式 1500 公尺與 50 公尺的紀錄，發現男、女美國人 1500 公尺自由式游泳最佳表現年齡在 25 至 40 歲、30 至 35 歲，70 歲以前呈現線性的增加運動時間，超過 70 歲以後，游泳成績就會有比較大幅度的衰退。

Donato 等 (2002) 收集 12 年 (1988-1999) 參加美國成人游泳賽 (US Masters Swimming Championships) 的 640 位選手 (321 女性、319 男性) 表現，紀錄至少連續三年的 50 公尺與 1500 公尺的參賽成績。研究發現隨著年齡的增加，50 公尺與 1500 公尺游泳成績會呈現線性的衰退 (比賽時間增加)，而且不分男女與項目 (50 公尺與 1500 公尺) 都會在 70 歲時急遽的衰退。

Tanaka and Seals (2003) 收集有關運動表現與老化的文獻，發現 35 歲以前的 10 公里跑步表現幾乎可以維持不變，35 歲以後到 50 至 60 歲間，10 公里跑步成績會緩慢的增加；大於 60 歲以後，隨著年齡的增加，10 公里跑步成績會顯著衰退。由人類在游泳與跑步成績的表現來看，當年齡超過 50 歲以後，確實會有較差的運動表現，這種現象就是因為老化的結果。事實上，經常的參與運動是維持健康的重要手段，問題是「運動真的能夠減緩心肺耐力（心肺適能）的老化嗎？」

Wilson and Tanaka (2000) 利用整合分析 (meta-analysis) 的方法，將受試者為坐式生活者 (sedentary) 的文獻 214 篇 (受試者共 6231 人)、經常活動者 (active) 的文獻 159 篇 (受試者共 5621 人)、以及耐力訓練者 (endurance trained) 的文獻 165 篇 (受試者共 1976 人)，依據受試者的年齡與最大攝氧量進行分析發現，不管受試者的身體活動情況如何，最大攝氧量與最大心跳率都會隨著年齡的增加而下降。但是，身體活動量較多耐力訓練者，雖然會隨著年齡的增加與一般人具有類似的最大攝氧量退化率，由於具備較大的最大攝氧量，因此到了 60 歲左右仍然具備一般人二、三十歲時的心肺適能。運動時的最大心跳率，則不會受到身體活動情況的影響。

Eskurza 等 (2002) 則以 24 名年齡介於 40 至 78 歲的女性 (8 名坐式生活型態、16 名耐力訓練者) 為對象，進行持續 7 年 (前測在 1993 至 1994 年間) 的縱向研究。研究結果發現耐力訓練者在降低訓練量以後，具備最大的最大攝氧量衰退率 (降低的最快)，而且在統計上顯著大於持續坐式生活與維持或增加訓練量的受試者。也就是說，如果妳是一位經常參與耐力訓練者，減少耐力訓練將會增加心肺適能的退化，甚至退化率還會高於不運動的人。

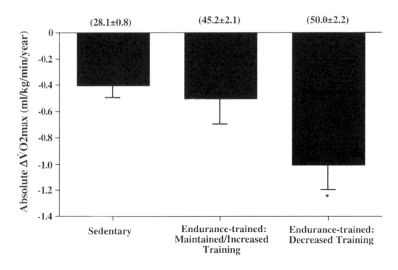

不同運動參與狀況者心肺適能變化的七年縱向研究 (Eskurza 等 , 2002)

　　儘管透過長期的追蹤研究發現，長期參與運動訓練的人，仍然會隨著年齡的增加，出現心肺適能老化與衰退的現象，但是也有不少文獻發現 (Maiorana 等 , 2001；程文欣，2006)，只要持續的每週三次、每次 30 分鐘、八週的心肺耐力訓練，就可以顯著的提升心肺適能。只是，這種八週以上的研究訓練期限，相對於七年或更長時間的人體老化現象，相對的短暫許多。

　　對於社會大眾來說，持續的進行心肺耐力的訓練是有必要的；不管心肺適能是不是會有老化或衰退的現象，如果可以持續的經常 (每週至少三次、每次 30 分鐘以上) 參與運動，在六、七十歲時仍然擁有坐式生活型態者二、三十歲時的心肺適能，不就是健康的重要證據與依據嗎？

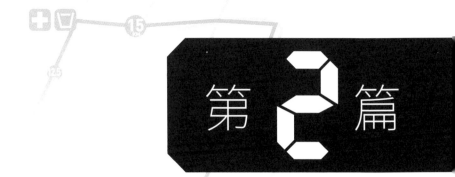

第 2 篇

跑步能力的評量

20 公尺折返跑測驗

　　20 公尺折返跑是經常被使用來評量心肺耐力的簡易測驗方法之一，特別適合籃球、美式足球、網球、羽球、桌球、……等需要短距離折返運動方式的選手使用。一般來說，多階段二十公尺來回跑測驗 (multistage 20m shuttle run test, 20mMST；毛祚彥、林貴福，2006)、The Beep Test、The Bleep Test、漸進有氧心肺耐力跑 (progressive aerobic cardiovascular endurance run, PACER) 等，都是指採用 20 公尺折返跑的方式進行心肺耐力測驗的檢測方法。

　　這種中途沒有休息的 20 公尺折返跑測驗，受試者以漸增速度的方式，來回折返跑於相距 20 公尺的兩條線間，以一分鐘為一階段 (level)、每一階段包含 7 次以上的 20 公尺折返 (shuttles) 跑步，過程中來回跑的速度將逐漸增加 (使用錄音帶或是光碟控制跑步速度)，直到受試者衰竭為止。由於這種 20 公尺折返跑測驗的方法，比較不受場地的限制、不易受到天候狀況干擾、不需昂貴實驗設備、不需經過特殊訓練的專業人員、不易受到受試者個人情緒及動機干擾等，是相當有用的心肺耐力評量方法。依據 www.5-a-side.com 的網頁資料顯示，20 公尺折返跑測驗 (The Beep Test) 的測驗方法 (下圖) 顯示，測驗的名稱來自於折返時的「Beep」聲。

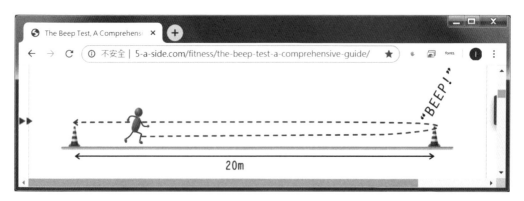

來回折返跑於相距 20 公尺的兩條線間

參考資料來源：http://www.5-a-side.com/fitness/the-beep-test-a-comprehensive-guide/

　　一般來說，當測驗結束在第 9 階段以下時，代表心肺耐力不佳，在第 13 階以上即代表心肺耐力優異。有關 20 公尺折返跑測驗評量最大攝氧量的相關研究，20 公尺折返跑測驗的結果包括**跑步最高速度**、20 公尺**折返次數** (PACER Fitness Test)、**跑步總距離**等，幾乎所有的研究皆發現 20 公尺折返跑測驗結果與最大攝氧量有顯著相關 (Leger 與 Gadoury，1989；余鑑紘、方進隆，2002；毛祚彥、林貴福，2006)。www.topendsports.com 網站中也提供了 Beep Test Score Calculator 的程式，讓測驗的結果可以透過線上程式推算受試者的 VO_2max。

The Beep Test (20 公尺折返跑測驗)

資料來源：http://www.5-a-side.com/fitness/the-beep-test-a-comprehensive-guide/

Beep Test Summary Information					
Level	Shuttles	Speed (km/h)	Shuttle Time (secs)	Cumulative Distance (m)	Cumulative Time (min & secs)
1	7	8	9	140	01:03
2	8	9	8	300	02:07
3	8	9.5	7.58	460	03:08
4	9	10	7.2	640	04:12
5	9	10.5	6.86	820	05:14
6	10	11	6.55	1,020	06:20
7	10	11.5	6.26	1,220	07:22
8	11	12	6	1,440	08:28
9	11	12.5	5.76	1,660	09:31
10	11	13	5.54	1,880	10:32
11	12	13.5	5.33	2,120	11:36
12	12	14	5.14	2,360	12:38
13	13	14.5	4.97	2,620	13:43
14	13	15	4.8	2,880	14:45
15	13	15.5	4.65	3,140	15:46
16	14	16	4.5	3,420	16:49
17	14	16.5	4.36	3,700	17:50
18	15	17	4.24	4,000	18:54
19	15	17.5	4.11	4,300	19:56
20	16	18	4	4,620	21:00
21	16	18.5	3.89	4,940	22:03

實際進行 20 公尺折返跑測驗時，測驗場地的地面是否適當？受試者的服裝是否合適？20 公尺距離是否正確？對於測驗結果會有顯著的影響，而且測驗者還需要有控制折返跑速度的音樂（錄音機或其他工具），可能需要下載或連結控制速度的錄音帶（光碟）、或者影片、App 等，以便正確控制折返跑的速度。

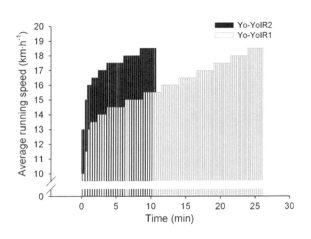

　　Bangsbo 等 (2008) 則提出修正傳統沒有休息的 20 公尺折返跑測驗，加入間歇與修改測驗場地的 The Yo-Yo Intermittent Recovery Test (Yo-Yo IR)，做為評量間歇性運動方式 (例如籃球、足球等) 有氧耐力的簡易測驗方法。下圖即是 Yo-Yo IR (20 公尺折返跑) 測驗的場地布置方式，測驗場地跟傳統 20 公尺折返跑不同的地方，在於起跑點之後方增加一個 5 公尺的緩衝空間，在每一次 20 公尺來回跑步後都有休息時間，以便讓 20 公尺折返跑測驗方式，更接近實際的間歇運動型態。Bangsbo 等 (2008) 還提出 Yo-Yo IR1、以及 Yo-Yo IR2 兩種測驗流程 (上圖，圖片資料來源 Rampinini 等，2010)，來做為測驗者選擇做為有氧性運動、以及無氧性運動類型的受試者選擇使用。

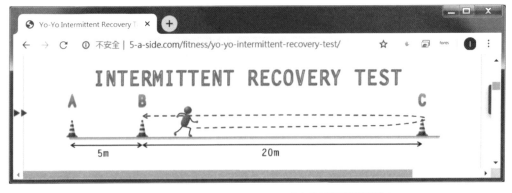

Yo-Yo Intermittent Recovery Test (20 公尺折返跑測驗)
資料來源：http://www.5-a-side.com/fitness/yo-yo-intermittent-recovery-test/

對於籃球、美式足球、網球、羽球、…… 等等運動項目的運動員，如果透過間歇性 20 公尺折返跑測驗來評量心肺耐力，將會比在田徑場進行 12 分鐘或固定距離 (3000 公尺、或 5000 公尺) 的持續性跑步，更符合運動選手的實際運動型態。

實際進行 Yo-Yo IR 1、Yo-Yo IR 2 的間歇性 20 公尺折返跑測驗時，測驗場地合適規劃、受試者服裝的準備等，都是對測驗結果正確性的重要條件，測驗者與受試者在測驗前與測驗時都應該有合適的準備；有關測驗的速度控制的部分，則需要不同於傳統控制速度的錄音帶 (光碟)、或者影片。Yo-Yo IR 1 的間歇性 20 公尺折返跑速度控制可以連結 https://www.youtube.com/watch?v=O0LKPFT9loE，Yo-Yo IR 2 的間歇性 20 公尺折返跑速度控制則可以連結 https://www.youtube.com/watch?v=4IcF2x6C060，依據實際錄製的音樂，進行間歇性 20 公尺折返跑測驗的速度控制。

有關連續性與間歇性 20 公尺折返跑測驗的信效度方面。Castagna 等 (2006) 以 24 位業餘美式足球選手為對象，研究發現持續性的 20 公尺折返跑測驗可以有效評量有氧耐力能力，間歇性的 Yo-Yo IR 測驗似乎適合評量無氧性的運動能力。Boullosa 等 (2013) 針對巴西足球選手進行的 Yo-Yo IR 1 測驗，發現間歇性 20 公尺折返跑測驗與 VO_2max 的相關僅達 0.098，與漸增負荷跑步測驗的最高速度相關則達 0.641。有關間歇性 20 公尺折返跑測驗結果與 VO_2max 沒有顯著相關的研究結果，是不是因為 Yo-Yo IR 測驗流程的漸增負荷方式，需要依據測試者的能力與個別差異進行調整？仍然需要進一步的研究來證實。

有關 Yo-Yo IR Test 評量有氧耐力的信效度研究方面。Castagna 等 (2009) 以 21 位青少年美式足球選手為對象，研究發現 Yo-Yo IR 1Test 的跑步距離再測信度為 0.65。Bangsbo 等 (2008) 的研究也發現 Yo-Yo IR 1 與 Yo-Yo IR 2 測驗的再測信度高 (下頁圖)，而且兩種測驗與 VO_2max 的相關達到 0.70 (n=141) 與 0.58 (n=71)。Rampinini 等 (2010) 則以 25 位職業 (13 位) 與業餘 (12 位) 美式足球選手為對象，研究發現 Yo-Yo IR 1 與 Yo-Yo IR 2 測驗結果與 VO_2max 的相關分別為 0.74 與 0.47。儘管兩種測驗時的生理反應極為類似，但是似乎測驗時間較長的 Yo-Yo IR 1 測驗，可以獲得更有效度的心肺耐力測驗結果。大部分的研究皆發現間歇性 20 公尺折返跑測驗是評量心肺耐力的有效測驗。

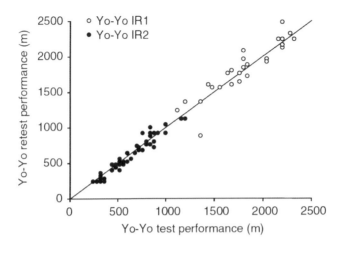

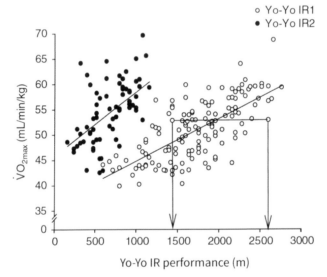

　　20 公尺折返跑是一個簡單的最大努力有氧耐力測驗方法，具有測驗工具簡單、容易進行檢測、不需要專業訓練的優點，大部分的研究結果也都顯示具有有氧耐力能力評量的信效度，很適合推薦給間歇性運動型態（籃球、美式足球、網球、羽球、……）的運動項目教練與運動員使用。有關持續性、或者間歇性 20 公尺折返跑測驗的選擇？採用漸增速度流程為何？間歇性 Yo-Yo IR 測驗是否具備測驗效度？仍然有待進一步的研究結果來確認。

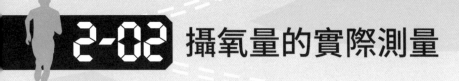

　　進行攝氧量分析的功能，包括評估能量消耗與基礎代謝率、評估心肺耐力、設定運動強度、評估運動後過攝氧量、評估運動經濟性、攝氧動力學、呼吸交換率、氧脈、換氣閾值與呼吸代償點等（鄭景峰，2009)。因此，強調運動科學應用與訓練的運動教練、運動愛好者等，經常需要定期進行運動攝氧量的分析，以便可以透過分析的結果進行訓練處方設計、訓練效果評量等。

　　進行運動時攝氧量分析，需要特殊的攝氧量分析設備。通常攝氧量分析的設備主要以醫院、體育學術單位、國家運動訓練中心等單位才會購置，一般人不容易輕易獲得測量運動攝氧量分析的機會。最近一家強調運動減肥、健康瘦身的 iFit 公司，引進 COSMED「運動心肺評估系統」，在最近開始對外服務，科學化解讀運動能力、預測運動成效！【運動心肺能力檢測＋專業報告解說】，讓一般人就可以輕易進行專業的攝氧量分析。

　　實際進行運動攝氧量分析流程，受測者應該先了解，須在跑步機上由慢跑到快，由機器記錄呼吸與心跳變化。前一天，受測者應勿熬夜或飲用酒精、咖啡、可可亞等含咖啡因之食物；檢測前二小時請避免進食等。受測前，請穿著適合跑步的服裝和鞋子，並自備毛巾和飲水。檢測前，受測者必須簽署同意書（未滿 20 歲須由監護人陪同前來，簽署本人與監護人同意書），未滿 18 歲之青少年、45 歲以上男性、55 歲以上女性檢測需另行安排。曾有心血管疾病或高血壓症狀等家族病史、體重過重、無運動習慣者，不宜受測。過程中若出現嚴重不適，將會立刻終止測試。

　　受測者實際進行檢測流程為，1. 櫃檯報到與簽署同意書，2. 進入檢測室配戴設備（配戴心率帶和面罩後坐下休息），3. 開始檢測（漸增跑步速度與坡度，特製的跑步機裝有懸吊帶，可大幅提高安全性），4. 結束測試（受測者感覺到達極限時結束），5. 報告產出和解說（專屬報告與運動建議）。

透過運動科學的介入與應用，進行運動心肺耐力的訓練，可以依據個人心肺耐力特質進行科學化訓練，有效提升科學運動訓練的效果。在心肺耐力訓練的運動科學知識已經廣泛流傳下，實際應用時如果沒有正確的心肺耐力科學評量，顯然無法正確的應用相關運動科學知識進行訓練。透過攝氧量的實際測量，可以讓運動科學知識與科學訓練能夠確實結合。

最大攝氧量與跑步經濟性對於最大有氧運動能力的評量效益，始終具備特定的缺憾。最大攝氧量雖然是評量有氧運動能力與心肺耐力的最佳指標，但是這種受到最大心輸出量 (maximal cardiac output) 與最大心每跳輸出量 (maximal stroke volumes) 顯著影響的人體運動生理指標，主要代表人體生理上使用氧氣的能力，當運動參與者具備類似的最大攝氧量能力時，最大攝氧量與耐力運動表現的相關即不高，顯示還有其他重大影響耐力運動表現的因素存在。

跑步經濟性的進步與否，雖然與是否經常訓練有關，但是其進步的原因是因為肌肉利用氧氣能力增進、生理能力進步造成換氣量與攝氧量減少、或者是運動技巧的進步，並沒有明確的答案。因此，「最大攝氧量的速度 (the velocity at VO_2max，vVO_2max)」，一種最大攝氧量與跑步經濟性的綜合指標，便是經常被提出來討論與參考的最大有氧運動能力評量依據 (Jones & Carter, 2000)。

以國內男性長跑選手 20 名為對象，受試者的 VO_2max 為 63.55±8.03 ml/kg/min、VT (ventilatory threshold) 為 49.45±8.78 ml/kg/min、5000 公尺成績為 17.71±1.06 分鐘。由於進行最大攝氧量檢測時的運動測驗流程，是以 Bruce 實驗流程進行 (有坡度上的變化)，因此，以進行最大攝氧量檢測時的運動時間，來代表可以達到最大攝氧量的運動強度。結果發現 5000 公尺跑步成績與最大攝氧量的相關為 0.474、與換氣閾值的相關為 0.629、與進行最大攝氧量測驗跑步時間的相關為 0.715，由此可見 vVO_2max 在評量最大有氧運動能力時的重要性。

其實，「最大攝氧量的速度 (vVO_2max)」在實驗室中經常被使用，作為標準化受試者運動強度高低的依據。右圖即將實驗室中進行最大攝氧量檢測時，攝氧量與運

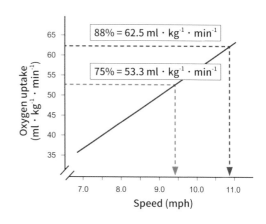

動強度的關係記錄下來，以作為標準化運動強度高低的依據（最大攝氧量為 71 ml/kg/min）。前頁圖中 75%VO$_2$max (71 ml/kg/min × 75% = 53.3 ml/kg/min) 約為 9.4 mph (mile/hour)，依據相同的攝氧量與跑步速度關係，100%VO$_2$max 即為該被檢測者最大攝氧量出現時的跑步速度。不過，Bernard 等 (2000) 的研究發現，不同的運動檢測流程（每一個階段的時間不同時）會產生不同的「最大攝氧量的速度 (vVO$_2$max)」。當然，透過不同的運動檢測流程與「最大攝氧量的速度 (vVO$_2$max)」定義 (Hill & Rowell, 1996)，就會產生不同的攝氧量與運動強度關係，達到最大攝氧量的速度即可能會顯著的不同。

　　相同的漸增強度運動的流程下，最大有氧運動能力較佳者，可以進行較長時間的最大攝氧量檢測過程（時間較長顯然就會出現較大速度），進而獲得較大的「最大攝氧量的速度 (vVO$_2$max)」，是相當容易判定的概念。特別是有些人在固定強度下攝氧量偏高時，被認為具備較差「跑步經濟性」，透過「最大攝氧量的速度 (vVO$_2$max)」資料，將可以得到另一個層面的最大有氧運動能力的判定標準，以便將人體攝氧能力高低與使用氧氣效率好壞，整合性的呈現出來。

　　「最大攝氧量的速度 (vVO$_2$max)」的訓練效果方面。Billat 等 (1999) 針對 8 名經常訓練的男性長跑選手，進行 4 週的間歇訓練後發現，被訓練者的 vVO$_2$max 顯著進步 (20.5±0.7 km/hour 增加到 21.1±0.8 km/hour)，在 14 km/hour 速度下的跑步經濟性也顯著進步 (50.6±3.5 ml/kg/min 降低到 47.5±2.4 ml/kg/min)，但是最大攝氧量卻沒有顯著改變 (71.6±4.8 ml/kg/min 稍微增加到 72.7±4.8 ml/kg/min)。Jones 等 (1999) 針對 16 名體育科系學生進行 6 週的耐力訓練後，發現受測者的最大攝氧量、乳酸閾值、跑步經濟性、最大攝氧量的速度等變項都顯著的增加。

　　後續的研究有必要進行影響有氧運動能力變項的訓練方法，是否會有特殊性存在？或者訓練後的有氧運動能力進步的原因，會不會有變項上的次序性？

2-04 vVO₂max 的簡易評量 — 3000m 或 5000m 測驗

對於長距離跑步選手來說，最大攝氧量 (maximal oxygen uptake, VO₂max)、跑步經濟性 (running economy, RE)、以及無氧閾值 (utilization of the maximum oxygen uptake, %VO₂max 與 velocity at the anaerobic threshold, V_{AT}) 是影響跑步表現的重要生理指標 (Tjelta & Shalfawi, 2016)。vVO₂max 則是 VO₂max 與 RE 的綜合指標，也是最大有氧運動能力評量的最重要指標。

由於實際進行 vVO₂max 評量時，往往需要攝氧分析的設備與複雜的檢測流程，造成長跑選手與教練不太願意或沒有機會進行實驗室的 vVO₂max 評量。因此評量有氧運動能力的簡易方法，就陸續被發展出來。依據 Billat 與 Koralsztein (1996) 所整理的文獻，12 分鐘的最大努力跑步距離測驗 (Cooper's all-out 12-minute test, Cooper Test)、最大有氧速度 (maximal aerobic speed, MAS) 測驗 (the Universite de Montreal track test，跑步機以 8.5 km/h 開始、每 2 分鐘增加 1 km/h、跑到衰竭時的速度)、以及 3000 至 5000 公尺的跑步平均速度，都是評量最大有氧運動能力的有效方法。Bragada 等 (2010) 研究，也發現 3000 公尺跑步平均速度約等於 vVO₂max。

除了使用 3000 公尺的跑步平均速度來預測 vVO₂max 以外，de Souza 等 (2014) 以 1500 公尺、5000 公尺、10000 公尺的跑步平均速度來預測中距離跑者的 vVO₂max，結果發現 1500 公尺、5000 公尺、10000 公尺的測驗成績分別為 4.8±0.2 分鐘、18.2±0.8 分鐘、38.6±0.2 分鐘，三個距離測驗平均速度是 vVO₂max 的 102.3±2.7 %、89.8±3.3 %、84.9±3.9 %。這個研究的結果顯示，vVO₂max 似乎接近、但是低於 1500 公尺的跑步速度。Abad 等 (2016) 的研究則發現，跑者 10000 公尺成績 (平均速度 16.0±1.4 km/h) 小於跑步機測驗的 PTV (peak treadmill running velocity, 17.3±0.9 km/h)，兩者間的相關則達到 -0.85。由此可見，如果要以跑步距離的平均速度來確認 vVO₂max 時，似乎確實以 3000 公尺至 5000 公尺的跑步平均速度最接近。

3000 公尺或 5000 公尺的跑步測驗，不僅是跑步選手經常進行的訓練與測驗，而且比起在實驗室內進行的漸增負荷最大努力跑步測驗簡單多了；如果 3000 公尺或 5000 公尺的跑步測驗結果，可以獲得正確的 vVO_2max 評量，對於跑步訓練科學的實際應用將會有顯著的幫助。依據我們先前的研究資料，下圖收集了 7 位長距離跑步選手 (其中兩位女性，年齡 25.43±5.88 歲、身高 168.00±8.19 公分、體重 56.57±6.37 公斤、VO_2max 60.39±5.55 ml/kg/min) 的 vVO_2max (17.29±1.25 km/h) 與 5000 公尺跑步成績 (17.51±1.69 km/h)，兩者的速度確實相當接近，而且兩者的決定係數達到 0.8177。

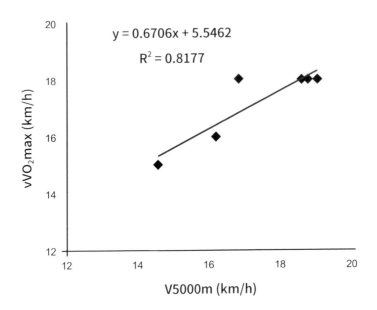

　　依據過去的研究結果，長距離跑步選手的 vVO_2max 相當接近 3000 公尺的跑步平均速度，或者是 vVO_2max 的 90% 接近 5000 公尺跑步平均速度；國內長距離跑步選手的 vVO_2max 則與 5000 公尺的跑步平均速度較為接近。無論是 3000 公尺或 5000 公尺的跑步測驗，都可以在田徑場簡單的進行，顯然是相當簡易的 vVO_2max 評量方法。

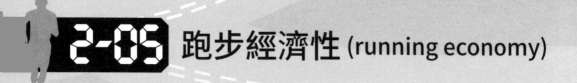

2-05 跑步經濟性 (running economy)

　　跑步經濟性 (running economy) 是指在非最大強度的跑步過程中，人體所消耗的能量高低情形；在相同的跑步速度下，能量消耗較少代表有較好的跑步經濟性，能量消耗較多，則跑步經濟性較差 (林信甫與莊泰源，2003)。

　　由以往的研究結果可以發現，長距離跑步的表現與最大攝氧能力 (最大攝氧量) 之間的相關性並不高，而且，Conley and Krahenbuhl (1980) 的研究發現，男性頂尖的長跑選手，最大攝氧量與 10 公里跑步表現的相關性僅為 -0.12 (受試者的平均最大攝氧量為 71.7 ml/kg/min，而且都相當接近)，跑步經濟性與 10 公里跑步表現的相關達到 0.83 (每分鐘 241 公尺速度下的穩定狀態攝氧量)、0.82 (每分鐘 268 公尺速度下的穩定狀態攝氧量)、以及 0.79 (每分鐘 295 公尺速度下的穩定狀態攝氧量)。由此可見，跑步經濟性對於耐力運動表現具有舉足輕重的地位。

　　2000 年 Weston 等以身體質量指數相似的 8 名 African 與 8 名 Caucasian 的 10 公里長跑選手為對象 (10 公里成績分別為 32.8±2.8 分鐘、32.0±2.5 分鐘，體重分別為 61.4±7.0kg、64.9±3.0kg)，探討非洲不同種族長跑選手的最大攝氧量與在

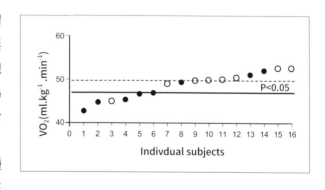

每小時 16.1 公里速度下的跑步經濟性；研究發現 African 雖然具備較低的最大攝氧量 (61.9±6.9 ml/kg/min、Caucasian 為 69.9±5.4 ml/kg/min)，但是卻在固定速度下的攝氧量比較低，代表具備較佳的跑步經濟性。似乎跑步經濟性的效益可以彌補最大攝氧量偏低的缺點，讓 African 具備與 Caucasian 相同的 10 公里長距離跑步表現。

Franch 等 (1998) 針對 36 名男性業餘的跑步選手，比較六週、每週三次、每次 20 至 30 分鐘、三種不同的跑步訓練（長距離跑訓練、長間歇跑訓練、以及短間歇跑訓練）對於跑步經濟性的影響，研究結果發現三組的最大攝氧量分別增加 5.9%、6.0%、以及 3.6%，達到最大攝氧量的速度分別增加 9%、10%、以及 4%，跑步經濟性分別增加 3.1%、3.0%、以及 0.9%。研究結果顯示長距離跑訓練與長間歇跑訓練可以有效增進跑步經濟性，短間歇訓練則沒有效果。

林信甫與莊泰源 (2003) 指出影響跑步經濟性的相關因素，包括地面（草地、沙灘、塑膠跑道、道路；多進行沙灘跑步有助於改善跑步經濟性）、實驗室或戶外場地（跑步機的跑步經濟性較高）、性別（還沒有一致的研究結果）、年齡（跑步經濟性隨年齡的增長而進步）、體溫（體溫增加會降低跑步經濟性）、疲勞（疲勞對於跑步經濟性的影響似乎會隨著跑者的能力而改變）、換氣量（換氣量越少跑步經濟性越高）、柔軟度（柔軟度與跑步經濟性成反比）、訓練方式（高強度、長時間的間歇跑步比較會增進跑步經濟性）、過度訓練與減量訓練（過度訓練會降低跑步經濟性）、肌力訓練（肌力訓練可以增加跑步經濟性）等。

Kyrolainen 等 (2001) 的研究則指出，跑步經濟性與跑步時的動作優劣有關。Caird 等 (1999) 的研究更發現，透過生理回饋與放鬆技巧 (Biofeedback and relaxation techniques) 的訓練也可以有效增進跑者的跑步經濟性。事實上，訓練對於跑步經濟性效益的增進是否代表跑步成績進步（例如肌力訓練增進跑步經濟性）？跑步經濟性進步的原因是生理、生物力學或心理因素的原因（或者有交互影響）？疲勞因素對於跑步經濟性的影響 (Kyrolainen 等 , 2000)？其實，仍然有相當多的研究主題值得進一步的分析與研究。

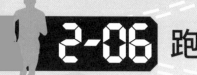
影響長距離耐力表現的主要運動生理學因素，包含最大攝氧量、乳酸閾值（無氧閾值）、以及跑步經濟性 (Midgley 等, 2007)。長跑選手在長期訓練後，會增進最大攝氧量、提高乳酸閾值（無氧閾值）、以及提昇跑步經濟性（降低固定運動強度下的攝氧量）。優秀跑步選手採用跑步經濟性預測跑步表現的準確性高於採用最大攝氧量預測 (Saunders 等, 2004)。右圖即呈現

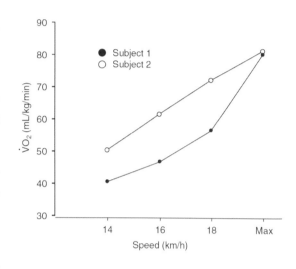

兩位具有相似最大攝氧量的 10 公里跑者，受試者 1 具有好的跑步經濟性，受試者 2 則跑步經濟性差，兩者在 10 公里比賽的成績相差 1 分鐘。畢竟，實際進行長距離跑步時，不可能以最大努力的強度持續運動 30 分鐘 (10 公里) 或 2-4 小時 (馬拉松)，反而是跑者會以非最大努力的強度持續運動一段時間。由此可見，跑步經濟性對於長跑選手的重要性。

Saunders 等 (2004) 指出跑步經濟性測量的方法，主要都是透過實驗室跑步機固定速度跑的攝氧量高低來進行評量。Foster 與 Lucia (2007) 則依據學術文獻中，American College of Sports Medicine (ACSM)、歐洲種族 (European descent)、東非種族 (East African descent) 優秀長跑選手的相關文獻，整理出平均 268 m/min (16.0 km/hr 或 4.47 m/s) 的測驗速度與攝氧量 (ml/kg) 的對應圖 (下頁右上圖，這個圖的縱軸單位應該是 ml/kg/min 才對)。事實上，由圖中的資料可以發現，不同種族選手差異、以及跑步速度不同，都是造成評量跑者跑步經濟性差異的影響條件，因此，Foster 與 Lucia 提出採用相對速度攝氧量 (ml/kg/km, 也可以稱為攝氧成本

(oxygen uptake cost)) 的方式，做為評量跑步經濟性的依據，這樣的資料調整可以讓不同研究文獻中的跑步經濟性研究結果相互比較。由右圖的資料來看，東非種族的長跑選手確實具備較佳跑步經濟性。

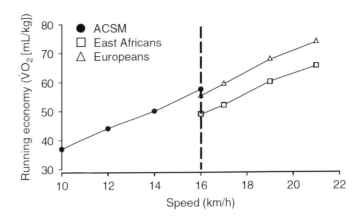

Lucia 等 (2006) 則研究非洲厄利垂亞 (Eritreans) 與西班牙 (Spaniards) 優秀長跑選手的運動生理特徵，7 名厄利垂亞跑者在 2004 年與 2005 年世界盃越野賽跑比賽中，獲得前 30 名成績共有 4 人，9 名西班牙跑者受

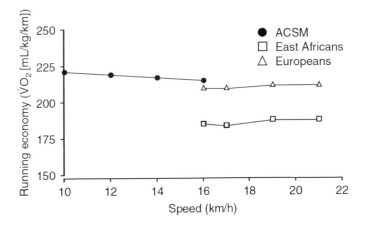

試者則僅在 2005 年有 1 人進入前 30 名。研究發現儘管厄利垂亞跑者與西班牙跑者的最大攝氧量沒有差異 (73.8±5.6 ml/kg/min vs. 77.8±5.7 ml/kg/min)，厄利垂亞跑者在小腿長度 (44.1±3.0 cm vs. 40.6±2.7 cm)、跑步經濟性 (52.5±6.4 ml/kg/min vs. 59.7±3.1 ml/kg/min when running at 17 km/h, 60.0±4.9 ml/kg/min vs. 68.6±3.2 ml/kg/min when running at 19 km/h, 65.9±6.8 ml/kg/min vs. 74.8±5.0 ml/kg/min when running at 21 km/h) 皆顯著優於西班牙 (Spaniards) 優秀長跑選手。下頁圖呈現出這篇論文受試者的攝氧成本資料，並且與以往有關跑步經濟性研究論文的攝氧成本資料相互比較。作者還收集兩地長跑選手的訓練基本資料，發現厄利垂亞居住與訓練在高地環境 (海拔 2590±313 m vs. 589±198 m)，儘管接受訓

練的時間較短、每週訓練量較少、每天睡眠時間較長，卻擁有更佳的跑步運動表現與跑步攝氧經濟性。由此可見，跑步經濟性對於長距離運動表現的重要性。

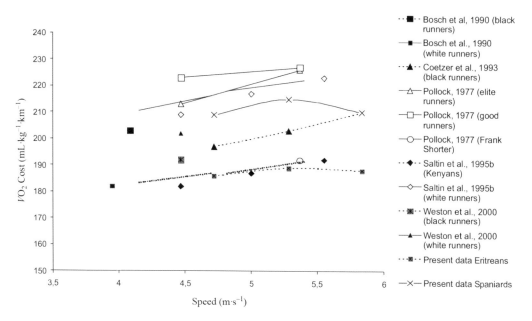

Eritreans、Spaniards、以及學術文獻中選手的跑步經濟性比較 (Lucia 等 , 2006)

　　透過特定速度下的攝氧量測量，進行跑步經濟性的推算，可以有效瞭解長跑選手的長距離跑步運動效率，配合相對於跑步速度的攝氧成本 (ml/kg/km) 資料，將可以更有效率的進行跑步運動效率評量與比較。最近有關跑步經濟性的研究 (Tjelta 等 , 2012; Lavin 等 , 2013)，可以看到皆採用攝氧成本 (ml/kg/km) 的方式進行跑步經濟性的評估與數據呈現，由此可見，跑步經濟性的評量還是應該以單位速度的攝氧量高低評量為佳。

無氧閾值的問題

　　每一位參與過慢跑的運動參與者都知道，以很慢的速度持續跑步一段距離以後，人體的呼吸、心跳等生理反應都會達到穩定狀態 (steady state)，也就是呼吸、心跳等都會相當穩定。在這種呼吸、心跳穩定的狀態下，若增加一點跑步的速度，馬上就會有呼吸、心跳加快的生理反應，如果此時的速度沒有太快（當然是有個別差異），那麼呼吸、心跳等就會達到另一個穩定狀態。有時候，慢跑的速度增加一些，很快的就會感覺呼吸急促、心跳過快，不得不減慢跑步的速度，否則很快就會感覺疲勞而停下腳步。

　　無氧閾值 (anaerobic threshold, AT) 就是指透過人體運動時的各項生理反應判定，確認人體由「有氧運動」，開始有「無氧性能量」參與的運動強度。一般來說，AT 是判斷一個人有氧運動能力的有效指標之一。人體在 AT 以下的強度進行運動時，他所進行的運動稱為「有氧運動」，在 AT 以上的強度進行運動時，就是有「無氧性能量」參與運動時的能量需要，容易產生疲勞。由此可見，AT 可以用來判定你進行的運動是否為有氧運動。

　　在運動生理學的實際應用上，通常，AT 代表一個人的訓練狀況與訓練效果指標，因為，AT 相較於最大攝氧量的比例，可以看出一個人使用氧氣的效率高低。對於一般社會大眾來說，AT 大約是最大攝氧量的 55% 至 65%，耐力項目運動員的 AT 則往往大於最大攝氧量的 80%。由於，耐力項目運動員的最大攝氧量都顯著大於一般社會大眾，再加上 AT 比例上的差距，一般人與耐力項目運動員在 AT 時的攝氧量，往往具有二倍以上的差異。假設一般人的最大攝氧量為 40 ml/min/kg，耐力運動員的最大攝氧量為 70 ml/min/kg，那麼兩者在 AT 時的攝氧量即是 24 ml/min/kg 與 56 ml/min/kg 的差別。

　　早期，AT 的概念是由 OBLA (onset of blood lactate accumulation) 的概念而來。由於乳酸的產生與「無氧性能量」代謝密切關連，因此透過血乳酸濃度在達到 2mM/L 或 4mM/L 時的運動強度，來代表一個人「無氧性能量」代謝「開始」參與的時機。隨著 AT 相關研究的發展，判定 AT 的生理變項已包括心跳、呼吸、血乳酸、肌電圖、以及自律神經系統反應、……等。整體而言，這種透過漸增 (incremental) 負荷運動方式評量的 AT，以呼吸及血乳酸的生理反應現象較受肯定，因此，最近二十年來，漸有以換氣閾值 (ventilatory threshold)、乳酸閾值 (lactate threshold) 或個體無氧閾值 (評量血乳酸，individual anaerobic threshold, IAT) 取代無氧閾值名稱的趨勢。基本上，透過血乳酸的評量，測量到血乳酸急速增加的運動強度稱為乳酸閾值或 IAT，透過換氣的分析與評量，測量到換氣量或二氧化碳產生量急遽增加時的運動強度稱為換氣閾值。

除此之外，人體在固定運動強度下、進行等速度運動時，人體的各項生理反應的變化狀況是否會有穩定狀態出現，也是相當受到注意的研究主題。基本上，在無氧閾值的運動強度下持續運動一段時間，人體的各項生理反應應該會出現穩定狀態才對。因此，最大呼吸穩定強度 (maximum ventilatory steady state) 與最大乳酸穩定強度 (maximum lactate steady state) 的研究，也是無氧閾值的相關研究主題之一。事實上，這類固定強度的持續運動方式，反而比漸增強度的運動方式更接近實際的運動比賽狀況，其實，這種找出可以持續運動較長時間或血乳酸與換氣狀況不會隨運動時間增加的最大運動強度，反而是比較受到教練與運動員注意的研究課題。

整體而言，以往有關 AT 的研究發現，以不同的身體生理變項 (心跳、血乳酸、換氣、肌電圖、自律神經系統反應) 進行 AT 的評量時，會出現不同的評量結果，特別是在心跳、肌電圖、以及自律神經系統反應等生理變項的研究上，評量的結果更不一致。很顯然的，以 AT 這種概括的方式說明一個人的身體生理活動狀況處於「有氧」或「無氧」的生理現象，是相當不客觀的說法。

除此之外，人體在安靜休息狀態下，並不是沒有乳酸的產生，而是乳酸的產生與排除達到平衡狀態。而且，人體在高強度的運動狀況下，肌肉並非處於「無氧」的狀態，而是來不及使用肌肉內或人體內的氧氣 (來不及的原因可能是有氧代謝必須在肌肉細胞的粒腺體內進行)。事實上，人體的運動並沒有全然有氧與無氧性運動，主要是程度上的能量參與比例差異。

最特別的是，對於 Mcardle 病患不會產生乳酸疾病患者的 AT 研究發現，儘管換氣的狀況已經大量的增加，患者體內的血乳酸濃度並沒有顯著改變。顯然，有一些人，並沒有血乳酸隨著運動強度的增加而改變的現象。

　　無氧閾值似乎很難（也可能沒有辦法）界定清楚「有氧」與「無氧」界線的人體生理反應特徵，而且，隨著運動時間的增加，體溫的上升、肌肉的疲勞、心理上的煩躁等，都可能顯著影響無氧閾值相關研究的客觀性。無論如何，筆者仍然相信這種特定強度「界線」的人體特殊運動生理現象，只是未來還需要更多更完整的研究來確認。

個體無氧閾值

個體無氧閾值 (individual anaerobic threshold, IAT) 是 1981 年 Stegmann 等所提出。Stegmann 等認為，傳統以血乳酸濃度 2 mMol/L 與 4 mMol/L，做為乳酸激增點 (onset of blood lactate accumulation, OBLA) 的乳酸閾值判定方式，並沒有考慮到人體運動時血乳酸產生與排除的個別差異。也就是說，人體在高強度下運動時，肌肉中不斷的在產生乳酸，進而擴散至血液中，同時，血液中的乳酸也不斷的被清除；這種擴散或清除的速率必定存在個體的差異。

當乳酸的濃度隨著運動強度的增加而提高時 (下圖)，代表乳酸的擴散速率大於乳酸的清除率。由此可見，人體由很低的強度下，漸增負荷運動的過程中 (開始運動至停止運動的過程中)，必定有一個時間 (t Em) 的乳酸清除率最大，而且等於乳酸的擴散率。當運動至A點停止運動後，由於運動已經結束，此時，乳酸的擴散率將會逐漸減少 (由於組織中的乳酸在剛開始結束運動時濃度仍然很高，大約在運動後的2至3分鐘左右血乳酸濃度才會開始減少)，乳酸的清除率則仍維持，因此，可以透過結束運動後，血乳酸恢復到運動剛結束 (A點) 時濃度的時間長短，來推算乳酸擴散率與清除率相等的運動負荷 (Em) 高低。

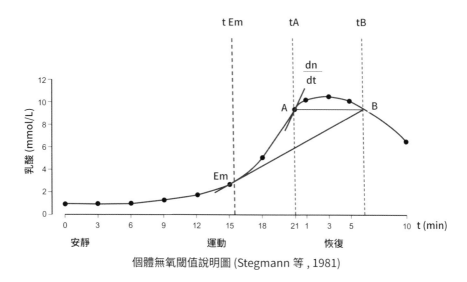

個體無氧閾值說明圖 (Stegmann 等, 1981)

　　實際進行個體無氧閾值的推算時，當然必須先進行漸增強度運動的血乳酸濃度測量（上頁圖），而且必須在運動過程中每三分鐘抽血一次（當然較短的時間也可以，只是可能出現血乳酸濃度還未穩定的狀況；較長的時間則可能會出現血乳酸濃度增加過高的情形），而且還必須在運動後的第 1、3、5、10 分鐘抽血，因此，檢測的流程是相當複雜的。判定 IAT 的過程，則是以運動結束時血乳酸為基準，運動後血乳酸恢復到與運動剛結束的濃度一致的時間，則被用來進行 IAT 的實際推算（上頁圖 B 至血乳酸上升曲線的切線位置即為 IAT)。除此之外，IAT 在判定時，傳統上必須透過繪圖的方式小心評估，其實也是相當主觀的判定方式。1992 年王鶴森利用這種檢測乳酸閾值的方式，實際進行各種無氧閾值測定法的比較。我們以協助處理資料的立場，將 IAT 判定的方式電腦化，進而獲得人工推算的 IAT (159±32.1 W)與電腦推算的 IAT (157.8±29.2 W) 不僅沒有顯著差異，而且兩者的相關達到 0.98。透過電腦運算能力上的效率，確實能夠提高判定 IAT 的正確性與效率。

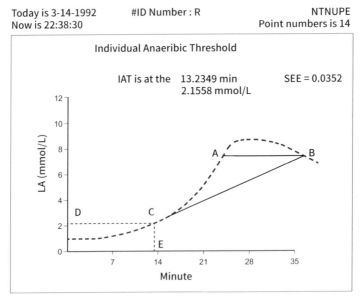

個體無氧閾值判定的結果 (王鶴森，1992)

　　只要輸入開始運動後的時間與對應的血乳酸濃度，即可獲得 IAT 的判定結果。由於程式已有十年以上的歷史，而且當時還有很多黑白的螢幕，因此，畫出來的圖形僅是黑白的。除此之外，執行程式後，看看螢幕中的輸入說明，即可很容易的進行 IAT 的電腦判定評量。

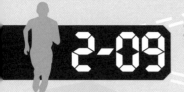

2-09 攝氧成本 (oxygen cost) 與 生理耗能指數 (physiological cost index)

　　攝氧成本 (oxygen cost) 是指透過特定速度下的攝氧量測量，進行跑步經濟性的推算，可以有效瞭解長跑選手的長距離跑步運動效率，配合相對於跑步速度的攝氧成本 (ml/kg/km) 資料，將可以更有效率的進行跑步運動效率評量與比較。

　　生理耗能指數 (physiological cost index，PCI) 則是由運動時心跳扣除休息時心跳，再除以行走速度得之。PCI 值容易測量，不需貴重儀器且不受情緒、健康狀況、用藥、疾病及環境溫度影響，適用於一般臨床（吳政勳，2007；Fredrickson 等，2007；Delussu 等，2014)。依照吳政勳 (2007) 的研究結果顯示，女性在不同行走速度下的 PCI 都高於男性（下圖，PCI 數字越高代表行走單位距離的心跳數越高，走路運動的經濟性越低），而且不同速度走路時的 PCI 值也有不同，男性出現最低 PCI 速度有高於女性的趨勢。由於 PCI 僅需要紀錄走路速度、安靜心跳率、走路運動心跳率，透過攜帶裝置的心跳率紀錄即可很容易取得檢測結果，可以說是實用性非常高的運動經濟性評量方法。

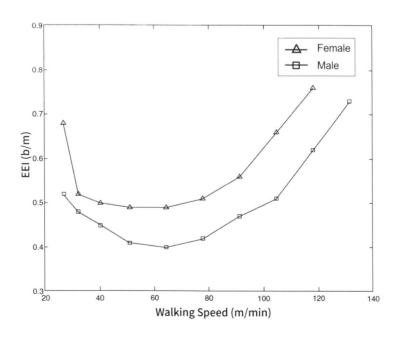

Fredrickson 等 (2007) 針對中風病人進行攝氧成本 (oxygen cost) 與生理耗能指數 (physiological cost index) 的研究，攝氧成本 (ml/kg/m) 是採用走路時的攝氧量減去休息攝氧量，再除以走路的速度 (m/min) 來代表。生理耗能指數 (beats/m) 則是採用走路時心跳減去休息心跳，再除以走路的速度 (m/min) 來代表。研究結果發現中風病人的 PCI 為 1.34±0.90 beats/m，正常控制組的 PCI 為 0.69±0.36 beats/m，攝氧成本則分別為 0.374±0.203 ml/kg/m 與 0.213±0.116 ml/kg/m；中風病人的攝氧成本與 PCI 的相關達 0.831。對於中風病人來說，PCI 提供了有效評量攝氧成本的簡單方法。

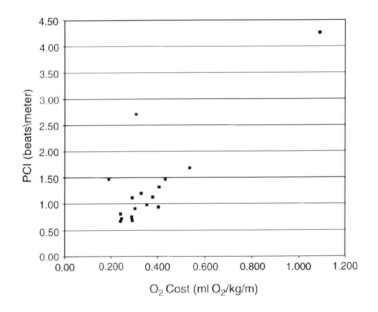

Delussu 等 (2014) 也是針對中風病人 (patients group, PG; 年齡 66±15 歲) 與健康的控制組 (healthy control group, CG; 年齡 76±7 歲) 進行走路時的 PCI 與攝氧成本 (energy cost of walking, ECW) 分析，研究發現中風病人的 PCI 與 ECW 具備顯著關聯 (r=0.919, 線性迴歸的 R2=0.837)，沒有中風控制組的 PCI 與 ECW 也具備顯著相關 (r=0.852, 線性迴歸的 R2=0.714)。對於中高齡的中風與健康成人來說，PCI 是走路時有效的攝氧成本評量方法。

相較於以中風病人、高齡者為研究對象的研究結果，Graham 等 (2005) 以 40 位年齡 34.5±12.6 歲的健康自願參與受試者為對象，發現不管採用 20 公尺或 12 公尺走道，PCI 測量的再測信度都達到顯著，但是 PCI 與攝氧成本 (oxygen cost) 則沒有顯著相關。由於一般健康者走路時的心跳率並不高（這篇文獻的走路心跳率為 20 公尺走道 93±11 bpm 與 12 公尺走道 94±12 bpm)，可能造成相對強度低的問題，進而出現 PCI 與攝氧成本沒有顯著相關的狀況。Raj 等 (2014) 則以 61 名 (46.0±12.5 歲) 自願參與實驗的健康成人為對象，發現受試者步行速度、心跳率變化、PCI 測量值皆具有顯著的再現性，可惜研究並沒有進行 PCI 與攝氧成本關聯性的分析。

有關 PCI 與心肺功能的關聯程度方面。Sharma 與 Sarkar (2016) 針對 24 名印度女性，進行 PCI 與 6 分鐘走路測驗評量心肺功能的研究，發現 PCI 與 6 分鐘走路測驗 (444.04±53.04 m) 與最大攝氧量 (35.53±3.22 ml/kg/min) 的相關僅有 0.408 與 -0.043，研究發現 PCI 與心肺功能似乎沒有顯著關聯。事實上，既然攝氧成本與 PCI 具備顯著相關，再加上攝氧成本與心肺功能具備顯著相關，理論上 PCI 與心肺功能應該具備顯著關聯。研究者有需要進一步釐清 PCI 指數是否可以用來評量運動參與者的心肺功能？

有關 PCI 的研究都是採用走路為研究時的運動方式，因此透過攝氧成本與 PCI 顯著相關的研究，也都是基於走路運動時，而且大部分都是中風、高齡、女性等研究對象，一般健康的社會大眾在跑步、騎車、或者其他運動型態時，攝氧成本與 PCI 的關係是否也有顯著的相關？仍然有待進一步釐清。

　　臨界速度是能夠長時間持續運動不致疲勞的最高速度，英文稱為「critical velocity, CV」。臨界速度與臨界動力 (critical power, CP) 共通地使用，因訓練的方式之不同而異。臨界速度在訓練上可以用來評估心肺耐力、預測耐力跑速度、設定耐力訓練強度 (林正常，2000)。

　　有關臨界速度的評量理論提出相當早，Berthoin 等 (2003) 在研究中說明臨界速度的概念，是以跑者在幾個不同速度下，最大持續運動距離 (distance limit, dlim) 與最大持續運動時間 (time to exhaustion, tlim) 的線性關係為基礎，臨界速度即為這個線性關係的斜率，截距稱為無氧距離能力 (anaerobic distance capacity, ADC) (右圖)。依據作者整理的相關資料顯示，臨界速度與 4 mM 乳酸閾值、最大乳酸穩定運動強度 (maximal lactate steady state, MLSS) 沒有顯著差異，ADC 則與最大累積缺氧量 (maximal accumulated oxygen deficit, MAOD) 的大小有關。

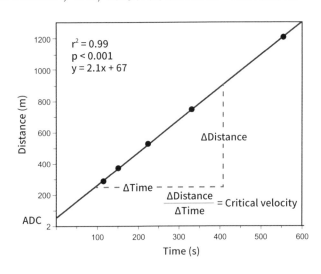

　　Florence 與 Weir (1997) 針對 12 名紐約馬拉松比賽跑者 (6 名男性、6 名女性) 進行研究，發現最大攝氧量、換氣閾值用來預測馬拉松比賽成績，線性迴歸公式的決定係數 (R^2, 0.51、0.28)，都低於臨界速度預測的決定係數 (0.76)，而且使用三個變項進行預測馬拉松比賽成績的逐步迴歸時，最大攝氧量的變項會被剔除。由此可見，評量跑者馬拉松比賽跑步成績的指標中，臨界速度顯然優於最大攝氧量與換氣閾值。

　　事實上，臨界速度的評量方法有很多種，Bull 等 (2008) 提出 5 種評量臨界速度的數學模型（下圖），包括線性總距離模型 (Linear total distance), TD (total distance) = ARC (anaerobic running capacity) + CV × t (time to exhaustion)、線性速度模型 (Linear velocity), V (velocity) = ARC × (1/t) + CV、非線性兩參數模型 (Nonlinear 2 parameter), t = ARC / (V - CV)、非線性三參數模型 (Nonlinear 3 parameter), t = [ARC / (V - CV)] - [ARC / (Vmax (maximal instantaneous velocity) - CV)]、指數模型 (Exponential), V = CV + (Vmax - CV) exp(-t /τ)。透過非線性三參數模型推算的 CV，顯著低於其他數學模型所推送的結果。Housh 等 (2001) 的研究也發現，不同數學模式評量的 CV 運動時，生理反應 (VO_2、HR、血乳酸) 會出現顯著的差異，其中以非線性三參數模式推算的 CV 強度運動時的生理反應最低，指數模型推算的 CV 強度運動時生理反應最高。

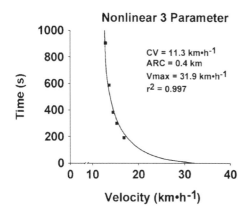

$$TD = ARC + CV \times t$$
$$V = ARC \times (1/t) + CV$$
$$t = ARC / (V - CV)$$
$$t = [ARC / (V - CV)] - [ARC / (V_{max} - CV)]$$
$$V = CV + (V_{max} - CV) \exp(-t /\tau)$$

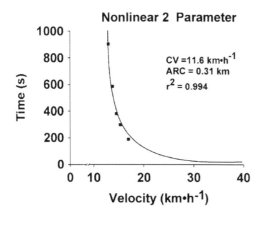

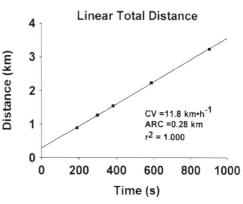

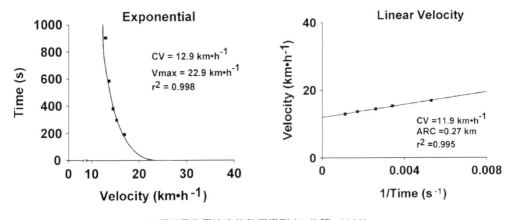

5 種評量臨界速度的數學模型 (Bull 等 , 2008)

　　實際要進行臨界速度的評量時，可以透過速度與耐力關係的三參數模型理論為基礎，進行臨界速度 (critical velocity, CV)、無氧跑步能力 (anaerobic running capacity, ARC) 與最大瞬間速度 (maximal instantaneous velocity, Vmax) 的評量。CV 代表理論上可以跑無限長距離的最大速度，ARC 代表理論上無氧代謝能夠提供的最大跑步距離，Vmax 代表理論上跑步時可以達到的最大速度。不過，在實際應用這種速度與耐力關係理論，評量的三個 (CV、ARC、Vmax) 人體跑步運動能力 (有氧能力、無氧能力、速度能力) 時，受到數學方程式複雜程度 (非線性) 的影響。

　　運動生理學網站提供了跑步臨界速度 (critical running velocity) 評量服務 (http://www.epsport.net/epsport/program/run_cv.asp) ，使用者只要提供 2-6 個不同距離的跑步成績，就可以評量出個人的 CV 與 ARC 的評量結果。除此之外，「跑步訓練狀況評估的訓練處方運動強度」的文章中，整理了運動生理學網站一般人跑步成績預測、訓練處方服務，透過二個特定距離跑步成績進行跑步能力預測的線上程式，可以獲得跑者的有氧指標 (臨界速度預測值)，當有氧指標 (臨界速度預測值) 預測值為 4.5 m/s (3 分 42 秒 / 公里) 時，跑者 5000 公尺跑步成績約在 15 分 30 秒至 16 分 30 秒之間，跑者馬拉松跑步成績約在 2 小時 25 分至 2 小時 45 分；當有氧指標 (臨界速度預測值) 預測值為 3.5 m/s (4 分 46 秒 / 公里) 時，跑者 5000 公尺跑步成績約在 20 分至 21 分 30 秒之間，跑者馬拉松跑步成績約在 3 小時 5 分至 3 小時 30 分。有關跑步有氧指標 — 臨界速度結果的 5000 公尺跑步成績預測範圍，請參考下表的資料內容。

跑步有氧指標 — 臨界速度評量表

5000 公尺 跑步成績範圍	臨界速度預測範圍 m/s (time/km)	馬拉松 跑步成績預測範圍
小於 15' 0 "	>= 5 m/s (<= 3' 20 " / km)	小於 2 : 25' 0 "
17' 0 " - 15' 0 "	4.5 – 4.9 m/s (3' 42 " - 3' 24 " / km)	2 : 45' 0 " – 2 : 25' 0 "
19' 0 " - 16' 0 "	4.0 – 4.4 m/s (4' 10 " - 3' 47 " / km)	3 : 05' 0 " – 2 : 35' 0 "
22' 0 " - 18' 0 "	3.5 – 3.9 m/s (4' 46 " - 4' 16 " / km)	3 : 30' 0 " – 2 : 55' 0 "
25' 0 " - 21' 0 "	3.0 – 3.4 m/s (5' 33 " - 4' 54 " / km)	4 : 00' 0 " – 3 : 25' 0 "
30' 0 " - 24' 0 "	2.5 – 2.9 m/s (6' 40 " - 5' 45 " / km)	4 : 50' 0 " – 3 : 55' 0 "
大於 29' 0 "	<= 2.4 m/s (>= 6' 57 " / km)	大於 4 : 40' 0 "

　　相較於最大攝氧量與無氧閾值評量跑步表現的效益，臨界速度是評量跑步有氧能力的更有效指標。臨界速度的評量受到數學模式的顯著影響，以三參數模型理論計算的臨界速度，最符合速度與耐力關係理論應用。一般跑友可以透過運動生理學網站提供的線上程式，輸入不同距離的跑步成績，即可獲得個人臨界速度的評量結果，進而獲得跑步有氧能力的最佳指標。

2-11 ARC、Vmax — 跑步無氧運動能力指標

　　人體的無氧運動能力可以簡化為速度性無氧運動能力、質量性無氧運動能力兩類，速度性無氧運動能力代表人體在懂時間內產生最大負荷（或速度）的能力，質量性無氧運動能力則代表人體在短時間內的最大作功能力，二種無氧能力雖然互相關連，卻也同時代表不同的無氧運動能力（呂香珠，1991）。

　　有關長距離跑步選手的無氧運動能力，由於不是影響跑步表現的最主要指標（主要指標是有氧運動能力），讓一般參與跑步的社會大眾不太重視，但是如果無氧運動能力不佳時，很容易在較快速度條件下進行間歇訓練時，容易出現過早疲勞現象；在長距離跑步最後的衝刺階段，也會比較沒有速度與動力。由此可見，提升長距離跑者的無氧運動能力，也是提升跑步表現的重要步驟。

　　過去有關跑步選手的無氧運動能力測驗，除了最簡單且直接的短距離最大努力跑步測驗之外，幾乎皆是以非跑步型態的間接測量方式來進行，例如垂直跳測驗、Margaria 動力測驗（跑台階）、Wingate 無氧運動能力測驗（使用腳踏車測功器），最大累積缺氧 (maximal accumulated oxygen defcit, MAOD) 測驗，則由攝氧分析的方式進行氧不足的總量評量。事實上，透過速度耐力數學模式進行臨界速度 (critical velocity, CV) 與無氧跑步能力 (anaerobic running capacity, ARC) 的評量，是長距離耐力運動表現評量的有效方法 (Housh 等 , 2001; Berthoin 等 , 2003; Bull 等 , 2008)。王順正等 (2002)、吳忠芳等 (2000) 的研究指出，三參數非線性數學模型 (3 個參數分別是 CV、ARC、以及最大瞬間速度 maximal instantaneous velocity, Vmax)，獲得的 ARC、Vmax 評量結果，可以有效評量跑步選手的無氧運動能力。整體來看，**三參數非線性數學模型推算的無氧運動能力，ARC 屬於跑步選手的質量性無氧運動能力、Vmax 則屬於跑步選手的速度性無氧運動能力**。實際進行跑步選手的無氧運動能力評量時，無氧跑步能力的評量結果會受到選定的數學模式顯著影響。

　　有關跑步選手 ARC（質量性無氧運動能力）的相關研究。Bosquet 等 (2006)、Bosquet 等 (2007) 以 17 名經常訓練的跑者 (VO_2max 66.54±7.29 ml/kg/min) 為對象，進行五個不同距離的最大表現測驗，透過不同速度耐力數學模式獲得的 ARC，分別為線性總距離模型 (Linear total distance) 推算的 ARC 為 205±70 m、線性速度模型 (Linear velocity) 推算的 ARC 為 186±75 m、非線性兩參數模型 (Nonlinear 2 parameter) 推算的 ARC 為 222±61 m、非線性三參數模型 (Nonlinear 3 parameter) 推算的 ARC 為 467±123 m，顯然以三參數數學模型推算的 ARC 的結果最高。非線性三參數模型推算的 ARC 與其他方式推算 ARC 的相關，介於 0.65-0.75 之間（皆有顯著相關）。當研究者採用不同的數學模型評量時，ARC 的評量結果會有顯著的不同，特別是在採用三參數模型時，ARC 的評量會明顯高出很多。

　　當採用線性總距離模型進行 ARC 的評量時，Berthoin 等 (2003) 針對 8-11 歲年輕人的研究結果顯示，ARC (m) 的評量結果與 MAOD (ml/kg) 沒有顯著相關。Zagatto 等 (2013) 的研究也發現中距離跑者分析 ARC (m)

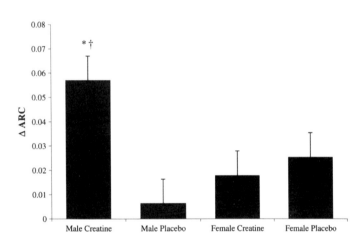

與 MAOD 也沒有顯著相關。Fukuda 等 (2010) 的研究則發現肌酸 (Creatine) 攝取會顯著提高男性受試者的 ARC 能力，女性受試者則沒有顯著改變（上圖）。透過線性的數學模式所推算的跑步無氧運動能力，似乎與實際的跑步 MAOD 沒有顯著關係。

　　有關跑步選手 Vmax（速度性無氧運動能力）的相關研究。Bosquet 等 (2006) 針對耐力跑者的 Vmax (8.43±0.33 m/s, 以 40 公尺衝刺的最後 10 公尺平均速度) 與透過數學模式推算的 Vmax (7.80±0.93 m/s) 有明顯的差異。有關長距離跑步選手的 Vmax 研究還不多，實際上透過跑步速度耐力數學模式推算的 Vmax，是否具備測驗的信度與效度？仍然需要進一步的研究來證實。事實上，Zacca 等 (2010) 以游泳選手為對象，發現三參數數學模型推算短距離游泳選手的 Vmax (2.53±0.15 m/s)，顯著高於耐力游泳選手的 Vmax (2.07±0.19 m/s)。由於，Vmax 代表跑步選手的速度性無氧運動能力，相關的研究仍然還沒有太多，期待有更多跑步耐力選手的 Vmax 研究成果。

　　運動生理學網站提供了一般人跑步成績預測、訓練處方服務，透過二個特定距離跑步成績進行跑步能力預測的線上程式，可以獲得跑者的無氧運動能力指標 (ARC、Vmax) 評量，請參考下表的資料內容。

跑步無氧運動能力指標 — ARC、Vmax 評量表

5000 公尺 跑步成績範圍	ARC (m) 質量性無氧運動能力	Vmax (m/s) 速度性無氧運動能力
小於 15' 0 "	600 - 1200	> 6.0
17' 0 " - 15' 0 "	600 - 1200	5.8 - 8.0
19' 0 " - 16' 0 "	600 - 1200	5.4 - 7.0
22' 0 " - 18' 0 "	600 - 1200	4.5 - 6.2
25' 0 " - 21' 0 "	600 - 1200	4.0 - 5.6
30' 0 " - 24' 0 "	600 - 1200	3.2 - 4.8
大於 29' 0 　"	600 - 1200	< 4.0

　　跑者要進行跑步無氧運動能力的指標評量時，有需要明確了解使用的數學模式，以便確認 ARC、Vmax 的實際評量方法。採用三參數數學模式進行評量時，跑者的跑步能力越佳，臨界速度與 Vmax 的評量結果越好，ARC（無氧跑步作功能力）則需視跑者的實際能力而定，有關 ARC、Vmax 的跑步無氧運動能力評量的效度，仍然有需要進一步釐清。

2-12 心跳率控制跑速變異

　　提供一個有效的心肺耐力簡易評量方式，一直是運動生理學研究的重要課題之一。然而，設計一套專門用在跑步機 (treadmill) 與健身運動器材，進行心肺耐力評量的簡易測驗流程，則少有研究進行探討。

　　透過漸增強度的測驗方式，進行最大攝氧量 (maximal oxygen uptake，VO_2max) 或無氧閾值 (anaerobic threshold, AT) 測驗 (林正常，1995)；幾個固定強度的最大努力衰竭運動方式，進行臨界負荷 (critical power, CP) 與臨界速度 (critical velocity, CV) 測驗 (王順正與林正常，1992；Lin & Wang, 1999)；幾個固定強度的固定時間運動方式，進行肌電圖疲勞閾值 (electromyogram fatigue threshold, EMGft; Moritani & deVries, 1980) 測驗、最大乳酸穩定強度 (maximal lactate steady state, MLSS; Aunola & Rusko, 1992) 測驗等⋯⋯，都是在實驗室中經常採用的心肺耐力測驗方式。其中，以漸增強度的 VO_2max 測驗，被認為是評量心肺適能的最標準測驗。不過，昂貴設備的限制與複雜的檢測流程，使得 VO_2max 測驗僅能在一些醫院或運動生理學實驗室中進行。事實上，有一些健身俱樂部級或實驗室專用的跑步機，可以透過類似 VO_2max 測驗的檢測流程 (protocol，例如 Bruce 測驗流程)，在沒有攝氧分析系統的條件下，用來推算受測者的 VO_2max。可是，受測者往往需要持續運動到衰竭，才能夠獲得有效的測量結果；用來測驗的跑步機，則往往需要具備較大坡度 (20% 至 25%) 的功能。

　　採用 35 至 50 公分高的台階，進行 3 或 5 分鐘的非最大運動 (submaximal exercise) 登階測驗 (行政院體育委員會，2000)；透過固定距離 (1600 公尺或 3000 公尺) 的最大努力跑步時間測驗 (教育部，2000；國防部，1993)，以及固定時間 (12 分鐘) 的最大努力跑步距離測驗等，都是在進行大樣本的心肺適能測驗時，不得不選擇的簡便測驗方法。可惜，登階測驗受到年齡 (年齡大者，HRmax 下降) 與個別能力差異 (心肺耐力佳者，相對的強度百分比下降) 的顯著影響 (王順正與林正常，1996)，造成登階測驗的信度與效度受到質疑；固定距離與固定時間的跑步測驗，則受到受試者是否認真參與測驗的限制。王錠堯與王順正 (2004) 、呂盈賢 (2005) 分別進行跑步機與田徑場的心肺恢復指數 (同時考量運動時心跳率高低與運動後的心跳率恢復) 測量，不僅可以控制運動測驗時的強度高低 (透過心跳率監測) ，還可以依據受試對象的年齡差異進行目標心跳率的調整，是有效的心肺耐力測驗方向。不過，這樣的測驗方式還要記錄停止跑步後的心跳率恢復時間，用來作為跑步機測驗心肺耐力的流程時，似乎仍有無法立即獲得測量結果的缺陷。

　　跑步的 CV 測驗流程，僅需要一部跑步機進行幾個固定強度的最大努力跑步，可以說是目前直接應用跑步機進行心肺耐力評量的最普遍方法 (Lin & Wang, 1999) 。可惜測驗時，幾次最大努力的跑步時間測驗，往往是受測者艱苦、效率卻不佳 (往往要測驗三次衰竭以上) 的心肺耐力評量。後來，吳忠芳 (2002) 研究發現，非最大跑步運動的攝氧量 (80%VO$_2$max) 與心跳率 (90%HRmax) 變化情形進行的 CV 推算，是有效的 CV 測驗方法 (受測者可以不必跑步到衰竭) ；王順正等 (2005) 則以非最大運動的間歇測驗流程 (利用心跳率進行監控) ，在一次的測驗中、進行四次間歇的跑步測驗，可以獲得有效的 CV 測量結果。這些僅透過跑步機與受試者心跳率變化特徵進行的 CV 評量，雖然可以有效評量受測者的心肺耐力，但是，測驗過程仍然需要重覆進行幾次 (至少二至三次) 非最大運動測驗，實際應用在跑步機測量心肺耐力的設計時，仍然有其測驗流程上的限制。

　　在原來的心肺耐力評量概念下，不管是漸增強度的最大運動測驗流程、幾個固定強度的最大運動測驗流程、幾個固定強度的非最大運動測驗流程、控制運動強度與運動後恢復的恢復指數測驗流程等……，要在跑步機上設計簡單方便的心肺耐力有效測驗流程，並且同時可以考量受測者年齡差異、體能水準等變項，顯然是有困難的。

　　心跳率與運動強度的高低成正比嗎？事實上，人體運動時的心跳率高低，不僅受到運動強度的影響，也受到運動時間長短的影響。在中等強度下的固定速度運動時，心跳率並不會出現穩定狀況 (steady state) 。Perry 等 (2001) 的研究即指出，透過心跳穩定閾值強度 (physical working capacity at the heart rate threshold, PWCHRT) (Wagner & Housh, 1993) 方法，測驗的 PWCHRT 測驗結果，不管以 80%、100%、或 120% PWCHRT 的強度進行原地腳踏車的長時間運動，心跳率都不會出現穩定狀態。楊群正 (2005) 的研究也發現，以 58% VO_2max 強度跑步 1 小時的運動過程中，跑者 VO_2 並不會因為運動時間的增加而改變，心跳率卻從第 10 分鐘的每分鐘 148 次增加到第 60 分鐘的每分鐘 162 次。這種中等強度運動時心跳率不會穩定的特殊生理現象，如果具有隨著心肺耐力優劣出現不同的心跳率上升情形，就可以透過這個心跳上升率的差異情形，用在跑步機評量受測者心肺耐力上。

相反的，如果以心跳率控制 (heart rate control) 的方式，進行跑步機的跑步運動，為了維持心跳率的數值，跑步機的速度就不得不持續的下降，這種心跳率控制的跑步機速度下降率的運動生理現象，顯然與跑者的心肺耐力有關。跑步機 80%HRmax 的心跳率控制跑速變異 (running speed variable by heart rate control, RSVHRC) 測驗，就是以運動過程中心跳率不會穩定的運動生理現象，依據維持心跳率穩定的速度下降率，來進行運動者心肺耐力的評量。為了簡化測驗數據的計算方式，實際進行跑步機 80%HRmax 的 RSVHRC 數據計算時，以跑步機速度與運動時間的乘積 (跑步距離)，以及跑步時間的正比關係為計算 RSVHRC 的基礎。

PWCHRT 測驗與 80%HRmax RSVHRC 測驗都可以用來評量受試者的心肺耐力，不過，PWCHRT 測驗必須至少經過兩次的固定速度 (負荷) 測驗，80%HRmax RSVHRC 測驗則僅需要進行一次測驗即可。由於，心跳率極為敏感，而且容易受到測驗前的運動狀況影響，因此，實施 PWCHRT 測驗時，要在至少兩次的測驗中取得正確的心跳率上升率，需要在較嚴格的測驗情境下進行。

80%HRmax RSVHRC 測驗還可以以內建程式控制，直接在跑步機控制面板輸入年齡後，就可以進行檢測與評量，測驗的結果也可以直接以跑步機面板的速度呈現，大大的提高了測驗結果的應用面，讓家庭用、專業用、實驗用的跑步機都可以採用。由此可見，跑步機 80%HRmax RSVHRC 測驗確實是簡易方便、有效的心肺耐力測驗方式。

下頁圖以兩個受試者的測驗資料為準，進行兩次測驗結果的 RSVHRC 測驗結果比較。圖中 ◆ 受試者的 RSVHRC 測驗結果為 10.825 km/hr，■ 受試者的 RSVHRC 測驗結果為 9.289 km/hr。

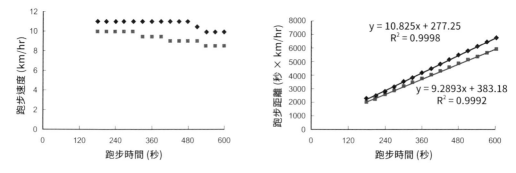

兩位受試者跑步機 80%HRmax RSVHRC 測量結果圖

　　王順正等 (2005) 的研究曾指出 80%HRmax 的 RSVHRC 是具有信度的心肺耐力測驗（男：r= .93、女：r=.94）。況且此研究中 RSVHRC 與 VO_2max 的效標關連效度皆達顯著相關（男：r= .79、女：r=.75）。胡文瑜等 (2006) 亦對不同時段（上午、中午和晚上）測驗固定心跳率跑速變異的信度研究，證明了 RSVHRC 此種心肺適能檢測方式不因時段影響 (r 值高達 0.99)，再次確信此種施測方式是一項具大眾所公認且簡易操作的檢測方法。林必寧 (2006) 以 80%HRmax RSVHRC 檢測流程為基礎，區分青年與壯年組，設定三種運動強度 (50%、65% 和 80%HRmax)，並擷取不同強度在不同運動時間 (5、10、15min)，探討不同因子，是否影響 RSVHRC 檢測的情形，結果顯示不同強度的 RSVHRC 測驗在不同時間下均達顯著相關 (50%RSVHRC 在 5、10、15 分鐘的相關分別為 0.82、0.82、0.81；65%RSVHRC 則是 0.68、0.68、0.70，80%RSVHRC 則是 0.75、0.75、0.77)；且以三個年齡層的 RSVHRC 與 VO_2max 之相關係數比較，發現壯年組在 50%、65%HRmax 強度下的相關係數較高，青壯組在 80%HRmax 強度下的相關係數較高，青年組均偏低，代表 RSVHRC 不受年齡高低的影響，而與其心肺適能有關。

　　相較於其他心肺耐力的測驗來看，跑步機 RSVHRC 測驗具有僅測驗一次、受試者非最大努力運動測驗、固定測驗時間 10 分鐘、測驗效度中等的優點，儘管需要跑步機的設備，如果用在跑步機面版的設計上，提供給原本跑步機使用者進行心肺耐力測驗，將是比 VO_2max、AT、CV、PWCft、還更簡單方便的心肺耐力評量方式（下頁表），雖然比起 Step test 還複雜一些、測驗時間也較長一些，不過可以透過

HRmax 進行目標心跳率的控制，顯然可以避免年齡因素的測驗限制，避免年紀過大者的測驗危險性 (吳忠芳等，2006)。

不同心肺耐力測驗方法的比較表

測驗方法	VO$_2$max	AT	CV	PWCft	Step test	RSVHRC
設備經費	高	高	中 (跑步機)	高	低	中 (跑步機)
測驗的次數	一次	一次 (多次)	至少三次	至少三次	一次	一次
受試者努力程度	最大	非最大	最大	非最大	非最大	非最大
測驗時間	長	中	長	長	短	中
年齡控制	-	-	-	-	無	有
測驗效度	高	高	高	高	中	中

　　國人生活機能日趨發達且簡便，RSVHRC 測驗即是最符合現今運動科學進步下的產物，並能以最短時間內操作熟悉與簡單運用在各項運動類型上，且能依據個體年齡的差異分別訂定高、中和低的目標心跳率，完全不在要求身體於最大負荷下才能判定心肺適能的優劣，既安全、簡便又實用的檢測模式，適合各年齡層、教練與運動員運用。

MEMO

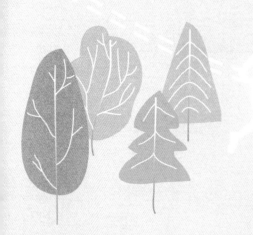
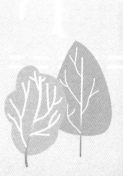

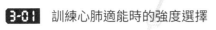

第 **3** 篇

跑步訓練方法

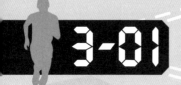

3-01 訓練心肺適能時的強度選擇

　　影響運動參與效果的最主要因素之一即是：「運動的強度應該多強才夠？」。慢跑好呢？還是應該快跑？有時候，為了要在短時間內達到測驗成績提升的目的，還會尋求增加跑步速度的秘方（請問 800 公尺的訓練方法和呼吸、想在 6 分 30 秒內跑完 1200m 該怎麼配速及呼吸）！通常，運動者的自我感覺（運動強度的判定（自覺量表））、心跳率（運動強度的判定（心跳率））、攝氧量（運動強度的判定（攝氧量））、負荷與耐力狀況（運動強度的判定（負荷與耐力））等，都可以用來評量運動時的強度高低（相對於個人的個別差異情形）。問題是知道如何判定強度以後，我們該選擇哪一個強度運動呢？

　　其實，影響長距離跑步成績的最主要生理變項即是「乳酸閾值」或「換氣閾值」的高低。也就是說，運動參與者如果能夠具備比較高的「無氧閾值」能力時，代表可以在比較高的強度（速度）下運動，相對的耐力運動表現的成績就會顯著的上升。因此，如果訓練時的強度具備提高「無氧閾值」的效益，我們就可以說「訓練有效」，長距離的跑步能力將會顯著提升、心肺適能的機能增進。

　　1997 年 Londeree 收集 1967 年至 1994 年中，29 篇有關運動訓練強度對於「乳酸閾值」或「換氣閾值」訓練效果的研究文獻（共 69 個研究團體對象，也就是有些研究同時有幾個訓練的組別），透過整合分析 (meta-analysis) 的方法，進行詳細的分析與比較，瞭解運動強度的高低對於「無氧閾值」訓練效果的效益。右圖即顯示當運動強度不同時 (-1 代表停止訓練、0 不訓練的控制組、1 代表以低於乳酸閾值或換氣閾值

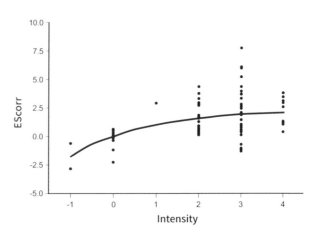

的強度訓練、2 代表以乳酸閾值或換氣閾值的強度進行訓練、3 代表以 4mM 乳酸閾值的強度進行訓練、4 代表以高於 3 的強度到最大強度進行訓練），對於「無氧閾值」影響效果 (effect sizes) 的差異（各研究的訓練時程介於 8 至 11 週之間）。Londeree 的研究發現以「無氧閾值」或低於「無氧閾值」的強度進行訓練時，訓練的效果有顯著提升的效果（非線性的增加），超過「無氧閾值」的強度進行訓練時，訓練的效果則有漸趨緩和的情形（趨近於線性增加）。也就是說，隨著運動強度的增加，對於心肺適能的訓練效果會逐漸的提高，當訓練的強度超過「無氧閾值」強度以後，訓練的效果反而不再顯著上升。

下面兩圖，則是針對受試者的能力進行分類後，訓練強度對於「乳酸閾值」（下左圖）與「換氣閾值」（下右圖）的影響。圖形的橫軸中 C 代表訓練對象為控制組（沒有訓練）、S 代表訓練對象為坐式工作者、T 代表訓練對象為經常運動訓練者，圖形中的 a、b、c、d 代表字母相同時沒有顯著差異存在。Londeree 的研究結果顯示，對於一般坐式工作者而言，任何強度的運動訓練都可以顯著提升「乳酸閾值」與「換氣閾值」的能力；經常運動訓練者如果停止訓練後，會顯著的降低「換氣閾值」，而且訓練的強度如果太低（低於或等於「乳酸閾值」或「換氣閾值」）時，對於心肺適能的增進效益是不會出現的。也就是說，對於經常運動訓練的人來說，想要增進心肺適能的能力，需要經過詳細的規劃與訓練設計，訓練的強度需要增加到明顯高於「乳酸閾值」的強度，才會出現訓練的效果。Jones 與 Carter (2000) 的文獻探討結果也顯示，對於「乳酸閾值」的訓練效益來說，以更高的強度訓練時效果越好（對象為經常參與運動者）。

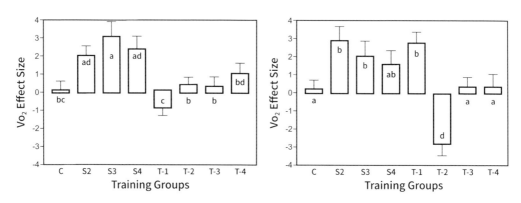

訓練強度對於「乳酸閾值」（左）與「換氣閾值」（右）的影響 (Londeree, 1997)

對於一般社會大眾來說，只要你能夠參與運動，不必考慮運動的強度，就可以顯著的提升心肺適能；如果，你已經有訓練過一段時間，為了達到增加訓練心肺適能的效益，適當的提高訓練時的強度是相當必要的。其實，影響耐力運動表現的因素除了「無氧閾值」以外，還包括最大攝氧量、運動的經濟性 (exercise economy)、攝氧量動力學 (oxygen uptake kinetics) 等因素，不過，對於一般坐式工作者而言，似乎仍然以低的強度進行足夠的運動時間（最好每天 30 分鐘），就可以獲得心肺適能增進的效果。

輕鬆跑與
Long Slow Distance

　　輕鬆跑訓練是有氧耐力訓練的有效方法之一。輕鬆跑訓練是指「以低於無氧閾值或臨界速度的速度跑步 10 公里以上。輕鬆跑屬於基礎的有氧耐力訓練，每週至少 1 至 2 次的輕鬆跑 (10 公里以上)，將可以顯著的提高訓練者的基礎有氧運動能力。一般民眾訓練週期的總訓練量中，應該有 55 至 65% 的訓練量來自於輕鬆跑。如果每週訓練的總距離是 50 公里，輕鬆跑大約是 30 公里（二次 15 公里) 的訓練量。」一般有氧耐力訓練提到的基礎耐力訓練 (basic endurance, Seiler &Tonnessen, 2009)、恢復跑 (recovery)、Long Slow Distance 跑 (Kilgore, 2006)，都是指輕鬆跑訓練。

　　Long Slow Distance 訓練則是 Joe Henderson 在 1969 年提出的心肺耐力訓練方法。這種訓練的基本原則包括，一周最少跑三次 (no fewer than three runs per week)、一周最多跑五次 (no more than five runs per week)、每次最少跑一小時 (no less than one hour per run)、每次最多跑 15 英哩 (no farther than 15 miles on any run)、練習五個月之後每周至少跑一次 2 小時 (one run per week lasting two hours or more (after month 5))。

　　輕鬆跑與 Long Slow Distance 訓練時的運動強度，通常是以 60%VO$_2$max (Seiler &Tonnessen, 2009)、或者 70%VO$_2$max (Kilgore, 2006)，進行 10 公里以上的跑步有氧耐力訓練；Dolgener 等 (1994) 的研究採用 60-75%HRR (heart rate reserve) 強度，進行 Long Slow Distance 跑訓練；Hottenrott 等 (2012) 的研究則主要採用 85% VLT(velocity of the lactate threshold, 乳酸閾值的速度) 進行訓練。無論如何，只要跑者採用低於無氧閾值的強度，持續跑步 10 公里以上的運動訓練型態，都可以界定為輕鬆跑。由於 VO$_2$max 測驗與評量有其困難度，因此採用 60-75%HRR 或 80-85% 臨界速度（或無氧閾值、乳酸閾值）的速度，進行長時間的跑步訓練是可行性較高的輕鬆跑訓練。對於一般社會大眾來說，採用輕鬆跑的強度進行長時間訓練，可以具備顯著的心肺耐力訓練效益；對於專業的跑步選手來說，採用輕鬆跑的強度進行長時間訓練時，則主要在於恢復跑的效果（對於心肺耐力訓練的訓練效益有限）。

依據運動生理學網站跑步成績預測、訓練處方服務的線上程式，**以五千公尺跑步成績約 25 分鐘的一般跑者來說，採用 Riegel 成績預測的臨界速度為 3.03 m/s，以臨界速度外加時間的方式進行輕鬆跑的處方設計時，輕鬆跑跑步速度推算為每四百公尺跑 2 分 48 秒（五千公尺跑 35 分鐘 18 秒）的強度，持續跑步十公里至十五公里**（如果才剛剛開始進行跑步訓練，可以先以更慢的速度持續跑步、逐漸增加跑步距離的方式進行訓練，當訓練的距離已經可以達到十公里後，再逐漸增加跑步的速度到輕鬆跑的跑步速度）。

有關 Long Slow Distance 訓練的研究方面。Dolgener 等 (1994) 以 51 名健康沒有跑過馬拉松比賽經驗的大學生為對象，依據最大攝氧量平均分配至每週訓練 6 天與 4 天的兩組，訓練強度都是進行 60-75%HRR (heart rate reserve)，經過 15 週的訓練後，每週訓練 4 天（訓練量少於另一組 20%）者，馬拉松比賽成績、跑步經濟性 (oxygen cost) 等都與每週訓練 6 天者有相當的訓練效果。

Hottenrott 等 (2012) 則以 34 名休閒跑者為對象，受試者隨機分配到週末訓練組 (weekend group, WE)、下班訓練組 (after work group, AW)，週末訓練組每週在週末進行兩次總運動時間 2 小時 30 分鐘的持續耐力跑，下班訓練組則每週在下班後進行總運動時間 4 小時 30 分鐘的 85% VLT 跑步訓練、以及每週一次 30 分鐘耐力跑，經過 12 週的訓練後（下頁圖），儘管下班訓練組在 VO₂peak 的進步顯著優於週末訓練組的進步，但是兩組受試者半程馬拉松的成績並沒有差異。Seiler (2010) 的研究也指出，低強度長時間的訓練對於耐力運動員生理適應相當重要。

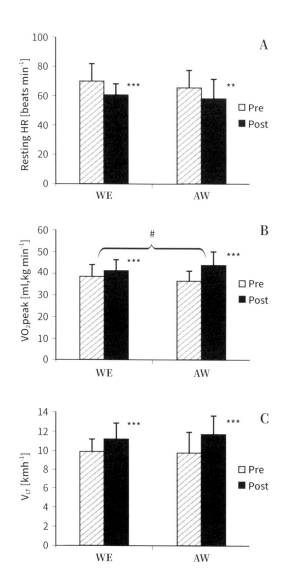

　　不管輕鬆跑與 Long Slow Distance 跑是否代表相同的心肺耐力訓練方法，採用輕鬆 (easy) 與緩慢 (slow) 的方式進行心肺耐力的訓練，都需要選定以低於臨界速度 (或無氧閾值、乳酸閾值) 的強度，進行長時間 (1 小時以上) 的跑步訓練。透過每週二次、選定適當的跑步速度、較長的跑步距離進行訓練，對於建構基礎心肺耐力即是相當有效的訓練方式。

節奏跑與
Threshold Training

　　節奏跑 (tempo run) 也是有氧耐力訓練的有效方法之一。節奏跑訓練是指「以無氧閾值或臨界速度 (critical velocity) 跑 5 至 10 公里。或者以間歇的方式進行四至六趟 1600 公尺的跑步訓練，每趟中間休息 2 分鐘。節奏跑有助改善跑步經濟性、在適當的速度下改善跑步姿勢與技巧。訓練週期的總訓練量中，應該有 10-15% 的訓練量來自於節奏跑。如果每週訓練的總距離是 50 公里，節奏跑大約是 10 至 15 公里，也就是一次至兩次的節奏跑訓練。」一般有氧耐力訓練使用的閾值訓練 (threshold training)、乳酸閾值 (lactate threshold) 訓練、乳酸轉折點 (lactate turnpoint, LT) 訓練，都是指節奏跑訓練。

　　依據 International Association of Athletics Federations (IAAF, 2008) 提出的 LT 訓練方法，通常會採用 20-40 分鐘的 LT 訓練、12 分鐘的 LT 訓練、3-4 趟 7 分鐘的 LT 訓練 (間歇休息時間 2 分鐘)、4-7 趟 1600 公尺的 LT 訓練 (間歇休息時間 1.5 分鐘)、3-4 趟 2400 公尺的 LT 訓練 (間歇休息 2 分鐘)、2-3 趟 3200 公尺的 LT 訓練 (間歇休息 3 分鐘)、2 趟 4800 公尺的 LT 訓練 (間歇休息 4 分鐘)、10 英里的 LT 訓練、…… 等。IAAF (2008) 還建議跑者每週應進行 3-12 英里 LT 訓練，或者每週訓練距離的 6-15% 進行 LT 訓練。

　　有關節奏跑訓練時跑步強度的選定，通常是指可以持續跑步 40-60 分鐘的最大速度，如果跑步速度低於節奏跑速度時，跑者可以輕鬆跑步 60 分鐘以上，如果速度太快則無法持續跑步太長的距離。Seiler 與 Tonnessen (2009) 指出節奏跑的強度為血乳酸濃度 3-4 mM 強度 (約 85%VO$_2$max)，Kilgore (2006) 也指出節奏跑的速度是 85%VO$_2$max 強度，IAAF (2008) 則建議以一萬公尺的成績加上 10% 時間的速度來簡易判定節奏跑強度。Karp (2011) 則提出一般跑者節奏跑速度 (跑一英里的時間)，是以 5 公里成績加上 10-15 秒 (一英里)、或者就是 10 公里成績 (如果超過 40 分鐘時)，優秀跑者的節奏跑速度則是 5 公里成績加上 25-30 秒 (一英里)、或者 10 公里成績加上 15-20 秒 (一英里, Karp, 2012)。Williams (2014) 指出閾值訓練或節奏跑訓練使用的速度，也是以 5 公里速度加上 25-30 秒 (一英里) 的速度來進行。

依據運動生理學網站跑步成績預測、訓練處方服務的線上程式，以五千公尺跑步成績約 25 分鐘的一般跑者來說，採用 Riegel 成績預測的臨界速度為 3.03 m/s，以臨界速度的強度進行節奏跑的處方設計時，節奏跑跑步為每四百公尺跑 2 分 12 秒 (每公里 5 分 31 秒、每英里 8 分 49 秒、五千公尺 27 分 35 秒) 的強度，持續跑步十公里至十五公里 (建議在進行節奏跑訓練前，可以先進行 10-15 分鐘的熱身活動或更低速度的慢跑)。

有關節奏跑訓練的相關研究方面。Hamstra-Wright 等 (2013) 以 Chicago 地區跑步協會的健康成人會員為對象，其中共有 115 位受試者完成 18 週的馬拉松訓練計畫，並且記錄參與訓練計畫前的每週輕鬆跑、節奏跑、間歇跑、長距離跑、每週跑步次數、每週跑步距離，研究發現每週跑步訓練型態的比例，輕鬆跑為 77.4%、節奏跑為 57.4%、間歇跑為 34.8%、長距離跑為 80.9%，有進行節奏跑訓練 (n=32, 馬拉松比賽成績 282.12±50.85 分鐘)、間歇跑訓練 (n=20, 265.12±47.02 分鐘) 的跑者，馬拉松比賽完成成績顯著優於沒有進行節奏跑 (快 14%)、沒有進行間歇跑訓練 (快 18%) 的跑者；而且每週跑步 41-50 英里 (n=2, 馬拉松比賽成績 225.03±47.75 分鐘)、每週訓練 5-6 天 (n=5, 馬拉松比賽成績 225.76±24.14 分鐘) 的跑者，馬拉松比賽完成績顯著優於訓練距離較短、訓練天數較少的跑者 (下頁圖)。研究也發現節奏跑與跑步運動傷害具有顯著的正相關，而且通常進行節奏跑與間歇跑的跑者，同時會有較高的每週跑步距離與訓練天數。由此可見，節奏跑訓練是提升馬拉松比賽成績的重要訓練方法，但是同時也可以是造成跑步運動傷害的可能原因。

節奏跑與閾值訓練是促進長距離跑步、馬拉松比賽成績進步的重要訓練方法，為了避免訓練可能造成的下肢運動傷害發生，每週的訓練量以總訓練距離的 10-15% 即可，而且應該依據跑者的訓練情況逐漸增加節奏跑訓練的訓練量。實際進行節奏跑訓練的強度判定，可以透過運動生理學網站的跑步成績預測、訓練處方服務，以及跑步臨界速度 (critical running velocity) 計算服務進行評量與判定。

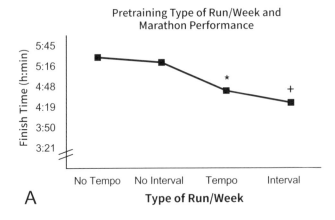

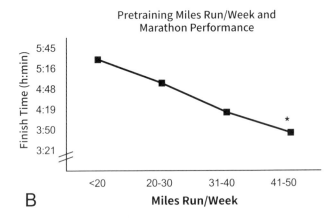

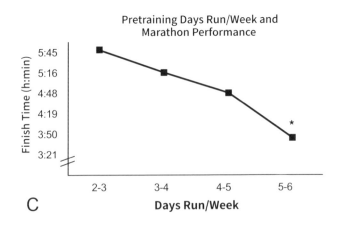

3-04 間歇訓練

「三次 1000 公尺的跑步訓練效果會不會比一次跑 3000 公尺的訓練效果好？」對於經常跑步的一般社會大眾來說，一次跑幾千公尺的距離並不困難，但是，每天進行固定距離的慢跑，似乎會有枯燥、沒有變化的缺點。而且，對於剛開始參與跑步的運動參與者而言，一次跑幾千公尺的距離似乎有一點恐怖，再加上不會「放慢速度跑步」、以為「跑快一點才有效」的錯誤認知，往往到運動場跑一圈 (400 公尺) 就會相當的疲勞。其實，透過分段的方式進行運動，是提昇運動訓練效率的重要方式。

依據人體運動時的能量供應觀點來看，長期進行等距離的低強度、長時間運動訓練後，確實會造成有氧能量供應系統的能力提昇，但是，ATP-PC 能量供應系統與乳酸能量供應系統則不容易出現明顯的進展。其實，早在六、七十年以前，Roger Bannister 即採用間歇訓練 (interval training) 的方式進行跑步的訓練。Bannister 不僅是第一位突破 4 分鐘 (一英哩) 的優秀運動員，而且他還是一位醫生。由於，學校與醫院的工作很忙，每日訓練的時間相當有限，因此想出間歇訓練的方式進行訓練。這種將跑步距離分段的間歇訓練與間斷性訓練 (intermittent training)，仍然是目前世界上優秀跑步選手經常採用的重要訓練方式之一。

事實上，你 (妳) 可以找到專門探討間歇訓練的外文書籍，國內有關運動訓練的書籍中也都有專篇介紹。通常，有關運動員的間歇訓練計畫要求：運動強度高低、休息時間長短、運動反覆次數、運動組數次數等，皆需要嚴格的規範，在系統化的規畫下，增進運動員的運動表現。對於一般社會大眾來說，如果能夠粗略的瞭解間歇訓練的理論與訓練方式，並且在實際的運動參與過程中採用，絕對可以提高運動的效率、降低運動的疲勞，進而享受運動參與的樂趣與好處。

對於一般運動參與者來說，如果慢跑 3000 公尺的跑步時間是 18 分鐘，那麼，三次 1000 公尺、每次跑 6 分鐘、每次跑步間休息 1 分鐘的跑步方式後，不僅心跳率、攝氧量會較低，血液中的乳酸濃度也會顯著降低，而且，跑者也會感覺比一次跑完 3000 公尺輕鬆許多。因此，如果我們將兩次休息 1 分鐘的時間，平均分配到三次 1000 公尺的跑步中，也就是以每 1000 公尺 5 分 20 秒的速度跑步三次、每次跑步間休息 1 分鐘的運動參與方式，大概可以獲得類似一次跑完全程 3000 公尺的疲勞感覺（當然，感覺狀況會有個別差異），但是，運動時的強度卻明顯增加。事實上，如果每次運動的距離縮短、間歇的次數增加（總運動距離不變），例如十次 300 公尺的跑步、每次跑步間休息時間仍然為 1 分鐘時，每次跑 300 公尺的時間則可以降低到 54 秒（每 100 公尺跑 18 秒的速度）。

由此可見，在相同的跑步距離與總運動時間（包括間歇休息時間）條件下，隨著每次運動的距離縮短、間歇訓練的次數增加，運動參與者可以逐漸的增加運動訓練的強度。透過間歇訓練，你（妳）可以依據自己的需要，經過簡單的間歇次數設計，即可調整自己的運動訓練強度。

如果以慢跑 3000 公尺的速度 (18 分鐘) 來跑 300 公尺間歇十次（每次跑步間休息 1 分鐘），那麼每次跑 300 公尺的時間則為 1 分 48 秒 (1.8 分鐘)，十次跑 300 公尺的時間，再加上休息九次的時間總共為 27 分鐘。對於需要增加運動量的一般運動參與者來說，以跑 3000 公尺的速度，跑 300 公尺十次間歇後，由於反覆休息的關係，跑者仍然會很輕鬆，因此，一般運動參與者，可以透過這種跑步速度固定、休息次數增加的方式，來增加跑步的次數，進而提高運動量。

以 3000 公尺的跑步運動為例。在相同的運動強度下，進行間歇跑步時，分為三次、每次 1000 公尺的間歇跑步，可以增加跑步次數一至二次，也就是可以增加 1000 公尺至 2000 公尺的運動量；分為五次、每次 600 公尺的間歇跑步，可以增加跑步次數二至三次，也就是可以增加 1200 公尺至 1800 公尺的運動量；分為十次、每次 300 公尺的間歇跑步，可以增加跑步次數五至六次，也就是可以增加 1500 公尺至 1800 公尺的運動量。由此可見，隨著跑步距離的減少、休息次數的增加，在相同的運動強度下，運動參與者可以逐漸的增加運動訓練的距離。透過間歇訓練，你（妳）可以依據自己的需要，經過簡單的間歇次數設計，即可調整自己的運動量。

間歇訓練的編排注意事項。包括決定能量供應系統、運動期與休息期的時間、選擇反覆次數與組數、選擇訓練強度。

由於，人體進行不同時間的最大運動時，能量的供應來源不同。10 秒以內的短時間最大運動，能量來源主要為肌肉中的 ATP-PC 系統；1 至 2 分鐘左右的最大運動，能量來源主要為 ATP-PC 系統與乳酸系統；3 分鐘以上的最大運動或其他低強度、長時間的運動，能量來源則主要為有氧系統。因此，運動參與者必須很清楚的知道，自己希望訓練的能量供應系統來源，那麼設計出來的間歇訓練內容，才能夠符合運動訓練的「特殊性」原則。對於一般社會大眾來說，平均分配三種能量供應系統的訓練內容，顯然有其必要性。但是，在沒有競技比賽需求的條件下，似乎仍然以低強度的有氧能量系統的訓練需求較高。

間歇訓練的專家皆建議，運動期的時間以 20 秒以上、2 分鐘以下為原則。由於低於 20 秒的運動時間，主要的能量供應來源，為肌肉中儲存的 ATP 與 PC，而且，經過 1 分鐘的休息期後，肌肉中的 ATP 與 PC 又會很快的恢復，造成不斷刺激使用無氧性的能量供應系統的現象。2 分鐘以上的運動期，則會因為運動時間過長，造成有氧代謝供應比例增加的狀況，不僅無法增加運動的強度，反而容易趨近於反覆訓練的現象。

休息期的時間，則受到休息方式（原地踏步、走路、慢跑等）的顯著影響。一般來說，休息期的時間以 1 至 2 分鐘左右最多。如果運動期的時間長達 3 分鐘以上，休息期的時間可能需要 2 至 3 分鐘；20 至 30 秒的運動期時，休息期的時間則往往也需要 1 分鐘以上。不過，休息期的時間往往與整體的運動強度設計有關。事實上，對於經驗豐富的運動教練來說，有關運動期與休息期的時間設計，並沒有標準的規範。如何安排適當的運動與休息時間，完全由運動指導者與運動參與者的訓練目標為準。例如，在運動訓練的場合中，常見中長距離選手利用 400 公尺、50 公尺或 300 公尺、50 公尺，配合極短的休息期，進行最大乳酸耐受訓練。運動期與休息期的時間調配，似乎正是間歇訓練的精髓所在。

間歇訓練到底應該反覆幾次？主要還是要考慮到運動者的能力、運動的強度、運動期與休息期的時間等因素。通常，間歇訓練的專家皆建議，總訓練的距離，應該在 2000 至 3000 公尺最佳。由於，隨著運動強度的增加，如果反覆的次數過多，也會有休息期不足的問題，因此，間歇訓練通常在三至五次的反覆次數後，會有較長時間的休息期。這種三至五次的反覆次數稱為組 (set)；當反覆的次數太多時，可以透過組別的設計，增加休息期的時間，提高運動的訓練量。對於一般社會大眾來說，依據自己的需求與能力，規畫出適當且足以輕鬆負荷的反覆次數，顯然比是否達到足夠的反覆次數與組數來得重要。

　　訓練的強度與休息方式是依據能量供應系統來設定的。通常，一般社會大眾皆以提昇有氧性的能量供應系統為主，因此，在此僅介紹有氧代謝能量的間歇訓練強度設計。由於，每一個人的運動能力皆有個別差異，因此，社會大眾進行有氧性的間歇訓練時，可以透過目標心跳率的方法來編排運動強度。如果你 (妳) 是 35 歲，那麼運動期的目標心跳率以每分鐘 160 次的強度為基準，休息期的目標心跳率以每分鐘 120 次的恢復為目標 (下降到每分鐘 120 次後，再開始下一個反覆)，組與組間的休息目標心跳率為每分鐘 110 次 (下降到每分鐘 110 次後，再開始下一個組的訓練)。

不同年齡者間歇訓練的目標心跳

年齡	運動期的目標心跳率	休息期的目標心跳率 (組間)
20 歲以下	180	140 (120)
20 至 29 歲	170	130 (115)
30 至 39 歲	160	120 (110)
40 至 49 歲	150	110 (105)
50 至 59 歲	140	100 (100)
60 至 69 歲	130	90 (90)

也有間歇訓練的專家指出，進行 50 公尺間歇時，運動期的強度為 50 公尺最佳成績再加上 1.5 秒；進行 100 公尺間歇時，運動期的強度為 100 公尺最佳成績再加上 3 秒；進行 200 公尺間歇時，運動期的強度為 200 公尺最佳成績再加上 5 秒。不過，很顯然的，這樣的運動期強度規範，不一定適合一般的運動參與者。

事實上，對於大部份較少參與運動的社會大眾來說，往往以快走的方式即可以達到間歇訓練的目標心跳率；也常有一些人，休息期的目標心跳率往往需要 2 分鐘以上的休息時間，組間的休息目標心跳率，則需要更長時間的恢復。因此，確實瞭解身體在運動時的生理狀況，對於間歇訓練的編排來說，相當重要。如果你（妳）以為，不斷的「間歇跑步」才叫間歇訓練，那就犯了運動強度判定的錯誤了。

無論如何，間歇訓練的訓練計畫，雖然可以透過簡單的文字描述與說明，但是，運動生理學專家與專業運動教練都知道，訓練計畫的設計其實是一門藝術。確實依據運動參與者的能力與需要，設計出來的間歇訓練計畫，才是有意義的運動參與計畫。對於一般社會大眾而言，去體驗分段完成固定距離的感受，顯然可以提高運動參與過程的變化性，避免反覆相同運動強度與運動時間的枯燥感。試看看間歇訓練的流程，你（妳）會發現，簡單的跑步運動也可以很有趣、很有意義。

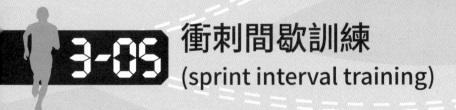

衝刺間歇訓練
(sprint interval training)

　　第十二屆台北國道馬拉松近日在台北熱鬧地展開，近年來，類似這樣的賽事在國內如雨後春筍般地進行活動，隨著媒體的行銷宣傳，越來越多的人參與這樣的活動盛事，這也表示喜愛從事長跑運動的人日益增多。然而，不論你（妳）是參與全程或是半程馬拉松，十公里或是五公里，對於一般社會大眾而言，要跑完全程是一項艱鉅的挑戰。因此參賽者在賽前必定要進行體能訓練，或是在平日生活中已有規律的運動習慣，才能有充足的體力與耐力應付如此長距離、長時間的比賽。

　　一般針對這樣性質的比賽，其主要的訓練大概就是中等、中低強度的長距離耐力訓練跑，藉由耐力跑來提升個體的有氧運動能力使運動能夠更持久；除此之外，假使每天都進行固定距離固定強度的慢跑訓練，似乎也會顯得單調、沒有變化，且容易降低參與者對訓練的興趣甚至導致厭倦而放棄，於是在訓練計畫中，有時須搭配不一樣的訓練方式，例如，間歇訓練方式就常常被從事耐力訓練的選手運用，在訓練計畫中搭配以穿插分段的方式進行運動，這樣的訓練不僅使訓練計畫更加有趣、多變，更是提升運動訓練效率的重要方式。

　　衝刺間歇訓練 (sprint interval training, SIT) 是 Woldemar Gerschler 於 70 多年前所介紹的訓練方法，應用這樣的訓練方式，在當代運動場上有助於促進選手的運動表現，並且創造多次的世界紀錄 (Coyle, 2005)。雖然 SIT 訓練已有 70 多年之久，過去許多優秀的運動選手也經常使用這樣的訓練方法，但是這樣的訓練技巧卻是近幾年才得到科學上的驗證。針對目前 SIT 的訓練內容及訓練效果，在此介紹幾個相關研究。

　　早期的研究 Parra 等 (2000) 曾針對 SIT 訓練，探討休息時間的不同對訓練效果之影響性。結果發現，在相同肌肉負荷 (muscle load) 高強度的訓練下，不論是短暫的休息 (SP 組 - 每日訓練) 或是長時間的休息 (LP 組 - 間隔兩天)，皆能增強無氧以及有氧代謝酶的活性，但進步效果的大小則會因休息時間分配的不同而有所差異。實驗結果也顯示，雖然每日訓練的 SP 組在許多代謝酶上有較多的增進情形，但間隔兩天訓練的 LP 組在最高動力值、平均動力值則比 SP 組有明顯的進步情形（下圖）。

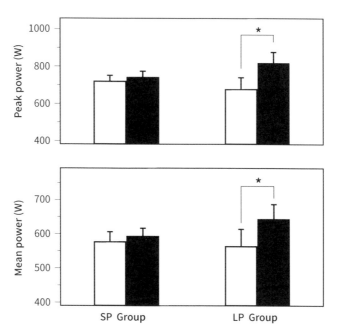

Creer 等 (2004) 針對自行車選手探討在平時的耐力訓練上搭配四週的 SIT 對於神經中樞、新陳代謝及生理適應變化之影響。實驗結果顯示：訓練結束後，實驗組（有進行訓練）在運動中血乳酸量與運動總輸出功率上有增加的情形，控制組（無進行訓練）則無改變；而在最高動力值、平均動力值與最大攝氧量方面，實驗組及控制組皆有增加，這樣的結果顯示控制組也許並未充分掌控好實驗上的控制。但此研究仍舊可以推論，搭配四週的 SIT 訓練相對於單一的長時間耐力訓練，是一個較能夠增加運動單位活化、運動時的血乳酸水準以及增加總輸出功率的訓練方式。

Burgomaster 等 (2005) 利用 Parra 等在 2000 年的研究，重新設計實驗內容，目的在探討 SIT 對於個體肌肉氧化能力及腳踏車耐力表現的影響性。研究以 16 名無從事組織性訓練計畫，每星期從事休閒性活動 2~3 次的大學生。其中有 8 人實施為期兩個星期的間歇訓練計畫（實驗組），另外 8 人則無從事任何訓練（控制組）。

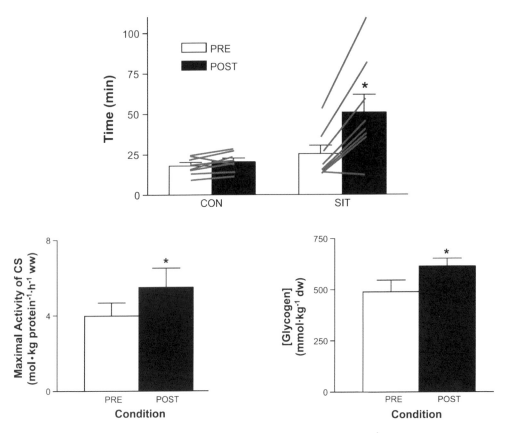

訓練內容為在兩星期裡進行六回之訓練，每回的訓練為 4~7 次的 30 秒腳踏車最大努力衝刺，且在每次的衝刺之間會有四分鐘的恢復時間，同時每回的訓練間搭配 1~2 天的休息以達到恢復的目的。運動表現的評估是藉由腳踏車測驗，在 VO_2peak 的 80% 強度下，考驗參與者在衰竭之前能夠騎多久時間，進而比較訓練前後的差異。研究結果發現，實驗組的檸檬酸合成酶 (citrate synthase, CS) 最大活動力增加了 38% (4.0 ± 0.7 vs 5.5 ± 1.0 mmol/kg protein/hr)；休息時肌肉肝糖含量增加了 26% (489 ± 57 vs 614 ± 39 mmol/kg/dry wt)；最令人訝異的是，在接受 SIT 訓練後，經由 VO_2peak 的 80% 強度進行衰竭測試，平均達到衰竭的時間竟增加了 100% (26 ± 5 vs 51 ± 11 min)。雖然在訓練後，個體的 VO_2peak 並沒有顯著性的改變，但由以上結果我們可以知道 SIT (兩星期裡，大約總共 15 分鐘的衝刺訓練) 確實能夠增加肌肉氧化能力與增強腳踏車的耐力表現。

利用短時間高強度的衝刺間歇訓練，確實能夠增加肌肉氧化能力與長時間的耐力表現。然而這樣的研究結果對現今的社會大眾有何重要的意義存在呢？Gibala 等 (2006) 針對骨骼肌與運動表現兩項，將 SIT 和傳統的耐力訓練作比較，結果顯示：透過高強度的 SIT 能夠有效的在短時間（兩週內）增進個體的有氧耐力，與傳統耐力訓練 (~65% VO_2peak) 作比較，經過短時間 SIT (~250% VO_2peak) 訓練後，肌肉耐乳酸能力、肝糖含量與運動表現並無顯著差異，但整體運動訓練量卻只有傳統耐力訓練的 10%。

SIT 是短時間、有效率的訓練手段，正迎合現代人之訴求。也就是說，往後人們儘管沒有太多的時間甚至不想花太多時間從事長時間的有氧運動，便可以透過兩星期大約 15 分鐘的高強度 SIT 訓練，還是能達到和長時間耐力訓練一樣的效果。SIT 訓練是一個以相對短時間有效改善健康與身體適能之策略，也許不一定適用於所有人。但研究證實，SIT 也並非專屬於優秀運動員，儘管是較年長者或心血管疾病患者，只要有適當監督一樣能夠在 SIT 中獲益。

vVO₂max 的應用 ─ 間歇訓練強度

「最大攝氧量的速度 (the velocity at VO_2max，vVO_2max)」，是最大攝氧量與跑步經濟性的綜合指標。在相同的漸增跑步速度運動的流程下，最大有氧運動能力較佳者，可以進行較長時間的最大攝氧量檢測過程 (時間較長顯然就會出現較大跑步速度)，進而獲得較大的 vVO_2max。特別是有些人在固定跑步速度下攝氧量偏高時，被認為具備較差的「跑步經濟性」，透過 vVO_2max 資料，將可以得到另一個層面的最大有氧運動能力的判定標準，以便將人體攝氧能力高低與使用氧氣效率好壞，整合性的呈現出來。由此可見，vVO_2max 是最大有氧運動能力評量的最重要指標。

實際進行 vVO_2max 的評量時，通常會搭配漸增速度的最大攝氧量測驗，再以兩次固定速度、沒有坡度的跑步機負荷，進行攝氧量的測量，然後透過兩次測驗的速度與攝氧量線性關係，計算在 VO_2max 出現時的 vVO_2max。通常在運動訓練前後，運動員經常出現 VO_2max 沒有改變、vVO_2max 顯著進步的現象 (下圖，Billat & Lopes, 2006)。

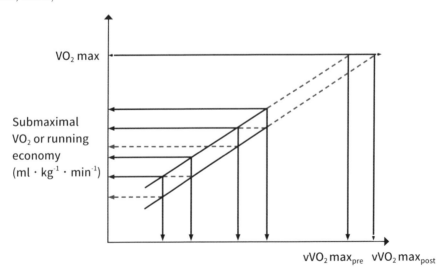

vVO₂max 的評量 (Billat & Lopes, 2006)

除了用來評量最大有氧運動能力以外，vVO₂max 還經常被使用於實驗室中的運動訓練強度控制依據（標準化運動訓練強度，例如 65%VO₂max 即代表以 vVO₂max 的 65%），以及運動場上間歇訓練時的強度選定依據。「有氧耐力訓練的處方設計」中指出，以 vVO₂max 進行六趟 800 公尺的跑步間歇訓練（每趟間休息時間約跑步時間的 1-2 倍），將可以有效提昇心肺耐力、跑步經濟性與跑步技巧。訓練週期的總訓練量中，應該有 5-10% 的訓練量來自於 vVO₂max 的間歇訓練。如果每週訓練的總距離是 50 公里，每週進行一次 vVO₂max 間歇訓練 (6 至 8 趟 × 800 公尺)。如果是 400 公尺間歇（請參考訓練處方中的 400 公尺訓練秒數），每週則進行一次，10 至 12 趟 × 400 公尺的間歇訓練。

Karp (2009) 則建議增加心肺耐力的訓練，應該包括心血管因素 (cardiovascular factors)、肌肉因素 (muscular factors)、代謝因素 (metabolic factors)、神經肌因素 (neuromuscular factors) 的訓練。增進心血管因素的訓練方法，可以採用 vVO₂max 強度的間歇訓練來進行，訓練的方法包括 5 x 1000m at vVO₂max (with 1：<1 work-to-rest ratio)、4 x 1200m at vVO₂max (with 1：<1 work-to-rest ratio)、16 x 400m at vVO₂max (with 1：<1 work-to-rest ratio)；增加肌肉因素的訓練方法，在於漸增訓練量（距離）的週期訓練規劃（請參考「輕鬆跑與 Long Slow Distance」）；增加代謝因素的訓練方法，是採用節奏跑 (tempo run) 的訓練內容（請參考「節奏跑與 Threshold Training」見本書 3-03）；增加神經肌因素的訓練方法，則在於肌力訓練與動力式肌力訓練 (plyometrics) 的訓練。

Bragada 等 (2010) 以 18 名經常訓練的中距離跑者為對象，進行兩年（共六次測驗）的 3000 公尺跑步縱向 (longitudinal) 表現與運動生理參數的相關研究，研究結果顯示 3000 公尺跑步成績與 vVO₂max 與 4 mmol/L 血乳酸濃度速度 (velocity at 4mmol/L blood lactate concentration, V4) 的相關最高；3000 公尺跑步成績範圍是 97 至 101% vVO₂max，也就是說 3000 公尺跑步成績不僅與 vVO₂max 具備高相關，而且 3000 公尺的跑步平均速度約等於 vVO₂max。

Guglielmo 等 (2012) 則針對 9 名耐力運動員進行測驗，研究發現 vVO₂max 與 1500 公尺表現、3000 公尺表現具備顯著相關 (r=-0.78、r=-0.81)，但是代表最大有氧運動能力的 VO$_2$max，以及代表無氧閾值能力的 vOBLA、vMLSS 皆沒有顯著相關（下表）。Loprinzi 與 Brown (2012) 的研究也發現，vVO$_2$max 與兩英哩跑步成績的相關最高 (r=-0.98)。由此可見，vVO$_2$max 似乎與中距離跑步成績 (3000 公尺) 的相關程度較高，而且 vVO$_2$max 速度幾乎等於 3000 公尺跑步平均成績。

	1,5 km	3 km	5 km
VO$_2$max (ml.kg^{-1}.min^{-1})	- 0,32	- 0,16	- 0,13
vVO$_2$max (km.h^{-1})	- 0,78[*]	- 0,81[**]	- 0,50
vOBLA (km.h^{-1})	0,11	- 0,14	- 0,41
vMLSS (km.h^{-1})	0,30	0,17	0,02

依據運動生理學網站跑步成績預測、訓練處方服務的線上程式，以五千公尺跑步成績約 25 分鐘的一般跑者來說，採用 Riegel 成績預測的 vVO$_2$max 為 3.44 m/s，vVO$_2$max 間歇跑步速度推算為四百公尺跑 1 分 56 秒的間歇 10 至 12 趟 (休息時間約等於或小於跑步時間的 1-2 倍)、八百公尺跑 3 分 52 秒的間歇 6 至 8 趟 (休息時間約等於或小於跑步時間的 1-2 倍)、1200 公尺跑 5 分 48 秒的間歇 4 趟 (休息時間約等於或小於跑步時間的 1-2 倍)。

vVO$_2$max 是評量長距離跑步表現的最重要指標。對於參與跑步運動的一般跑者來說，為了提高跑步成績表現，安排適當的 vVO$_2$max 強度間歇訓練，可以有效提升長距離的跑步表現。如果，沒有機會進行實驗室的漸增強度 vVO$_2$max 測驗，透過簡易的中距離 (3000 公尺) 跑步成績測驗，也可以獲得具有代表性的 vVO$_2$max 跑步速度，進而取得進行間歇訓練的有效跑步速度。

3-07 vVO₂max 的應用 ——
高強度間歇訓練強度

「最大攝氧量的速度 (the velocity at VO₂max，vVO₂max)」除了是評量長距離跑步表現的最重要指標，以及用來作為間歇訓練的強度設定依據之外，還可以用來做為高強度間歇訓練 (high-intensity interval training, HIIT) 的強度設定依據。

根據衝刺間歇訓練 (sprint interval training, SIT) 的介紹，SIT 訓練利用短時間高強度的衝刺間歇訓練，確實能夠增加肌肉氧化能力與長時間的耐力表現。一般社會大眾可以透過兩星期大約 15 分鐘的高強度 SIT 訓練，還是能達到和長時間耐力訓練一樣的效果。SIT 的優點為訓練時間短，每回僅做 4 至 7 次 30 秒的最大努力；訓練期間短，多為短週之訓練，且研究成果是受肯定的。SIT 對於一般缺乏時間運動的人，用短時間激烈的運動來換取運動量，或許是種不錯的選擇。然而 SIT 仍然有一些實際操作上的問題，像強度高（最大努力）騎車或跑步，雖然只有 4 至 7 次 (30 秒) 的最大努力，一般人較難達成。再者，SIT 在文獻中實驗工具多以腳踏車進行測驗，如果採用跑步機可能不適合進行，因此漸漸衍生出高強度間歇訓練 (HIIT) 的訓練方式 (Edge 等，2007)。

HIIT 的訓練效果與中等強度運動類似，但所需付出的訓練時間（單次訓練時間與訓練週期較短）與量（做功量或跑步里程）較少，主要在於增進肌肉內氧化酵素的活性、提高脂肪代謝的比例、降低固定強度的血乳酸以及乳酸閾值與最大攝氧量等心肺耐力指標（王錠堯，2014）。選擇較高的可負荷運動強度、使用較少的時間，不僅可以提升運動的效率，也可以讓身體取得更佳的運動效果。一般社會大眾若要實際執行 HIIT 訓練時，往往有應該採用什麼強度進行訓練的問題？

依據運動生理學網站跑步成績預測、訓練處方服務的智慧型設計跑步訓練處方。「以最大攝氧量速度 (vVO₂max) 的 110%-125% 速度，進行八至十二趟 400 公尺的高強度間歇訓練（每趟間休息時間約跑步時間的 2-3 倍），將可以有效提昇乳酸耐力、心肺耐力、跑步經濟性與跑步技巧。訓練週期的總訓練量中，應該有 5-10% 的訓練量來自於高強度間歇訓練。如果每週訓練的總距離是 50 公里，每週進行一次高強度間歇訓練（八至十二趟 × 400 公尺）。」請參考運動生理學網站跑步成績預測、訓練處方線上服務功能的訓練強度規劃的內容。

依據運動生理學網站的設計，高強度間歇訓練的訓練強度為 vVO$_2$max 的 110%-125%。以五千公尺跑步成績為 25 分鐘的一般社會大眾來說，進行高強度間歇訓練的訓練處方，即為以 93 秒至 105 秒的時間、進行 8 至 12 趟的四百公尺間歇跑步，每趟間隔時間為跑步時間的 2 至 3 倍（以這個例子來說為 3 至 5 分鐘）；跑步時間的快慢、休息時間的長短，皆以跑者可以完成至少八趟的四百公尺跑步為基準，並且以可以完成十二趟的四百公尺跑步為目標。透過高強度間歇訓練進行心肺耐力訓練的效率高、時間短，值得熱愛跑步運動的社會大眾實際應用。

3-08 有氧耐力訓練的處方設計

　　進行有氧耐力訓練的處方設計時，通常會以高強度間歇訓練、間歇訓練（採用最大攝氧量速度 vVO$_2$max）、節奏跑 (tempo run，採用無氧閾值或臨界速度強度) 訓練、以及輕鬆跑 (easy run，低於無氧閾值或臨界速度強度) 訓練，來進行運動處方規劃與訓練。

　　Seiler 與 Tonnessen (2009) 的研究中指出，優秀耐力運動員的典型運動時間、運動強度訓練處方規劃，可以分為**基礎耐力** (basic endurance)、**閾值訓練** (threshold training)、**90% 間歇** (90% intervals)、**最大攝氧量間歇** (VO$_2$max intervals) 四種訓練，各種訓練方法的訓練時間（訓練強度）分別為 120 分鐘 (60%VO$_2$max)、60 分鐘 (4 次 15 分鐘、85%VO$_2$max)、40 分鐘 (5 次 8 分鐘、90%VO$_2$max)、24 分鐘 (6 次 4 分鐘、VO$_2$max)。

　　Kilgore (2006) 則在跑步訓練處方問題的文章中，提出**恢復跑** (recovery)、**Long Slow Distance 跑**、**節奏跑** (tempo) 訓練、**間歇訓練** (interval)、**重複間歇訓練** (reps interval) 的訓練處方資訊。恢復跑與 Long Slow Distance 跑都是以接近 70%VO$_2$max 強度，持續跑步的時間在 20 至 60 分鐘為恢復跑、60 至 120 分鐘為 Long Slow Distance 跑，主要的訓練效益在於增加有氧代謝能量供應物質的儲存、提升有氧酵素活性，訓練的功能在於跑得更久、不能跑得更快。節奏跑訓練則以 85%VO$_2$max 強度進行 20 分鐘的跑步，主要的訓練效益在於提升醣酵解代謝能量供應物質的儲存與酵素活性，延緩無氧代謝的啟動。間歇訓練則以 95-100%VO$_2$max 強度持續 5 分鐘間歇訓練，重複間歇訓練則以高於 VO$_2$max 強度持續 30-90 秒的高強度間歇訓練。由相關的訓練內容來看，**基礎耐力訓練、恢復跑、Long Slow Distance 跑都是指輕鬆跑訓練，閾值訓練即是指節奏跑訓練，90% 間歇、間歇訓練 (95-100%VO$_2$max) 即是指間歇訓練，最大攝氧量間歇訓練、重複間歇訓練即是指高強度間歇訓練。**

透過運動生理學網站的跑步成績預測、訓練處方線上服務功能，跑步訓練處方（上述的四種跑步有氧耐力訓練）的跑步速度（運動強度），可以依據訓練者跑步能力（特定距離的跑步表現）來進行不同距離的跑步成績推算，並且透過線上智慧型設計的功能，提供各種訓練處方的跑步速度（運動強度，不同跑步距離的跑步時間）建議。

　　依據運動生理學網站提供的智慧型設計跑步訓練處方線上程式，以 5000 公尺跑步成績在 25 分鐘的一般社會大眾來說，智慧型程式設計除了間歇訓練次數的建議以外，還明確提供四種不同訓練處方運動強度設計為高強度間歇訓練為 400 公尺跑 1 分 33 秒 - 1 分 45 秒 (Riegel 成績預測)、跑 1 分 32 秒 - 1 分 44 秒 (Cameron 成績預測)、跑 1 分 33 秒 至 1 分 46 秒 (VO$_2$max 成績預測)（間歇訓練的休息時間由跑者依據心跳率恢復狀況調整），間歇訓練為 400 公尺跑 1 分 56 秒 (Riegel 成績預測)、跑 1 分 55 秒 (Cameron 成績預測)、跑 1 分 57 秒 (VO$_2$max 成績預測)（間歇訓練的休息時間由跑者依據心跳率恢復狀況調整），節奏跑訓練為 400 公尺跑 2 分 12 秒（原則持續跑步 5 至 10 公里），輕鬆跑訓練為 400 公尺跑 2 分 38 秒（原則持續跑步 10 公里以上）。除了 400 公尺的間歇訓練跑步速度以外，線上程式也同時提供 800 公尺訓練處方的跑步速度設計。建議使用者依據不同距離跑步成績預測的準確度狀況，選定合適的成績預測模式，進行訓練處方的跑步速度訓練。

　　除了四種不同有氧耐力訓練處方設計的每週訓練次數、運動強度設定、訓練距離長短、間歇反覆次數、間歇跑步的休息時間長短之外，訓練處方設計還必須遵循週期化訓練的概念，進行每週單峰或雙峰訓練量規劃，適當安排訓練強度較激烈的高強度間歇訓練與間歇訓練的時間，以免訓練的強度與量過多、過密集，造成身體的休息不足，反而限制了訓練的效果。一般來說，已經具備基礎跑步成績的社會大眾，在剛剛開始進行週期化訓練時，建議採用每週單峰週期（下頁表 X），並且確實安排每週兩次節奏跑、兩次輕鬆跑訓練。如果已經有了固定訓練經驗的經常訓練者，則可以安排雙峰週期（下頁表 V）的訓練規劃，甚至可以在接近比賽期時，減少輕鬆跑的次數，增加採用 vVO$_2$max 的間歇訓練次數（第六天）。事實上，有了週期化訓練的概念之後，訓練處方的實際進行，就可以依據訓練者的實際訓練感受來調整，如果加上重量訓練與核心訓練的內容，每週訓練處方設計規劃，其實可以完全依據訓練者的創意與需要。

每週單峰週期 (X)、雙峰週期 (V) 的訓練處方設計表

訓練方法	第一天	第二天	第三天	第四天	第五天	第六天	第七天
高強度間歇訓練				X	V		
間歇訓練 最大攝氧量速度			X V			(V)	
節奏跑 tempo run		X V		V	X		
輕鬆跑 easy run	X V					X V	

　　儘管有氧耐力訓練的訓練處方，經常會採用四種不同的處方設計進行訓練，但 Londeree (1997) 透過整合分析 (meta-analysis) 方法整理發現，一般坐式工作者，任何強度的運動訓練都可以顯著提升「乳酸閾值」與「換氣閾值」的能力；對於經常運動訓練的人來說，想要增進心肺適能的能力，需要經過詳細的規劃與訓練設計，訓練的強度需要增加到明顯高於「乳酸閾值」的強度，才會出現訓練的效果。由此可見，當訓練的對象不同時，有氧耐力訓練的處方設計可能會有不同，對於一般坐式工作者來說，可能只需要採用輕鬆跑訓練，即可達到提升有氧耐力的訓練效果；對於經常訓練的長跑選手來說，節奏跑訓練、輕鬆跑訓練的比例可能應該減少到每週一次即可，否則每週一次高強度間歇訓練的訓練量，可能不足以提升長跑選手的有氧耐力能力。

　　運動生理學網站提供有氧耐力訓練的處方設計線上程式，使用者可以依據跑步表現線上取得智慧設計的訓練處方，提升了運動科學的實際應用效益。期望運動愛好者可以多多利用跑步成績預測、訓練處方服務，提高有氧耐力訓練的訓練效益。

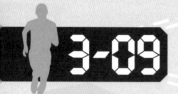

有氧耐力訓練處方的運動強度

進行有氧耐力訓練的處方設計時，通常會以高強度間歇訓練、間歇訓練（採用最大攝氧量速度 vVO$_2$max）、節奏跑 (tempo run，採用無氧閾值或臨界速度強度) 訓練、以及輕鬆跑 (easy run，低於無氧閾值或臨界速度強度) 訓練，來進行運動處方規劃與訓練。運動生理學網站提供有氧耐力訓練的處方設計線上程式，使用者可以依據跑步表現，透過線上登錄的方式，輕易取得智慧設計的訓練處方強度，提升跑步訓練運動科學的實際應用效益（跑步成績預測、訓練處方服務）。

依據「智慧型設計跑步訓練處方」的內容，輕鬆跑 (easy run) 是進行長跑訓練的最重要訓練內容，訓練的強度最低、訓練的距離卻最長，每週應該進行一至二次的 10 公里以上輕鬆跑 (easy run) 訓練；節奏跑 (tempo run) 是以無氧閾值（乳酸閾值或臨界速度）的速度進行長距離的跑步訓練，每週應該進行一至二次節奏跑 5 至 10 公里；較高強度的間歇訓練，則每週訓練一至兩次，以最大攝氧量速度進行 800 公尺或 1000 公尺間歇六趟，或者以更高強度進行八至十二趟 400 公尺間歇訓練、或六至八趟 800 公尺間歇訓練。而且訓練週期的總訓練量中，應該有 55 至 65% 訓練量來自於輕鬆跑訓練，20-30% 訓練量來自節奏跑訓練，5-10% 訓練量來自於間歇訓練，5-10% 訓練量來自高強度間歇訓練。

儘管運動生理學網站提供線上程式 (http://www.epsport.net/epsport/program/run.asp)，協助長跑運動員與教練，進行有氧耐力訓練處方的強度選定依據，但是實際上，透過運動生理學網站的線上程式，取得有氧耐力訓練處方的使用者，似乎並沒有很多。因此，依據網站線上程式的內容，依據跑者的 5000 公尺跑步成績，進行長跑訓練處方運動強度的資料整理，呈現出不同跑步能力者有氧耐力訓練運動強度的選定（下頁表），以便讓不方便上網執行線上程式取得訓練強度的使用者，可以簡單方便的找到合適的運動訓練強度依據（由於高強度間歇訓練的強度範圍較大，不列入表格中呈現，有需要的長跑者與教練，可以自行透過網站線上程式取得）。

有氧耐力訓練處方的運動強度（資料來源：運動生理學網站）

（訓練處方評量網址：http://www.epsport.net/epsport/program/run.asp）

5000公尺跑步成績	有氧能力臨界速度預測值(m/s)	無氧能力無氧跑步能力預測值(m)	間歇訓練強度 (vVO₂max)			節奏跑強度 (AT)	輕鬆跑強度
			400m	800m	1000m	1000m	1000m
15' 0"	5.03	372	1' 6"	2' 16"	2' 53"	3' 18"	4' 17"
15' 30"	4.88	372	1' 8"	2' 20"	2' 59"	3' 24"	4' 25"
16' 0"	4.71	373	1' 10"	2' 25"	3' 5"	3' 32"	4' 35"
16' 30"	4.58	371	1' 12"	2' 29"	3' 11"	3' 38"	4' 43"
17' 0"	4.44	372	1' 14 "	2' 34"	3' 16"	3' 45"	4' 52"
17' 30"	4.32	371	1' 17"	2' 38"	3' 22"	3' 51"	5' 0"
18' 0"	4.19	372	1' 19"	2' 43"	3' 28"	3' 58"	5' 9"
18' 30"	4.07	373	1' 21"	2' 48"	3' 34"	4' 5"	5' 18"
19' 0"	3.96	372	1' 24"	2' 53"	3' 41"	4' 12"	5' 27"
19' 30"	3.87	375	1' 26"	2' 57"	3' 46"	4' 18"	5' 35"
20' 0"	3.76	373	1' 28"	3' 2"	3' 52"	4' 25"	5' 44"
20' 30"	3.68	372	1' 30"	3' 6"	3' 58"	4' 31"	5' 52"
21' 0"	3.60	373	1' 32"	3' 10"	4' 3"	4' 37"	6' 0"
21' 30"	3.50	373	1' 35"	3' 16"	4' 10"	4' 45"	6' 4"
22' 0"	3.42	373	1' 37"	3' 20"	4' 16"	4' 52"	6' 13"
22' 30"	3.35	373	1' 39"	3' 25"	4' 21"	4' 58"	6' 21"
23' 0"	3.28	373	1' 41"	3' 29"	4' 27"	5' 4"	6' 29"
23' 30"	3.21	372	1' 44"	3' 34"	4' 33"	5' 11"	6' 38"
24' 0"	3.14	374	1' 46"	3' 38"	4' 38"	5' 18"	6' 47"
24' 30"	3.08	372	1' 48"	3' 43"	4' 44"	5' 24"	6' 54"
25' 0"	3.01	373	1' 50"	3' 47"	4' 50"	5' 32"	7' 4"
25' 30"	2.95	373	1' 53"	3' 52"	4' 57"	5' 38"	7' 12"
26' 0"	2.89	373	1' 55"	3' 57"	5' 3"	5' 46"	7' 22"
26' 30"	2.83	372	1' 57"	4' 2"	5' 9"	5' 53"	7' 31"
27' 0"	2.77	372	2' 0"	4' 7"	5' 16"	6' 1"	7' 42"
27' 30"	2.74	371	2' 1"	4' 10"	5' 20"	6' 4"	7' 45"
28' 0"	2.69	373	2' 4"	4' 15"	5' 26"	6' 11"	7' 54"
28' 30"	2.63	371	2' 6"	4' 21"	5' 33"	6' 20"	8' 6"
29' 0"	2.60	370	2' 8"	4' 24"	5' 37"	6' 24"	8' 11"
29' 30"	2.55	371	2' 11"	4' 29"	5' 44"	6' 32"	8' 21"
30' 0"	2.50	370	2' 13"	4' 35"	5' 51"	6' 40"	8' 32"
30' 30"	2.47	371	2' 15"	4' 38"	5' 55"	6' 44"	8' 37"
31' 0"	2.42	370	2' 18"	4' 44"	6' 2"	6' 53"	8' 48"
31' 30"	2.40	369	2' 19"	4' 47"	6' 6"	6' 56"	8' 52"
32' 0"	2.35	369	2' 22"	4' 53"	6' 13"	7' 5"	9' 4"

依照有氧耐力訓練處方的運動強度內容，5000 公尺跑步成績 18 分鐘的跑者，進行 400 公尺間歇訓練 (8-12 趟) 的每趟跑步時間為 1 分 19 秒，進行 800 公尺間歇訓練 (6-8 趟) 的每 800 公尺跑步時間為 2 分 43 秒，進行 1000 公尺間歇訓練 (4-8) 的每趟跑步時間為 3 分 28 秒；進行 5-10 公里節奏跑時，每 1000 公尺跑步時間為 3 分 58 秒；進行 10 公里以上輕鬆跑時，每 1000 公尺跑步時間為 5 分 57 秒。相對的，5000 公尺跑步成績 28 分鐘的跑者，進行 400 公尺間歇訓練 (8-12 趟) 的每趟跑步時間為 2 分 4 秒，進行 800 公尺間歇訓練 (6-8 趟) 的每 800 公尺跑步時間為 4 分 15 秒，進行 1000 公尺間歇訓練 (4-8 趟) 的每 1000 公尺跑步時間為 5 分 26 秒；進行 5-10 公里節奏跑時，每 1000 公尺跑步時間為 6 分 11 秒；進行 10 公里以上輕鬆跑時，每 1000 公尺跑步時間為 9 分 16 秒。

　　有氧耐力訓練處方的運動強度中，還呈現依照 Riegel 成績預測、Cameron 成績預測、以及 VO$_2$max 成績預測的整合推算結果，不同能力跑者的有氧能力 (臨界速度，critical velocity)、無氧能力 (無氧跑步能力，anaerobic running capacity) 預測結果 (請參考上頁表)。由表格中的資料可以發現，長跑者的有氧能力 (臨界速度) 與 5000 公尺跑步時間成反比 (跑者可以使用有氧能力預估值，估計自己的長距離跑步能力)，但是不同能力長跑者 (5000 公尺跑步成績 15 分至 32 分的跑者) 的無氧能力 (無氧跑步能力) 皆介於 369 公尺至 375 公尺，有此可見，這個表格所對應的無氧跑步能力，顯然不符合一般長跑跑者的實際能力狀況。

　　在不考量不同能力跑者的無氧運動能力差異條件下，依照運動生理學網站線上程式整理，呈現有氧耐力訓練處方的運動強度資料，具備建構正確長跑訓練知識與概念的效果，同時依照不同能力跑者，建立的有氧耐力訓練處方的運動強度資料，是簡單方便可以實際應用的訓練依據，相當適合希望透過科學方法進行長距離跑步訓練的跑者與教練實際應用。

3-10 跑步訓練狀況評估的訓練處方運動強度

　　「有氧耐力訓練處方的運動強度」(見本書 3-09) 的文章中，依據跑者的 5000 公尺跑步成績，進行長跑訓練處方運動強度的資料整理，呈現出不同跑步能力者有氧耐力訓練處方運動強度的對照資料，以便讓不方便上網執行線上程式取得訓練強度的使用者，可以簡單方便的找到合適的運動訓練強度依據。事實上，這些預測馬拉松成績的預測服務，都是以專業的馬拉松選手與路跑愛好者的成績為基礎，透過數學模式的方法，計算出優異訓練的長跑選手的馬拉松成績預測。但是，一般社會大眾並不是專業訓練的跑者，直接以專業跑者的成績模式進行推算，其實並無法符合實際的跑步表現趨向。

　　有鑑於透過專業跑者所建構的跑步成績預測公式，無法準確推算一般民眾馬拉松跑步表現的現象，「跑步訓練狀況的評估 --Sprint Distance Index (SDI)」(見本書 8-04) 介紹可以透過 SDI 的評量，瞭解個人跑步訓練的狀況。當 SDI < 1.06，代表較短距離的跑步時間可能資料失真 (可能較短距離的成績並非跑者最佳表現成績)；當 SDI 在 1.06 ~ 1.11，但成績不佳，代表需要進行衝刺訓練；當 SDI > 1.11，代表擅長衝刺，或者長距離耐力不佳，應該做一些耐力訓練；當 SDI > 1.20，代表較長距離的跑步時間可能失真 (可能較長距離的成績並非跑者最佳表現成績)。也就是說，透過 SDI 的評量，可以進行跑步訓練狀況的評估。「跑步訓練狀況的評估 — SDI 與 CV 的應用」(見本書 8-05) 中指出，僅透過 SDI 進行跑步訓練狀況的評估，可能出現不易比較不同跑者確實能力的評估限制。利用兩組相同的跑步距離與跑步成績數據，同時進行 SDI 與 CV 的評估，並且依據 SDI 與 CV 進行跑步訓練狀況區間的評估方式，可以更有效的評估跑者的跑步訓練狀況。

跑步訓練狀況評估的訓練處方運動強度（二之一表）（資料來源：運動生理學網站）

（訓練處方評量網址：http://www.epsport.net/epsport/program/run_sed.asp）

5000公尺跑步成績	10000公尺跑步成績	有氧指標 臨界速度 預測值 (m/s)	無氧指標 無氧跑步能力 預測值 (m)	速度指標 最大瞬間速度 預測值 (m/s)	SDI 指數	間歇訓練 (vVO₂max) 400m	800m	1000m	節奏跑 (AT,CV) 1000m	輕鬆跑 1000m
15'0"	31'30"	4.9	960	6.6	1.070	1'6"	2'15"	2'53"	3'24"	4'25"
	32'30"	4.7	970	8.0	1.115	1'4"	2'13"	2'49"	3'32"	4'35"
15'30"	32'30"	4.8	790	6.5	1.068	1'8"	2'20"	2'59"	3'28"	4'30"
	33'30"	4.5	1160	7.2	1.112	1'6"	2'17"	2'55"	3'42"	4'48"
16'0"	33'30"	4.7	680	6.3	1.066	1'10"	2'25"	3'5"	3'32"	4'35"
	34'30"	4.4	1070	7.1	1.109	1'9"	2'22"	3'1"	3'47"	4'55"
16'30"	34'30"	4.5	900	5.9	1.064	1'12"	2'30"	3'11"	3'42"	4'48"
	35'30"	4.3	1000	6.9	1.105	1'11"	2'26"	3'7"	3'52"	5'1"
17'0"	35'30"	4.4	800	5.8	1.062	1'15"	2'34"	3'17"	3'47"	4'55"
	36'30"	4.2	960	6.6	1.102	1'13"	2'31"	3'13"	3'58"	5'9"
17'30"	36'30"	4.3	740	5.6	1.061	1'17"	2'39"	3'23"	3'52"	5'1"
	37'30"	4.1	930	6.4	1.100	1'15"	2'36"	3'19"	4'3"	5'15"
18'0"	37'30"	4.2	680	5.5	1.059	1'19"	2'44"	3'29"	3'58"	5'9"
	38'30"	4.0	900	6.2	1.097	1'18"	2'41"	3'25"	4'10"	5'25"
18'30"	39'0"	4.0	780	5.6	1.076	1'21"	2'47"	3'33"	4'10"	5'25"
	40'0"	3.8	1050	6.2	1.112	1'19"	2'44"	3'29"	4'23"	5'41"
19'0"	40'0"	3.9	780	5.4	1.074	1'23"	2'52"	3'39"	4'16"	5'32"
	41'0"	3.7	1070	6.0	1.110	1'22"	2'48"	3'35"	4'30"	5'51"
19'30"	41'0"	3.8	810	5.2	1.072	1'25"	2'56"	3'45"	4'23"	5'41"
	42'0"	3.6	1130	5.7	1.107	1'24"	2'53"	3'41"	4'37"	6'0"
20'0"	42'0"	3.7	850	5.0	1.070	1'28"	3'1"	3'51"	4'30"	5'51"
	43'0"	3.5	1200	5.4	1.104	1'26"	2'58"	3'47"	4'45"	6'4"
20'30"	43'0"	3.6	930	4.8	1.069	1'30"	3'6"	3'57"	4'37"	6'0"
	44'0"	3.5	890	5.6	1.102	1'28"	3'3"	3'53"	4'45"	6'4"
21'0"	44'0"	3.5	990	4.7	1.067	1'32"	3'10"	4'3"	4'45"	6'4"
	45'0"	3.4	980	5.3	1.100	1'31"	3'7"	3'59"	4'54"	6'16"
21'30"	45'0"	3.5	670	4.7	1.066	1'34"	3'15"	4'9"	4'45"	6'4"
	46'30"	3.3	920	5.6	1.113	1'32"	3'10"	4'3"	5'3"	6'27"
22'0"	46'0"	3.4	770	4.5	1.064	1'37"	3'20"	4'15"	4'54"	6'16"
	47'30"	3.2	1050	5.2	1.110	1'34"	3'15"	4'9"	5'12"	6'39"
22'30"	47'0"	3.3	920	4.3	1.063	1'39"	3'24"	4'21"	5'3"	6'27"
	48'30"	3.1	1200	4.9	1.108	1'37"	3'20"	4'15"	5'22"	6'52"
23'0"	48'0"	3.3	600	4.4	1.061	1'41"	3'29"	4'27"	5'3"	6'27"
	49'30"	3.1	930	5.0	1.106	1'39"	3'24"	4'21"	5'22"	6'52"
23'30"	49'0"	3.2	770	4.1	1.060	1'44"	3'34"	4'33"	5'12"	6'39"
	50'30"	3.0	1110	4.7	1.104	1'41"	3'29"	4'27"	5'33"	7'6"

跑步訓練狀況評估的訓練處方運動強度（二之二表）（資料來源：運動生理學網站）

（訓練處方評量網址：http://www.epsport.net/epsport/program/run_sed.asp）

5000公尺跑步成績	10000公尺跑步成績	有氧指標 臨界速度 預測值 (m/s)	無氧指標 無氧跑步能力 預測值 (m)	速度指標 最大瞬間速度 預測值 (m/s)	SDI 指數	間歇訓練 (vVO₂max) 400m	800m	1000m	節奏跑 (AT, CV) 1000m	輕鬆跑 1000m
24'0"	50'0"	3.1	930	4.0	1.059	1'46"	3'39"	4'39"	5'22"	6'52"
	51'30"	3.0	860	4.8	1.102	1'44"	3'34"	4'33"	5'33"	7'6"
24'30"	51'30"	3.0	930	4.1	1.072	1'47"	3'42"	4'43"	5'33"	7'6"
	53'0"	2.9	900	4.9	1.113	1'45"	3'37"	4'37"	5'44"	7'20"
25'0"	52'30"	3.0	650	4.2	1.070	1'50"	3'46"	4'49"	5'33"	7'6"
	54'0"	2.8	1130	4.5	1.111	1'47"	3'42"	4'43"	5'57"	7'36"
25'30"	53'30"	2.9	880	3.9	1.069	1'52"	3'51"	4'55"	5'44"	7'20"
	55'0"	2.8	880	4.7	1.109	1'50"	3'46"	4'49"	5'57"	7'36"
26'0"	54'30"	2.9	620	4.0	1.068	1'54"	3'56"	5'1"	5'44"	7'20"
	56'0"	2.7	1150	4.2	1.107	1'52"	3'51"	4'55"	6'10"	7'53"
26'30"	55'30"	2.8	870	3.7	1.066	1'57"	4'1"	5'7"	5'57"	7'36"
	57'0"	2.7	900	4.4	1.105	1'54"	3'56"	5'1"	6'10"	7'53"
27'0"	56'30"	2.8	610	3.8	1.065	1'59"	4'5"	5'13"	5'57"	7'36"
	58'30"	2.6	1020	4.4	1.115	1'56"	3'59"	5'5"	6'24"	8'11"
27'30"	57'30"	2.7	870	3.6	1.064	2'1"	4'10"	5'19"	6'10"	7'53"
	59'30"	2.6	810	4.7	1.113	1'58"	4'4"	5'11"	6'24"	8'11"
28'0"	58'30"	2.7	640	3.6	1.063	2'3"	4'15"	5'25"	6'10"	7'53"
	60'30"	2.5	1120	4.0	1.112	2'0"	4'8"	5'17"	6'40"	8'32"
28'30"	59'30"	2.6	950	3.4	1.062	2'6"	4'19"	5'31"	6'24"	8'11"
	61'30"	2.5	890	4.2	1.110	2'3"	4'13"	5'23"	6'40"	8'32"
29'0"	60'30"	2.6	700	3.4	1.061	2'8"	4'24"	5'37"	6'24"	8'11"
	62'30"	2.4	1200	3.9	1.108	2'5"	4'18"	5'29"	6'56"	8'52"
29'30"	61'30"	2.5	1100	3.2	1.060	2'10"	4'29"	5'43"	6'40"	8'32"
	64'0"	2.4	900	4.2	1.117	2'6"	4'21"	5'33"	6'56"	8'52"
30'0"	63'0"	2.5	650	3.5	1.070	2'12"	4'32"	5'47"	6'40"	8'32"
	65'30"	2.3	1130	4.0	1.127	2'8"	4'24"	5'37"	7'14"	9'15"
30'30"	64'0"	2.4	1050	3.2	1.069	2'14"	4'36"	5'53"	6'56"	8'52"
	66'30"	2.3	940	4.2	1.125	2'10"	4'29"	5'43"	7'14"	9'15"
31'0"	65'0"	2.4	810	3.2	1.068	2'16"	4'41"	5'59"	6'56"	8'52"
	67'30"	2.3	750	4.8	1.123	2'13"	4'33"	5'49"	7'14"	9'15"
31'30"	66'0"	2.4	570	3.4	1.067	2'19"	4'46"	6'5"	6'56"	8'52"
	68'30"	2.2	1140	3.7	1.121	2'15"	4'38"	5'55"	7'34"	9'41"
32'0"	67'0"	2.3	970	3.1	1.066	2'21"	4'50"	6'11"	7'14"	9'15"
	69'30"	2.2	960	3.8	1.119	2'17"	4'43"	6'1"	7'34"	9'41"
32'30"	68'0"	2.3	760	3.1	1.065	2'23"	4'55"	6'17"	7'14"	9'15"
	70'30"	2.2	770	4.2	1.117	2'19"	4'48"	6'7"	7'34"	9'41"

大家都很清楚，每一位跑者的訓練狀況與訓練適應皆有差異，設計以 5000 公尺跑步成績為基礎的有氧耐力訓練處方的運動強度資料，雖然有其實際應用的價值，但是實際上有相同 5000 公尺跑步成績的跑者，並不一定具備相同的 3000 公尺或 10000 公尺跑步成績，讓這些跑者都採用相同的運動強度進行訓練，似乎仍然有調整與修正的空間。

　　依據運動生理學網站一般人跑步成績預測、訓練處方服務，以二個特定距離跑步成績進行預測的線上程式，進行跑者 SDI、CV (臨界速度，critical velocity) 的推算，不僅可以了解跑者的訓練狀況，做為無氧衝刺訓練、有氧耐力訓練比例與需求的評估依據，同時也可以獲得跑步訓練狀況評估的訓練處方運動強度 (3-32 頁與3-33 頁表，表格共分為二個分表)。

　　相較於「有氧耐力訓練處方的運動強度」的資料內容，是在不考量不同能力跑者的無氧運動能力差異條件下，所呈現有氧耐力訓練處方的運動強度資料，雖然具備建構正確長跑訓練知識與概念的效果，而且是簡單方便可以實際應用的訓練依據，卻與實際的一般跑者跑步表現有些差異，不一定適合剛剛開始訓練或訓練時間不久的跑步愛好者。由表格中的運動強度資料可以發現，5000 公尺跑步成績在 22分鐘的中等能力跑者，如果完成 10000 公尺的成績在 46 分至 47 分 30 秒的差異時，實際建議的節奏跑在每 1000 公尺 4 分 54 秒至 5 分 12 秒，建議的輕鬆跑在每1000 公尺 6 分 16 秒至 6 分 39 秒；10000 公尺跑步成績較差的跑者，間歇訓練的建議訓練強度也會較快 (主要原因是速度指標的預測結果較高，相關訓練運動強度的建議值請參考上述表格內容)。透過兩個不同距離的跑步成績資料，進行跑步訓練狀況評估，可以更清楚的建立適合跑者的訓練處方運動強度。

　　透過運動生理學網站的線上程式評估，還可以獲得有氧指標 (臨界速度預測值)、無氧指標 (無氧跑步能力預測值)、速度指標 (最大瞬間速度預測值) 的評量結果，進而了解跑者的各項跑步指標的能力範圍 (Morton, 1996; Bosquet 等 , 2006)。理論上來說，有氧指標 (臨界速度預測值) 在 2.5 m/s 的跑者，5000 公尺跑步成績在 28 分至 30 分之間；有氧指標 (臨界速度預測值) 在 3.5 m/s 的跑者，5000 公尺跑步成績在 20 分至 22 分之間。跑者的無氧指標 (無氧跑步能力預測值) 似乎沒有受到 5000 公尺跑步成績的絕對影響，反而會受到距離更遠跑步成績的變化影響，呈現特殊的變化趨勢。跑者的速度指標（最大瞬間速度預測值）也與跑者的跑步能力有正比的關係，速度指標（最大瞬間速度預測值）在 5.0 m/s 的跑者，5000 公尺跑步成績在 20 分至 23 分之間；速度指標（最大瞬間速度預測值）在 4.0 m/s 的跑者，5000 公尺跑步成績在 24 分至 31 分之間都有可能。速度指標（最大瞬間速度預測值）對於跑步成績較差的初階跑者，似乎沒有特殊的變化趨向，而且 5000 公尺跑步成績相同時，10000 公尺跑步成績較好的跑者，速度指標（最大瞬間速度預測值）反而比較低；速度指標（最大瞬間速度預測值）的實際應用，仍然需要進一步的研究來釐清 (Bosquet 等 , 2006)。

　　依據二個特定距離跑步成績進行跑者的訓練狀況評估，可以獲得跑者有氧指標（臨界速度預測值）、無氧指標（無氧跑步能力預測值）、速度指標（最大瞬間速度預測值）的評量，同時也可以獲得跑步訓練狀況評估的訓練處方運動強度資料，相當適合一般跑者進行跑步能力評量，並且取得科學化的訓練處方運動強度資料。由跑步訓練狀況評估的訓練處方運動強度資料來看，距離較長時跑步成績顯著較差的一般跑者，提高間歇訓練的運動強度（因速度指標評量結果較高）、降低節奏跑與輕鬆跑的運動強度（因有氧指標的預測結果較低），才能夠更有效率的提高跑步訓練效果。

3-11 如何設定間歇訓練的歇息時間

網友阿理在運動生理學網站討論區,提出一個間歇訓練的休息時間問題。「我想請問大伙一些有關間歇訓練的休息時間:400M × 10,75 至 80 秒;800M × 5,2 分 45 秒至 2 分 50 秒;那麼圈與圈之間的歇息該如何設定呢?個人最佳成績:400 M 68 秒、800 M 2 分 33 秒、10 KM 39 分鐘多、5 KM 19 分鐘多。希望大伙不吝指教!」

林正常教授的回應如下:「間歇訓練有所謂的運動休息比,如運動 10 秒、休息 30 秒,運動休息比是 1:3;運動時間 10~70 秒時,運動休息比可定為 1:3,即指休息時間為運動時間之 3 倍。運動時間是 80~200 秒時,運動休息比是 1:2,即指休息時間為運動時間之 2 倍。運動時間是 210~240 秒時,運動休息比是 1:1。運動時間是 240~300 秒的,運動休息比是 1:0.5 (見運動科學與訓練, 增訂二版, 第 134 頁;或林正常譯之運動生理學, 增訂版之 251 頁)。以上的 " 運動休息比 " 只是原則,你可以此原則先試試看,再做修正 (以上的原則不見得適合你,但這提供給你嘗試的方向)。

「間歇訓練」(見本書 3-04) 一文中,有關間歇訓練的編排的相關內容,指出間歇訓練的設計必須決定能量供應系統、設定運動期與休息期的時間與休息方式 (原地踏步、走路、慢跑等)、選擇反覆次數與組數、選擇訓練強度,依據能量供應系統來設定訓練距離、訓練強度、訓練組數、休息時間、休息方式等,達到提升訓練目標的效果。因此,如果要簡單的敘述間歇訓練的歇息時間,似乎不是一個簡單的敘述休息幾秒就可以說明。以上述網友阿理的個人最佳成績來看,阿理的訓練目標是 800 公尺或 10 公里?高強度間歇訓練時採用的運動強度可能類似,但是休息時間的長短就會有很大的不同 (通常針對中距離跑步表現的訓練時,最大乳酸耐受訓練的休息時間通常很短)。

　　如果是針對長距離有氧耐力能力進行訓練，「有氧耐力訓練的處方設計」(見本書 3-08) 儘管有相當明確的不同距離訓練時間設計，但是對於間歇訓練、高強度間歇訓練的休息時間，也是沒有相當明確的時間規劃。相關訓練的休息時間設計內容，高強度間歇訓練：(八至十二趟 400 公尺的高強度間歇訓練) 以每趟間休息時間約跑步時間的 2-3 倍，間歇訓練：(六趟 800 公尺的跑步間歇訓練) 每趟間休息時間約跑步時間的 1-2 倍，節奏跑：(間歇的方式進行四至六趟 1600 公尺的跑步訓練) 每趟中間休息 2 分鐘。事實上，訓練時間的 1-2 倍或 2-3 倍的時間範圍還是很大。訓練者與教練都可以依據自己的能力與訓練狀況，調整休息時間，進而提高訓練效益。

　　如果運動者透過目標心跳率的方法來編排運動強度，是一個比較簡單的評量方法，但是必須要考慮到運動者的年齡差異，避免目標心跳率的年齡限制，造成運動強度過高的問題。假設你 (妳) 是 35 歲，那麼運動期的目標心跳率以每分鐘 160 次的強度為基準，休息期的目標心跳率以每分鐘 120 次的恢復為目標 (下降到每分鐘 120 次後，再開始下一個反覆)，組與組間的休息目標心跳率為每分鐘 110 次 (下降到每分鐘 110 次後，再開始下一個組的訓練)。假設你 (妳) 是 50 歲，那麼運動期與休息期的目標心跳率則需要減少每分鐘 15 次，以免間歇訓練的強度過高、休息時間不足的問題出現。

　　事實上，採用「運動自覺量表」的方法，可以更簡單有效的設定間歇訓練時的休息時間設定。運動自覺量表 (6-20)，運動訓練者可以透過間歇訓練時，運動期自覺非常吃力 (17-20)，休息期自覺輕鬆至有點吃力 (10-13) 時，即開始下一次運動期的進行。

　　運動生理學網站一般人跑步成績預測、訓練處方服務網頁中，已經智慧提供了跑步時的間歇訓練強度，採用阿理的 800 公尺成績 2 分 33 秒、10 公里 39 分的跑步成績登錄後，SDI (sprint-distance index) = 1.08、臨界速度 (critical velocity)= 4.22 m/s，屬於 S1 (SDI < 1.110、CV > 4.0 m/s，代表速度與耐力皆佳)。運動生理學網站提供的智慧訓練處方內容為，間歇訓練的十二至十六趟 400 公尺跑步速度為 84 秒 (阿理的訓練處方為十趟 400 公尺 75 至 80 秒)，間歇訓練八至十趟 800 公尺跑步速度為 2 分 49 秒（阿理的訓練處方為五趟 800 公尺 2 分 45 秒至 2 分 50 秒），間歇訓練的休息時間規劃，則可以採用網站建議的跑步時間 1 至 2 倍 (400 公尺間歇以休息 84 秒至 168 秒、800 公尺間歇以休息 169 秒至最高 3 分鐘)，進行間歇訓練時的休息時間規劃；或者採用自覺強度達到輕鬆至有點吃力 (10-13) 的自覺恢復強度狀況，進行間歇訓練時的休息時間規劃。除此之外，運動生理學網站提供的智慧有氧耐力訓練處方，還包刮高強度間歇訓練、節奏跑、輕鬆跑的運動強度（不同距離跑步時間）。

不同訓練方法的訓練處方設計

訓練距離	Yasso 800m	高強度間歇訓練	間歇訓練 最大攝氧量速度	節奏跑 tempo run	輕鬆跑 easy run
400 公尺		1 分 7 秒 -1 分 17 秒	1 分 24 秒	1 分 34 秒	1 分 52 秒
800 公尺	3 分 4 秒		2 分 49 秒	3 分 9 秒	3 分 46 秒
1000 公尺			3 分 32 秒	3 分 56 秒	4 分 43 秒
1200 公尺			4 分 14 秒	4 分 44 秒	5 分 40 秒
1600 公尺				6 分 19 秒	7 分 34 秒
5000 公尺				19 分 44 秒	23 分 40 秒

　　間歇訓練的設計必須決定能量供應系統、設定運動期與休息期的時間與休息方式（原地踏步、走路、慢跑等）、選擇反覆次數與組數、選擇訓練強度，依據能量供應系統來設定訓練距離、訓練強度、訓練組數、休息時間、休息方式等，達到提升訓練目標的效果。通常間歇訓練休息期的時間以 1 至 2 分鐘左右最多。如果運動期的時間長達 3 分鐘以上，休息期的時間可能需要 2 至 3 分鐘。休息期的時間往往與整體的運動強度設計有關，建議運動訓練者可以依據個人的自覺恢復狀況，進行間歇訓練時休息時間的彈性安排。

　　跑步運動競賽的配速策略，包括負向配速策略 (negative pacing strategy)、全力衝刺配速策略 (all-out pacing strategy)、正向配速策略 (positive pacing strategy)、等速配速策略 (even pacing strategy)、曲線配速策略 (parabolic-shaped pacing strategy，包括 U 型、反 J 型、J 型)、可變配速策略 (variable pacing strategy) (Abbiss & Laursen, 2008)。一般來說，短時間的高強度比賽通常採用全力衝刺配速策略，當比賽時間增加到 1.5 至 2 分鐘的比賽時，則採用正向配速（前快後慢）策略；比賽時間超過 2 分鐘的比賽項目，等速配速策略、可變配速策略的採用，則需視地形與環境狀況調整；當比賽屬於超長時間比賽項目時，則可採用隨著比賽時間增加逐漸減少運動強度的正向配速策略。實際上，運動競賽配速策略，除了運動項目比賽時間的影響條件之外，還受到運動參與者的能力、訓練與比賽經驗、個人喜好、…… 等影響，並不易出現「完美」、「理想」配速策略，而且運動者運動能力可能比配速策略還重要。

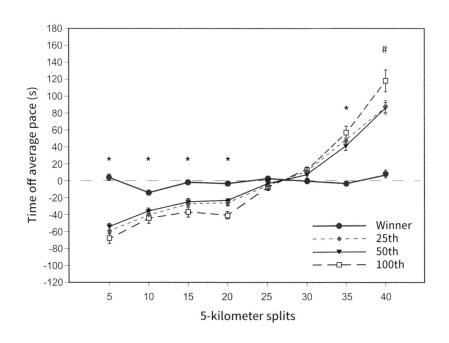

　　馬拉松比賽的配速方式，通常採用隨著比賽時間增加逐漸減少跑步速度的正向配速策略進行比賽。Ely 等 (2008) 收集日本東京馬拉松 16 年 (1984-1999)、大阪馬拉松 26 年 (1982-2007)、名古屋馬拉松 20 年 (1987-2007) 共 59 場比賽 (1988 年和 2004 年的名古屋馬拉松賽、1995 年的大阪馬拉松賽因地震而取消) 的成績，每一場馬拉松比賽優勝者、第 25 名、第 50 名、第 100 名 (共 219 名不同女性馬拉松運動員) 的每五公里配速資料，左圖即呈現不同能力跑者在比賽過程的跑步時間差異，研究發現最快的馬拉松運動員 (獲勝者) 整個比賽中的配速均勻，但是能力較弱女性馬拉松跑者，在 20-25 公里後會逐漸增加秒數 (減速)。除非是最優秀的女性馬拉松跑者，大部分女性馬拉松選手都是採用前快後慢的正向配速策略。

　　Renfree 與 Gibso (2013) 以 2009 年 IAAF Women's Marathon Championship 比賽的資料，依據參賽選手的排名，每 25% 分為一組、共分為四組，研究發現成績最好的一組在所有每 5 公里的平均速度都優於其他三組，而且第一組與第二組選手在前面 15 公里的平均速度有越來越快的趨勢，成績較差的第三組與第四組選手則有平均速度逐漸降低的狀況；所有的選手在最後的 2 公里多，都有加速的趨向 (下圖)。優秀女子馬拉松選手的跑步速度，在 15 公里、30 公里、以及比賽最後出

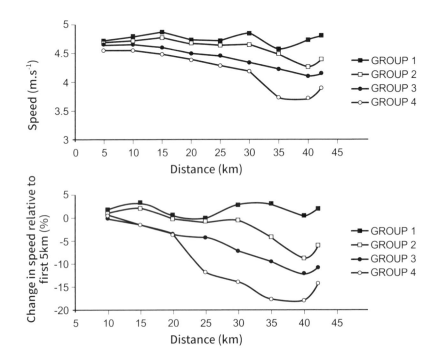

現配速高峰，配速策略比較趨向於可變配速；一般成績的女子馬拉松選手則以正向配速 (前快後慢) 策略、或者反 J 型曲線配速 (前快後慢、最後加快) 策略。

　　除了分析優秀馬拉松選手的比賽配速之外，Santos-Lozano 等 (2014) 收集 2006 至 2011 紐約馬拉松比賽，總共 190228 名 (69316 名女性、120912 名男性) 完成比賽的休閒跑者比賽成績。最快的跑者 (Group 1) 是指馬拉松比賽成績 ≤ 219 分鐘 (男性) 與 ≤ 245 分鐘 (女性)，快的跑者 (Group 2) 是指馬拉松比賽成績 220–247 分鐘 (男性) 與 246–273 分鐘 (女性)，中等跑者 (Group 3) 是指馬拉松比賽成績 248–280 分鐘 (男性) 與 274–307 分鐘 (女性)，慢的跑者 (Group 4) > 281 分鐘 (男性) 與 > 308 分鐘 (女性)。研究結果如下圖所示，不管男性或女性的不同能力跑者，在不同距離時的跑步速度皆有顯著的差異，但是在配速的策略上，只有在 40 公里之後的最後二公里多有不同的配速策略。休閒跑者仍然與優秀的跑者類似，採用前快後慢的方式進行馬拉松比賽，但是較佳跑步者具備較低的速度變化 (男性

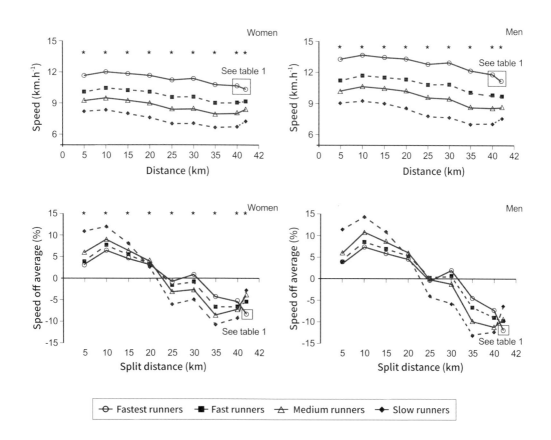

7.8%、女性 6.6%)，成績較差的休閒跑步者的速度變化較大 (8.3% 到 14.4%)。男女都試圖在馬拉松比賽中保持平穩的速度，部分原因是避免比賽開始過快，可能導致下半場比賽的速度明顯下降。

　　馬拉松比賽時配速的範圍應該如何進行設定呢？理論上來說，馬拉松運動員應該進行跑步時的攝氧分析，以便獲得可以長時間跑步的最佳速度範圍。依照人體運動時使用能量代謝的特徵來看，隨著運動強度的增加，身體使用氧氣與產生二氧化碳的狀況，可以分類出三種運動強度，可以長時間運動的有氧運動強度、二氧化碳穩定增加的運動強度、以及二氧化碳會大量增加的運動強度（下圖。Lucía 等，2000；Foster 等，2001)，依據換氣閾值 (ventilatory threshold, VT, 下圖中的 VT1) 與呼吸代償點 (respiratory compensation point，RCP)，或下圖中的 VT2。馬拉松跑者如果可以找到 VT2 與 VT1 對應的跑步速度，就可以依據這兩個速度進行馬拉松比賽的配速，透過實驗室的漸增負荷攝氧分析實驗，是取得準確 VT2 與 VT1 的最有效方式。事實上，經常訓練的跑者，可以透過運動生理學網站的跑步運動生理能力評量程式，進行 VT2 與 VT1 評估，也可以參考下表對於不同能力跑者的 VT2 與 VT1 的速度建議。

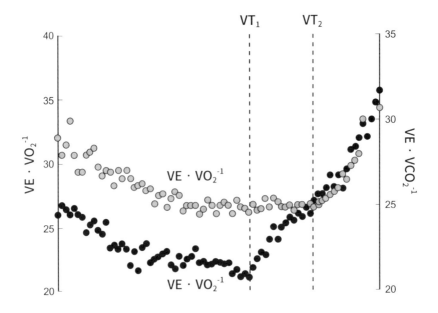

不同能力跑者的 VT2 與 VT1 的速度建議表

10K 成績	馬拉松成績	VT2	VT1
30分	02小時20分00秒	5.18 m/s 3分13秒/公里	4.96 m/s 3分21秒/公里
31分30秒	02小時27分00秒	4.93 m/s 3分22秒/公里	4.70 m/s 3分32秒/公里
33分	02小時34分00秒	4.71 m/s 3分32秒/公里	4.46 m/s 3分44秒/公里
34分30 秒	02小時41分01秒	4.50 m/s 3分42秒/公里	4.25 m/s 3分55秒/公里
36分	02小時48分01秒	4.32 m/s 3分51秒/公里	4.05 m/s 4分06秒/公里
38分	02小時57分21秒	4.09 m/s 4分04秒/公里	3.84 m/s 4分20秒/公里
41分	03小時11分21秒	3.80 m/s 4分23秒/公里	3.56 m/s 4分40秒/公里
44分	03小時25分21秒	3.54 m/s 4分42秒/公里	3.32 m/s 5分01秒/公里
48分	03小時44分1秒	3.24 m/s 5分08秒/公里	3.04 m/s 5分28秒/公里

　　本文收集謝千鶴選手、蔡昀軒老師、王鶴森教授三人，參加 2018 台北馬拉松比賽的分段配速資料，進行三人配速資料的分析。謝千鶴比賽成績為 02:40:41、每公里配速在 3 分 41 秒至 3 分 57 秒之間、配速範圍在 -3.79% 至 3.18% 之間，配速的範圍幾乎與上表的建議範圍一致，配速策略採用先快後慢的正向配速策略，10-20 公里配速可以加快、30-35 公里的配速可以減慢；蔡昀軒比賽成績為 02:56:54、每公里配速在 3 分 55 秒至 4 分 18 秒之間、配速範圍在 -3.14% 至 6.34% 之間，配速的範圍明顯大於上表的建議範圍，配速策略採用先慢後快的反向配速策略，明顯與參考文獻中的馬拉松比賽跑者的配速策略不同，調整配速策略似乎是蔡昀軒接下去訓練的重點；王鶴森比賽成績為 03:24:49、每公里配速在 4 分 28 秒至 5 分 22 秒之間、配速範圍在 -9.77% 至 8.41% 之間，配速策略正確、但是配速範圍過大，擔任台灣師大體育室主任的王鶴森教授，可能沒有太多時間訓練，造成比賽 30 公里之後的減速明顯。

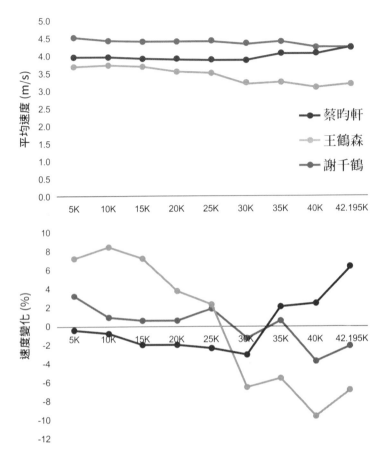

　　三人配速範圍與文獻中的結論「能力越好的跑者跑步速度的差異越小」類似，但是配速策略有些不同，謝千鶴與王鶴森趨向於正向配速（先快後慢）策略，蔡昀軒則趨向於反向配速（先慢後快）策略。參考學術文獻有關馬拉松比賽的配速策略來看，選定正向配速策略可能是比較有效率的馬拉松比賽策略，否則也應該採用等速策略進行比賽較佳。對於長距離比賽的選手來說，嘗試訓練符合個人能力的比賽策略，應該是創造個人最佳表現的訓練重點之一。

　　馬拉松比賽的配速方法，重點在於配速範圍與配速策略。依據預定完成的馬拉松跑步成績，進行配速範圍的選定，並且規劃採用先快後慢的正向配速策略，讓馬拉松比賽過程處於呼吸代償點 (RCP, VT2) 與換氣閾值 (VT, VT1) 強度範圍中，將有助於馬拉松跑者創造馬拉松比賽的最佳表現。

長距離跑步配速的重要性

「前一天才跟師父說我要跟好跟滿順順跑，跑開心就好，但鳴槍後大概 500 公尺，覺得狀況不錯，跟師父問：我可以衝嗎？師父說：去啊去啊～於是跟師父說掰掰後義無反顧往前衝。前 5K 還能用 4:40-5:00 速跑節奏，......7K 開始感覺吃力，開始聳肩擺臂，速度掉到 5:20......11K，超過了一位一路領先的同組女生。......13K 左右 ...... 跑回 4:50 速。...... 最後 5K，知道自己不會成為步兵，但速度已降到 5 分半，...... 最後 3K，膝蓋不痛了，但腿很硬，想拉速度卻開始喘。...... 最後 500 公尺，想跨步衝，但全身力氣用盡，只能像月球漫步一樣，動作很大，但速度卻很慢的進終點。成績 1:48:20，分 2 總 15。雖然是 21.3K 的特別里程，也跑出自己最佳成績，不過撞牆 2 次，加上終點前 3k 太早衝，拱門就在眼前，卻感覺怎麼也跑不到。」《終點前 3K 爆掉的半馬 (I-Ting Huang)》。

相較於萬丹半程馬拉松比賽的 1:48:20 成績，旗山半程馬拉松比賽的 1:49:21 成績，兩場比賽成績只差 61 秒，但是兩場半程馬拉松比賽的速度內容有很大的不同。依據萬丹相對於旗山比賽的跑步速度與跑步時間如下圖、下頁表所示。由比賽時每公里的速度變化來看，清楚的呈現萬丹半程馬拉松比賽前半段速度快很多，但是最後 5 公里的跑步表現沒有不同，可是萬丹半程馬拉松比賽的心跳率則有兩次明顯的超過 160 bpm，旗山半程馬拉松的最後 5 公里則沒有高過 160 bpm。由此可見，當跑步的距離拉長之後，採用什麼樣的速度來進行配速，對於跑步表現與生理感受，顯然有決定性的影響。

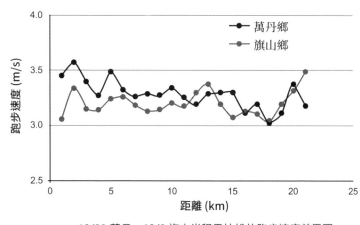

12/22 萬丹、12/8 旗山半程馬拉松的跑步速度差異圖

12/22 萬丹、12/8 旗山半程馬拉松的每公里跑步時間差異表

距離(公里)	1	2	3	4	5	6	7	8	9	10	11	12	13	14	15	16	17	18	19	20
萬丹	4:50	4:40	4:54	5:05	4:47	5:01	5:06	5:04	5:05	4:59	5:07	5:13	5:04	5:03	5:03	5:22	5:13	5:30	5:21	4:57
旗山	5:27	4:59	5:17	5:18	5:08	5:07	5:14	5:19	5:18	5:12	5:15	5:03	4:56	5:13	5:25	5:19	5:22	5:29	5:13	5:02
時間差(秒)	-37	-19	-23	-13	-21	-6	-8	-15	-13	-13	-8	10	8	-10	-22	3	-9	1	8	-5

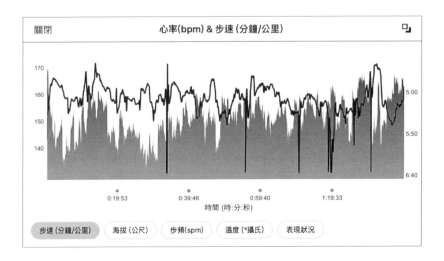

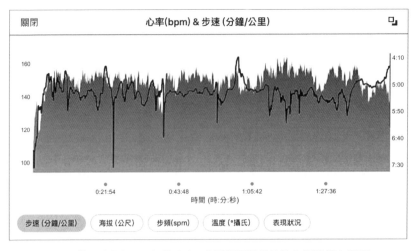

12/22 萬丹 (上)、12/8 旗山 (下) 半程馬拉松的跑步紀錄與心跳圖

依據「跑步初期配速對鐵人三項成績的影響」(見本書 7-08) 的內容,「鐵人三項比賽的跑步配速策略,通常採用反向配速策略 (先快後慢)、或者反 J 型曲線配速策略 (先快後慢再快)」。依據「馬拉松比賽的配速演算」(見本書 8-06) 的內容,「馬拉松比賽的配速方法,重點在於配速範圍與配速策略。依據預定完成的馬拉松跑步成績,進行配速範圍的選定,並且規劃採用先快後慢的正向配速策略,讓馬拉松比賽過程處於呼吸代償點 (RCP, VT2) 與換氣閾值 (VT, VT1) 強度範圍中,將有助於馬拉松跑者創造馬拉松比賽的最佳表現」。因此,在馬拉松比賽時,選擇依據跑者呼吸代償點對應的速度跑步,可能是獲得最佳半程馬拉松、馬拉松比賽表現的重要依據;當跑步初期選定更高的速度跑步時,很容易因為無氧代謝的百分比增加,逐漸累積疲勞與代謝物質,將明顯影響後半段跑步的表現。

透過運動生理學網站「一般人跑步運動生理能力的評量」的線上程式,10 公里跑步成績 48 分鐘、預期 01:48:00 左右完成半程馬拉松表現的配速,原則上是以每公里 05:14 左右的速度,開始進行半程馬拉松比賽最佳,比賽過程盡量維持這個速度,在最後的二至三公里才慢慢加速最佳;馬拉松比賽的配速範圍則為每公里 05:14 至 05:35 的配速範圍最佳 (配速太快可能造成無氧代謝增加、配速太慢可能成績不好)。而且,跑步過程能夠維持穩定的配速,不要忽快忽慢的配速,不但比賽成績會比較穩定,跑者的生理反應將更容易維持穩定狀況。

如果預期半程馬拉松成績、馬拉松成績減少 1 分鐘、2 分鐘時,配速的速度要減少約 3-4 秒 (參考「馬拉松比賽的配速方法」)。跑者在參與比賽之前,可以先透過運動生理學網站的線上程式,實際推算出配速範圍,然後在練習過程中,先測試一下特定速度節奏跑的狀況,否則以太快的速度開始比賽,將會顯著限制比賽的表現。依據上述萬丹半程馬拉松比賽的前 5 公里配速 04:55,完成半程馬拉松的成績約 01:42:00,實際完成比賽的成績則為 01:48:20,就是因為開始前 5 公里的配速高於跑者的呼吸代償點速度。

上述兩場馬拉松比賽的配速資料,呈現相當具有教育價值的內容。依據個人的比賽表現目標,透過運動生理學網站「一般人跑步運動生理能力的評量」線上程式,設計合適的每公里跑步配速,而且,依據配速的速度進行跑步練習與比賽,將可以更有效率的完成半程馬拉松、馬拉松比賽,創新個人最佳長跑表現。

3-14 訓練衝量
(training impulse, TRIMP)

　　訓練衝量 (training impulse, TRIMP) 是指訓練量與訓練強度的乘積，代表運動訓練過程的身體總負荷。一般來說，TRIMP 可以區分為三種：basic TRIMP method、TRIMP training zone method、以及 Session RPE method。

　　Basic TRIMP method 是以訓練的時間乘以訓練時的平均心跳率 (TRIMP = training time (minutes) × average heart rate (bpm). 例如 30 minutes at 145 bpm. TRIMP = 30 x 145 = 4350)。Vollaard 等 (2006) 採用 Morton 等 (1990) 提出的方法，進行 TRIMP 的判定，以便瞭解 TRIMP 對於氧化壓力 (oxidative stress) 的影響。Morton 等 (1990) 對於 TRIMP 的定義是以 Heart rate reserve 的概念為準，先計算 HRratio=(HRexercise - HRrest) / (HRmax - HRrest)，接著計算強度加權指數 (intensity-weighting factor) Y (Y= eα×HRratio，男性 α 等於 1.92，女性 α 等於 1.67)，最後 TRIMP= 運動時間 (T) × Y。事實上，教練、運動選手、以及一般參與運動者，都可以透過每日運動參與的時間與運動時的心跳反應狀況，簡易的評估每週的訓練衝量。這種方法雖然在學術研究論文有一些實驗的應用，但是在實際的運動參與場合，似乎有一些應用上的限制。目前以心跳率控制 (hart rate control) 的運動健身器材已經廣泛的被採用，再加上可以偵測心跳率的運動器材與運動心跳錶也相當的常見，因此讓這種訓練衝量的評量方式，有了進一步應用的空間。

　　TRIMP training zone method 則是以個人的心跳率範圍或運動強度範圍為標準，透過不同範圍的強度區間與運動時間的乘積來代表。Esteve-Lanao 等 (2005) 依據 Foster 等 (2001) 的心跳率區分三等第 (依據換氣閾值與呼吸代償點 (respiratory compensation point, RCP) 對應的心跳率進行區隔，低於換氣閾值為 1，介於換氣閾值與 RCP 之間為 2，高於 RCP 為 3 的方式，進行運動強度的判定，並且依據每週的運動時間與強度等第的乘積判定 TRIMP，經過六個月的訓練記錄後，獲得八名西班牙國家級的長跑選手每週的訓練衝量變化，研究發現六個月的訓練過程中以較低強度 (強度等第 1) 進行訓練的時間約佔總訓練時間的 71%，較高強度 (強度等第 3) 進行訓練的時間僅佔 8%；受試者在較低強度 (強度等第 1) 進行訓練的時間與 4.175 公里、10.130 公里測驗成績的相關達到顯著 (-0.792、-0.970)。為了增加長距離的表現，應該採用較低強度進行較長時間的訓練。

非常有趣的是，Lucia 等 (2003) 以 TRIMP 的概念進行環法賽 (Tour de France) 與環西班牙賽 (Vuelta a Espana) 的難度比較。七名職業自行車選手，在實驗室內進行強度等第的實驗後 (平均換氣閾值心跳率為 154 bpm、平均 RCP 心跳率為 173 bpm)，實際進行比賽期間的心跳率監控。研究發現環法賽與環西班牙賽在三個不同等第的時間 (下圖) 與 TRIMP (強度等第與運動時間的乘積) 都沒有顯著的不同。透過比賽期間的 TRIMP 評估，研究發現環法賽與環西班牙賽具備相同的難度。

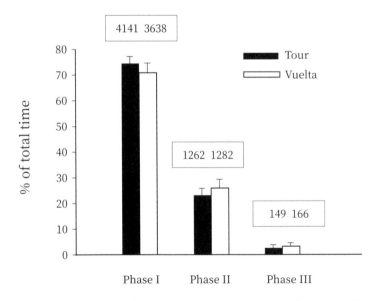

環法賽 (Tour de France)、環西班牙賽 (Vuelta a Espana) TRIMP 比較 (Lucia 等 , 2003)

TRIMP training zone method 除了三等第的強度選擇以外，也有五等第的評量方法，50-60% HRmax 為等第 1、60-70% HRmax 為等第 2、70-80% HRmax 為等第 3、80-90% HRmax 為等第 4、90-100% HRmax 為等第 5，TRIMP 的計算範例如下：30 minutes at 140 bpm (HRmax = 185 bpm)，% HRmax = 140/185 x 100 = 76%，因此，強度等第等於 3，TRIMP = 訓練時間 (time) x 訓練強度 (HR zone) = 30 x 3 = 90；25 minutes at 180 bpm (HRmax = 185 bpm)，% HRmax = 180/185 x 100 = 97%，因此，強度等第等於 5，TRIMP = 訓練時間 (time) x 訓練強度 (HR zone) = 25 x 5 = 125。Padilla 等 (2001) 採用的三等第則以乳酸閾值 (lactate threshold) 與 OBLA (onset of blood alctate accumulation，4 mmol/L) 為區分等第的標準，並且透過實驗室中的對應心跳率為判定強度等第的依據。

Session RPE method 則是由 Foster 等 (2001) 所提出，透過 10 等第的自覺量表進行運動強度的判定。Foster 等 (2001) 以 12 名休閒騎車者與 14 名籃球選手，進行 TRIMP training zone method 與 Session RPE method 評量結果的比較，結果發現兩種方法進行的 TRIMP 計算結果雖然有顯著的差異，但是具有顯著的相關。由於 TRIMP training zone method 必須透過心跳率的監控，Session RPE method 則僅需要由運動參與者進行自覺強度的判斷，兩者的高度相關，代表透過 RPE 的簡單評量就可以有效判定 TRIMP，顯然是具有極高的應用性。Impellizzeri 等 (2004) 針對 19 名年輕的足球選手進行七週訓練的 TRIMP 評估，研究發現透過 Session RPE method 評量的結果，與其他三種透過心跳率評量的 TRIMP 皆具有顯著相關 (0.50 至 0.85 之間)。

訓練衝量 (training impulse, TRIMP) 代表運動強度也是一個重要的訓練負荷來源。對於一般社會大眾來說，如果僅透過運動參與的時間或健走的步數，進行身體活動量 (physical activity) 的評量，顯然會有一些偏頗的訓練效果判斷。對於經常要進行訓練運動員來說，訓練衝量是一個重要的訓練資訊，值得在規劃訓練計畫或訓練處方時，詳細的瞭解與應用。

肌力訓練提升長跑表現

一百公尺、馬拉松比賽的世界男子紀錄保持人，分別是 Usain Bolt (9.58 秒)、Eliud Kipchoge (2:01:39)。由兩人的身材特徵來看，Bolt 看起來就是肌肉精實，感覺爆發力佳、速度快；Kipchoge 則是明顯較瘦、由外表看不出來是世界最佳耐力運動員。相對於講求更快 (faster)、更高 (higher)、更強 (stronger) 的運動競賽領域中，長跑運動員的體型與能力特徵，明顯的有別於其他強調速度、肌力、爆發力、敏捷性、平衡、反應、...... 等運動能力的運動項目。那麼，長跑運動員不需要做肌力訓練嗎？

Vuorimaa 等 (1996) 針對短距離 (5 名)、中距離 (5 名)、長距離 (6 名) 跑步選手，進行最大無氧跑步速度 (maximal anaerobic running test, VMART) 測驗流程的比較分析。短距離跑步選手的 100 公尺成績平均 11.1 秒 (10.9-11.6 秒)，中距離跑步選手的 100 公尺成績平均 11.7 秒 (11.5-11.9 秒)、800 公尺成績平均 1 分 50 秒 (1 分 47 秒 - 1 分 52 秒)，長距離跑步選手的 100 公尺成績平均 12.8 秒 (12.3-13.0 秒)、800 公尺成績平均 1 分 59.2 秒 (1 分 54 秒 - 2 分 02 秒)、馬拉松成績平均 2 小時 21 分 (2 小時 17 分 - 2 小時 24 分)。短距離、中距離、長距離跑步選手的 20 公尺速度分別為 9.6±0.1 m/s、9.2±0.2 m/s、7.9±0.3 m/s，垂直跳高度分別為 55.0±5.5 cm、43.8±4.0 cm、31.2±3.1 cm，最大攝氧量分別為 60.4±2.2 ml/kg/min、63.0±2.7 ml/kg/min、73.2±3.4 ml/kg/min。研究結果顯示長距離跑步選手有需要提升他們的無氧運動能力。

Paavolainen 等 (1999) 以耐力運動員為對象，將受試者分為實驗組 (10 名) 與控制組 (8 名)，實驗組與控制組在九週的總訓練量保持相同，但是實驗組 32%、控制組 3% 的訓練量被爆發式力量訓練 (explosive strength training) 所取代。爆發式力量訓練課程持續 15-90 分鐘，包括各種衝刺 5-10 趟 (20-100 米)、跳躍練習 (交換腿跳躍、下蹲跳躍、下落跳躍、跨欄跳躍、單腿跳躍、連續五次跳躍)，沒有額外負重或低負荷 (1 RM 的 0-40%)、最大速度的腿部動作練習 (30-200 次收縮、5-10

組）。研究結果顯示，實驗組在 4.17 m/s 速度下的攝氧量隨訓練時間越來越低（跑步經濟性越來越好），最大無氧跑步速度 (maximal anaerobic running test) 隨訓練時間越來越快。同時進行爆發式力量訓練和耐力訓練，提升了訓練有素耐力運動員的 5K 時間，但是沒有改變他們的最大攝氧量。爆發式力量訓練增進神經肌特徵，提升了最大無氧跑步速度、跑步經濟性。

Sinnett 等 (2001) 針對 36 名受過訓練的跑步者 (20 名男性和 16 名女性），進行無氧動力 (anaerobic power) 測試，測驗包括 50 米衝刺、從靜止位置垂直跳躍 (squat jump)、下蹲跳躍 (countermovement jump)、增強式跳躍測試 (plyometric leap test) 和 300 公尺衝刺。經過逐步迴歸統計分析顯示，10 公里跑步時間 = 57.22 - 5.15（增強式跳躍測試，公尺）+ 0.27 (300 公尺衝刺，秒) (R^2=0.779)。這個研究證實無氧運動能力與 10 公里跑步成績的顯著關連，長跑選手在訓練過程中有必要增加增強式訓練與速度訓練。

Stkren 等 (2008) 針對 17 名訓練有素的跑者 (9 名男性、8 名女性），將受試者隨機分配到最大肌力訓練 (maximal strength training, MST) 介入的實驗組與對照組，實驗組 (4 名男性、4 名女性) 除了正常的耐力訓練之外，同時加上進行八週、每週 3 次、每次 4 組、重量最大 4 RM (repetition maximum) 的半蹲 (half-squats) 阻力訓練。對照組在同一時期繼續進行正常的耐力訓練。研究結果顯示在正常耐力訓練過程加入阻力訓練後，1RM 增加 33.2%、半蹲時的發力率 (rate

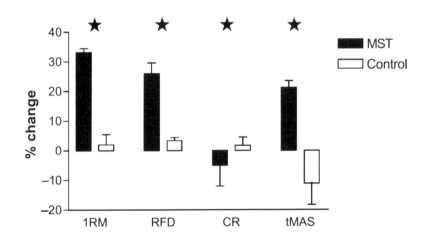

of force development, RFD) 增加 26.0%、70% 最大攝氧量強度時的跑步經濟性 (running economy, RE) 或跑步成本 (cost of running, CR) 增加 5.0%、最大有氧速度 (maximal aerobic speed, MAS) 跑步的衰竭時間增加 21.3%，控制組則都沒有顯著改變。研究顯示 8 週的最大力量訓練改善了 RE，並且讓訓練有素的長跑運動員延長了 MAS 的跑步持續時間。

Berg (2003) 的研究中指出，衝刺跑、跨步跑、上坡跑、台階與增強式訓練等，這些改善或保持肌力的訓練方法，由於可以降低長時間耐力訓練造成的肌力下降現象（耐力訓練會活化 AMPK 進而達到有氧能力的適應，但由於 AMPK 可能同時抑制 mTOR 的活化，mTOR/p70 的路徑在肌肉生長扮演重要腳色。由於耐力訓練的方法有很多類型，耐力訓練造成肌力下降的相關研究成果，仍有待進一步釐清），皆是提升長跑表現的有效輔助訓練。

長期的耐力訓練後，可能造成長跑選手的無氧運動能力下降。爆發式力量訓練 (explosive strength training)、最大肌力訓練 (maximal strength training)、增強式訓練 (plyometric training) 等肌力訓練的方法，都是提升長跑選手肌肉機能的有效訓練，同時也可以提升耐力表現。對於長跑運動選手來說，在耐力訓練的訓練過程中，加入適量的肌力訓練可以有效提升長跑表現。

3-16 肌力與耐力同步訓練對心肺耐力的影響

　　肌力與耐力同步訓練 (concurrent training) 的訓練效益存在極大的爭議，包括運動者的能力、訓練的強度選擇、訓練的頻率（每週訓練的次數）、訓練量的多寡、同步訓練的方式等，都是影響同時進行肌力與耐力訓練效果的因素。過去的研究顯示，肌力與耐力同步訓練並不會影響最大攝氧量（心肺耐力）發展，但是肌力可能因為耐力訓練而降低 (林正常，2013)。

　　肌力與耐力同步訓練時，增加肌力訓練的訓練量會影響（提高或降低）心肺耐力表現嗎？Izquierdo-Gabarren 等 (2010) 以 43 名已經訓練 12.1±5.0 年的划船選手為對象，受試者隨機分派至 2NRF 組 6 名、4NRF 組 15 名、4RF 組 14 名、控制組 8 名，訓練組在正常的划船訓練之外，另外接受兩次肌

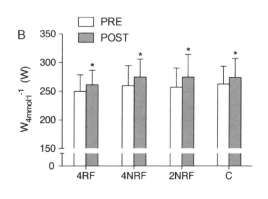

力訓練 (75-92% 1 RM、4RF 組反覆 10-4 次（另外兩組反覆 5-2 次）、共 3-4 組；肌力訓練動作為臥推 (bench pull)、坐姿滑輪划船 (seated cable row)、滑輪下拉 (lat pulldown)、以及瞬發上搏 (power clean) 四個動作)，各組受試者 8 週的總肌力訓練反覆次數 2NRF 組 392 次（每次訓練約 30 分鐘）、4NRF 組 784 次（每次訓練約 45 分鐘）、4RF 組 1568 次（每次訓練約 60 分鐘）；研究結果發現 Bench pull 的 1 RM 肌力與最大動力 (maximum power) 僅有 4NRF 組有顯著增加（訓練量較多的 4RF 組反而沒有顯著提升）。而且，4 mM 乳酸閾值各組皆有顯著增加（沒有進行外加肌力訓練的控制組也顯著增加），各組間並沒有顯著差異存在。各組受試者的 20 分鐘最大划船動力測驗 (20-min all-out row test, W20min) 皆出現顯著提升的現象，而且 4NRF 組與 2NRF 組（皆採用 5-2 反覆 / 每組）的 W20min 進步率顯著優於 4RF（採用 10-4 反覆 / 每組）與控制組。這個研究結果顯示，划船選手適當的增加肌力訓練可以顯著提高划船運動耐力表現（肌力訓練量不是越多越好）。

de Souza 等 (2013) 則以經常活動的體育系男生為對象，將學生隨機分為間歇訓練組 (interval training, IT)、肌力訓練組 (strength training, ST)、同步訓練 (concurrent training, CT)、控制組 (control, C)，ST 組每週進行兩次 (動作包括 45 度蹬腿 (leg-press 45°)、膝關節伸展、與膝關節收縮)、IT 組每週兩次採用高強度間歇訓練、CT 組則以相同的訓練內容同步每週二次訓練；研究結果顯示最大攝氧量的改變上 IT 組與 CT 組顯著優於 ST 組與控制組，漸增負荷運動到衰竭的時間變化上則出現 IT 組、ST 組、CT 組皆顯著優於控制組。這個研究結果顯示，同步訓練 (CT 組) 可以獲得有效的耐力訓練效果，而且同時可以達到肌力訓練的肌力與肌肉肥大效果。

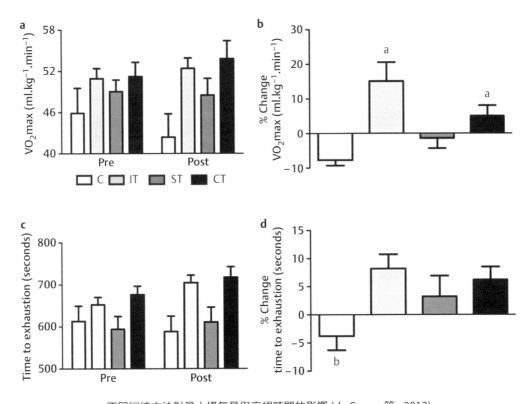

不同訓練方法對最大攝氧量與衰竭時間的影響 (de Souza 等 , 2013)

Wilson 等 (2012) 採用統合分析 (meta-analysis) 的方法，比較肌力訓練 (strength)、耐力訓練 (endurance)、同步訓練 (concurrent) 對於下肢肥大、下肢肌

力、下肢爆發力、最大攝氧量、身體脂肪的訓練效果，研究結果顯示同步訓練可以同時增加肌肉功能與最大攝氧量、同時達成降低身體脂肪的效果；而且採用跑步或騎車進行同步訓練的耐力訓練型態，可以獲得相同的同步訓練效果。

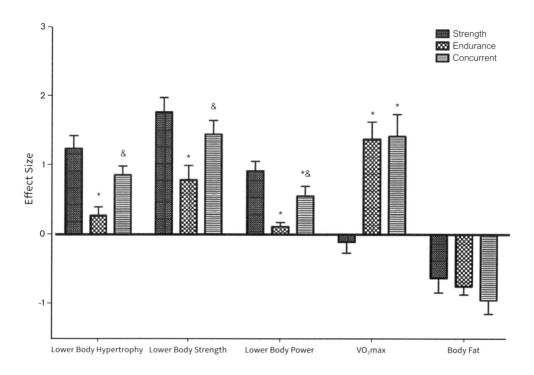

肌力與耐力同步訓練不僅不會降低最大攝氧量（心肺耐力）發展，而且適量的肌力訓練（每週最多兩次、高 RM、低反覆）可以有效提升耐力運動表現。

肌力與耐力同步訓練 (concurrent training) 不僅不會降低最大攝氧量（心肺耐力）發展，而且適量的肌力訓練（每週最多兩次、高 RM、低反覆）可以有效提升耐力運動表現。過去的研究顯示，同步訓練時，肌力可能會因為耐力訓練而降低（林正常，2013)，僅進行耐力訓練也可以提升下肢肌力 (Wilson 等 , 2012)，僅進行肌力訓練仍然可以提升漸增負荷運動到衰竭的時間 (de Souza 等 , 2013)。耐力運動員顯然必須進行肌力訓練來提升運動表現。肌力與爆發性項目運動員如果進行耐力訓練，對於肌力與肌肉肥大的負面影響，是不是跟訓練週數、每週訓練頻率、每次訓練時間有關呢？

首先，先討論一下肌力與耐力同步訓練時，增加肌力訓練的訓練量會影響（提高或降低）肌力表現嗎？Izquierdo-Gabarren 等 (2010) 針對划船選手的研究，受試者在進行正常的划船訓練之外，訓練組另外接受每週兩次肌力訓練 (8 週的總肌力訓練反覆次數 2NRF 組 392 次（每組舉 2-5 次、每次訓練約 30 分鐘）、4NRF 組 784 次（每組舉 2-5 次、每次訓練約 45 分鐘）、4RF 組 1568 次（每組舉 4-10 次、每次訓練約 60 分鐘），研究結果發現划船選手的俯臥上拉 (bench pull) 1 RM 肌力與最大動力 (maximum power) 僅有 4NRF 組有顯著增加（下圖，總訓練量最多的 4RF 組反而沒有顯著提升）。這個研究結果顯示，以增加肌力與肌肉爆發力為目標時，同步訓練時的肌力訓練量並不是越多越好。

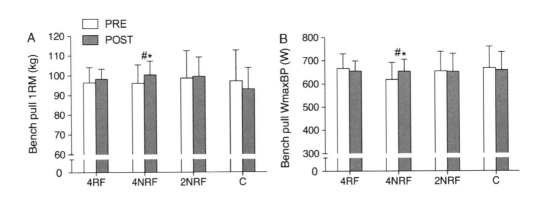

增加同步訓練的週數對於肌力的影響方面。Hickson (1980)、Baar (2014) 發現肌力訓練組（每週訓練 5 天、每次訓練 30-40 分鐘）、耐力訓練組（每週訓練 6 天、每天訓練 40 分鐘）與同步訓練組（整合所有肌力訓練組與耐力訓練組的訓練），在 1 RM 肌力的訓練的效果上，肌力訓練組與同步訓練組在 6-7 週的訓練效果相似，但是超過 8 週訓練之後，同步訓練組的 1 RM 肌力即不再進步，肌力訓練組則持續有進步。也就是說，同步訓練對於 1 RM 肌力的訓練效果，似乎會受

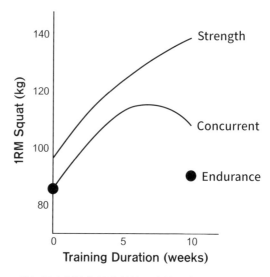

增加同步訓練的週數對於肌力的影響 (Baar, 2014)

到訓練週數的影響，當訓練超過 6-7 週之後，1 RM 肌力的進步效應就會受到限制。

　　有關同步訓練時，耐力訓練的每週訓練頻率、每次訓練時間對於肌力訓練效果的影響方面。Wilson 等 (2012) 透過整合分析研究方法，整合過去有關耐力訓練頻率、每次訓練時間對於肌力訓練效果的研究文獻，發現下肢肌力訓練的效果量 (effect size, ES) 與每週訓練頻率呈現負相關 (r = -0.31)、與每次訓練時間亦呈現負相關 (r = -0.34)，也就是說，耐力訓練的每週訓練頻率越多、或者每次訓練時間越多，對於肌力訓練的 ES 越低。下頁圖呈現肌肉肥大 (hypertrophy)、肌力 (strength)、爆發力 (Power) 的訓練效應大小 (ES) 與每週訓練頻率皆呈現負相關（在肌肉肥大部分較不一致）。由此可見，為了維持肌力訓練的效果，爆發力項目運動員每週進行耐力訓練頻率 1 次、每次訓練時間 20-30 分鐘，相對於頻率更多、時間更長的耐力訓練，反而可以獲得更好的肌力訓練效果。

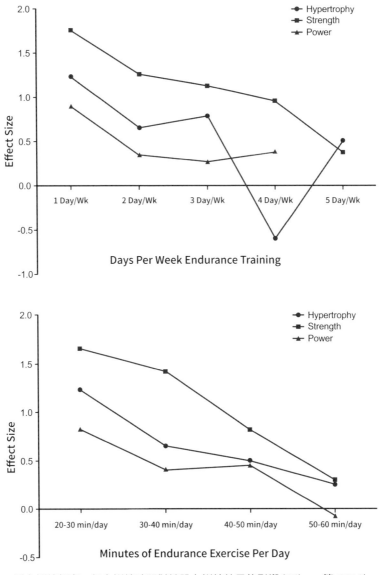

耐力訓練頻率、每次訓練時間對於肌力訓練效果的影響 (Wilson 等, 2012)

　　爆發性項目（擲部、跳部、高爾夫、...等）運動員，若透過肌力與耐力同步訓練進行訓練，可以提升肌肉的肌力、爆發力、並促進肌肉肥大。當同步訓練週數太長（超過 7 週）時，反而會限制肌力訓練的效果，而且耐力訓練頻率（每週幾次）、每次耐力訓練時間與肌力訓練的效果成反比。爆發性項目運動員的每週耐力訓練頻率不宜太多次、每次訓練時間也不應該太長。

3-18 肌力訓練強度的特殊性

　　阻力訓練時選定的重量會影響肌力訓練的效果。以 1-8 RM 強度訓練時，主要可以增加最大肌力，如果同時訓練量也很多時，還可以增加肌肉量；如果以 8-12 RM 強度訓練，主要在增加肌肉爆發力；如果以 15-20 RM 或 20 RM 以上進行訓練，則主要在增加肌耐力。這種肌力訓練強度的特殊性，已經被很多實證研究結果所驗證。相對的，還是有不少不同的研究結果被發現。

　　Campos 等 (2002) 以 32 位未經訓練的男性為對象，受試者隨機分配到低反覆組 (3-5 RM、4 組、組間 3 分鐘休息)、中反覆組 (9-11 RM、3 組、組間 2 分鐘休息)、高反覆組 (20-28 RM、2 組、組間 1 分鐘休息)、以及沒有訓練的控制組，訓練為期 8 週，前 4 週每週訓練 2 天、後 4 週每週訓練 3 天，每次訓練三個動作 (leg press、squat、以及 knee extension)。研究結果發現，肌力訓練的強度不同 (低中高反覆) 都可以顯著提升三個動作的 1 RM 肌力 (下頁圖左)，中與高反覆的肌力訓練會顯著增加 60% 1 RM 的反覆次數 (下頁圖右)。對於沒有訓練經驗者來說，肌力訓練的強度只要高於 20-28 RM，就可以顯著提高肌肉力量，而且強度越高肌力訓練成效越好；肌耐力的訓練效果則以中高反覆次數的強度比較有效，而且反覆次數越大肌耐力訓練成效越好。

　　Ogasawara 等 (2013) 以 9 名未接受過訓練的男性，進行 6 週的高負荷臥推 (bench press) 訓練 (high-load resistance training, HL-RT；每週 3 次、75% 1 RM 強度、3 組) 之後，然後進行 12 個月的停止訓練，然後，再進行 6 週低負荷臥推訓練 (low load-resistance training, LL-RT；每週 3 次、30% 1 RM 強度、4 組、進行到自覺疲勞)。研究發現肱三頭肌、胸大肌橫截面積在 HL-RT (11.9%、17.6%) 和 LL-RT (9.8%、21.1%)，兩種訓練的訓練效果類似，臥推 1 RM 與肘關節伸展肌力 HL-RT (21.0%、13.9%) 和 LL-RT (8.6%、6.5%)，低強度訓練的訓練效果顯著較低。以增加肌肉量的目標來看，低強度、訓練到自覺疲勞的訓練方式也可以達成，要增加肌力則需要高強度比較有效。

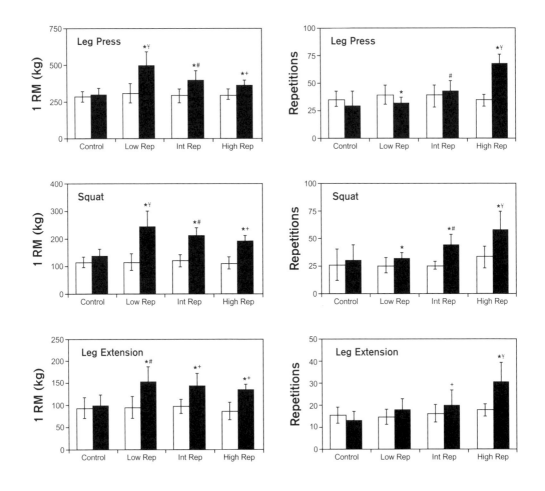

　　Schoenfeld 等 (2014) 將 20 名年輕 (23.2±2.7 歲) 有阻力訓練經驗的男性受試者，隨機分配到肌肥大型阻力訓練 (hypertrophy-type resistance training, HT) 組，與肌力增進型阻力訓練 (strength-type resistance training, ST) 組，HT 組進行 3 組、10 RM、每組休息 90 秒的漸增動作的阻力訓練，ST 組則進行 7 組、3 RM、每組休息 3 分鐘的相同漸增動作的阻力訓練，兩組的總訓練量相同。經過 8 週訓練後，兩組受試者的肱二頭肌肌肉厚度增加量 (HT 組 12.6%、ST 組 12.7%) 沒有顯著差異，1RM 臥推 (bench press) 力量進步量、1RM 深蹲 (squat) 力量進步量，都有 ST 組大於 HT 組的現象 (下頁圖)。研究結果顯示，肌肥大型 (10 RM)、肌力增進型 (3 RM) 的阻力訓練，當總訓練量相同時，對於肌肉大小的肥大效應類似，但是最大肌力的進步量則以肌力增進型 (3 RM) 的阻力訓練效果較佳。

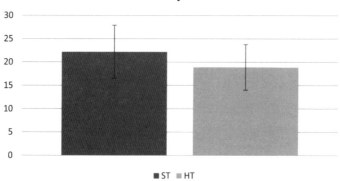

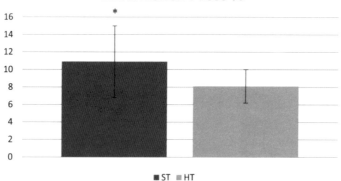

　　Schoenfeld 等 (2017) 整合 21 篇相關的研究結果，發現以大於 60% 1 RM 的重量 (強度) 進行阻力訓練，對於提升 1 RM 肌力的效果顯著大於低於 60% 1 RM 的重量 (強度)，等長肌力 (isometric strength) 與肌肉肥大 (muscle hypertrophy) 的增進效果則沒有顯著差異。以增加肌力為訓練目標時，有必要採用 60% 1 RM 以上的重量 (強度) 進行訓練。

　　以增加肌力為訓練目標時，以 60% 1 RM 或 20-28 RM 以上的強度進行訓練比較有效，而且強度越高 (3 RM) 肌力訓練效果越好。以增加肌肉量為訓練目標時，似乎以 30% 1 RM 以上的強度、訓練到自覺疲勞即可獲得訓練效果。以肌耐力為訓練目標時，採用 20-28 RM 的高反覆訓練效果較佳。有關肌肉爆發力訓練強度的資訊，需要另外整理相關文獻才能釐清。

3-19 肌力訓練頻率對訓練效果的影響

　　美國運動醫學學會 (American College of Sports Medicine, 2009) 建議，以增加肌肉大小為目標時，每週應進行 2-3 次、每次各肌群進行 2 至 4 組 (sets) 的肌力訓練。National Strength and Conditioning Association 針對老人肌力訓練的立場聲明指出，健康老年人肌力訓練以每週 2-3 次、每次 3 組 (sets)、8-12 次反覆、強度 20-30% 1 RM 開始、逐漸增加到 80% 1 RM、8-10 個不同肌群的肌力訓練 (Fragala 等，2019)。每週 2-3 次肌力訓練，似乎是共通的肌力訓練建議頻率。

　　相同的每週肌力訓練量，在一天、或者分成三天訓練，對訓練效果的影響是否有差別呢？Schoenfeld 等 (2015) 以男性有肌力訓練經驗大學生為對象，依據他們肌力、隨機分配到 Split 組、Total 組，在八週、每週 3 次、強度為 8-12 RM 的訓練過程中，Split 組三次訓練分別針對 2-3 特定肌群進行多次訓練，Total 組三次訓練則針對每個肌群進行一次訓練，兩組八週訓練每個肌群都訓練了 18 sets。研究結果發現，臥推 (bench press) 和深蹲 (squat) 的 1 RM 肌力都有顯著進步，但是兩組間沒有顯著差異；前臂屈肌的肌肉厚度 (muscle thickness) 則有 Total 組顯著大於 Split 組的現象。將相同肌力訓練量，分成每週一次肌力訓練、以及每週三次肌力訓練，並不會影響肌力訓練的效果 (有相同的肌力進步效益)，但是每週分成三次訓練可以提升訓練肌群的肌肉量。

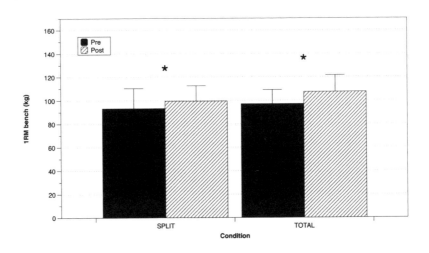

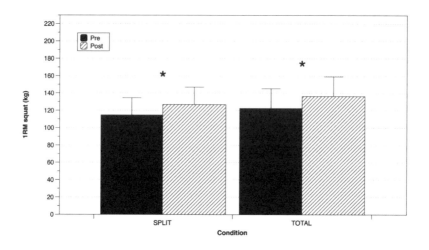

　　每週肌力訓練量、訓練頻率不同時，對訓練效果的影響是否有差別呢？Pina 等 (2019) 以 39 名老年婦女（≧ 60 歲）為對象，隨機分為兩組 (G2x 組每週訓練兩次、G3x 組每週訓練三次)，訓練分兩階段、每階段 12 週，第一階段在八個動作中、進行 1 組 10-15 次重複，第二階段一樣八個動作、進行 2 組 10 到 15 次重複。研究發現兩組的 1 RM 肌力 (G2x 增加 19.5 %、G3x 進步 22.2 %)、肌肉量 (G2x 增加 3.0 %、G3x 進步 1.6 %)、肌肉質量指數 (G2x 增加 16.0 %、G3x 進步 21.1 %) 的進步相似。以老年婦女為訓練對象時，無論每週訓練兩次或三次，儘管訓練三次的肌力訓練量增加，都會造成相同的訓練效果。由此可見，每週兩次肌力訓練的訓練效果，具備每週訓練三次 (肌力訓練量也增加) 一樣的訓練效果，每週訓練兩次的訓練效率顯然較高。

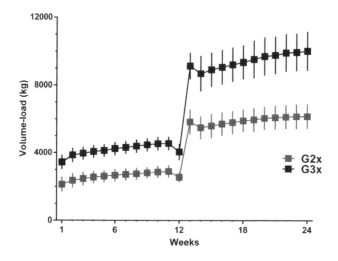

　　Schoenfeld (2016) 整合 10 篇有關每週肌力訓練頻率的研究，發現以肌肉量為訓練目標時，訓練頻率會顯著影響肌肉量的訓練效果。在每週肌力訓練量相等的條件下，每週兩次的訓練頻率比每週一次的肌肉量訓練效果更好。研究結果顯示，主要肌群應該每週至少訓練兩次，以便最大化肌肉量的訓練效益；每週訓練三次是否會比二次訓練效果好？還沒有一致的研究結果。每週超過三次的肌力訓練頻率是否效果更好？仍待進一步研究。對於一般沒有肌力訓練經驗者來說，似乎兩次訓練效果即有訓練效益，經常進行肌力訓練者則可能需要每週三次、更多的肌力訓練量，才會呈現更好的訓練效果。

　　Dankel 等 (2017) 整合文獻的資料，發現增加每週訓練頻率、減少每次肌力訓練量，似乎可以獲得更好的肌肥大訓練效果。但是研究文獻並沒有每週訓練七天的研究設計，這種現象似乎與美國運動醫學會建議，相同肌群在兩次訓練間至少有 48 小時休息有關。由肌肉蛋白質合成的反應來看，增加訓練頻率似乎可以提升肌肉蛋白質合成，進而可能提高肌肉量，只是這樣的推論，需要搭配肌力訓練的負荷強度、反覆次數、組數、... 等肌力訓練變項，並且進一步透過實驗設計來進行研究確認。

　　肌力訓練頻率以每週 2-3 次的建議最常見。對於有肌力訓練經驗的人來說，以肌力為目標時，將肌力訓練量在一天中完成的訓練效果，與分成三天訓練的肌力訓練效果相同；如果以增加肌肉量為目標時，則以分為三天訓練的效果較佳。還沒有肌力訓練經驗的一般社會大眾，每週 2 次訓練的訓練效果最佳。每週肌力訓練 3 次以上的訓練頻率，訓練效果仍然需要進一步的研究確認。

肌力訓練量 (resistance training volume) 是指肌力訓練時，每週組數 (sets)、重複次數 (reps)、強度負荷 (load) 的乘積 (組數 × 重複次數 × 強度負荷)，每週肌力訓練量代表肌力訓練時的每週總作功量。很多的研究結果顯示，肌力訓練量是肌肉肥大的關鍵因素，也是就說，當肌力訓練強度達到一定強度以上時，每週肌力訓練量越大、肌肉肥大效果越好 (Figueiredo 等，2018)。

為什麼肌力訓練量增加會讓肌肉肥大呢？Leite 等 (2011) 以 10 名休閒訓練者 (24.5±7.6 歲) 為對象，受試者分別進行兩次訓練量的實驗，一次為 3 組、最大肌力的 80% 進行 6 RM、每組間休息 2 分鐘，另一次為 3 組、最大肌力的 80% 進行 12 RM、每組間休息 2 分鐘，彼此間隔 7 天。肌力訓練的順序為槓鈴臥推 (barbell bench press)、坐姿蹬腿 (leg press)、器械式水平前下拉 (machine front latpull down)、俯臥腿彎舉 (leg curl)、肩膀外展 (shoulder abduction)、以及坐姿伸腿 (leg extension)。研究紀錄肌力訓練前、後的睪固酮 (testosterone, T)、生長激素 (growth hormone, GH)、皮質醇 (cortisol, C)、以及 T/C 比值。研究發現，肌力訓練量多或少都會顯著提升血液中睪固酮、生長激素的濃度，肌力訓練量多則有生長激素顯著高於、皮質醇顯著高於、T/C 比值顯著低於肌力訓練量少的狀況。肌力訓練量是調節急性荷爾蒙反應的重要因素，也是造成肌肉肥大的主要原因。

Schoenfeld 等 (2017) 統合 15 篇研究文獻的結果，探討每週肌力訓練量與肌肉質量 (muscle mass) 的劑量反應關係 (dose-response relationship)。研究發現每週肌力訓練量與肌肉大小具有劑量反應關係，高低每週肌力訓練量之間具有 3.9% 肌肉量增益差異；每週肌力訓練每增加一組 (sets)，肌肉大小訓練效果會增加 0.37%。在增加每週肌力訓練量時，似乎以增加組數的方式對肌肉量的提升效果最明確。

　　Schoenfeld 等 (2019) 將 34 位至少已經訓練 1 年肌力訓練的健康男性，受試者隨機分配到低訓練量組（每次練習 1 組，n=11）、中訓練量組（每次練習 3 組，n=12）、或高訓練量組（每次練習 5 組，n=11），進行每週 3 次、8 週、每組 8-12 RM 的肌力訓練，每次訓練七個主要肌群動作：槓鈴臥推（barbell bench press）、槓鈴肩推 (barbell military press)、寬握側向下拉 (wide grip lateral pulldown)、坐式划船 (seated cable row)、槓鈴背深蹲 (barbell back squat)、坐姿蹬腿 (leg press)、單側坐姿伸腿 (unilateral machine leg extension)。以槓鈴背深蹲和臥推的一次最大反複 (1 RM) 評估肌肉力量，以 50% 1 RM 臥推衰竭評估上身肌肉耐力，以超音波檢查肱二頭肌、肱三頭肌、股直肌、股外側肌來評估肌肉肥大。研究結果顯示，肌力與肌耐力的變項都有顯著的進步，但是在肱二頭肌 (biceps)、股直肌 (rectus femoris)、股外側肌 (Vastus lateralis) 肌肉厚度，都有肌力訓練量較大的組別肌肉厚度增加更多現象。這個研究的結果呈現出，經常肌力訓練的男性，在 8 週 ，肌肉肥大遵循劑量反應關係，隨著訓練量的增加，肌肉的肥大也越來越大。

　　增加每週肌力訓練量，可能也會出現訓練者個別差異，以及過度訓練的問題。Figueiredo (2018) 的研究指出，受過訓練的個人、運動員，可能需要比未經訓練、休閒訓練者更大的肌肉生長訓練量；對於一般未經訓練與肌肉不足的中老年來說，如果沒有適當的肌力評估，提高肌力訓練量是否會有過度訓練的可能？都是進行提升肌肉量訓練（增加肌力訓練量）時，需要特別注意的焦點。實際在進行肌力訓練時，增加肌力訓練量是非常容易執行、改變的肌力訓練變項，適度的增加肌力訓練量，顯然是相當必要的健康運動策略。

　　肌力訓練量是指每週組數 (sets)、重複次數 (reps)、強度負荷 (load) 的乘積（組數 × 重複次數 × 強度負荷），代表肌力訓練時的每週總作功量。進行肌力訓練後，身體荷爾蒙反應的調節，可能是造成肌力增加、肌肉肥大的主要原因。一般來說，經常肌力訓練者，肌力訓練量增加（增加訓練組數）不一定可以提高肌力增加量，但是可以提高肌肉量，而且肌力訓練量（訓練組數）越高，肌肉量增加越多。肌力訓練時，增加肌力訓練量是相當容易執行的訓練變項，只要注意肌力的個別差異，肌肉量增加可以很容易達成。

MEMO

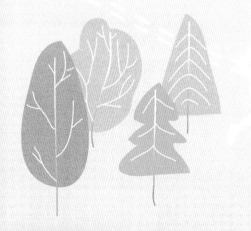

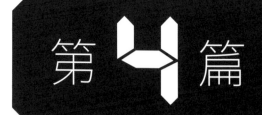

第 4 篇

跑步的技術

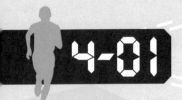
跑步技術一直都是影響跑者跑步經濟性 (running economy) 與跑步表現 (running performance) 的重要課題。

Saunders 等 (2004) 的文章中指出，影響跑步經濟性的生物力學 (biomechanics) 因素，包刮**人體測量學** (anthropometry)、**運動學與動力學** (kinematics and kinetics)、**柔軟度** (flexibility)、**地面反作用力** (ground reaction force) 等。Barnes 與 Kilding (2015) 的文章則指出，影響跑步經濟性的主要生物力學因素，包括**人體測量學特徵** (體重與質量分佈、肢體長度、跟腱腱臂 (Achilles tendon moment arm))、**跑步風格 / 步態模式** (步長與步頻、垂直振幅 (vertical oscillation)、著地模式 (footstrike patterns))、**運動學** (kinematics)、**動力學** (kintics)、以及**柔軟度**等。

Moore (2016) 基於過去研究的證據，分析有利於跑步經濟性的生物力學內在因素 (intrinsic factors)，包括步幅少於最佳步幅 3%、較低的垂直振幅、較大的腿部硬度 (stiffness)、較低下肢轉動慣量、腳尖離地時更小的腿部伸展、更大的步幅角度 (stride angle)、推蹬期地面反作用力 (GRF) 方向與腿部軸線對齊、保持手臂擺動、較低的作用拮抗肌共同收縮、以及推蹬時較低肌肉激活等，有利的外在因素 (extrinsic factors)，則包括跑鞋與地面穩定接觸、赤腳或輕量鞋等。不利於跑步經濟性的生物力學內在因素，包刮地面接觸時間、擺動時間、衝擊力、前後作用力、軀幹角度、以及雙關節肌共同收縮等，不利的外在因素則如矯形器等。其他有限或未知的生物力學，包括腳與重心在著地時的水平距離、braking / 減速時間、接觸地面的減速、衝量 (impulses)、擺動期、足部著地型態、乳房運動學、以及股內側肌預先活動等 (下頁表)。儘管影響跑步經濟性的生物力學因素，已經有了明確的有利與不利歸類，對於一般跑步教練與跑者來說，由於考量的變項數量太多、太複雜，要實際應用這些跑步技術的影響因素，確實是相當困難的工作。

影響跑步經濟性的生物力學因素 (Moore, 2016)

效果	內在因素				外在因素
	時間空間	動力學	運動學	神經肌	
有利因素	自選步長 (減 3%) 低垂直振幅	較大的腿部硬度 推蹬期 GRF 與腿部軸線對齊 低下肢轉動慣量	離地時較少腿部伸展 較大步幅角度 保持手臂擺動	推蹬時較低肌肉激活 較低的作用肌 - 拮抗肌共同收縮	跑鞋與地面穩定接觸 赤腳或輕量鞋 (<440g)
衝突因素	地面接觸時間 擺動時間	衝擊力 (impact force) 前後作用力	軀幹角度	雙關節肌共同收縮	矯形器
有限或未知	腳與重心在著地時的水平距離 Braking/ 減速時間 接觸地面時的速度流失	衝量 (impulses)	擺動期 足部著地型態 乳房運動學	股內側肌預先活動	

　　為了釐清影響跑步經濟性與跑步表現的技術因素，Folland 等 (2017) 以 97 名 (男性 50 名、女性 47 名) 耐力跑者為對象 (受試者 29 名優秀跑者、68 名休閒跑者，其中優秀男女跑者 29 名，1 萬公尺成績在 31 分鐘與 35 分鐘以下)，在漸增速度的跑步機上 (10-12 km/h 速度、每個速度 4 分鐘)，進行五類運動學指標 (垂直擺動、braking、姿勢、步幅參數、下肢角度，共 24 個變項) 的分析，並且進行能量成本 (locomotory energy cost, LEc) 、乳酸閾值 (velocity of lactate threshold point, vLTP) 的實驗，以及跑步表現 (一萬公尺跑步成績) 的紀錄。

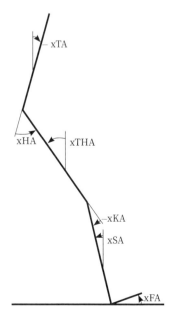

　　運動學指標的 24 個變項中，垂直擺動 (vertical oscillation) 的變項，包刮骨盆與重心在著地時的垂直振幅 $\Delta zP_{GC,H}$、$\Delta zCM_{GC,H}$ 與整個步伐 (total stride) 的垂直振幅 $\Delta zPTOT,H$、$\Delta zCMTOT,H$；braking 的變項，包刮骨盆與重心在整個步伐的最小水平速度 VyP_{MIN}、$VyCM_{MIN}$ 與著地期間 (during ground contact) 的最小水平速度 ΔVyP_{GC}、$\Delta VyCM_{GC}$；姿勢 (posture) 的變項，包括軀幹在整個步伐的平均伸展角度 xTA_{MEAN} 與角度範圍 ΔxTA，以及整個步伐橫軸旋轉角度 ΔzPA；步幅參數 (stride parameters) 的變項，包刮標準化的

步長 SL_H、步頻 SR、著地時間 GCT、擺動時間 SWT、以及著地指數 (duty factor, DF)；下肢角度 (lower limb angles) 的變項 (上頁圖)，包括著地瞬間矢狀面 (sagillal plane) 的腳著地角度 xFA_{TD}、小腿角度 xSA_{TD}、大腿 $xTHA_{TD}$，在著地期間 (during ground contact) 膝關節的伸展角度 ΔxKA_{GC}、髖關節的收縮角度 ΔxHA_{GC}、膝關節最小角度 $xKA_{GC,MIN}$，以及在擺動期的最小膝關節角度 $xKA_{GC,MIN}$、最大髖關節角度 $xHA_{SW,MAX}$。

　　針對一萬公尺平均成績在 37 分 58 秒 ±6 分 7 秒、43 分 31 秒 ±6 分 54 秒的 97 位男女跑者來說，研究結果顯示，有 19 個跑步運動學的變項與跑步經濟性具備顯著相關，有 18 個跑步運動學的變項與 vLTP 具備顯著相關，有 11 個跑步運動學的變項與跑步成績具備顯著相關。透過迴歸分析的方法發現，著地時骨盆的垂直振幅 $(\Delta zP_{GC,H})$、著地期間的膝關節最小角度 $(xKA_{GC,MIN})$、以及整個步伐期間骨盆的最小水平速度 (VyP_{MIN}) 三個變項，可以解釋跑步經濟性變異性 (LEc) 達 39.4%。**著地瞬間矢狀面的小腿角度 (xSA_{TD})、整個步伐期間骨盆的最小水平速度 (VyP_{MIN})、著地指數 (Duty factor, DF)、軀幹伸展角度 (xTA_{MEAN}) 四個變項，可以**解釋跑步表現 (SB Time-z) 變異性達 30.5%，以及乳酸閾值 (vLTP-z) 變異性達 41.8%(右圖)。

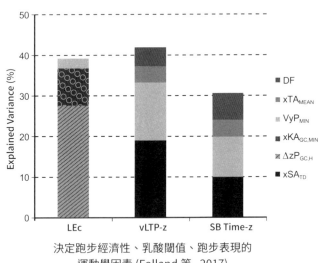

決定跑步經濟性、乳酸閾值、跑步表現的
運動學因素 (Folland 等 , 2017)

　　儘管跑步技術的相關變項，普遍與跑步經濟性、跑步表現顯著相關，但是進一步進行迴歸分析之後發現，影響跑步經濟性與跑步表現的技術因素，似乎會有不同。著地瞬間骨盆的垂直振幅、擺動期的膝關節最小角度與跑步經濟性比較有關聯；著地瞬間的小腿角度，整個步伐期間的骨盆最小水平速度、著地指數 (duty factor)、以及軀幹伸展角度等，則與跑步表現密切關聯。

跑步的時空 (spatiotemporal) 參數

跑步的時空參數 (spatiotemporal parameters) 是指跑步時步頻 (step rate)、步長 (step length)、著地時間 (contact times)、騰空時間 (flight times) 等時間與空間變項的變化情形。一般來說，為了獲得跑步時正確的時間與空間變化資料，教練與研究者往往需要透過高速攝影機的紀錄，進行跑步時的動作攝影分析 (Landers 等，2011)。

除了攝影分析的方法以外，Belli 等 (1995) 透過跑步機上的特殊裝置（下圖），紀錄 17 名跑者在最大有氧速度 (maximal aerobic velocity) 的 60%、80%、100%、140% 速度跑步時，身體的垂直位移 (vertical displacement)、以及步伐時間 (step time) 變化情形。研究結果顯示，隨著跑步速度的增加垂直位移與步伐時間皆逐漸地提高；由於跑步步伐的穩定狀況不一，為了降低垂直位移與步伐時間測量結果的變異性、提高測量的準確性，這種跑步的時空 (spatiotemporal) 參數測量，應該連續進行 32-64 步、測驗時間至少 15-20 秒。

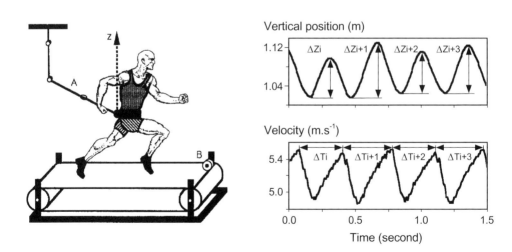

Gomez-Molina 等 (2017) 的研究，比較 10 名訓練兩年以上的業餘跑者 (VO_2max 為 61.8±5.4 ml/kg/min、跑步經濟性為 207.6±17.4 ml/kg/km，換氣閾值 (ventilatory threshold, VT) 速度、呼吸代償點 (respiratory compensation threshold, RCT) 速度、最大速度 (peak speed) 分別為 12.2±1.1 km/h、16.1±1.1 km/h、20.0±1.0 km/h) 與 11 名健康經常活動但未特別針對跑步訓練的受試者 (VO$_2$max 為 54.1±5.8 ml/kg/min、跑步經濟性為 217.6±13.9 ml/kg/km，VT 速度、RCT 速度、最大速度分別為 9.4±0.9 km/h、13.2±0.7 km/h、16.5±1.2 km/h)，在相同速度下跑步時，訓練者的步頻較快 (5.2±0.9 %)、步長較短 (5.6±1.2 %)，著地時間 (contact time)、騰空時間 (flight time) 則沒有顯著差別；訓練者在 VT 速度、RCT 速度、以及最大速度的步頻都顯著大於未訓練者 (右圖)，研究者認為增加步頻、縮短步長可能是跑者訓練時避免運動傷害與提升跑步經濟性的策略。事實上，這篇研究的實驗設計在於比較訓練者與非訓練者的差異，因此，造成研究結果的原因是跑步訓練的結果或者是受試者個別差異的現象，難以透過研究結果來釐清。相同一個研究團隊，

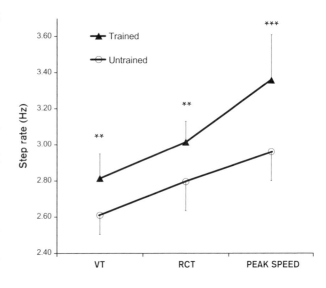

Gomez-Molina 等 (2017) 發現男性跑者的半程馬拉松比賽成績，與跑者的體型 (體重、BMI)、訓練經驗 (每週訓練量、每週訓練次數)、生理學 (最大攝氧量、最大速度、呼吸代償點速度)、生物力學 (最小著地時間、最大步長、RCT 速度跑的著地時間、RCT 速度跑的步長) 等都有顯著相關；跑者的身高、跑步訓練時間、最大心跳率、最大步頻、RCT 速度跑的步頻等，皆與半程馬拉松比賽表現沒有顯著相關。由此可見，跑步的時空 (spatiotemporal) 參數中，步頻可能不是影響跑步表現的重要變項，步長、著地時間可能與跑步表現有顯著關聯。

　　Gomez-Molina 等 (2017) 針對 25 名自願參與實驗跑者，分成跑步 (running) 訓練組 (RG, 11 名)、跑步 (running)+ 動力式 (plyometric) 訓練組 (RPG, 14 名)，兩組受試者皆接受 8 週跑步訓練，跑步 + 動力式訓練組每週增加兩次動力式訓練，研究

結果發現 RPG 組訓練後，在固定速度下比 RG 組具備更低步頻 (step rate) 與更多騰空時間 (flight time)，著地時間則沒有顯著改變；RPG 組在垂直跳與 5 bound test 也顯著進步，RG 組則沒有顯著進步。跑步訓練過程中加入動力式訓練，有助於增加跑者肌力，進而提升跑步的速度。

Ogueta-Alday 等 (2018) 則針對半程馬拉松比賽成績 66.0±2.3 分鐘 (G1)、73.0±3.4 分鐘 (G2)、85.2±2.5 分鐘 (G3)、96.0±3.2 分鐘 (G4) 的跑者，進行跑步的時空 (spatiotemporal) 參數變項的紀錄，發現在最大速度 (peak speed)、RCT、VT 速度跑步時，著地時間與步長都會有組別間的差異，跑步能力好的跑者著地時間較短、步長較大，步頻則沒有顯著的差異。在 11 km/h、13 km/h、15 km/h 速度跑步時，不同能力跑者則只有在著地時間具備顯著的差異（能力好的跑者著地時間較短）。

不同能力跑者在最大速度、RCT、VT 時跑步的著地時間、步頻、步長
(Ogueta-Alday 等 , 2018)

		G1 (n = 11)	G2 (n = 13)	G3 (n = 13)	G4 (n = 11)	r
PEAK	Contact time (ms)	177±15*†#	193±17†#	215±17	222±14	**0.76**
	Step rate (spm)	190.7±4.7	187.6±6.3	190.6±8.0	189.7±15.5	0.01
	Step length (m)	1.86±0.09†#	1.80±0.12†#	1.61±0.13	1.54±0.16	**-0.73**
RCT	Contact time (ms)	198±23*†#	219±19†#	241±19#	260±19	**0.82**
	Step rate (spm)	181.7±6.9	177.4±7.3	178.5±8.9	172.7±9.6	**-0.38**
	Step length (m)	1.66±0.09*†#	1.58±0.11†#	1.42±0.09#	1.29±0.10	**-0.87**
VT	Contact time (ms)	246±22*†#	282±34†#	304±21	313±33	**0.66**
	Step rate (spm)	167.5±4.8	166.2±8.0	162.6±6.2	159.6±6.2	**-0.43**
	Step length (m)	1.22±0.09*†#	1.13±0.12†#	1.03±0.06	1.05±0.08	**-0.62**

為了獲得正確的跑步時空參數 (spatiotemporal parameters)（步頻、步長、著地時間、騰空時間）資料，有必要紀錄跑步 32 步或 20 秒以上。跑步步頻雖然是跑步時可以隨意調整的變項，但是與跑步表現的相關性不高，降低跑步時的著地時間可能是影響跑步表現的最重要時空參數。跑步訓練過程中加入動力式訓練 (plyometric training)，有助於提升腿部肌力、進而提升跑步表現。

一般來說，當自行車運動的負荷增加時，最佳踩踏頻率（以能量消耗為基準）會提高；透過能量消耗的運動經濟性分析，自行車運動初期 (15 分鐘以內) 的最佳踩踏頻率 (55-65 rpm)，會顯著低於 30-60 分鐘時的最佳踩踏頻率（約 80 rpm，運動時間較長時最佳踩踏頻率會增加），也會顯著低於自行車運動選手自選的踩踏頻率 (80-100 rpm)。那麼，跑步運動有沒有最佳步頻呢？

先來談談最佳跑步速度 (optimal running speeds) 的選定。Steudel-Numbers 與 Wall-Scheffler (2009) 進行 9 位自願參與受試者，在六個不同速度下的攝氧成本 (cost of transport, cal/km) 分析（下圖，圖中資料點空心者為男性有 5 位，資料點實心點為女性又 4 位），透過線性與二次迴歸進行的攝氧成本最佳跑步速度評量，

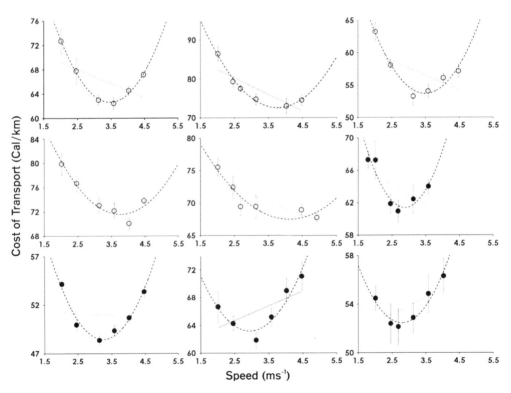

跑步最佳速度的評量 (Steudel-Numbers & Wall-Scheffler, 2009)

研究發現男性最佳跑步速度皆等於或大於 3.5 m/s（平均 3.7 m/s)，女性最佳跑步速度皆小於 3.5 m/s（平均 2.9 m/s)，也就是說，每個人的最佳跑步速度並不相同。由於，跑步時速度不同會有不同的跑步步頻，因此要確認跑步有沒有最佳步頻時，似乎有最佳跑步速度的限制。

跑步速度不同時，跑步最佳步頻是否會改變呢？Mercer 等 (2008) 以 10 名經常訓練的跑者為對象，進行三次不同速度 (3.13m/s、3.58m/s、4.02 m/s) 的 15 分鐘跑步測驗，並且以剛開始測驗時的步頻為自選步頻 (preferred stride frequency, PSF)，並且在跑步 5 分鐘後以 ±15% PSF 進行跑步測驗，研究發現相同速度、步頻不同時，並沒有攝氧量上的顯著差異（下圖），但是隨著跑步速度的增加 PSF 有稍微增加的趨向（跑步速度每增加 1 m/s，PSF 增加 4%)。由此可見，跑步能力越好的跑者，似乎最佳步頻越高（只是步頻是緩和增加的趨勢）。

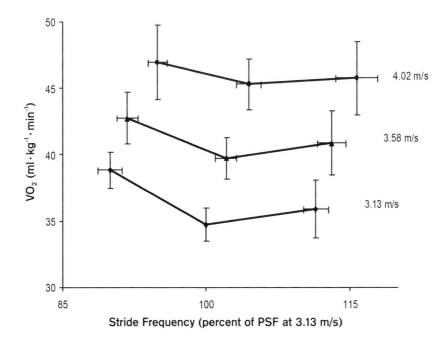

三種不同步頻下進行三次不同速度跑步的攝氧量分析 (Mercer 等，2008)

Hunter 與 Smith (2007) 則分析 16 位 (11 位男性、5 位女性) 經常訓練跑者，在 3.0 至 4.6 m/s (77.9±6.8 %VO₂max) 速度跑步 1 小時的能量消耗狀況，並且透過跑者自選步頻的 ±4%、±8%，共五個不同步頻進行最佳步頻 (optimal stride frequency, OSF) 的評量 (下圖左)。研究結果發現，跑步最佳步頻 (OSF) 與自選頻 (preferred stride frequency, PSF) 在 1 小時跑步初期與後期皆沒有不同，但是在跑步最後時的步頻 (1.43±0.08 Hz) 顯著低於最初的步頻 (1.45±0.06 Hz) (1.43 Hz 是指每分鐘有 85.8 週期步伐、171.6 步；1.45 Hz 是指每分鐘有 87 週期步伐、174 步)。

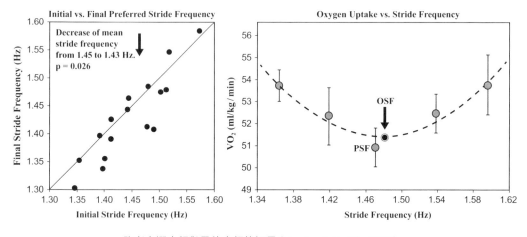

跑者自選步頻與最佳步頻的評量 (Hunter & Smith, 2007)

　　Snyder 與 Farley (2011) 則探討跑步坡度改變時，會不會改變 2.8 m/s 速度跑步的最佳步頻 (optimal stride frequency, OSF)。下頁圖 A 顯示在沒有坡度與 ±3% 坡度的跑步狀況下，步頻以跑者沒有坡度自選步頻的 ±4%、±8% 進行能量代謝的測量後，發現坡度的改變並沒有改變最佳步頻，而且自選步頻 (PSF) 與 OSF (1.43±0.02 Hz，每分鐘有 85.8 週期步伐、171.6 步) 在不同坡度下皆沒有顯著不同 (下頁圖 B)。研究還發現，在上坡時有 8/9 的受試者 PSF>OSF，在下坡時則只有 4/9 的受試者 PSF>OSF。事實上，這篇研究在 2.8 m/s 的固定速度下進行研究，3% 的坡度增加雖然會提高 PSF 的現象，但是對於 OSF 的影響並不顯著。

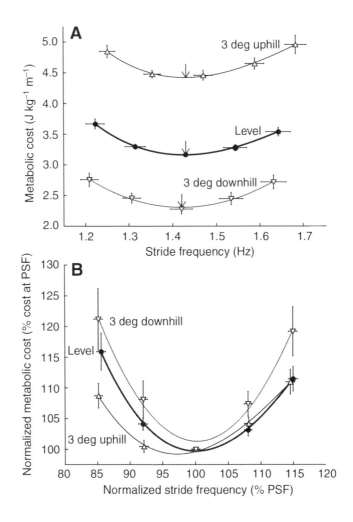

跑步的最佳步頻 (OSF) 會受到跑步速度的影響，每增加 1 m/s 大約會提高 4% 的 OSF，由此可見，能力越佳跑者的 OSF 越高。除此之外，跑步時間增加可能會降低跑者的自選步頻，跑步坡度提高可能會增加跑者的自選步頻，但是坡度如果沒有改變太大 (3%)，OSF 並不會受到跑步時間與跑度坡度的影響。對於跑者來說，似乎應該先確認最佳跑步速度，再依據最佳跑步速度進行 OSF 的選定。一般休閒跑者的跑步速度較慢，OSF 約在每分鐘 145 至 160 步，跑步選手的跑步速度較快，OSF 約每分鐘在 170 至 185 步。

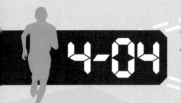
　　跑步的最佳步頻 (optimal stride frequency, OSF) 會受到跑步速度的影響，能力越佳跑者的 OSF 越高。對於一般跑者來說，似乎應該先確認最佳跑步速度，再依據最佳跑步速度進行 OSF 的選定。一般休閒跑者的跑步速度較慢，OSF 約在每分鐘 145 至 160 步，跑步選手的跑步速度較快，OSF 約每分鐘在 170 至 185 步。

　　實際進行跑步最佳步頻的評量時，採用相對速度攝氧量 (ml/kg/km，也可以稱為攝氧成本 (oxygen uptake cost)) 的方式，做為評量跑步經濟性的依據 (Foster & Lucia, 2007；Snyder & Farley, 2011)。右圖即為 Snyder & Farley (2011) 提出評量跑步最佳步頻的攝氧成本或跑步成本 (cost of level running) 方法。

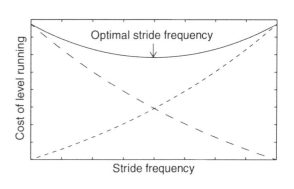

但是，對於一般跑者來說，進行跑步經濟性的評量時，需要攝氧分析的設備才能夠評量，讓這種透過攝氧成本評量跑步最佳步頻的方法，顯得難以進行。

　　de Ruiter 等 (2013) 也是採用跑步成本 (running cost, 單位 ml/kg/km) 的方法，進行自選步頻 (self-selected stride frequency, RCsel) 與理想步頻 (optimal stride frequency, RCopt) 的跑步成本分析。研究結果顯示，當跑者以換氣閾值 (ventilatory threshold) 強度的 80% 速度，進行不同步頻 (自選步頻與 ±6%, 12%, 18%，共 7 個不同步頻) 的跑步測試時，一般跑者的 RCsel 為 77.89±2.8 步 / 分鐘 (平均每分鐘 155.78 步)、經常訓練跑者則為 84.49±5.3 步 / 分鐘 (平均每分鐘 168.98 步)，RCopt 則分別為 84.99±5.0 步 / 分鐘 (平均每分鐘 169.98 步)、87.19±4.8 步 / 分鐘 (平均每分鐘 174.38 步)，經常訓練者的 RCsel 與 RCopt 都

高於一般跑者（原因應該是經常訓練者的換氣閾值較高）。一般跑者 RCsel 與 RCopt 的跑步成本分別為 239±31ml/kg/km 與 236±31 ml/kg/km，經常訓練跑者 RCsel 與 RCopt 的跑步成本分別為 192±13ml/kg/km 與 189±13 ml/kg/km，經常訓練者具備較低的跑步成本。

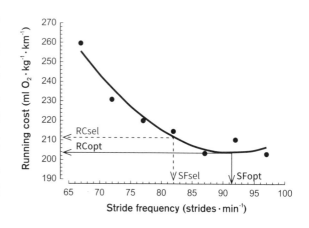

針對經常訓練跑者進行跑步成本（攝氧成本）與運動心跳率評量跑步最佳步頻的方法，則如下圖所示（一位經常訓練跑者兩次跑步成本與運動心跳率評量最佳步頻的結果）。一般跑者出現最佳步頻的運動心跳率為 166±13 次/分鐘，經常訓練跑者出現最佳步頻的運動心跳率為 159±11 次/分鐘，兩者沒有顯著差異。研究的結論確認，透過運動心跳率的評量，也是獲得跑步最佳步頻的有效評量方法。只是由下圖的結果來看，兩次相同運動內容的狀況下，運動心跳率的最低值似乎有每分鐘 10 次的差異？

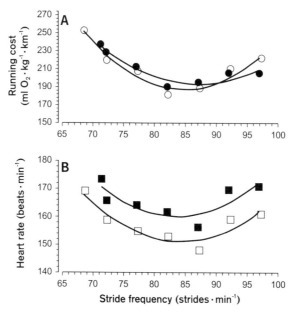

跑步成本（攝氧成本）與運動心跳率評量跑步最佳步頻 (de Ruiter 等 , 2013)

van Oeveren 等 (2017) 的研究，則是以經常訓練跑者的自選速度來進行實驗，實際選定跑步速度是以自選速度、90%、110% 自選速度來進行跑步測驗，選定的跑步步頻則是以每分鐘 70, 80, 90, 100 步 (strides)，以及自選步頻來進行隨機次序的跑步測驗，每次跑步測驗間隔休息 15 分鐘。由下圖跑步運動心跳率與步頻的關係，可以發現跑步最佳步頻出現在 83 strides/min（每分鐘 166 步）（受試者跑步的速度在 2.4 至 2.9 m/s，最低運動心跳率在每分鐘 166 次至 176 次）。三次不同速度的跑步測驗，最佳跑步步頻幾乎都相同。

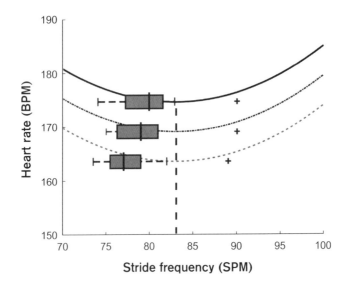

　　透過攝氧成本、跑步成本的分析，可以明確獲得特定跑步速度下的跑步最佳步頻。但是攝氧分析系統取得不易，透過運動心跳率進行跑步最佳步頻的分析，反而是方便又有效的評量方法。目前攜帶式心跳偵測的便利性越來越高，除了可以用來評量跑步最佳步頻之外，其實仍然有一些需要釐清的問題，例如兩次相同跑步測驗下運動心跳率差異的原因？跑步速度增加時跑步最佳步頻會不會提高？

跑步速度增加對步頻與步幅的影響

　　當跑步的速度固定時（跑步機的速度為每小時 8 公里），增加跑步步頻（由每分鐘 160 步增加到 180 步）會讓部分 (18%) 受試者，跑步時由腳跟著地調整為腳掌著地。但是，以每分鐘 180 步的步頻跑步時（每小時 8 公里速度），仍然有 55% 跑者以腳跟著地的方式跑步。如果，跑步速度越來越快時，跑步的步頻與步幅哪一個增加的比例比較高呢？

　　Brughelli 等 (2011) 以 16 名澳洲職業足球選手為對象（平均 23.3±2.1 歲、184.8±12.4 公分、84.1±7.4 公斤），在跑步機上測量最大跑步速度後，依據隨機的方式進行 40%、60%、80% 的跑步機速度跑步，研究發現隨著跑步速度的增加，跑步的步頻與步幅皆顯著的增加（下圖），當跑步速度由最大速度 40% 增加到 60% 時，步頻約增加 6%（約 2.6Hz 增加到約 2.75Hz），步幅約增加 35%（約 0.8m 增加到約 1.1m），跑步速度增加對於步幅的改變顯然遠大於步頻的改變。Hutchinson (2011) 整理 Weyand 等 (2000) 的論文資料，發現當跑步速度由 3m/s 增加到 5m/s 時，步頻約增加 10%（約每秒 1.25 步增加到 1.4 步），步幅約增加 50%（約 2.4m 增

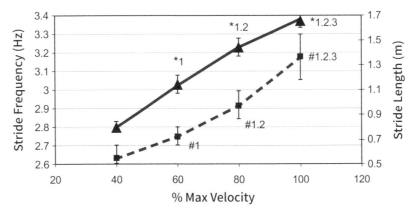

跑步速度改變（相對速度）的步頻與步幅變化圖 (Brughelli 等 , 2011)

加到約 3.6m)，Hutchinson 自己的步頻與步幅變化也有類似的結果 (下圖)。事實上，由過去的研究可以發現，當跑步的速度達到最大速度的 80% 以上，或者跑步速度高於 7 m/s 時，跑步步頻會顯著的增加 (步幅則不再有顯著的提升)，但是實際進行長距離跑步時，不可能會以這麼快的速度長時間跑步。由此可見，不管是一般跑者或長距離跑步選手，參加長距離跑步比賽時，跑步速度越快，跑步的步幅增加率會顯著高於步頻的增加率 (步幅增加率是步頻增加率的 5 倍)。

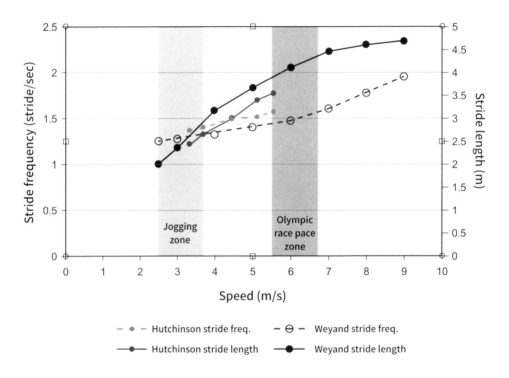

跑步速度改變 (絕對速度) 的步頻與步幅變化圖 (Hutchinson, 2011)

Santos-Concejero 等 (2014) 以 11 名休閒跑者 (平均 38.5±4.0 歲、176.9±6.9 公分、69.6±7.4 公斤、10 公里成績 38.9±3.2 分鐘)、以及 14 名長跑選手 (平均 27.9±6.4 歲、176.7±5.3 公分、64.7±3.9 公斤、10 公里成績 31.7±1.4 分鐘) 為研究對象，發現長跑選手擁有較佳 (攝氧成本較低) 的跑步經濟性 (running economy, ml/kg/km)，而且長跑選手在不同速度下跑步時，步幅高於休閒跑者、步頻則低於休閒跑者，當跑步速度高於 12 km/hr 時則會出現步幅的顯著差異（右圖）。跑步的攝氧成本（單位為 ml/kg/km）與步幅成反比（步幅越長、攝氧成本越低，跑步經濟性越好），跑步的攝氧成本與步頻成正比（步頻越高、攝氧成本越高，跑步經濟性越差），跑步的攝氧成本與 10 公里跑步成績成正比 (10 公里跑步時間越長、攝氧成本越高，跑步經濟性越差）。對於跑步選手來說，步幅的大小似乎是決定跑步成績的最主要因素。

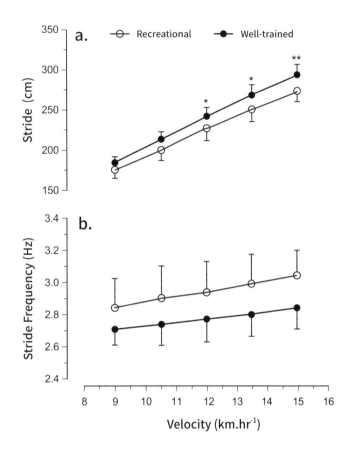

Brughelli 等 (2011) 針對職業足球選手的研究也發現，跑步機上跑步的最大速度快慢與步幅成正比 (r=0.66, p< .05)、與步頻的相關只有 0.02。跑步最大速度快慢與水平方向作用力成正比 (r=0.47, p< .05)、與垂直方向作用力的相關只有 0.24。這個研究再次證實，跑步時的步幅大小是決定跑步最大速度的最主要因素，步頻與跑步最大速度的關聯性不高。

跑步速度越來越快時，跑步的步頻與步幅哪一個增加的比例比較高呢？不管是一般跑者或長距離跑步選手，參加長距離跑步比賽時，跑步速度越快，跑步的步幅增加率會顯著高於步頻的增加率（步幅增加率是步頻增加率的 5 倍）。再加上，跑步步幅與長距離跑步表現、跑步最大速度呈正比的現象，增加步幅來提升長距離比賽的跑步速度，似乎比增加步頻重要。

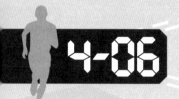

4-06 跑步時著地時間與 跑步經濟性的關係

最大攝氧量（最大攝氧量速度）、無氧閾值（乳酸閾值）、以及跑步經濟性等，都是影響跑步表現的主要運動生理指標。可惜這些運動生理指標的評量通常需要專業與昂貴的檢測設備，才有辦法正確的評量。跑步經濟性的評量必須透過特定速度下跑步的攝氧量測量，進行相對於跑步速度的攝氧成本 (ml/kg/km) 評量。可惜，除非在專業的實驗室進行檢測，否則很難獲得準確的跑步經濟性評量結果。

事實上，影響跑步經濟性的因素相當多（林信甫與莊泰源，2003）。而且，跑步經濟性效益的增進是否代表跑步成績進步（例如肌力訓練增進跑步經濟性）？跑步經濟性進步的原因是生理、生物力學或心理因素的原因（或者有交互影響）？一直是長跑訓練運動科學研究者的重要研究課題。就運動生物力學的觀點來看，跑步時著地時間的長短，似乎與跑步經濟性的優劣有所關聯。

Nummela 等 (2007) 以 25 位耐力運動選手為對象，在八個不同速度下跑步時的著地時間（下圖實心點）與飛行時間（下圖空心點）資料，顯示出跑步速度越快時腳

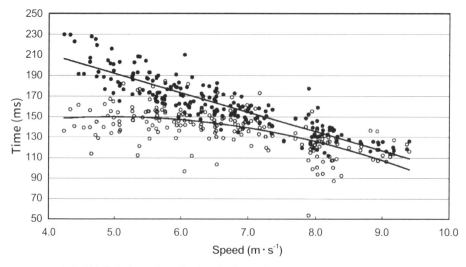

跑步時的著地時間（實心點）與飛行時間（空心點）(Nummela 等 , 2007)

著地時間越短，而且跑者進行 30 公尺衝刺時的最大跑步速度與腳的著地時間成反比 (r = -0.52, p < 0.01)；在 5.8 m/s 與 6.6 m/s 速度跑步時，腳著地時間與跑步經濟性成正比關係 (下圖，r = 0.49 與 r = 0.44)，在特定速度下的跑步著地時間越短，跑步經濟性越好 (攝氧量越低)。也就是說，跑步的速度越快時，腳著地時間會越短；不同跑者在固定速度下跑步時，腳著地時間越短的跑者跑步經濟性越好。因此，要依據跑者腳著地時間進行跑步經濟性預測時，跑者的跑步速度應該相同，否則會有跑越快的人跑步經濟性越好的錯誤評量狀況。

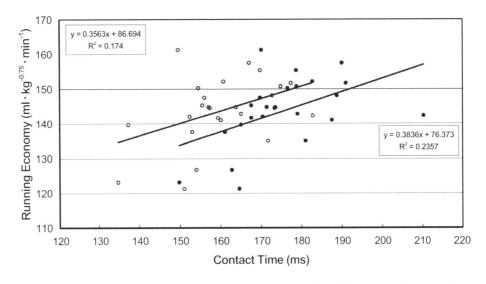

5.8 m/s 與 6.6 m/s 速度跑步時腳著地時間與跑步經濟性的關係 (Nummela 等 , 2007)

但是，Brughelli 等 (2011) 以 16 名澳洲足球選手為對象，研究跑步速度改變時，對跑步動運學 (kimematics) 與動力學 (kinetics) 變項的影響，研究發現跑步最大速度與地面的水平反作用力、步長成正比，其他如垂直作用力、身體重心的位移、腳著地時間、步頻等，都與跑步的最大速度沒有顯著相關。由於，長距離跑步比賽的跑步速度，並非以最大速度下進行比賽，因此在非最大速度下的跑步著地時間，是否會與跑步速度的快慢有顯著關係？或者與跑步經濟性有所關連？仍然需要直接由跑步比賽時的速度跑步時，腳著地時間與攝氧量的高低的關係來確認。

Santos-Concejero 等 (2013) 以 8 名北非洲與 13 名歐洲男性跑者為對象，進行不同速度 (9 km/h 開始、每 4 分鐘增加 1.5 km/h、每個速度間休息 1 分鐘) 的跑步機（坡度訂為 1 %) 跑步測驗；儘管兩個地區的跑者在所有的基本資料（年齡、身高、體重、BMI、皮脂厚、10 公里跑步成績、最大攝氧量、最大心跳率、最大呼吸交換率）皆沒有顯著差異，但是跑步經濟性 (19.5 km/h 速度下的攝氧成本，單位為 ml/kg/km) 出現歐洲跑者顯著較低的現象（右圖下），而且在 18 km/h 與 19.5 km/h 速度下的著地時間 (contact time, tc) 也出現歐洲跑者顯著較短的現象（右圖上）。由於這篇研究的北非洲受試對象具備較佳的一萬公尺比賽成績 (31.2±1.1 分鐘、歐洲受試對象成績 31.7±1.4 分鐘），具備較佳跑步經濟性的歐洲跑者反而跑步成績較

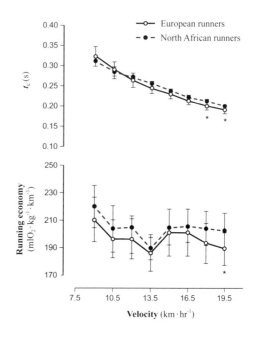

差的原因，可能與最大攝氧量的差異有關（北非洲受試對象 66.4±3.7 ml/kg/min、歐洲受試對象 63.1±4.0 ml/kg/min)。由此可見，儘管跑步時腳著地時間越短跑步經濟性越好，對於長距離跑步表現並不是決定性的條件。

　　Paavolainen 等 (1999) 將耐力運動選手分成訓練組與控制組，訓練組進行九週、每週訓練佔 32% 的 explosive-type strength training，控制組則維持原來的耐力訓練模式；隨著訓練時間的增加，訓練組在固定速度下的腳著地時間顯著下降，跑步經濟性也逐漸的提升 (4.17 m/s 速度跑步的攝氧量逐漸降低)。適當的肌力訓練確實可以顯著提升跑步選手的跑步經濟性，同時也會顯著降低固定速度跑步時的著地時間。這篇研究的結果證實，跑步時著地時間與跑步經濟性有相同的運動訓練變化，也進一步說明跑步經濟性與跑者跑步時著地時間具有顯著關係。

　　對於耐力運動選手來說，測量跑步經濟性（單位為 ml/kg/km) 可能是重要的跑步能力評量指標。如果受限於攝氧分析設備時，測量跑步時著地時間長短，可以預測跑步經濟性的優劣。但是，設定固定的跑步速度，著地時間的差異才有相互比較的價值。

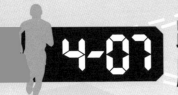

4-07 跑步應該用腳跟或腳尖先著地呢？

跑步時，使用腳跟或腳尖先著地？一直是大家熱烈討論的課題。一般來說，跑步時的著地方式，分為腳尖著地 (forefoot strike, FFS)、腳掌著地 (midfoot strike, MFS)、腳跟著地 (rearfoot strike, RFS) 三種。

Altman 與 Davis (2012a、2012b)、Richardson (2013) 在研究中，進行三種跑步著地方式的操作性定義（著地指數，strike index, SI。指著地瞬間的垂直壓力中心位置至腳跟距離與腳掌長度的比值），以腳著地瞬間的著地腳垂直壓力中心，落在腳掌的位置（以 33%、67% 來分界）來定義，RFS（腳跟著地）、MFS（腳掌著地）、FFS（腳尖著地）是指著地瞬間的垂直方向壓力中心，落在腳掌的後 1/3 (SI 小於 0.33)、中 1/3 (SI 大於 0.33、小於 0.67)、或者前 1/3 (SI 大於 0.67，參考下圖)，而且，Altman 與 Davis (2012b) 的研究同時提出 RFS、MFS、FFS，在著地過程的垂直方向作用力變化（下圖中）差異，主要在於著地瞬間的碰撞、以及垂直反作用上升率的差異 (RFS 最大、MFS 其次、FFS 最小)；研究同時也提出赤足跑步者 (barefoot runner, BF) 的地面垂直反作用力變化，與 FFS 的垂直反作用力變化極為類似。儘管

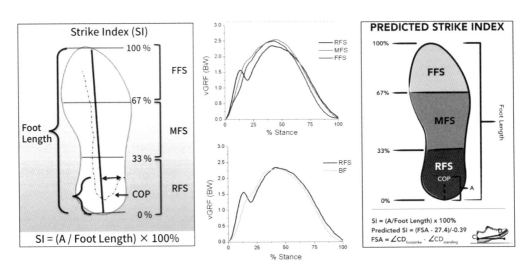

跑步著地方式的操作性定義（左中 Altman 與 Davis，2012a、2012b；右 Richardson，2013）

這種透過著地腳壓力中心的評估方式相當明確，可是實際進行一般人的評量時，由於測力板系統的不普遍性，在實際執行上有其限制。

　　除了垂直方向壓力中心的操作性定義之外，Altman 與 Davis (2012a)、Richardson (2013) 皆提出以著地瞬間著地腳的踝關節角度 (foot strike angle, FSA)，來確認跑者的著地方式。Altman 與 Davis (2012a) 的研究發現，RFS 者的 FSA 大部分大於 10 度 (腳尖向上)，FFS 者的 FSA 則大部分小於零度 (著地瞬間腳尖向下)，而且 FSA 與 SI 呈現線性的正比關係 (FSA 角度越大、SI 的百分比越小)。這種透過攝影分析即可基本定義著地方式的方法，顯然更適合一般愛好跑步運動者應用。

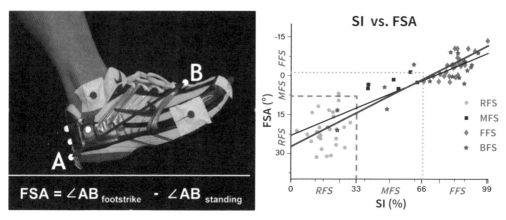

跑步著地時踝關節角度與 (Altman 與 Davis，2012a)

　　跑步者若以著地瞬間的壓力中心位置，定義跑步著地是使用腳尖、腳掌、或者腳跟時，跑者仍然需要知道腳著地瞬間的碰撞之後，很快的著地腳成為支撐腳，著地腳的壓力中心會轉移到腳掌中央 (RFS、FFS 著地都會將壓力中心轉移到腳掌中心，也就是 FFS 的壓力中心會先向後移動)，再進一步移到腳尖的現象 (下頁圖左，Cavanagh 與 Lafortune, 1980)。如果，跑步者以腳踝關節的角度作為評估腳跟或腳尖著地的依據時，在踝關節以向上 (RFS) 或向下 (FFS) 碰撞之後，很快的著地腳的踝關節角度會轉移向上；Hamill 與 Gruber (2012) 的研究即發現，著地腳只有在支撐期的碰撞初期，出現踝關節角度上的明顯差異，很快的 (支撐期的 20%)，當著地腳在逐漸支撐體重之後，踝關節的角度變化就不會有 RFS 與 FFS 的差異 (下頁圖右)。由此可見，跑步時著地瞬間採用腳跟或腳尖著地，主要影響的是腳與地面接觸的初期碰撞。

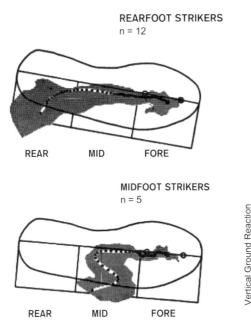

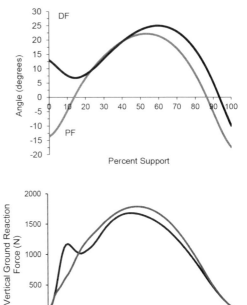

Lieberman 等 (2010) 以美國與肯亞的跑步選手為對象，發現 SI 百分比與著地碰撞時體重的有效轉移有顯著影響（右圖，赤足 FFS 者的 M_{eff} 顯著低於赤足 RFS 者）；赤足 RFS、穿鞋 RFS、赤足 FFS 的地面垂直反作用力，以赤足 FFS 的方式著地時顯著低於赤足 RFS、穿鞋 RFS 著地方式（下頁右圖 a）；穿鞋 RFS、赤足 FFS 在著地時的垂直反作用上升率則顯著低

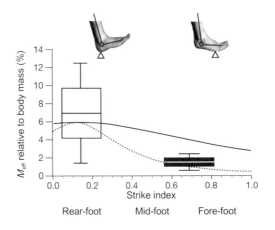

於赤足 RFS 著地方式（下頁右圖 b）。依據著地瞬間的碰撞負荷來看，穿鞋可以顯著降低垂直反作用力的上升率，以 FFS 方式著地則不僅可以降低垂直反作用力的上升率，還可以降低垂直碰撞的反作用力最大值。這種以跑者的著地瞬間動作為分類的比較方式，雖然有一定程度的代表性與科學依據，可是跑者的體型差異、動作技術

差異、體能差異等 (實驗設計的問題)，仍然有可能影響到地面垂直反作用力的產生速率與大小。實際上，目前有相當多有關赤足跑步與穿鞋跑步的相關研究，對於赤足跑步是否可以降低跑步傷害的問題，仍有待更多的研究成果來釐清 (Altman & Davis, 2012b; Hamill & Gruber, 2012)。

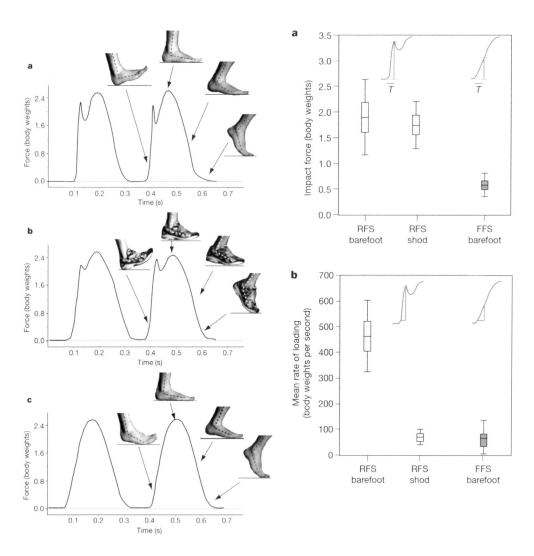

赤足 RFS、穿鞋 RFS、赤足 FFS 的地面垂直反作用力比較 (Lieberman 等，2010)

跑步的速度改變會不會改變腳著地的方法呢？Forrester 與 Townend (2013) 以 85 名休閒跑者（男生 55 名、女生 30 名）為對象，進行 2.2 m/s 到 6.1 m/s、每次增加速度 0.44 m/s 的方式、共 10 次漸增速度、每個速度跑 60 秒的跑步測驗，透過高速攝影機進行腳著地時的踝關節角度、步頻、步幅、以及碰撞時間的紀錄；依據著地瞬間

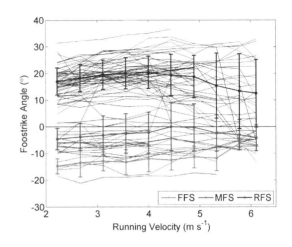

踝關節角度的狀況，分別將受試者分類到 RFS、MFS、以及 FFS 的組別。研究結果發現當跑步的速度小於 5 m/s 時，RFS、MFS、FFS 的人數比例（總人數 85 人）為 68%、25%、7%；當跑步速度大於 5 m/s 時，RFS、MFS、FFS 的人數比例（總人數 48 人）則變化到 44%、51%、5%（上右圖）。由此可見，增加跑步的速度會讓 RFS 的人數降低，但是並不會增加 FFS 的人數。

　　Perl 等 (2012) 以 15 名赤足或穿極簡鞋 (minimally shod) 訓練平均 2.1 年經驗的跑者為受試對象，在跑步機上分別穿著一般慢跑鞋、極簡鞋，以 3.0 m/s 的速度（步頻每分鐘 186.8±12.6 步）進行 RFS、或者 FFS 的跑步至少 5 分鐘，記錄四種狀況下跑步過程的穩定狀態攝氧量，研究結果發現不管以 RFS、或者 FFS 著地跑步，穿著極簡鞋時的運動經濟性顯著提昇了 3.32% (FFS)、以及 2.41%(RFS)，但是 RFS、FFS 著地跑步的運動經濟性則沒有顯著差異。

　　Gruber 等 (2013) 則以 37 位跑者 (19 位 RFS 跑者 SI 平均 12.4±7.8 %、著地踝關節角度 13.6±4.6 度、每週平均訓練 42.9±29.0 公里；18 位 FFS 跑者 SI 平均 57.0±12.1 %、著地踝關節角度 -5.4±6.7 度、每週平均訓練 49.8±25.9 公里）為對象，進行 3.0 m/s（慢速度）、3.5 m/s（中等速度）、以及 4.0 m/s（快速度）三個不同速度的跑步測驗。研究結果顯示 RFS 跑者、FFS 跑者在三種不同的跑步速度下，攝氧量並沒有顯著的不同（下頁圖），代表 RFS、FFS 跑者的跑步經濟性並沒有差別。當跑步時腳著地狀況調整之後，原本 RFS 著地的跑者改為 FFS 著地時，在慢速度、

中等速度的攝氧量會顯著高於使用 RFS 著地的攝氧量，代表 RFS 跑者改為以 FFS 著地跑慢速度、中等速度時，跑步經濟性會變差。在快速度的跑速下，雖然著地動作的差異不會顯著改變跑步經濟性，但是 RFS 跑者的整體 (RFS 著地模式與 FFS 著地模式) 跑步經濟性仍然優於 FFS 跑者。這個研究的結果證實了，在慢速度與中等速度跑步時，RFS 跑者的腳與地面接觸方式改變為 FFS，將反而會降低跑步經濟性；FFS 跑者的腳與地面接觸方式改變為 RFS 時，則沒有跑步經濟性上的變化。**或許，不要過度強調以 FFS 的著地方式來跑步，才不會造成跑步經濟性的反效果。**

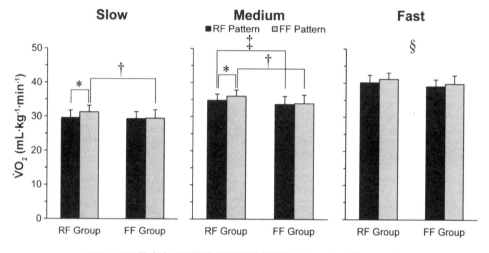

RFS、FFS 跑者在不同跑步速度的攝氧量比較 (Gruber 等 , 2013)

Richardson (2013) 則以 18 名 (9 名男性、9 名女性) 3 個月內沒有跑步運動傷害的跑者為受試對象，受試者先接受跑步機每小時 6 英哩速度的跑步測驗，研究透過攝影分析紀錄 FSA，依據 SI = ((FSA-27.4)/-0.39) 的預測公式 (Altman 與 Davis, 2012a) 進行跑者 SI 的預測，確認受試者有 10 名 RFS、6 名 MFS、2 名 FFS，並且確認受試者的步頻為每分鐘 168.8±11.3 步，同時以能量代謝系統記錄跑步過程的攝氧量為 35.02±1.8 mL/kg/min。在這些基準線 (baseline) 的條件下，研究以跑者習慣步頻的 -10%、-5%、+5%、+10%，進行隨機實驗設計的相同跑步速度測驗；研究結果發現步頻 -10%、-5%、+5%、+10% 狀況下，SI 預測值呈現 -19.02%、-12.18%、+5.33%、+22.84%（右上圖），在步頻增加 10% (168.8+16.8=185.6) 時，有 3 名 RFS 受試者改變為 MFS；在步頻減少 5%、10% 時，則分別有 3 名與 2 名 MFS 受試者改變為 RFS。當跑步的步頻減少 5%、10% 時，跑步經濟性有顯著降低（攝氧量顯著增加）的現象，但是增加步頻並不會改變跑步經濟性（右圖）。

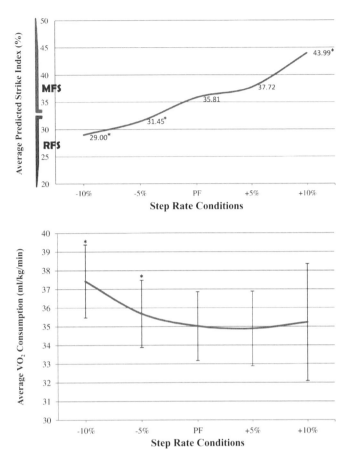

跑步頻率改變對 SI 與跑步經濟性的影響 (Richardson, 2013)

　　跑步時，使用腳跟、腳掌或腳尖先著地？由以往的相關研究成果來看，跑步的速度高於 5 m/s 時，採用腳掌著地的比例會明顯增加；以腳尖先著地來跑步的跑者比例還是很少。如果你是已經有固定的跑步時腳著地習慣，沒有必要改變腳著地瞬間的碰撞方式；選擇一雙合適的跑鞋，確實可以顯著降低跑步的地面垂直反作用力與改善跑步經濟性。如果跑者覺得有必要調整跑步時腳與地面的接觸狀況時，選擇以增加跑步步頻的方式，或許是一個不錯的改變方向。不過，步頻增加是否會提高運動經濟性？仍然需要進一步的研究來證實。

4-08 增加步頻會改變著地腳著地方式嗎?

判定跑步時著地腳的著地方式,通常使用著地指數 (strike index, SI) 來推算。以腳著地瞬間的著地腳垂直壓力中心,落在腳掌的位置 (以 33%、67% 來分界) 來定義,腳跟著地 (rearfoot strike, RFS)、腳掌著地 (midfoot strike, MFS)、腳尖著地 (forefoot strike, FFS) 是指著地瞬間的垂直方向壓力中心,落在腳掌的後 1/3 (SI 小於 0.33)、中 1/3 (SI 大於 0.33、小於 0.67)、或者前 1/3 (SI 大於 0.67)。也有研究以著地瞬間著地腳的踝關節角度 (foot strike angle, FSA) 來判定 SI,並且進一步推算著地方式 (Altman 與 Davis, 2012;Richardson, 2013)。

Richardson (2013) 讓自願參與實驗的休閒跑者,在跑步機以每小時 6 英哩速度跑步,測量受試者自選的步頻為每分鐘 168.8±11.3 步,18 名受試者有 10 名 RFS (56%)、6 名 MFS (33%)、2 名 FFS (11%)。然後,實驗設計以自選步頻的 -10%、-5%、+5%、+10% 跑步,研究發現 SI 預測值改變量為 -19.02%、-12.18%、+5.33%、+22.84% (步頻降低時 SI 更趨向腳跟,步頻增加時 SI 更趨向腳尖),在步頻增加 10% (168.8+16.8=185.6) 時,有 3 名 RFS 受試者改變為 MFS;在步頻減少 5%、10% 時,則分別有 3 名、2 名 MFS 受試者改變為 RFS。研究結果顯示,增加跑步的步頻確實會讓跑者著地腳壓力中心趨向腳尖,但是以腳跟、腳掌著地方式跑步的比例仍達 90%。

如果跑步步頻每分鐘 160 步、180 步,會不會改變著地腳著地方式嗎?以一般大學生、研究生為對象 (年齡 24.91±5.03 歲、身高 168.27±11.59 公分、體重 62.55±15.49 公斤),進行每小時 8 公里的跑步機跑步兩次,一次採用的步頻為每分鐘 160 步、另一次步頻則為每分鐘 180 步,透過攝影分析紀錄 FSA,並且依據 SI = (FSA-27.4)/-0.39 預測公式 (Altman 與 Davis, 2012) 進行受試者 SI 的預測。研究發現,每分鐘 160 步、180 步的著地角度分別為 16.67±5.20 度、15.10±4.91 度,SI 則分別為 27.52±13.33 %、31.53±12.58 %;在每分鐘 160 步的條件下,11 名受試者中 RFS 8 名、MFS 3 名，在每分鐘 180 步的條件下，RFS 6 名、MFS 5 名。
當跑步的步頻由每分鐘 160 步增加到 180 步時，有兩位 RFS 的受試者調整為 MFS。

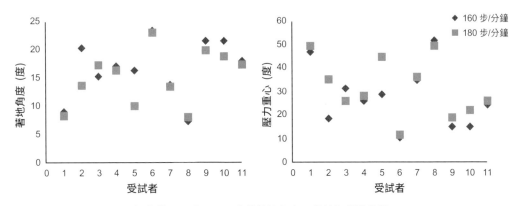

每分鐘 160 步、180 步的著地角度、著地指數變化圖

　　透過實際的攝影分析實驗，增加跑步步頻（由每分鐘 160 步增加到 180 步）確
實會讓部分 (18%) 受試者，跑步時由腳跟著地調整為腳掌著地。但是，以每分鐘
180 步的步頻跑步時，仍然有 55% 跑者以腳跟著地的方式跑步。改變著地方式（腳
跟著地、或者腳掌著地）是不是好的現象呢？則還需要進一步的研究（步頻增加會
增加跑步經濟性嗎？）來確認。

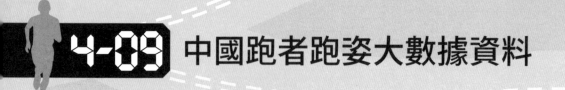
　　中國跑者跑姿大數據報告是由 podoon 跑動、smarun 慧跑、廈門國際馬拉松合作進行的跑動智能鞋墊數據庫大數據資料。

　　跑動智能鞋墊數據庫大數據資料的建立，是透過跑動公司所銷售的跑動智能鞋墊進行資料收集。跑動智能鞋墊數據庫 (2016) 的資料顯示，資料庫的資料收集了超過 2 萬位跑者、40 萬次以上運動紀錄（單次紀錄至少 3 公里）、300 萬公里以上的跑資情況分析。大數據資料包刮著地方式、步頻、觸地騰空比、足內旋、膝蓋負荷共五種。

　　著地方式的大數據資料顯示，中國跑者跑步後跟先著地 69.91%、全掌先著地 19.04%、前掌先著地 11.05%；半程馬拉松與馬拉松比賽成績越好的跑者，以腳跟先著地的著地方式的比例越少；半程馬拉松比賽成績 3 小時以上的跑者有 100% 以腳跟先著地，馬拉松比賽成績 5-6 小時的跑者 97.18% 以腳跟先著地；資料也呈現跑者會隨著跑步距離的增加，提高以腳跟先著地的比例。依據跑動智能鞋墊數據庫的描述，2016 年 11-12 月間，跑姿檢測服務站服務的 783 人中，有 97 位跑者堅信自己是前掌先著地，但是實際檢測的結果顯示有 68 位 (68/97=70.1%) 是後跟先著地的。由此可見，中國跑者由前掌先著地的跑步型態比例僅約十分之一。以腳尖先著地來跑步的跑者比例還是很少，除非跑步速度快到超過 5 m/s，跑步速度增加雖然會減少後跟先著地的比例，但是前掌先著地的比例並不會增加。對於一般跑步參與者來說，透過手機拍攝或購買智能鞋墊，都是瞭解自己跑步時著地方式特徵的有效方法。

　　步頻的大數據資料顯示，中國跑者跑步步頻每分鐘 160-169 步 40.54%、170-179 步 25.68%、180-189 步 21.62%、160 步以下 9.46%、200 步以上 2.7%；半程馬拉松與馬拉松比賽成績越好的跑者，跑步比賽的步頻越快（馬拉松成績 4 小時內的平均步頻為每分鐘 178 步，成績 5-6 小時的平均步頻為每分鐘 169 步），而且馬拉松後半程的平均步頻比前半程每分鐘低 5-10 步。也就是說，跑步的速度越快的中國跑者，步頻有越快的趨勢。跑步的最佳步頻 (optimal stride frequency, OSF) 會受到跑步速度的影響，每增加 1 m/s 大約會提高 4% 的 OSF，由此可見，能力越佳跑者的 OSF 越高。對於跑者來說，似乎應該先確認最佳跑步速度，再依據最佳跑步速度進行 OSF 的選定。一般休閒跑者的跑步速度較慢，OSF 約在每分鐘 145 至 160 步，跑步選手的跑步速度較快，OSF 約每分鐘在 170 至 185 步。

　　觸地騰空比的大數據資料顯示，中國跑者跑步觸地時間與空中時間比在 1.5 以下 (跑步效率較高) 為 18.61%、大於 1.5 為 81.39%，而且隨著半程馬拉松與馬拉松跑步時間的增加，觸地騰空比的數值會越來越高。測量跑步時著地時間長短，可以預測跑步經濟性的優劣，但是，設定固定的跑步速度，著地時間的差異才有相互比較的價值。觸地騰空比似乎是比單純僅以腳著地時間長短來的更有意義，不過騰空時間與跑步速度相對於著地時間的意義是否一致？仍然有待進一步研究釐清。

　　足內旋的大數據資料顯示，中國跑者跑步時足部正常內旋 81.84%、內旋不足 (足內翻) 3.69%、內旋過度 (足外翻) 14.47%。內旋不足 (足內翻) 代表足底外側受力偏大，足弓無法為蹬地提供足夠的張力，比正常內旋的跑者需要更多的緩衝功能跑鞋 (避震型跑鞋)；內旋過度 (足外翻) 代表足底內側將承受過大的重量，不僅會影響跑步效率，更可能會引起跑步障礙，應考慮選擇具有較高支撐功能的跑鞋 (支撐型跑鞋)；但是，實際上足內旋不足與內旋過度的中國跑者比例僅有 18%。如果你 (妳) 是經常參與訓練與比賽的跑步愛好者，進一步考量腳著地過程的壓力中心移動方式，或者是阿基里斯腱在著地中期的角度，將可以更有效益的選定適合跑鞋。當阿基里斯腱在著地中期越趨向直線 (高足弓、外旋型態) 時，比較適合穿著「避震型跑鞋」，如果阿基里斯腱在著地中期的角度過大、足底全部貼地 (扁平足、內旋型態) 時，比較適合穿著「穩定型跑鞋」。

　　膝蓋負荷的大數據資料顯示，中國跑者膝蓋負荷超標 69.8%、膝蓋負荷未超標 30.2%，跑者步頻越高時膝蓋負荷超標的比例有降低的趨勢，觸地時間越長膝蓋負荷超標可能性越大。過度跨步是指著地點遠離身體重心，步幅過大有可能造成過度跨步，但是步幅過大並不等於過度跨步。

依據中國跑者跑姿大數據報告，中國跑者著地方式以後跟先著地最多 (69.91%)、步頻以每分鐘 160-179 步最多 (66.22%)、觸地騰空比以大於 1.5 最多 (81.39%)、足內旋以正常內旋最多 (81.84%)、膝蓋負荷以超標最多 (69.80%)。

　　透過智能鞋墊的協助針對個人跑步姿勢進行分析，確實是了解自己跑步姿勢的有效方法，再加上大數據資料的比較，讓跑者可以更科學的進行跑步訓練。

　　跑步的著地指數 (duty factor) 是指跑步過程中腳著地時間 (contact time)、相對於騰空時間 (aerial time) 加上著地時間的比值 (下圖，Taboga 等 , 2016)。簡單的說，著地指數是指左腳或右腳的著地時間，佔這隻腳著地時間與騰空時間的百分比 (著地時間 /(著地時間 + 騰空時間))。依照 Folland 等 (2017) 的研究發現，跑步的著地指數 (duty factor) 是影響跑步表現的重要技術條件。

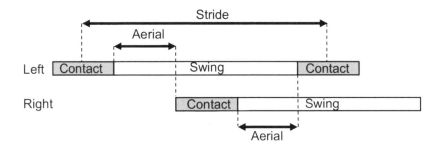

　　Nummela 等 (2007) 以 25 位耐力運動選手為對象，在八個不同速度下跑步時的著地時間與騰空時間資料，顯示出跑步速度越快時腳著地時間越短，騰空時間在跑速 6 m/s 之前沒有什麼改變，跑速超過 6 m/s 之後騰空時間也有隨速度增加而縮短的趨勢。可惜作者並沒有整理出著地指數 (duty factor) 的資料。但是，依據著地指數是「著地時間 /(著地時間 + 騰空時間)」的公式來看，隨著跑步速度的增加，著地指數確實會隨著跑速增加而減少的趨勢。

　　Millet 等 (2009) 針對一位 58 歲、男性、由巴黎跑到北京 (161 天跑 8500 公里，平均每天跑 52.8 公里，跑步前後的體重為 63.5 公斤與 61.5 公斤、脂肪百分比為 21.5% 與 16.5%) 的跑者，在跑前 3 週、跑後 3 週、以及跑後 5 個月，進行實驗室跑步機的不同速度 (8、10、12、14、16 km/h) 跑步測驗。研究發現，隨著跑步速度的增加，著地時間 (contact time) 逐漸降低、騰空時間 (aerial time) 逐漸增加，造成著地指數呈現逐漸減少的現象（下圖 D。跑速 8 km/h 的著地指數約 90%、跑速 16 km/h 的著地指數約 60%）。經過 161 天連續的長距離跑步之後，在不同速度下的跑步步頻皆會增加，跑步速度越快步頻增加的越多，就算經過 5 個月的休息之後，步頻增加的趨勢雖然有減少，仍然比開始跑之前還更快；不同速度下的著地時間皆沒有什麼改變，但是特定速度的騰空時間會下降，進而造成特定速度著地指數呈現增加的現象（下右圖）。長時間連續的跑步後，腿部肌力的降低與地面垂直反作用力最大值的下降，是造成固定速度時騰空時間下降、著地指數增加的原因。

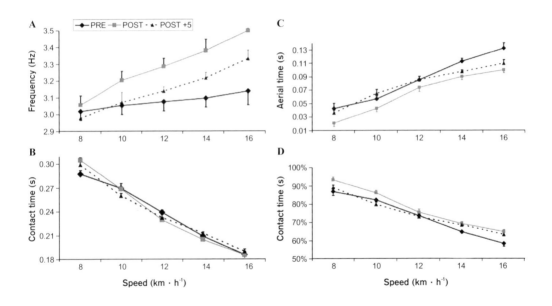

事實上，Nummela 等 (2007) 與 Millet 等 (2009) 兩篇論文，對於跑步速度增加騰空時間是增加或降低的結果並不一致，由於 Millet 等 (2009) 的研究僅有一人，而且兩篇論文使用的跑步速度並不相同。後續能有需要釐清跑步速度增加對於騰空時間的影響。

Morin 等 (2007) 的研究則在探討跑步步頻與著地時間的影響。以 10 名經常運動的受試者為對象，在 3.33 m/s 的跑步速度下，受試者以自選步頻的 -30%, -20%, -10%, 0%, +10%, +20%, +30%，進行每趟 2 分鐘的跑步測驗，同時記錄步頻與著地時間、騰空時間的變化狀況。研究發現，步頻減少會顯著增加騰空時間，步頻增加

則會顯著降低著地時間；著地指數則僅在步頻減少 -20% 與 -30% 條件下會顯著的
降低，步頻增加並不會顯著改變著地指數。在相同跑步速度下，減少跑步步頻會顯
著增加騰空時間，並且造成著地指數顯著下降，類似跑步速度增加的動作變化；增
加跑步步頻則僅會顯著降低著地時間，對於著地指數沒有顯著影響。

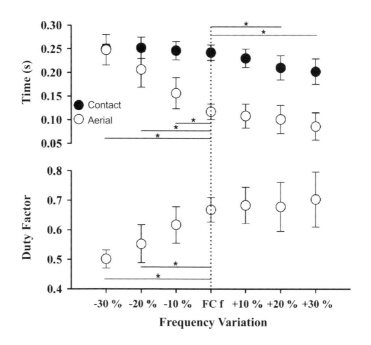

　　跑步的著地指數 (duty factor) 是影響跑步表現的重要技術條件。隨著跑步速度
的增加，跑步著地時間有逐漸減少的趨勢，形成著地指數隨著跑步速度增加而降
低。在相同跑步速度下，增加跑步步頻可以顯著減少著地時間，減少跑步步頻則會
顯著增加騰空時間。由於跑步著地時間越短的跑者，跑步經濟性越佳，因此著地指
數較低的跑者跑步經濟性也越好（這個推論似乎仍需要實際研究驗證）。

4-11 跑步的步幅角度 (stride angle)

　　具備更大的步幅角度 (stride angle) 是提升跑步經濟性 (running economy) 的重要運動學 (kinematics) 因素 (Moore, 2016)。什麼是跑步的步幅角度呢？

　　依據 Santos-Concejero 等 (2013, 2014a, 2014b) 針對跑步步幅角度的操作性定義，步幅角度是指跑步著地腳離地時的切線角度（下圖）。步幅角度的計算方法，是透過步幅與步幅過程最大移動高度的拋射原理進行推算，步幅的最大高度則以跑步騰空時間 (swing time) 進行推算（最大高度 = g（騰空時間^2)/8)。

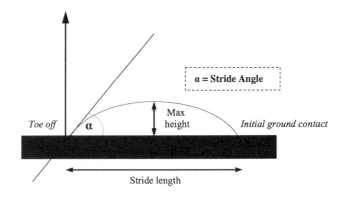

　　Santos-Concejero 等 (2014a) 的研究針對 25 名男性優秀跑者，進行不同速度 (3.33 m/s, 3.75 m/s, 4.16 m/s) 的跑步機跑步測驗，研究發現受試者的 10 公里跑步成績為 32.2±2.1 分鐘，三個速度下的跑步經濟性 (ml O_2/kg/km，代表跑者每公里跑步的耗氧量，這個數值越低代表跑者每公里跑步的耗氧量越少，跑者的跑步經濟性越好）分別為 201.3±13.7、198.4±12.6、以及 205.1±16.1，受試者的步幅角度與跑步經濟性成反比（下頁圖左，ABC 分別代表 3.33 m/s, 3.75 m/s, 4.16 m/s 速度跑步），而且步幅角度也與著地時間成反比（下頁圖右）。由於跑步經濟性的數值越低、著地時間越短，代表跑者的能力越好；優秀跑者的步幅角度與跑步經濟性、著地時間成反比的研究結果，說明具備更大的步幅角度確實代表具備更優異的跑步能力。

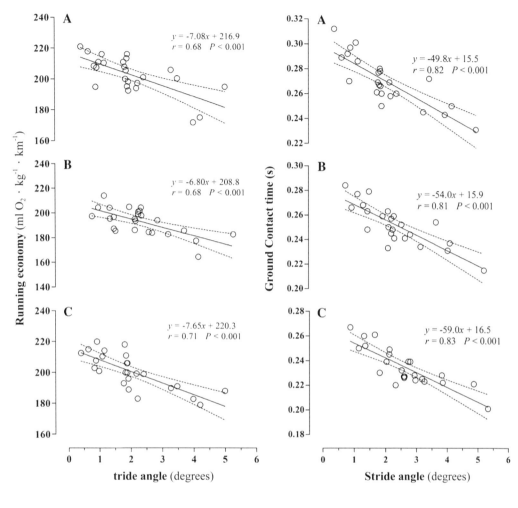

Santos-Concejero 等 (2014b) 則針對 30 名、10 公里跑步成績 32.9±2.7 分鐘、最大攝氧量 63.1±5.0 ml/kg/min 的男性跑者，進行著地形態與步幅角度的分析，研究發現著地型態為腳跟著地 (rearfoot) (n=15)、腳掌著地 (midfoot) 與前腳著地 (forefoot) (兩種共 n=15) 者，在相同速度下

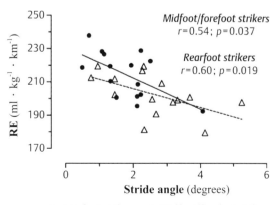

跑步時的步幅 (stride length)、步頻 (stride frequency)、著地時間 (contact time) 與騰空時間 (swing time) 都沒有顯著不同，但是腳掌著地與前腳著地的跑者具備顯著較大的步幅角度；腳跟著地跑者的跑步經濟性 (201.5±5.6 ml O2/kg/km) 顯著優於腳掌著地與前腳著地跑者 (213.5±4.2 ml O2/kg/km)。兩種著地類型跑者的步幅角度與跑步經濟性皆顯著相關 (相關值為 0.60、0.54)(上頁右下圖)。由於研究的受試對象中，兩組受試者的 10 公里跑步成績具備顯著差異 (腳跟著地跑者 34.3±3.2 分鐘、腳掌著地與前腳著地跑者 31.7±1.4 分鐘)，因此造成跑步經濟性、步幅角度顯著差異的原因是否來自於跑者能力的差異？仍然有需要進一步釐清。無論如何，步幅角度與跑步經濟性再度被證實具備顯著相關。

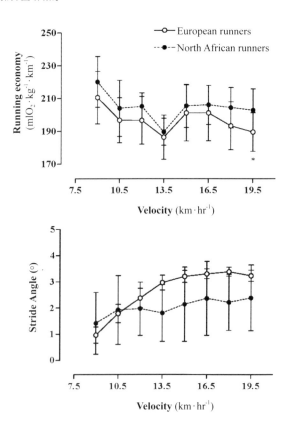

Santos-Concejero 等 (2013) 針對 8 名北非洲跑者 (North African runners) 與 13 名歐洲跑者 (European runners) 的研究也發現，儘管兩組不同地區跑者的 10 公里跑步成績 (31.2±1.1 分鐘、31.7±1.4 分鐘) 沒有顯著差異，但是歐洲跑者在 19.5 km/hour 速度跑步時，具備顯著更優異的跑步經濟性 (右上圖)；在步幅、步頻、騰空時間、步幅角度都沒有組別間顯著差異的條件下，作者認為歐洲跑者在 18 km/hour 與 19.5 km/hour 兩個速度下的著地時間顯著較北非洲跑者短，可能是造成兩組跑者跑步經濟性差異的主要原因。研究同時也發現，所有受試者在 19.5 km/hour 速度跑步時，跑步經濟性與著地時間 (contact time)、騰空時間 (swing time)、步幅角度 (stride angle) 呈現顯著相關 (r 值分別為 0.53、-0.53、-0.52)。由此可見，著地時間差異形成的步幅角度差異，可能是一個影響跑步經濟性的重要變項。

Santos-Concejero 等 (2014c) 則探討 11 名休閒跑者 (10 公里成績 38.9±3.2 分鐘、最大攝氧量 63.9±7.1 ml/kg/min)、14 名 10 名優秀跑者 (10 公里成績 31.7±1.4 分鐘、最大攝氧量 69.5±3.4 ml/kg/min) 的步幅角度差異。研究發現優秀長跑者在不同速度下的騰空時間 (swing time, tsw) 顯著較多、著地時間 (contact time, tc) 顯著較短（左圖），具備優異跑步能力的長跑者，在相同速度跑步時的攝氧量 (VO_2)、跑步經濟性 (O_2 ml/kg/km) 都有顯著優於休閒跑者的現象（下圖左側圖），而且在相同速度下跑步時，優異跑步能力

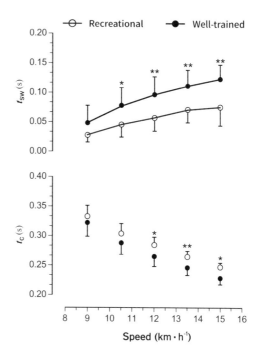

長跑者的步幅較大、步頻較小、步幅角度較大（下圖右側圖）。透過跑步時增加步幅、降低著地時間、增加騰空時間、提高步幅角度、延遲動力推進期 (propulsion suphases) 可能是提升跑步效率、提升長距離跑步表現的有效方式。

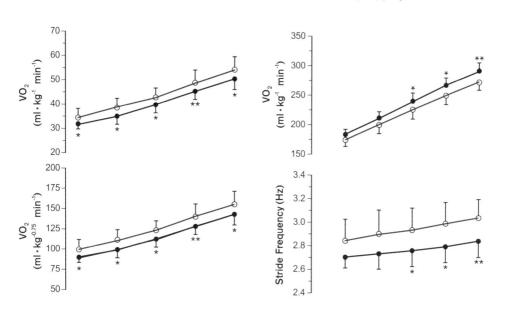

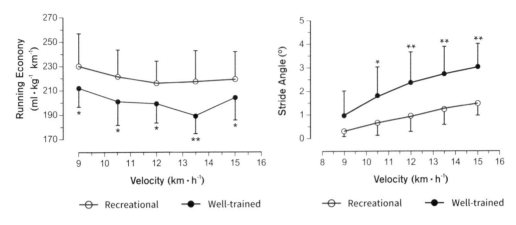

Santos-Concejero 等 (2014c) 解釋在跑步時增加步幅角度的現象，是推蹬 (flick) 或收腿 (buttkick) 效應的具體呈現，運動員為了在最小的著地時間條件下，提升能量傳遞的效率。具體的來說，增加步幅角度的功能，可能在於提供腿部肌肉伸展收縮循環 (stretch-shortening cycle) 效益，增加跑步能量傳遞。步幅角度似乎也不是越大越好，研究結果幾乎都是在 5 度以下，刻意縮短步幅、增加步幅過程最大移動高度的作法，可能獲得過大的步幅角度、不利於跑步表現。

對於優秀的跑者 (10 公里成績 31-34 分鐘) 來說，具備更大的步幅角度確實是提升跑步經濟性的重要條件。由於步幅角度是步幅與步幅過程最大移動高度進行推算，因此，跑者在追求步幅角度提高的條件下，似乎也需要注意步幅與垂直振幅 (vertical oscillation) 的相互影響。

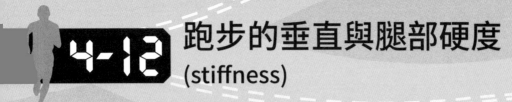

4-12 跑步的垂直與腿部硬度 (stiffness)

具備較大的腿部硬度 (leg stiffness) 是提升跑步經濟性 (running economy) 的重要因素 (Moore, 2016)。一般來說，直接在跑步時進行垂直硬度 (vertical stiffness, kvert) 與腿部硬度 (leg stiffness, kleg) 評量，是探討腿部硬度的簡單方法 (Morin 等，2005)。

人體在慢速度與快速度跑步腳著地過程中，地面垂直反作用力與身體垂直位移呈現線性關係（下圖。Brughelli & Cronin, 2008)。透過彈簧質量模型 (spring-mass model) 說明人體跑步著地時，地面垂直作用力與身體重心垂直位移 (△y) 或腿部垂直位移 (△L) 特徵，並且使用彈性係數 (k) 來呈現垂直硬度 (kvert) 與腿部硬度 (kleg) (McMahon & Cheng, 1990；Brughelli & Cronin, 2008)。下圖呈現跑步著地時的彈簧質量模型，透過彈簧的力量位移線性公式 (F=kX)，垂直硬度 (kvert) 可以採用跑步時的最大地面反作用力 (Fmax) 與身體重心垂直位移 (△y) 計算 (Fmax/△y)，腿部硬度 (kleg) 可以採用 Fmax 與腿長垂直位移 (△L) 計算 (Fmax/△L)。△L 等於 △y + L (1 - cosθ)，θ 等於 sin (v tc / 2L) (v 為跑步速度、tc 為著地時間、L 為腿長)。

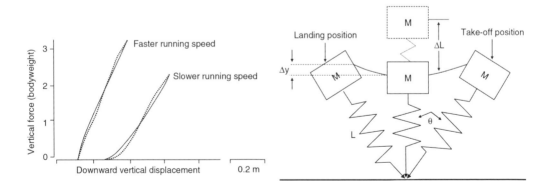

由於彈簧質量模型在實際進行實驗時，需要測力板與高速攝影系統的協助，取得 Fmax、△y、△L 等實驗數據，增加實驗上的難度與限制。Morin 等 (2005) 提出正弦波方法 (sine-wave method)，透過體重 (m)、跑步速度 (v)、腿長 (L)、騰空時

間 (tf)、著地時間 (tc) 等
參數，來估計垂直硬度
(kvert)、腿部硬度 (kleg)
(公式如右圖)。研究結
果發現，不管是在跑步
機或實際地面跑步時，
這種計算硬度值的結

$$K_{vert} = \frac{F_{max}}{\Delta y} \qquad K_{leg} = \frac{F_{max}}{\Delta L}$$

$$K_{max} = mg \frac{\pi}{2} \left(\frac{t_r}{t_c} + 1 \right) \qquad \Delta L = L - \sqrt{L^2 - \left(\frac{vt_c}{2} \right)} + \Delta y$$

$$\Delta y = -\frac{F_{max} \, t_c^2}{m\pi^2} + g \frac{t_c^2}{8}$$

果，比傳統測力板 + 攝影分析系統計算的數值僅低 0.67% 至 6.93% (沒有顯著差異)，而且相關程度極高 (kvert 的 R^2 為 0.98、kleg 的 R^2 為 0.89)。研究同時發現，kvert 會隨著跑步速度的增加逐漸增加 (4 m/s 至 7 m/s 速度、及最大速度由 30 kN/m 增加到 90 kN/m)，kleg 在 4 m/s 至 7 m/s 速度幾乎是一個常數 (< 15.0 kN/m)。透過正弦波方法評量的 kvert、kleg，提供簡易、正確、迅速的跑步時著地彈性係數評量結果，非常值得廣泛推廣與應用。

　　kvert、kleg 在 5000 公尺的跑步過程中會有什麼變化呢？Girard 等 (2013) 針對 12 名鐵人三項選手，在 200 公尺室內跑道中進行 5000 公尺跑步測驗，透過室內跑道中的 5 公尺長測力板系統以及彈簧質量模型方法進行評量；研究發現跑步到最後 400-600 公尺的速度比最初開始跑步速度顯著 -11.6%、步長顯著 -7.4%、步頻顯著 -4.1%、地面最大垂直反作用力顯著 -2.0%、腿長垂直位移 (ΔL) 顯著 -4.3%，但是身體重心垂直位移 (Δy) 沒有顯著改變 (+3.2%)，kvert 顯著 -6.0%、kleg 則沒有顯著改變

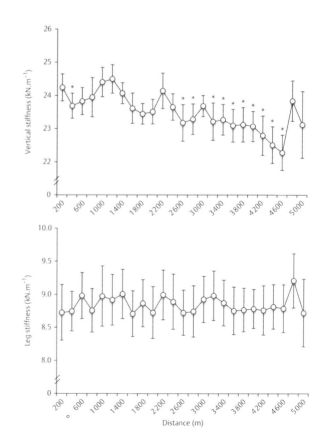

(+1.3%)；研究發現地面垂直反作用力的減少可能是造成 kvert 顯著減少的原因。由於研究同時發現 5000 公尺跑步測驗過程的跑步速度顯著降低，因此造成 kvert 顯著減少的原因是否來自跑步速度減少、或者是彈性質量模型的變化所影響，仍然有需要進一步確認。

在 24 小時的超級馬拉松比賽過程時、kvert、kleg 有什麼變化呢？Morin 等 (2011) 針對 10 名超級馬拉松比賽的選手，進行每 2 小時 1 次的測驗 (測驗時是在跑步機上進行 60 秒的 10 km/hour 固定速度跑步)，研究發現 24 小時的超級馬拉松跑步狀況下，固定速度 (10 km/hour) 跑步的步頻提高 4.9%、著地時間減少 4.4%、腿長垂直位移 (△L) 減少 13.0%、kvert 增加 8.6%、

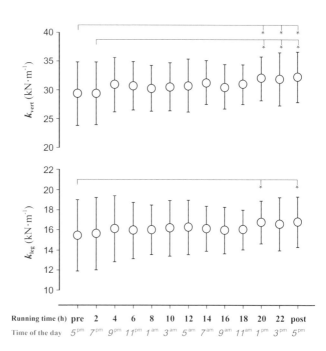

kleg 增加 9.9%。研究者指出這些變化主要出現在跑步第 4-6 小時，透過增加步頻、降低著地時間、減少地面垂直反作用力、增加 kvert 與 kleg，減少跑步過程的離心收縮負載。由於研究讓受試者每兩小時進行一次 10 km/hour 速度跑步 60 秒，因此相關的依變項都是以固定速度跑步為基礎，顯然是比較嚴謹的研究結果，相當值得後續研究參考。

Pappas 等 (2015) 的研究則以 22 名體育學系男學生為受試者，在跑步機上進行 4.44 m/s 速度跑步時，慣用腳與非慣用腳在評量 kvert 與 kleg 的差異程度。研究發現慣用腳與非慣用腳的騰空時間顯著差異 3.98%、地面垂直反作用力顯著差異 1.75%，但是 kvert、kleg 並沒有慣用側的差異。對於經常在田徑場進行固定方向訓練的長跑選手來說，跑步時以慣用腳與非慣用腳推算 kvert、kleg 是否也不會有顯著不同？仍然值得進一步探討。

跑步時改變步頻是否會改變 kvert、kleg 呢？ Monte 等 (2017) 針對 40 名受試者 (20 名男性、20 名女性，其中各 10 名優秀跑者)，進行最大速度的跑步測驗，並且依據測驗的自選步頻進行 ±15% 與 ±30% 步頻的最大努力跑步測驗 (共 5 次最大速度測驗)。研究發現最大跑步速度出現在自選步頻時，kvert 會隨著步頻的增加而提高，kleg 則在自選步頻時出現最低值。在最大跑步速度的條件下，增加步頻可以提高 kvert、kleg，顯然有助於跑步經濟性，但是在最大速度反而下降的狀況下，顯示出提升運動經濟性與跑步表現的明顯差異。

　　跑步時進行 kvert、kleg 評量，有助於了解跑者跑步時腳著地的生物力學特徵。通常，跑步時速度越快 kvert 越高、kleg 則沒有顯著變化；慣用腳與非慣用腳雖然會造成跑步時騰空時間、地面垂直反作用力顯著差異，但是並不會影響 kvert、kleg 評量結果。優秀的長距離跑者，具備更大 kvert、kleg 的原因是因為跑速較快？還是具備優異着地反彈能力？相當值得進一步研究。

　　kvert、kleg 較高的跑者具備較大的反彈係數效益，似乎會有較佳的跑步經濟性。隨著跑步距離的增加，可能會有提高 kvert、kleg 的趨勢。增加最大努力跑步時的步頻，具有提高 kvert、kleg 的效果，至於在臨界速度或乳酸閾值速度下進行長距離跑步時，提高步頻是否可以提高 kvert、kleg？仍然有待後續研究釐清。

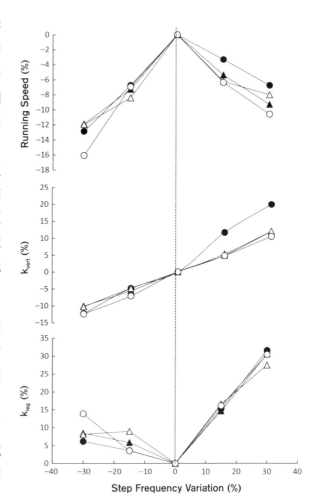

4-13 跑步時膝關節的共同收縮 (co-contraction)

　　膝關節的共同收縮 (co-contraction)，通常是針對膝關節伸展 (股直肌) 與收縮 (股二頭肌) 進行表面積分肌電 (iEMG) 分析，再透過最大自主等長收縮 (maximal voluntary isometric contraction, MVIC) 之肌電振幅進行標準化，標準化後的股直肌活化訊號除以股二頭肌的活化訊號之比值做為共同收縮比率 (羅瑭勻等，2017)。

　　Co-contraction ratio (CCR) 或 co-contraction index (CCI) 常見於肌肉共同收縮的相關研究文獻中。Mohr 等 (2018) 針對有否膝關節傷害病史 (各 10 人) 受試者，走路時的 CCI 評量結果的再測信度研究中，依據走路的三個分期 : 腳跟著地前期 (pre-heel strike, 150 ms window before heel strike)、著地前期 (early stance, heel strike to peak knee flexion)、著地中期 (mid stance, peak knee flexion to peak knee extension)，進行膝關節股外側肌 (Vastus Lateralis, VL) 與股二頭肌 (Biceps Femoris, BF) 的表面肌電圖紀錄，並且採用 MVC 測驗進行標準化之後，進而獲得 CCI 的評量結果 (請參考下圖)。

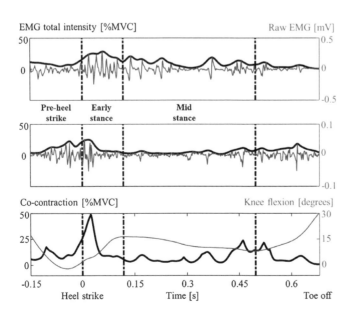

股外側肌 (Vastus Lateralis, 上)
股二頭肌 (Biceps Femoris, 中)
計算共同收縮指數 (下)
的實例 (Mohr 等，2018)

CCI 的演算方法是透過 $CCI = \dfrac{\sum_{t-1}^{n}\left|\dfrac{Lower\ EMG(t)}{Higher\ EMG(t)} \times (Lower\ EMG(t) + Higher\ EMG(t)) \times 100\right|}{n}$ 進行。研究結果發現，在同一天中進行 CCI 評量的再測信度良好 (ICC > 0.9)，但是在不同的日子進行 CCI 評量的再測信度差。

Besier 等 (2009) 的研究則分析髕骨股骨疼痛 (patellofemoral pain, PFP) 者 (27 人) 與沒有疼痛者 (16 人)，在走路與跑步著地期間的膝關節共同收縮 (co-contraction of quadriceps and hamstrings) 差異。研究發現髕骨股骨疼痛者，在走路著地時具備較大的共同收縮指數 (co-contraction index) (0.14 vs 0.09, p=0.025)，在跑步著地期的前面 60% 期間，也有髕骨股骨疼痛者共同收縮指數較大的現象 (右圖)。

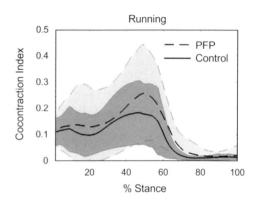

Moore 等 (2014) 針對 11 名女性休閒跑者，分別在三種速度 (9.1、11、12 km/h) 下跑 6 分鐘，紀錄跑步代謝成本 (metabolic cost) 與每個速度最後兩分鐘的肌肉 (股直肌 RF、股外側肌 VL、股二頭肌 BF、脛前肌 TA、腓腸外側肌 GL) 共同收縮狀況。研究發現三個速度跑步時，下肢肌肉共同收縮與代謝成本呈現顯著的正相關，代表腿部肌肉共同收縮增加時代謝成本也會提高，跑步經濟性較差。而且當跑步速度增加時，屈肌的肌肉活動會降低，降低肌肉的共同收縮。

Tam 等 (2017) 針對 14 名一萬公尺成績 28.7±0.4 分鐘的優秀肯亞跑者，在 12、20 km/h 兩種速度下的攝氧量與下肢肌電圖，肌群包含臀中肌 (gluteus medius, GM)、股直肌 (rectus femoris, RF)、股二頭肌 (biceps femoris, BF)、腓骨長肌 (peroneus longus, PL)、脛前肌 (tibialis anterior, TA)、以及腓腸肌外側 (gastrocnemius lateralis, LG)，並且依據作用肌與拮抗肌在預活化 (preactivation) 與地面接觸 (ground contact) 期間的肌電圖，進行著地前 (pre-activation) 與著地期間 (ground contact) 的能量成本 (energy cost)、膝關節硬度 (knee stiffness) 與肌肉共同收縮 (muscle co-activation) 分析。研究發現，能量成本與高速度下著地前的

RF：BF 共同收縮顯著相關（右圖）；
不同速度跑步著地前的 RF：BF 的共
同收縮相似，但是高速度跑步著地期
間的 RF：BF 的共同收縮會明顯下降
（下圖）；在兩種速度下著地前與著地
期間，膝關節硬度與 RF：BF 共同收
縮都具備顯著相關。研究結果顯示，
下肢肌肉骨骼神經系統的調節也是提
升跑步表現與避免傷害的重要因素，
而且在著地前的調節也是相當重要。

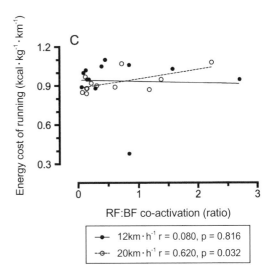

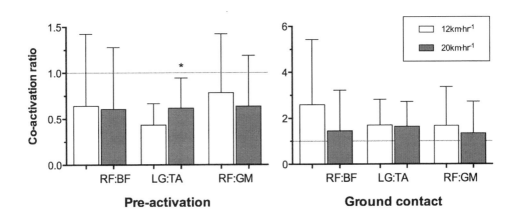

12、20 km/h 兩種速度的肌肉共同收縮狀況 (Tam 等，2017)

　　跑者在相同速度下跑步時，膝關節的共同收縮越低，代表拮抗肌用力的強度下
降，有利於跑步的運動表現。過去的研究發現，膝關節受傷者的膝關節共同收縮會
顯著增加；膝關節共同收縮可能與代謝成本或能量成本成正比，代表共同收縮越高
能量成本越大、跑步經濟性越差。未來有必要標準化膝關節共同收縮的操作定義，
建構完善的共同收縮評量指標，並且進一步釐清膝關節共同收縮與跑步技術指標與
生理指標的關係。

4-14 跑步的絕對對稱指數
(absolute symmetry index)

　　慣用側的使用是人類日常生活中非常自然的現象，大部分人的慣用手為右手，但是慣用腳是右腳的人明顯的比右側慣用手少，這種側向偏好狀況與右腦或左腦優勢有關。跑步這種週期性運動型態，顯然不是棒球投球、持拍運動 (網球、羽球、桌球、......) 等習慣使用單側 (右側或左側) 的運動類型。因此。探討跑步的動作對稱狀況就顯得非常重要，尤其是雙側不對稱的狀況，是否與跑步運動技術表現優劣、運動傷害形成有關？

　　跑步的絕對對稱指數 (absolute symmetry index, ASI)，是由對稱指數 (symmetry index, SI) 發展而來。SI (%) = [(R-L)/((R+L)/2)]×100，SI (%) 代表右側與左側的差是右側與左側平均的百分比。也有研究採用不對稱指數 (asymmetry index, AI) 來呈現跑者的對稱狀況，AI (%)=[(L-R)/max(L, R)]×100，AI (%) 代表右側與左側的差是右側與左側最大值的百分比 (Vagenas & Hoshizaki, 1992)。更有研究採用慣用側與非慣用側的差是慣用側的百分比，來代表跑步動作的對稱狀況 (Chavet 等 , 1997)。Karamanidis 等 (2003) 則提出採用 ASI (%) 的方法，ASI (%) = [| R-L |/((R+L)/2)]×100，透過絕對值的方式，標準化左右兩側的差異 (不管那一側比較大)，呈現跑步動作的對稱狀況。

　　Karamanidis 等 (2003) 透過高速攝影機的使用，發現 12 名女性長距離跑者，在 3.0 m/s 的速度跑步時，著地時間的 ASI 是 6.01±4.18 %、騰空時間的 ASI 則達 16.74±13.36 %，跑步步頻依照自選步頻 -10%、+10% (跑步速度不變時)，著地時間的 ASI 會降低成 5.82±5.47 %、4.96±5.20 %，騰空時間的 ASI 則會增加到 20.95±12.77 %、20.46±18.03 %。膝關節、踝關節在著地時角度的 ASI 則為 3.04±2.84 %、5.75±4.61 %，步頻調整則幾乎不會改變這兩個關節的 ASI。研究顯示關節角速度與騰空時間的 ASI 大於 10%。

　　Carpes 等 (2010) 整合文獻研究結果的研究，發現支持跑步是對稱的研究極少，優勢側與非優勢側的動作表現有明顯不同。環境特性 (environmental characteristics, 例如地面不規則) 可能是影響跑步對稱指數的主要原因，特別是在關節角度變化的不對稱性更明顯。跑步速度加快會讓受傷與非受傷跑者的跑步 ASI 趨向一致。對於長距離跑步能力與 ASI 的關聯部分，似乎還沒有研究進行探究。

　　Korhonen 等 (2010) 針對 18 名年輕與 25 名老年短跑者，進行跑步地面反作用力與時空參數 (temporal-spatial variables) 的對稱指數 (SI) 分析，研究發現最大速度跑步的對稱狀況並不會受到老化的影響。Nigg 等 (2013) 研究 17 名健康受試者、在 3.33±0.5 m/s 速度下跑步，下肢運動學與地面反作用力的對稱 (SI) 狀況。Pappas 等 (2015) 研究 22 名年輕男性受試者、在 4.44 m/s 速度下跑步，腿部硬度 (leg stiffness) 與垂直硬度 (vertical stiffness) 的對稱 (ASI) 狀況，研究發現的著地時間的 ASI 為 2.83±2.02 %、騰空時間的 ASI 為 5.64±6.58 %，腿部硬度的 ASI 為 6.38±4.43 %、垂直硬度的 ASI 為 5.59±3.93 %。有關跑步的 SI、AI、ASI 研究仍然以描述性研究為主。

　　跑步運動雖然是對稱性的反覆週期運動，但是有關跑步的 ASI 分析結果顯示，跑步運動並不是對稱性運動。研究發現，跑步騰空時間與下肢關節角速度的 ASI 可能大於 10%。有關跑步技術能力優劣是否與 ASI 有關？跑步速度高低的 ASI 是否改變？相同跑步速度下調整跑步步頻對 ASI 的影響？田徑場、一般道路、山坡地、跑步機跑步時的 ASI 差異？都有待進一步釐清。

MEMO

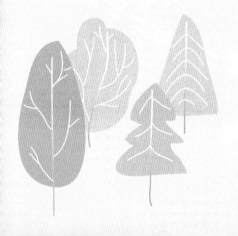
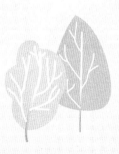

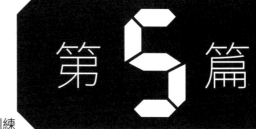

第 **5** 篇

影響跑步表現的其他訓練

攜帶式裝置的心跳率偵測功能已經相當普遍，舉凡攝氧量的評估、運動強度的設定、能量消耗的估計等……，都可以透過心跳率的偵測來進行分析。為了要減低心跳率在運動過程中轉變的影響，以心跳率估計運動強度等相關問題，設定心跳區間，已經被經常應用在運動訓練上（王予仕，2006)。一般來說，心跳率的訓練區間通常以三個區間的方式分類，健康訓練區間 (health，50%-60% HRmax，低強度)、適能訓練區間 (fitness，60%-85% HRmax，中等強度)、進階訓練區間 (advanced，85% HRmax 以上，高強度) 的訓練區間設計，是透過心跳率監控訓練強度的最簡易方式。

也有不少運動心跳率訓練區間的資訊，以五個訓練區間做為監控運動強度的依據。傅正思等 (2013) 的研究參考 Stephen and Matt (2010) 在 The Runner's Edge 一書的資訊，提出不同心跳率強度所代表的訓練意義不同，不同心跳率強度的範圍包括 60-70% HRmax、71-75% HRmax、76-80% HRmax、81-90% HRmax、91-100% HRmax，文章中也敘述個別差異的因素，會讓目標心跳率的設定產生很大的差異，而且相同百分比強度的心跳率不一定符合所有人的乳酸閾值心跳率。這種五個心跳率訓練區間的建議，儘管有相當多人建議採用，但是實際使用時不僅沒有合適的理論依據，而且在心血管循環轉變的影響下，五個訓練區間的建議範圍，可能還小於心跳率在長時間運動時的增加狀況。事實上，如果你注意觀察與收集資料，你會發現五個心跳率訓練區間的建議範圍有很大的差異。

依照人體運動時使用能量代謝的特徵來看，隨著運動強度的增加，身體使用氧氣與產生二氧化碳的狀況，可以分類出三種運動強度：可以長時間運動的有氧運動強度、二氧化碳穩定增加的運動強度、以及二氧化碳會大量增加的運動強度（下頁圖。Lucía 等，2000；Foster 等，2001)，依據換氣閾值 (ventilatory threshold, VT,

下圖中的 VT1) 與呼吸代償點 (respiratory compensation point , RCP, 或下圖中的 VT2) 對應的心跳率進行區隔：低於換氣閾值的強度、介於 VT 與 RCP 之間的強度、高於 RCP 的強度。林正常 (2015) 指出不同能量系統的五種訓練強度中，有氧閾值訓練、無氧閾值訓練、最大攝氧量訓練的分類，即是代表三種不同能量供應方式的訓練型態，另外兩種訓練強度，磷化物系統訓練 (4-15 秒)、耐乳酸能力訓練 (30-60 秒、2 分鐘左右)，則是指高強度無氧性運動訓練，如果用心跳率的反應來看，運動訓練過程應該都會相當接近最大心跳率。由此可見，如果以運動心跳率來做為運動訓練強度的監控基礎，三種心跳率訓練區間比較符合實際的能量供應趨向。

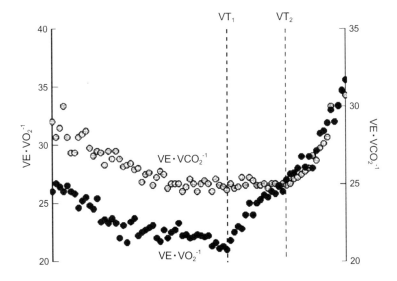

依照人體運動時血乳酸濃度的變化來看，Faude 等 (2009) 的研究指出，血乳酸濃度開始增加的運動強度為有氧閾值 (aerobic threshold; 也有一些研究採用 individual anaerobic threshold (IAT) 來代表)，最大乳酸穩定 (maximal lactate steady state, MLSS) 運動強度為無氧閾值 (anaerobic threshold) (下頁圖)，也有一些實際的應用，直接採用比較容易評量的 2 mmol/L、4 mmol/L，來代表有氧閾值與無氧閾值的運動強度。因此，三種血乳酸濃度的訓練區間，確實符合人體運動過程的能量代謝運動強度特徵。

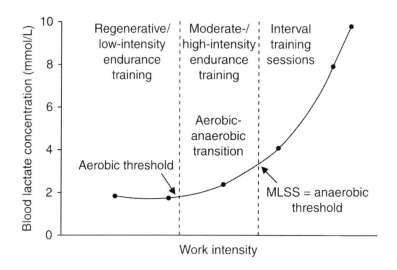

　　運動訓練的心跳率區間的設定，應該依據運動者在漸增負荷運動過程的攝氧分析結果、或者依據血乳酸的變化狀況進行評量，在換氣閾值、乳酸閾值（有氧閾值）強度對應下的心跳率以下，為低強度有氧運動訓練的強度範圍，通常以這個心跳率進行的訓練內容，稱為輕鬆跑訓練與 long slow distance (LSD) 訓練；在 RCP、4 mmol/L 乳酸閾值（無氧閾值）強度對應下的心跳率以上，為高強度無氧運動訓練的強度範圍，通常以這個強度進行的訓練內容，主要是應用 vVO$_2$max 強度，進行間歇訓練或高強度間歇訓練；在這兩個目標心跳率之間為中等強度訓練，稱為節奏跑訓練與 Threshold Training 訓練。可惜，一般社會大眾可能沒有太多機會進行個人攝氧分析與血乳酸分析的漸增負荷運動測驗。

　　透過心跳率區間進行運動訓練強度規劃時，原則上以採用三個區間的目標心跳範圍為佳；實際應用時似乎以攝氧分析、血乳酸分析對應的有氧閾值、無氧閾值強度與心跳率最為準確。研究者有必要發展一般人設定運動訓練心跳率區間的方法，才能夠讓運動心跳率成為科學化訓練的基礎。

5-02 心跳率控制 (heart rate control) 訓練

在一些較新、功能齊全的運動工具中，以控制心跳率的方式 (heart rate control) 進行運動，是相當普遍的運動器材新設計。例如跑步機、橢圓機 (elliptical trainer)、踏步機 (stepper)、原地腳踏車 (ergometer)、划船練習器 (rower) 等。這些價位不是很高的運動器材，提供了完全不同以往的運動參與方式（固定強度負荷運動或漸增強度負荷運動），讓維持在特定心跳率下運動變得相當容易，也因此保障了運動參與者維持心臟機能的安全性，而且也提供運動訓練控制的指標。

這種透過 heart rate control 的方式進行運動參與方式自動控制的運動新型態，主要是透過「操控面板內建機能，能接收無線胸帶所發射出來的心跳值。電腦會依據胸帶的心跳指數，配置適當的仰角坡度，以幫助使用者最有效的達成運動健身目的。」也就是說，提供一個帶在胸部的心跳發報設備 (wireless chest strap heart rate transmitter)，透過運動參與設備控制面板的接收，將運動時的心跳率記錄下來，並且做為跑步機、橢圓機、踏步機、原地腳踏車、划船訓練器等控制機器速度與負荷的依據，正是這種運動參與方式的主要控制機制。只是這種 heart rate control 的運動工具控制方式並沒有一個標準的模式，有些設計為了安全，有些設計則為了運動訓練時控制強度的需要。如何界定清楚 heart rate control 的設計需求，進而提供標準化的運動參與方式，讓減肥者、提升心肺機能的訓練者，可以透過不同的運動過程設計 (program design)，精準的獲得運動參與的目標（減肥或提升心肺耐力），將是未來這類運動參與工具的主要設計新方向。

Young 等 (2004) 以 12 名年齡 31.6±6.0 歲、跑步經驗 14.7±7.4 年的健康休閒跑者 (5 名男性、7 名女性)，進行 3 次的 heart rate control 在最大心跳率 75%（以電腦控制心跳率在目標心跳率的 3 下以內) 的單盲 (blind) 式（即跑者無法由跑步機面板看到跑步的距離與速度) 的 20 分鐘跑步測驗，而且每次測驗至少間隔一天。研究結果發現 12 名跑者的跑步距離的平均變異係數 (mean coefficient of variation) 為 0.02、自覺量表的平均變異係數為 0.1，所有受試者的變異係數皆小於 0.04。Young 等人發現這種 heart rate control 的運動方式（至少間隔一天的休息），可能是相當有用的控制跑步運動新方法，特別是在非最大運動 (submaximal) 的相對條件下。由此可見，heart rate control 的相關研究還是相當的不足，還有很多的 heart rate control 運動效益疑問，需要透過適當的實驗設計來獲得更完整的研究結果與資訊。我們的研究（林必寧等，2005) 也發現，心跳率控制 (80%HRmax) 跑步速度變異 (running speed variable，RSV) 可以有效評量 3000 公尺跑步成績；實際進行心跳率控制 RSV 測驗時，可以採用 1600 公尺進行心跳率控制測驗。

由運動參與工具的器材設備，廣泛應用 heart rate control 的狀況，以及相關研究發現測驗的再現性極高來看，利用 heart rate control 的運動控制新方式，將會是一個重要的研究新課題。而且，heart rate control 在運動器材上的應用與發展，顯然比起 heart rate control 的研究論文還先進不少。

5-03 心跳率控制訓練方法與優點

　　運動訓練強度設定的指標，主要有最大攝氧量 (maximal oxygen uptake, VO$_2$max) 百分比法、速度法、功能代謝法 (Metabolic equivalent, METs)、心跳率法 (程文欣，2006)。其中最常見且最精確的就是 VO$_2$max 百分比法，但它經費昂貴且需在生理實驗室中測驗，所以有其使用上的限制；速度法及功能代謝法有著主觀和無法顯現運動參與者的個別化差異的缺點。目前心跳率法是兼顧方便、精確及個別化的良好測驗方法。

　　運動健身器材與設備，已經廣泛應用 heart rate control（心跳率控制），只是實際進行心跳率控制訓練的效益評估還太少。除了健身器材產業廣泛應用 heart rate control 以外，心跳監測儀與特製的襯衫、跑鞋結合，透過科技的方法進行跑步時心跳率的監測也很常見。由此可見，運動時應用心跳率監測運動強度的時代已經來臨。

　　心跳率控制是使用「最大心跳率」及運動強度越大心跳率越快之簡單原理，進行運動時運動強度控制的方法。當你開始運動時戴上心率錶，利用最大心跳率公式算出自己最佳運動強度，假設以年齡 20 歲，運動強度為百分之八十最大心跳率為例，就是 [(220－20)×80%－5] ＝ 155，其目標心跳率就是介於 155-160 次／分鐘間。而運動心跳率會和運動強度成正比，心率帶會偵測心電圖並且發出訊號到心率錶上，心率錶提供使用者當時心跳資訊作為運動強度控制調整參考。

　　程文欣 (2006) 以 33 名（男性 31 名、女性 2 名）大學生為對象，隨機分配至心跳率控制訓練組 11 人、固定速度訓練組 11 人與控制組（不訓練）11 人，進行持續八週、每週三次、每次 30 分鐘的耐力跑步訓練。心跳率控制訓練組以維持 80% 最大心跳率 (maximal heart rate，以 220 減年齡) 的方式進行訓練，固定速度訓練組則以 67.47±9.03 % vVO$_2$max 的固定速度方式進行訓練。研究發現在八週的訓練當中，固定速度組隨著訓練時間的增加，在相同強度的跑步速度下，心跳率（以訓練時第 10 分鐘的心跳率為準）呈現漸減的情形（下圖）；心跳率控制訓練組在維持心跳率範圍的條件下，跑步訓練的速度會持續增加（以訓練時第 10 分鐘的訓練速度為準，下下圖）。心跳率控制訓練組與固定速度訓練組，在 VO$_2$max 的進步情形 (4.93±3.84 ml/kg/min 與 4.88±5.18 ml/kg/min) 皆顯著優於控制組 (-0.20±3.57 ml/kg/min)，在 VT 的進步情形 (4.06±2.92 ml/kg/min 與 3.56±4.22 ml/kg/min) 也皆顯著優於控制組 (0.95±3.45 ml/kg/min)，在 vVO$_2$max 的進步情形 (1.36±1.74 km/hr 與 0.17±1.32 km/hr) 則與控制組 (-0.24±0.90 km/hr) 產生不同影響。八週心跳率控制與固定速度跑步訓練均會增進 VO$_2$max 與 VT，心跳率控制組還可以有效增進 vVO$_2$max。心跳率控制跑步訓練是更有效的心肺適能訓練方法。

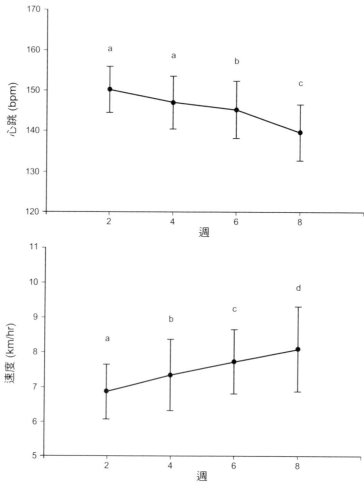

固定速度訓練組在第 2、4、6、8 週第一次訓練時第 10 分鐘的心跳率比較圖

心跳率控制訓練可依年齡與個別差異設定強度。由於心跳率控制是利用最大心跳率控制公式來設定運動強度，因此年齡是設定運動強度的重要因素，使用者可以依其本身的年齡設定適合自己的強度，較不容易訂出超出自己能力範圍之目標。

心跳率控制訓練依據臨場的身體狀況調整，安全性高。心跳率是隨著我們人體變動的生理指標，隨著生理狀況改變而有所不同，當今天訓練者的身體狀況不佳，心跳可能呈現偏高狀況，因此以相同強度百分比訓練，就會呈現較低強度訓練之情形，以符合訓練者當時之生理狀態。運動猝死時有所聞，因此運動安全也日愈受到重視，而心跳法是一種安全的運動強度設定法，醫界也廣為利用此方法為心血管病患作為復健用。邱艷芬等 (2002) 以十位高血壓病患為實驗組、另十位為對照組，實驗組進行每週兩次、每次六十分鐘、強度介於 50%~85% 心跳率儲備值，研究結果顯示中度運動對高血壓病人是安全的，且能有效降低血壓與維持心肺適能。所以在最重視安全的醫療場所都以此方式作為運動強度設定方式，可見心跳率控制訓練是一個安全有效的運動訓練方式。

心跳率控制訓練隨著訓練者能力改變。為防止運動傷害，訓練中我們非常重視循序漸進，以心跳率控制作為訓練強度依據，心跳率控制強度訓練可以隨著運動者的狀況作調整，隨著運動者的能力進步而增加速度；反之，則降低速度，符合訓練者當日當時之能力狀況。

心跳率控制訓練使用之場地、器材不受限制，機動性高。心跳率是日常生活中最容易取得的運動資訊，不管是安靜心跳率、運動時心跳率以及運動後恢復心跳率，都或多或少能代表心肺適能的優劣。人體在固定負荷下持續運動時，心跳率會隨著時間逐漸增加，而心跳率增加的速度則與其體能狀況有關。只要訓練時戴上心率錶，訓練者就可以利用心跳率控制方法，進行運動時身體生理反應的監測，不受到運動參與方式、器材選擇的影響，相當的方便。

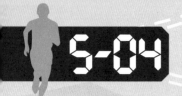

5-04 心跳率控制訓練的效果會一直有效嗎？

　　以〈心跳率控制訓練方法與優點〉(見本書 5-03) 一文來看，在八週的心跳率控制訓練時，每兩週的跑步機訓練速度會逐漸的增加，代表在八週的訓練期間，受試者的心肺功能會隨著訓練時間的增加而增加。這種隨著訓練時間增加而提高跑步機訓練速度的現象，是否會一直持續下去呢？或者可以持續多久呢？

　　Scharhag-Rosenberger 等 (2009) 以 25 名半年內沒有規律身體活動，而且男性最大攝氧量小於 50 ml/min/kg、女性最大攝氧小於 45 ml/min/kg 的受試者，進行為期一年的訓練，在訓練一年之後，總共有 18 名 (7 名男性、11 名女性，年齡 42±5 歲、BMI 24.3±2.5 kg/m^2、最大攝氧量 37.7±4.6 ml/min/kg) 受試者完成全程訓練。在訓練 12 個月的過程中，每週進行 3 次、每次 45 分鐘、強度設定在 60%HRR (heart rate reserve) 的運動訓練，在訓練前、第 3 個月、第 6 個月、第九個月、以及第 12 個月時，進行相關依變項的測量。經過一年的長期心跳率控制訓練，17 位（右上圖）與全部（右下圖）受試者的最大攝氧量有顯著高於訓練前的狀況，而且最大攝氧量有隨著訓練時間增加逐漸進步的趨向 (37.7±4.6、41.0±5.2、42.0±5.8、42.5±5.8、43.4±5.5 ml/min/kg)。

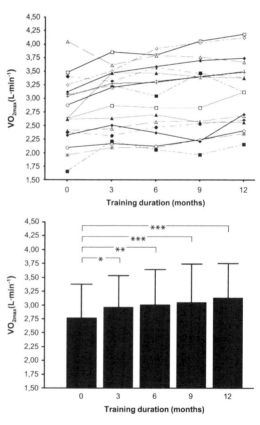

一年的長期心跳率控制訓練的最大攝氧量變化
(Scharhag-Rosenberger 等 , 2009)

經過一年的長期心跳率控制訓練，18 位（右下圖）與全部（右上圖）受試者，在每四週進行一次的室內 200 公尺跑道非最大跑步測驗（跑步速度為 5、6、7 km/h）的心跳率，在第 3 個月時即出現顯著的降低現象，就算持續訓練到一整年，訓練後 3 個月之後的訓練效果，即出現不再顯著降低的趨向（127±11、117±10、116±9、118±11、116±9 bpm）。訓練者安靜心跳率的變化，則在訓練後 6 個月之後的訓練效果，即出現不再顯著降低的趨向（71±7、67±7、62±5、64±8、62±8 bpm）。

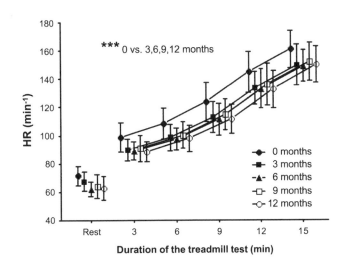

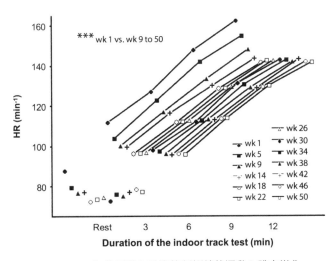

一年的長期心跳率控制訓練的運動心跳率變化
(Scharhag-Rosenberger 等 , 2009)

由相關研究結果來看，經過一年的長期心跳率控制訓練（每週進行 3 次、每次 45 分鐘、強度設定在 60%HRR)，非最大運動時的心跳率 (submax exercise HR) 的進步最快，3 個月的訓練後，即使訓練的條件持續下去，仍然不容易再顯著改變；安靜心跳率 (resting HR) 與最大攝氧量的速度 (Vmax) 則在 6 個月的訓練後，即不容易再顯著改變；最大攝氧量 (VO_2max) 盡管在 3 個月訓練後進步幅度最大，隨著訓練時間的增加，仍然有部分的進步幅度 (下頁圖)。

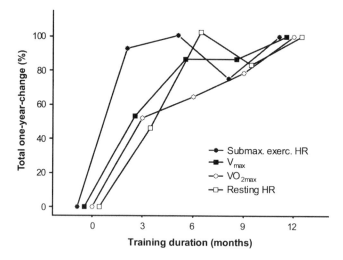

一年長期心跳率控制訓練對生理反應的改變 (Scharhag-Rosenberger 等 , 2009)

　　Arbab-Zadeh 等 (2014) 則以 12 名坐式生活的自願參與受試者為對象，進行一年的長期心跳率控制訓練（每週進行 3 次、每次 45 分鐘、強度設定在 75%HRmax)，研究發現在每 3 個月進行一次的依變項檢測結果顯示，受試者最大攝氧量在訓練 6 個月之後即不再進步 (40.3±5.5、45.5±5.9、47.4±6.4、47.6±7.0、47.4±7.2 ml/min/kg)，最大心跳率在訓練 3 個月之後即不再下降 (197±12、187±8.0、188±9.2、185±9、186±9 bpm)，心臟最大每跳輸出量 (maximum stroke volume) 在訓練 6 個月之後即不再進步 (98.1±18.2、108.2±21.6、113.7±18.9、115.1±25.3、113.6±23.2 ml)，心臟每分鐘最大輸出量 (maximum cardiac output) 在訓練過程則沒有很穩定的變化趨向 (20.1±5.1、22.4±5.7、20.5±5.2、20.7±5.2、21.9±5.4 l/min)，可能是每跳輸出量增加、同時最大心跳率下降造成的整合效應。

　　如果以非最大運動的心跳率或最大心跳率為訓練目標，可能只要 3 個月（每週進行 3 次、每次 45 分鐘、強度設定在 60%HRR 或 75%HRmax) 的心跳率控制訓練就夠了；如果以最大攝氧量、最大攝氧量速度為訓練目標時，訓練持續 6 個月（每週進行 3 次、每次 45 分鐘、強度設定在 60%HRR 或 75%HRmax) 的心跳率控制訓練效果較佳。心跳率控制訓練超過 6 個月以上，心肺功能的進步幅度即不再顯著改變，想要繼續增進耐力表現，可能需要更高強度、更長訓練時間的運動方式介入訓練。

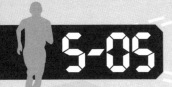

5-05 使用心跳率決定間歇訓練的休息時間好嗎？

　　決定能量供應系統、設定運動期與休息期的時間與休息方式（原地踏步、走路、慢跑等）、選擇反覆次數與組數、選擇訓練強度，依據能量供應系統來設定訓練距離、訓練強度、訓練組數、休息時間、休息方式等，都是間歇訓練時的重要參數，以期達到提升訓練目標的效果。間歇訓練休息期的時間受到休息方式（原地踏步、走路、慢跑等）的顯著影響，通常間歇訓練休息期的時間以 1 至 2 分鐘左右最多。如果運動期的時間長達 3 分鐘以上，休息期的時間可能需要 2 至 3 分鐘。

　　林正常教授對於間歇訓練時休息時間的建議（見運動科學與訓練，增訂二版，第 134 頁；或林正常譯之運動生理學，增訂版之 251 頁），運動時間是 80~200 秒時，運動休息比是 1:2，即指休息時間為運動時間之 2 倍；運動時間是 210~240 秒時，運動休息比是 1:1；運動時間是 240~300 秒的，運動休息比是 1:0.5。由於間歇訓練的休息期時間往往與整體的運動強度設計有關，建議運動訓練者可以依據個人的自覺恢復狀況，進行間歇訓練時休息時間的彈性安排。

　　透過目標心跳率的方法來編排運動期強度與休息期時間，是比較明確的間歇訓練時休息時間調整標準。如果你（妳）是 35 歲，那麼運動期的目標心跳率以每分鐘 160 次的強度為基準，休息期的目標心跳率以每分鐘 120 次的恢復為目標（下降到每分鐘 120 次後，再開始下一個反覆），組與組間的休息目標心跳率為每分鐘 110 次（下降到每分鐘 110 次後，再開始下一個組的訓練）。問題是，這樣決定間歇訓練的休息時間真的合適嗎？

　　Seiler 與 Hetlelid (2005) 以九名經常訓練的男性長跑選手 (VO_2max = 71±4 ml/kg/min) 為對象，進行四次跑步機高強度間歇訓練（六趟、每趟 4 分鐘跑步訓練），休息時間分別是 1 分鐘、2 分鐘、4 分鐘、以及自選休息時間；三次不同休息時間的平均跑步速度分別是 14.4±0.8 km/hr、14.7±0.7 km/hr、14.7±0.6 km/hr（休息 1 分鐘有顯著較低的跑步速度），跑步時攝氧量分別是 65.1±4.2 ml/kg/min、

66.2±4.2 ml/kg/min、64.9±4.7 ml/kg/min (休息 2 分鐘有顯著較高的攝氧量)，血乳酸濃度沒有顯著差異 (下左圖)，最大自覺強度量表 (RPE) 分別是 17.1±1.3、17.7±1.5、16.8±1.5 (休息 4 分鐘有顯著較低的最大自覺強度) (下右圖)；由受試者自選休息時間的平均休息時間為 118±23 秒 (右圖)。研究的結果顯示，六趟、每趟 4 分鐘的高強度間歇訓練時，2 分鐘的休息時間是最合適的選擇。

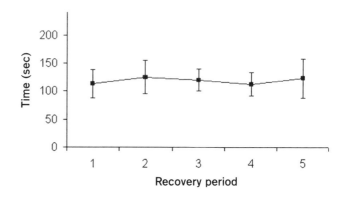

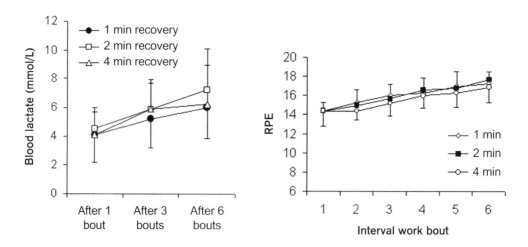

不同休息時間六趟、每趟 4 分鐘高強度間歇訓練的血乳酸與 RPE 反應 (Seiler 與 Hetlelid, 2005)

　　依據 Seiler 與 Hetlelid (2005) 的研究結果，六趟、每趟 4 分鐘的高強度間歇訓練時，三次不同休息時間的運動期最大心跳率上升狀況，分別是 12±4 bpm、11±4 bpm、13±4 bpm (休息時間不同運動心跳率上升沒有不同，下頁右圖)。休息期的心跳率恢復情形方面，六趟、每趟 4 分鐘高強度間歇訓練時，休息時間 1 分鐘組，在休息期結束時的心跳率，只有第一次休息時恢復到接近 120 bpm，第二趟之後的休息期結束時心跳率皆遠高於 130 bpm，而且隨著趟次的增加而逐漸增加；休息時間 2 分鐘的狀況下，前面三趟休息期結束時的心跳率低於 120 bpm，仍然有隨著趟次的增加而逐漸增加休息期結束時心跳率的趨向；休息時間 4 分鐘的狀況下，盡管五趟休息期的心跳率皆低於 120 bpm，隨著趟次的增加而逐漸增加休息期結束時心跳率的趨向仍然存在。由此可見，間歇訓練休息期心跳率高低雖然是判定休息時間的有效指標，但是隨著間歇訓練趟次的增加，休息期結束時的心跳率會有隨著訓練趟次逐漸增加的趨向。由這個研究的結果來看，使用心跳率決定間歇訓練的休息時間確實有其應用上的效果，但是隨著訓練趟次的增加，選定的目標心跳率似乎也應該隨著提高。

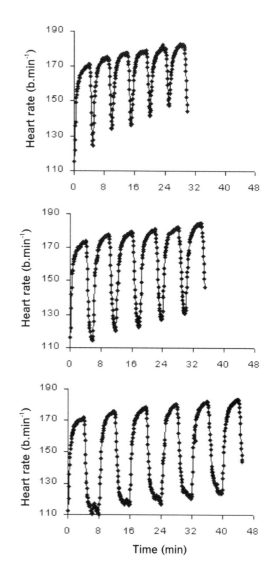

Seiler 與 Sjursen (2004) 以 12 名 (9 名男性、3 名女性) 經常訓練的跑者為對象，進行二十四趟、每趟 1 分鐘，十二趟、每趟 2 分鐘，六趟、每趟 4 分鐘，四趟、每趟 6 分鐘 (休息時間與運動時間 1:1) 的高強度間歇訓練，四種高強度間歇訓練的總時間都是 48 分鐘；四種高強度間歇訓練的平均跑步速度分別為 93%、

88%、86%、84% vVO$_2$max（前三種間歇跑步訓練的速度皆有顯著差異，下左圖 abc），訓練期最大攝氧量分別為 81.8±5.2%、92.4±4.4%、93.3±4.8%、91.7±3.0% VO$_2$max（運動 1 分鐘組顯著低於其他三組），休息期結束時攝氧量分別為 46.0±3.4%、27.5±5.3%、25.6±8.1%、30.6±11.6% VO$_2$max（運動 1 分鐘組顯著高於其他三組），運動中 (24 分鐘時) 與運動後 (48 分鐘時) 的血乳酸濃度只有運動 1 分鐘組具有運動後顯著高於運動中的現象（下右圖）。研究的結果顯示，採用運動期與休息期 1:1 的高強度間歇訓練，1 分鐘跑步、1 分鐘休息的高強度間歇訓練並不合適。

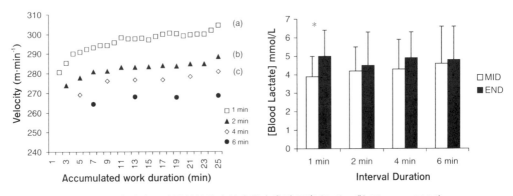

四種不同高強度間歇訓練的跑步速度與血乳酸反應 (Seiler 與 Sjursen, 2004)

依據 Seiler 與 Sjursen (2004) 的研究結果，運動期與休息期採用 1:1 的高強度間歇訓練，不管是採用 1 分鐘 (下頁圖 a)、2 分鐘 (下頁圖 b)、4 分鐘 (下頁圖 c) 的訓練時間規劃，休息期結束時的心跳率，仍然會有隨著反覆次數增加而提高的現象，只有運動 6 分鐘、休息 6 分鐘組 (下頁圖 d) 的休息期最後心跳率比較接近一致。由這個研究的結果來看，使用心跳率決定間歇訓練的休息時間時，仍然有隨著訓練趨次的增加，提高目標心跳率的必要。

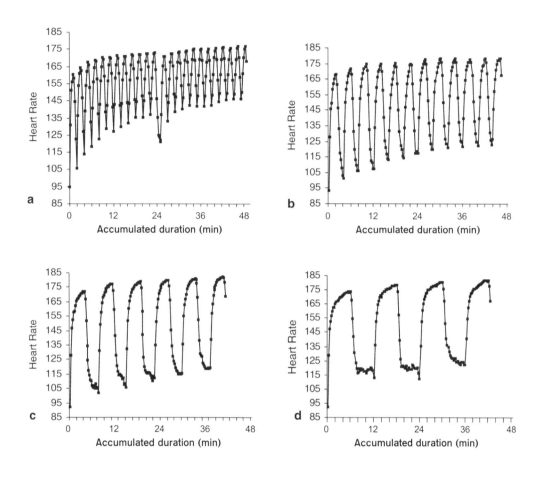

　　間歇訓練的休息時間長短，似乎沒有一個客觀的量化標準。高強度間歇訓練時的休息時間安排，只要不是太短 (1 分鐘) 或太長 (4 分鐘以上)，對於運動訓練過程的攝氧量、血乳酸濃度、自覺強度等的影響不大，對訓練者的訓練刺激極為接近。如果要使用心跳率決定間歇訓練的休息時間，訓練者有必要隨著運動期趟次的增加，提高休息心跳率的設定目標。

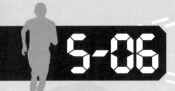
〈運動時的心血管循環轉變 (cardiovascular drift)〉(王予仕，2006) 一文中指出，耐力性運動員在身體缺水的狀態下長時間運動，會因為總血液量 (Blood Volume, BV)、平均動脈壓 (Mean Arterial Pressures, MAPs)、心輸出量 (Cardio Output)、心臟每跳輸出量 (Stroke Volume, SV) 的下降，造成運動時心跳率 (Heart Rate, HR) 上升 (Coyle & Gonzalez-Alonso, 2001)。這種長時間運動時的心跳率隨運動時間增加現象，稱為心血管循環轉變 (CVdrift) 或稱為心臟循環轉變 (cardiac drift)。Coyle 與 Gonzalez-Alonso (2001) 提出運動時心血管循環轉變的原因，跟皮膚血流量、交感神經活動、身體的核心溫度、總血量的變化有關，進而造成心臟每跳輸出量與平均動脈壓降低，形成運動心跳率的上升現象 (右圖)。

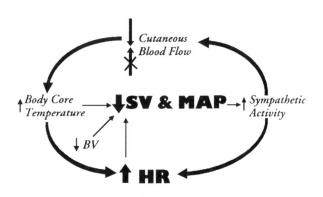

由於運動訓練時經常會採用運動心跳率進行運動強度判定，再加上心跳率監測設備 (例如心跳錶) 與軟體 (例如 App 心跳率監測軟體) 的發展，讓運動心跳率來判定運動強度的方法，經常被推薦與使用。可是也有很多使用心跳率判定運動強度的疑問。在運動生理學網站中網友留言如下：「本人 30 歲、168 cm、72 kg、polar 心跳表上顯示出最高心跳率 191 bpm、直立心跳率 55 bpm、休息心跳率 44 bpm，用公式算出來的最大心跳率為 220-30 (歲) = 190 bpm，可是在公路車比賽後心跳錶上記錄著 100%~105% 可以維持 60~90 分鐘，當然早已超出極限值，請問這代表什麼 ???」。這種高強度長時間運動時，運動心跳率偏高問題，跟心血管循環轉變有密切的關係。由此可見，使用運動心跳率作為運動強度判定、運動訓練處方基礎的方法，具有實際應用上的問題。

　　Wingo 等 (2005) 針對健康的志願參與者，在室溫 35°C、40% 濕度的環境下，進行 63%VO$_2$max 的長時間原地腳踏車運動，研究發現在第 15 分鐘、第 45 分鐘時的心跳率分別為 151.1±8.5 bpm、169.3±9.7 bpm，心跳率增加了 12%、心臟每跳輸出量減少了 16%（下圖）；以心跳率進行運動強度判定時，第 15 分鐘、第 45 分鐘的心跳率是最大心跳率的 80.0± 3.7 %、89.6± 3.9 %，但是以攝氧量進行運動強度判定時，第 15 分鐘、第 45 分鐘的攝氧量是最大攝氧量的 62.7± 4.0 %、63.7± 3.9 %。在熱環境下運動時，運動心跳率評量運動強度的百分比顯然會有高估現象，而且運動時間越長高估的幅度越明顯。

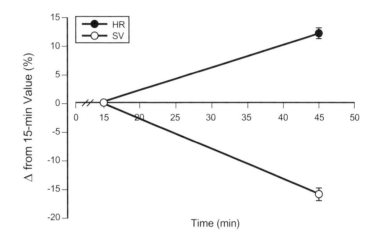

　　Lafrenz 等 (2008) 針對經常訓練的長跑選手，探討熱 (35 °C) 與冷 (22 °C)、濕度 40% 環境下，以 60% VO$_2$max 強度持續運動，第 45 分鐘運動時的心跳率比第 15 分鐘時多了 11% (35 °C) 與 2% (22 °C)，心臟每跳輸出量則分別減少了 11% (35 °C) 與 2% (22 °C)，最大攝氧量則降低了 15%（下頁左圖）。Wingo 與 Cureton (2006) 則以經常運動的志願受試者為對象，在運動開始後第 8 分鐘至第 18 分鐘加入風扇 (fan airflow, 4.5 m/s) 散熱與否的條件，對於在熱環境下進行 60% VO$_2$max 強度持續運動時，會有顯著的運動心跳率差異（下頁右圖）。由此可見，在環境溫度增加、沒有使用散熱設備的情境下，運動心跳率確實會逐漸增加，提高了運動心跳率判定運動強度的困難度。

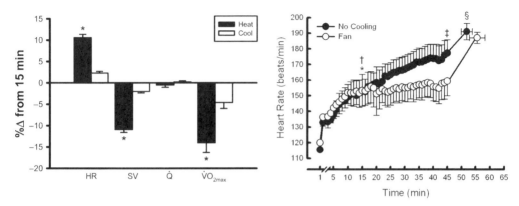

熱環境下 (35℃) (Lafrenz 等 , 2008) 與風扇使用 (Wingo 與 Cureton, 2006) 的影響

　　運動心跳率在運動時的變動性高，在運動時間增加、環境溫度提高、沒有散熱設備的情境下，運動心跳率會隨著運動時間的增加而提高，因此，使用運動心跳率判定運動強度、或者以運動心跳率控制運動強度時，有必要針對環境溫度、濕度等，可能影響運動心跳率高低的變項，提出必要的說明，做為高估運動強度幅度的判定依據。

　　上述「公路車比賽後心跳錶上的記錄著 100%~105% 可以維持 60~90 分鐘，當然早已超出極限值，請問這代表什麼 ???」的問題，當然就是台灣夏季氣候、高溫潮濕環境下的正常運動生理現象，運動心跳率隨著運動時間的增加而提高。運動參與者如果擁有監控運動時心跳率變化的工具 (例如心跳錶)，建議以運動開始後 3 至 5 分鐘的心跳率為運動強度判定依據，當運動的時間越長時，高估運動強度的現象就越明顯。

5-07 馬拉松比賽的運動心跳率

　　2017 臺北渣打公益馬拉松 (Taipei Standard Chartered Marathon, 2017 年 2 月 12 日)，是台灣目前最受歡迎的馬拉松比賽之一。臺灣師大體育學系王鶴森教授參加男 50-59 歲全程馬拉松比賽，比賽成績大會時間 03:33:02、個人時間 03:32:34 (11.9 km/hrs)，總名次 318 名 (3167 人、89.99%)、分組名次 39 名 (515 人、92.62%)、性別名次 302 名 (2721 人、88.94%)。

　　透過 garmin Fenix hr3 的手腕裝置 (手錶)，紀錄鶴森教授馬拉松比賽全程的運動心跳率，發現 51 歲的鶴森教授運動心跳率最大值為 197 bpm、平均心跳率為 178 bpm，依據 Garmin 運動心跳率區間 5 的運動時間長達 02:41:35 (佔運動全程 76%)、區間 4 的運動時間為 44:01 (佔運動全程 21%)，區間 3 的運動時間為 7:01 (佔 3%)。實際上，比賽過程的手錶記錄溫度介於 16°C 至 26°C 之間 (根據中央氣象局的記錄，當天 6:00～10:00 的氣溫是 12.7-14.4 °C！)，比賽路程的海拔高度變化也不大。

　　3 小時 30 多分鐘的馬拉松跑步期間，儘管前面 2 個半小時的跑步速度相當一致，大約都在每公里 4 分 50 秒左右，但是心跳率在前面 40 分鐘逐漸的由 150 bpm 增加到 180 bpm，然後維持這個心跳率長達 2 小時左右，一直到鶴森教授在 2 小時 30 分鐘左右停下來補充水分，同時跑步速度慢慢降低，心跳率在這個時候出現約十幾分鐘的降低現象，最後約 50 分鐘的時間，儘管跑步速度已經顯著的降低，心跳率仍然又逐漸增加到 180 bpm，一直到比賽結束。依據運動生理學的基本概念來看，以高於 220- 年齡的最大心跳率預測值 (鶴森教授預測的最大心跳率為 220-51 歲 =169)，持續運動超過 2 小時的現象 (實際上鶴森教授運動過程時的心跳率超過 180 bpm)，實在是超乎運動生理學理論範圍，可是這又是實際存在的事實。

　　長時間運動時的心跳率不穩定現象，其實經常出現於長時間的耐力運動上。利用心跳率來評量運動強度時，「運動時間太長時，可能形成心跳率評量運動強度百分比的失真」的問題。Wagner and Housh (1993) 提出心跳穩定閾值強度 (physical working capacity at the heart rate threshold, PWCHRT) 的概念時，即發現只有在極輕的強度運動時，心跳率才有可能出現穩定。就算運動的強度不高，長時間的運動時，要讓心跳率維持固定其實是相當困難的。Coyle 與 Gonzalez-Alonso (2001)、王予仕 (2006) 指出這種運動心跳率會隨運動時間增加的特殊運動生理現象，稱為「心血管循環轉變 (cardiovascular drift)」或稱為「心臟循環轉變 (cardiac drift)」。

　　Coyle 與 Gonzalez-Alonso (2001) 的研究，整理過去的相關研究文獻發現，當以中等強度運動時間超過 10 分鐘後，心跳率會因為心臟每跳輸出量 (Stroke Volume, SV) 與平均動脈壓 (Mean Arterial Pressures, MAP) 的降低，進而造成心跳率的漂移轉變 (drift) 現象 (下圖左)。而且，人體長時間運動 (超過 20 分鐘長時間運動) 時，因為流汗與水分供應不足，會導致總血液量、平均動脈壓、心輸出量、心臟每跳輸出量等生理現象下降，進而造成運動時的心跳率上升 (下圖右)。運動過程的水分流失、體溫增加、交感神經活動提高都可能是造成心血管循環轉變的原因。Wingo, Ganio 與 Cureton (2012) 的研究指出，心血管循環轉變是指人體在中等強度運動下，持續運動超過 10 分鐘後，開始出現心跳率逐漸增加、心臟每跳輸出量逐漸減少的生理現象，這種現象將可能會伴隨出現相對強度增加、最大攝氧量降低的狀況。

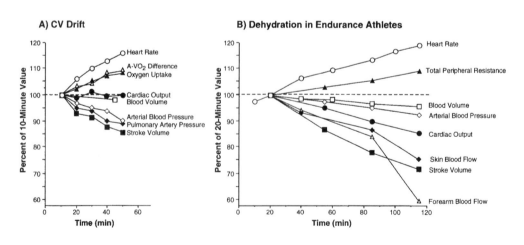

運動時心血管循環轉變的特殊生理現象 (Coyle 與 Gonzalez-Alonso, 2001)

Hartwell 等 (2015) 以 20 名大學男性划船選手為對象，進行 65%HRR 強度的划船運動 60 分鐘，研究結果發現受試者平均心跳率在運動開始後就有逐漸增加的現象（運動後 3 分鐘的划船負荷為 199.95±25.63 watts、平均心跳率為 149.16±6.67 bpm，運動第 60 分鐘的划船負荷為 199.40±23.77 watts、平均心跳率為 168.37±8.43 bpm，下圖）。由此可見，65%HRR 強度的 60 分鐘長時間划船運動，確實也會有心血管循環轉變現象。

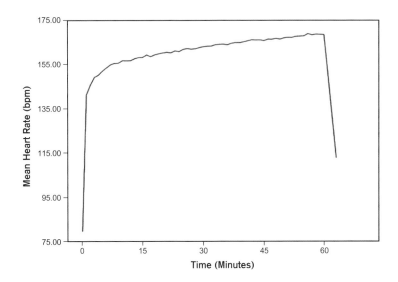

但是，Mikus 等 (2008) 針對 DREW (Dose Response to Exercise in Women) 的研究中，發現針對 326 位平均年齡 57 歲、體重過重 (BMI 25-34)、停經的坐式生活型態女性，進行 4 kkw (kilocalories per kilogram body weight per week, 每週進行每公斤體重 4 千卡的能量消耗)、8 kkw、12 kkw 的運動時（強度約 50%VO$_2$peak、3 METS、平均運動心跳率約 106-108 bpm)，經過 24 分鐘、42 分鐘、60 分鐘的長時間運動後，運動最後階段的心跳率僅增加 1-4 bpm、METS 則都沒有改變。似乎當運動強度低到攝氧峰值得 50% 時，心血管循環轉變的現象就會不明顯？

事實上，在熱環境下運動時，運動心跳率評量運動強度的百分比顯然會有高估現象，而且運動時間越長高估的幅度越明顯。而且，當環境溫度增加、沒有使用散熱設備的情境下，運動心跳率確實會逐漸增加，提高了運動心跳率判定運動強度的困難度。「使用運動心跳率判定運動強度、或者以運動心跳率控制運動強度時，有必要針對環境溫度、濕度等，可能影響運動心跳率高低的變項，提出必要的說明，做為高估運動強度幅度的判定依據」。

　　對於王鶴森教授參加馬拉松比賽過程的運動心跳率變化來看，就算環境溫度在 12-15 °C，運動心跳率的心血管循環轉變狀況仍然相當顯著，而且出現超過最大心跳率的時間長達 2 小時 40 分鐘以上的狀況。有鑑於此，運動強度、運動時間、運動者體能狀況…對於心血管循環轉變的影響為何？將是馬拉松比賽過程監測運動心跳率價值的重要條件。

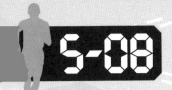

5-08 運動後的心跳率恢復
(heart rate recovery)

運動前安靜休息的心跳率、運動時的心跳率上升率、以及運動後的心跳率恢復率，是評量心臟機能的運動生理指標。就像安靜休息的心跳率有所個別差異一樣，運動後的心跳率恢復 (heart rate recovery, HRR)，也可用來評量心肺機能的好壞。但是，運動後心跳率的恢復情形，會因為運動參與者的運動強度狀況、心肺機能好壞等因素，而有顯著的不同。一般來說，運動剛結束的 1 分鐘內，心跳率的恢復最為明顯。因此，相關的研究就以運動後 1 分鐘或 2 分鐘的心跳率恢復情形，進行心肺機能與身體能力的評量。最近的研究發現，運動後的心跳率恢復情形，可以用來評量運動參與者是否具有心臟疾病，並且能夠用來預測心臟疾病患者的死亡率與存活率。

Cole 等 (1999) 以六年的時間，收集 2428 名 57±12 歲、63% 男性沒有心臟疾病記錄的對象，並且以運動後一分鐘的 HRR 小於（含等於）12 次，來代表不正常的 HRR。研究結果發現共有 639 名 (26%) 受試者具備不正常 HRR；HRR 是預測死

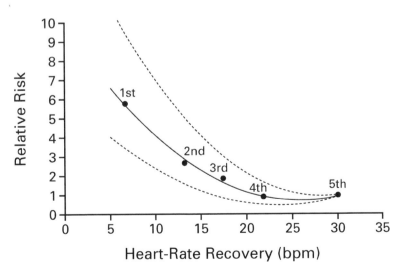

心臟疾病患者運動後心跳恢復與死亡率預測的關係 (Cole 等 , 1999)

亡率強而有力的預測工具。Cole 等 (2000) 進行 12 年的持續記錄，發現 5234 名受試者中，在非最大運動後兩分鐘 (下降小於或等於 42 次)，不正常 HRR 的危險率達 2.58%。由作者兩次不同對象與觀測時間 (6 年與 12 年) 來看，採用兩種不同的心跳率恢復評量方式 (最大運動後 1 分鐘小於或等於 12 次、非最大運動後 2 分鐘小於或等於 42 次)，可以看出這種運動後的心跳率恢復，雖然被認為是有效的預估死亡率的方法，仍然還沒有一個標準化的方法進行評量。

Watanabe 等 (2001) 以 5438 名心臟疾病的受試對象，進行持續三年的追蹤與檢測，並且針對最大跑步機運動下一分鐘的心跳率恢復情況，進行受試對象死亡率與心跳率恢復情形的分析 (下圖)。研究結果發現，全部受試對象的死亡率為 3.9%；心跳率恢復 (1 分鐘) 小於 (含等於) 18 次者有 805 名 (15%)，死亡率達到 9%；其他正常心跳率恢復者的死亡率則僅 2%。研究發現運動後的 HRR 確實是判定心臟疾病者死亡率強而有力的工具。

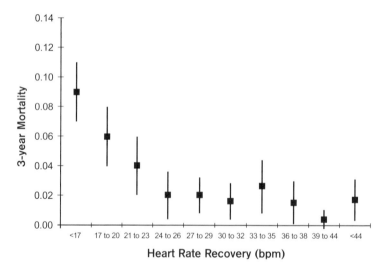

心臟疾病患者三年死亡率與心跳率恢復的關係 (Watanabe 等 , 2001)

Shetler 等 (2001) 在 1987 年至 1999 年，針對 2193 名男性有胸痛的病患為對象，進行最大 10 分鐘的個別漸增負荷的跑步機運動，並且記錄運動後心跳率恢復的情形。研究發現運動後 1 分鐘存活者、死亡者的恢復心跳率分別為 11.8±8.2、

8.9±7.0，運動後 2 分鐘則分別為 33.1±12.9、25.8±12.4，運動後 3 分鐘則分別為 41.5±14.5、34.9±14.5，運動後 5 分鐘則分別為 43.8±15.0、37.9±15.1；研究結果發現運動後 1 分鐘心跳率下降小於或等於 12 次、運動後 2 分鐘心跳率下降小於 22 次能夠有效的預估胸痛病患的死亡率 (下圖)。

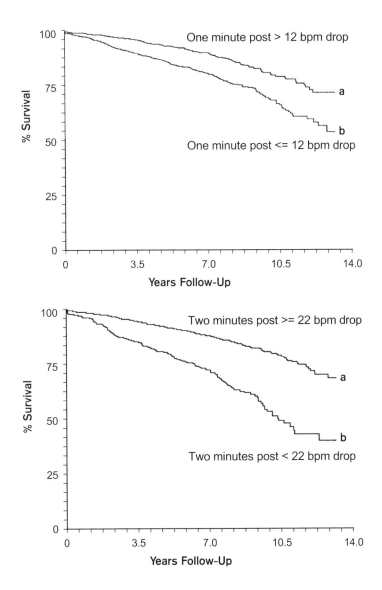

胸痛病患的死亡率與心跳率恢復的關係 (Shetler 等 , 2001)

運動員的 HRR 是否會顯著低於一般非運動員呢？Marsh (2003) 以 12 至 14 歲的 30 名學生為對象，其中 15 名學生為運動員、另外 15 名為非運動員，每位受試者在 400 公尺的慢跑後，測量心跳率恢復到運動開始前 (休息時) 的時間。研究結果發現運動員平均恢復時間為 92 秒 (最慢 300 秒、最快 60 秒)，一般非運動員的平均恢復時間為 208 秒 (最慢 360 秒、最快 60 秒)；運動訓練似乎可以降低心跳率恢復的時間 (作者的實驗設計，似乎很難強烈證明是運動訓練造成或他們原本的天賦)。Darr 等 (1988) 則以 20 名男性為受試者，將受試者分為年輕訓練者 (24±2 歲、63±3 ml/kg/min)、年長訓練者 (51±2 歲、57±3 ml/kg/min)、年輕非訓練者 (25±3 歲、44±2 ml/kg/min)、年長非訓練者 (57±4 歲、36±4 ml/kg/min) 四組，受試者在最大努力的漸增負荷腳踏車運動後，訓練者與非訓練者的心跳率恢復並不受年齡的影響，但是訓練者的心跳率恢復皆顯著優於非訓練者；研究結果發現，年齡並不是影響心跳率恢復的因素，訓練狀況對於心跳率恢復具有顯著影響。

　　對於經常參與訓練者的心跳率恢復較快是很容易推論的。可是，包括運動時的強度高低、年齡的影響、性別的差異、平時的運動參與情形等，是否會影響到運動後的心跳率恢復？除此之外，是否有一個標準化的運動測驗、以及標準化的心跳率恢復評量方式？都是未來值得進行一步研究的課題。

5-09 高地訓練

　　1968 年墨西哥 (2240 公尺高地) 奧運時，許多 3000 公尺以上比賽選手的成績普遍低於 1964 年東京奧運的紀錄，但是這些選手回到平地不久，卻出現了個人最佳的競賽成績。選手與教練領悟到在高地上停留與訓練，似乎可以提高隨後在海平面上競賽的水準 (林正常，2005b)。有一些居住在非洲高原的中長跑運動選手，例如肯亞的中長跑選手，經常在國際競賽場合名列前茅，也讓高地環境對於人體有氧代謝能力的增進效果，受到教練、選手、運動科學研究者的關注。

　　高地環境對於人體生理的主要影響，在於氧壓低現象 (大氣壓下降) 產生的低氧 (hypoxia) 適應現象。一般來說，人體處於高地環境下，馬上會出現安靜休息時肺換氣量增加、心跳率增加、每跳輸出量降低、心輸出量降低等生理反應。隨著高度的增加，最大攝氧量 (maximal oxygen intake, VO_2max) 會下降。當進行相同程度的工作量時 (例如以相同的速度慢跑)，在高地則需付出較大的運動百分比負荷 (VO_2max 下降使得相對強度增加)，讓運動變得更加困難。

　　隨著在高地環境停留時間的增加，人體則會出現一些生理上的適應，包括增加肺換氣、增加紅血球數和血紅素濃度、尿中碳酸離子減少、組織肌肉的微血管開放數增加、增加肌紅蛋白量、增加粒線體密度、藉酵素的變化以加強氧化能量等 (林正常，2005a)。

　　儘管有一些研究支持高地訓練 (altitude training) 的效果，但是高地訓練的真正效益仍然有相當的爭議。張永政 (2001)、Noahkes (2000) 的研究即相當支持高地訓練在運動表現與生理反應上的效益，Levine and Stray-Gundersen (1992) 與 Boning (1997) 的研究則否定高地訓練在最大有氧運動能力上的效果。由於，大部分有關高地環境下的訓練效果研究，並無法確定訓練效果的來源是「高地環境的生理適應」或是「運動訓練的效果」(實驗設計上必須有控制組)，這也是造成高地環境訓練一直被廣泛討論的主要原因。

有關高地訓練效益的討論，一直有論文與專書進行評價 (Wolski 等 , 1996; [張冰，2000;] Wilber, 2001; 翁慶章、鍾伯光，2002; Wilber, 2004)。翁慶章與鍾伯光 (2002) 在其專書中分析高地訓練的得失 (下表)，讓想要進行高地的運動教練與運動員參考。鄭景峰 (2005) 則整理 Wilber (2004) 在 *Altitude Training and Athletic Performance* 一書中對於高地環境可能出現的健康問題與應對指引。由這些有關高地訓練的相關資料可以發現，高地訓練對於訓練的效果來看，確實不是純然正面的。特別是直接在高地停留的訓練方式，最可能出現訓練強度不足或過度訓練的問題。林正常 (2005a, 2005b) 指出進行高地訓練時，除了高地訓練的時程安排以外，高地的海拔高度、訓練強度的設定與訓練量的安排等，都會影響到高地訓練的效果與相關研究成果的正確性。在高地訓練的實務操作方面，可能不像高地訓練的實驗研究一樣，需要相當嚴謹的實驗設計與規劃；如何安排高地的訓練內容？可以確實達成增進運動表現，才是教練與運動選手比較在意的重點。畢竟成立高地訓練中心的目的並不是為了研究的需要，而是為了實際的促進國內運動員的競技運動能力。

高地訓練的優點與缺點 (翁慶章與鍾伯光，2002)

優點	缺點
攜帶、運送氧氣的能力增加	平地、高地之間的往返需耗時來適應
利用氧氣的能力增加	血液濃縮造成循環阻力加大
肌肉耐受高乳酸的能力增加	對肌肉代謝的不利影響
肌肉能量儲量增加	容易出現過度訓練

目前世界上針對耐力性項目選手的高地訓練方法，逐漸發展出兩個較具備訓練效果的方向 (Wilber, 2001, 2004)，其一為「高住低練 (live high - train low, LHTL)」，使用的方法除了在高地與較低海拔間往返以外，還包括常壓低氧儀器 (normobaric hypoxia via nitrogen dilution)、氧氣補充法 (supplemental oxygen) 與低氧睡眠裝置 (hypoxic sleeping devices)；另一方向為「低住高練 (live low - train high, LLTH)」，使用的方法為間歇性低氧訓練 (intermittent hypoxic training, IHT)。

　　LHTL 是最近幾年來被廣泛討論的高地訓練方式。即「讓運動員住在高地環境、在低海拔進行訓練」。LHTL 最早是由 Levin, Stray-Gundersen, Duhaime, Snell, and Friedman 於 1991 年所提出的。Levine 與 Stray-Gundersen (1997) 將 26 位受試者分成 LHTL 組 (住在 2500 公尺，而在 1250 公尺訓練) 與控制組，分別進行 28 天相同的訓練內容之後，結果發現在整個訓練計畫後的第 3 天，LHTL 組的紅血球質量 (+5%) 與血紅素 (+9%) 均顯著地增加，控制組則無改變；而 5 公里跑步時間在 LHTL 組中顯著地降低 (-13.4 秒)。除此之外，5 公里跑步時間在整個訓練後的第 7、14、21 天時，均與第 3 天相同，Levine 與 Stray-Gundersen 便認為 LHTL 的訓練效果，可能可以維持至離開後的 3 星期。Gawthom 等人 (1998) 發現睡在 2700 公尺高地 7 天的國家級女性耐力運動員，確實會顯著影響 (有別於控制組) 睡眠時的心跳率與血紅蛋白飽和率 ($\%SaO_2$)。

　　事實上，LHTL 的實際效益還在持續探究中。也有一些研究否定了這種高地訓練的原則。Ashenden 等 (1999) 發現在 3000 公尺高地睡了 23 天 (每天 8 至 10 小時在高地睡眠) 的 13 名男性耐力運動員，血液中的血紅蛋白數量並沒有顯著高於另外 7 名接受相同訓練、卻住在平地的耐力運動員。Wilber (2004) 指出適當的居住海拔高度，介於 2,100 公尺至 2,500 公尺之間。居住於高地環境中，至少需 4 週的時間，方能誘發血液與肌肉緩衝效益的適應效果。包宜芬 (2005) 則指出 LHTL 本質上是讓運動員分別接受缺氧負荷與運動負荷，既可以通過缺氧負荷改善運動員氧氣運輸與利用能力，又可以保持運動負荷時的正常強度訓練，是優於傳統只停留在高地進行訓練的方法。

　　運科人員與教練利用 LHTL 的原則，開發出常壓低氧儀器 (normobaric hypoxia via nitrogen dilution)、氧氣補充法 (supplemental oxygen) 與低氧睡眠裝置 (hypoxic sleeping devices)。常壓低氧儀器是在海平面 (760 mmHg) 上，透過加入 100% 氮氣的混合，將環境艙內空氣的氧含量控制在約 15.3%，此時的氧分壓約為 116 mmHg，亦即如同在約 2500 公尺高地時的環境；由於這種儀器是利用氮氣進行控制，在芬蘭便被稱為「氮氣屋 (nitrogen house)」(鄭景峰，2002)。氧氣補充法是利用額外的氧氣供給，讓運動員在高地進行高強度運動時，模擬海平面的正常氧含量狀態或高氧含量狀態，以提高運動員在高地訓練時的運動強度；這種方法屬於 LHTL 的修正模式，可以讓運動員住在高地上，而訓練時則無需移動至較低的海拔，讓運動員訓練時有如在海平面上一般。低氧睡眠裝置包括 CAT HatchTM (Colorado Altitude Training's High Altitude Training Chamber) 與 Hypoxico Tent SystemTM，這些裝置有助於運動員達成高住低練的要求（鄭景峰，2002）。無論如何，這種模擬 LHTL 的設備，確實擁有讓運動選手不要奔波往返高地與低海拔的優點，也是一個相當值得考量的模擬高地訓練手段。

間歇性低氧訓練 (intermittent hypoxic training, IHT) 是依據短時間暴露於低氧環境時，可刺激體內紅血球生成素 (erythropoietin, EPO) 分泌的原理而發展出來的訓練方法。由於 EPO 分泌的增加，有助於紅血球濃度的增加，最終便可能提高 VO_2max 與耐力運動表現 (Wilber, 2001)。不過，IHT 的訓練可分為休息階段與訓練階段進行兩類，訓練效果也有一些差異。僅在休息階段進行 IHT 的訓練效果受到 Clark 等 (1999) 與 Ingrid and Hendriksen (2003) 的研究質疑。進行 IHT 的同時也進行運動訓練，則獲得較多研究的支持（嚴克典，2006；呂裕雄，2006）。因此，IHT 同時配合訓練的方式，被認為是較有效的高地訓練手段。

IHT 配合訓練的方式，在一般的平地訓練環境，透過常壓低氧設備配合原地不動的訓練設備（例如跑步機、原地腳踏車）就可以達成。其實低氧訓練使用的含氧比例通常以 10% 至 14% 較為有效，幾乎是實際海拔 3000 公尺至 5000 公尺高地的含氧比例。在海拔 2200 公尺高地的阿里山高地訓練中心，含氧比例則僅約在 16% 左右。由於有關 IHT 訓練的相關研究，都是以常壓常氧 (20.9%) 的環境為間歇低氧訓練的休息階段，如果在阿里山高地訓練中心這種低壓低氧環境進行訓練，還不必受限於低氧設備的空間，似乎是相當不錯的高地訓練方式。

該不該推展高地訓練呢？事實上，世界體育強國 — 美國與中國，皆有高地訓練中心的設置。美國 Colorado Springs 高地訓練中心（海拔 6034 英尺）與中國昆明海埂高地訓練中心（海拔 1890 公尺）、青海多巴高地訓練中心（海拔 2366 公尺），都是相當出名且有具體訓練效益的高地運動訓練中心，也是高地訓練相當適合用來訓練優秀運動選手的明證。

　　依據高地訓練的相關研究資訊，建議進行高地訓練時的策略。高地訓練要先選定適合高地訓練的運動項目。需要有氧運動能力的運動競賽項目，特別適合進行高地訓練 (LHTL、IHT)。高地訓練的環境也適合格鬥項目（跆拳道、柔道）的對戰練習，以便讓運動選手在 LLTH 的訓練中，適應更高血乳酸濃度的比賽情境。

　　高地訓練的海拔高度可選擇 1600 公尺至 2600 公尺之間。高地訓練應該在海拔 1000 公尺左右建立訓練中繼站。為了避免高地環境降低運動訓練強度與訓練量，應該在海拔 1000 公尺左右選擇適當的訓練環境，以便讓需要進行高強度訓練的運動項目選手，可以透過高地訓練的規劃，達到低氧環境適應與運動訓練的雙重效果。

　　如果沒有適合高地訓練的高山環境，可以考慮採用低氧儀器設備。設置低氧儀器的訓練設備，將可以提供常壓低氧環境，讓高地訓練的低氧刺激訓練更多樣化。

　　高地訓練的訓練週期選擇。高地訓練特別適合訓練週期的冬季訓練期與季節前期進行，有時候非耐力運動項目的運動選手，會在比賽前一個月內至高地進行短期的調整訓練，或者在兩次比賽中的第一次比賽結束時，立刻到高地進行調整訓練，以便儲備下一次比賽的基礎。不同訓練週期進行高地訓練時，訓練內容的安排與強度選擇會有顯著的不同。通常，冬季訓練期與季節前期的高地訓練安排應該進行四週至十二週，賽前的短週期調整與比賽後的調整階段則進行二至四週。沒有高地訓練經驗的運動選手不宜在賽前到高地訓練中心進行調整訓練。

　　高地訓練可能不利肌力的發展與營養提供。因此高地訓練應該特別注意肌力訓練設備的應用，以及注意葡萄糖、蛋白質、水、與鐵質的補充。

高住低練 (live-high, train-low)

高地 (altitude) 環境對於人體生理的主要影響在於氧壓低現象 (大氣壓下降) 產生的低氧 (hypoxia) 現象。一般來說，人體處於高地環境下，馬上會出現安靜休息時肺換氣量增加、心跳率增加、每跳輸出量降低、心輸出量降低等生理反應。隨著在高地環境停留時間的增加，人體則會出現一些生理上的適應，包括增加肺換氣、增加紅血球數和血紅素濃度、尿中碳酸離子減少、組織肌肉的微血管開放數增加、增加肌紅蛋白量、增加粒線體密度、藉酵素的變化以加強氧化能量等。這些變化的主要功能在於氧氣不足時協助氧輸送至身體組織。通常一個在高地停留 3 至 4 週的人回到平地後，2 至 4 週內將會喪失這些得自於適應的生理變化。

在高地進行運動測驗時，可以發現運動的時間越長，成績退步越嚴重，也就是以有氧系統為主要能量路徑的運動項目退步較多。事實上，經過高地訓練後回到平地，運動員的耐力表現成績會不會增進仍有爭論。大部分有關高地環境下的訓練效果研究，並無法確定訓練效果的來源是「高地環境的生理適應」或是「運動訓練的效果」(實驗設計上必須有控制組)，這也是高地環境訓練一直被廣泛討論的主要原因。但是，也有相當多的研究支持高地訓練的效果。張永政 (2001)、Noahkes (2000)、Li 與 Tian (1999) 等的研究即相當支持高地訓練在運動表現與生理反應上的效益。事實上，有關高地訓練效益的討論，其實還方興未艾 (Wolski 等，1996)。

無論如何，高住低練 (live-high, train-low) 是最近幾年來被廣泛討論的高地訓練方式。即「讓運動員住在高地環境、在低海拔進行訓練」。研究者發現，既然在高地環境下無法進行高強度的有氧耐力訓練，讓運動員住在高地的低氧環境，同時在低海拔進行完全相同的高強度有氧運動訓練，應該可以同時獲得高地的生理適應與正常的運動訓練效果。Levine 與 Stray-Gundersen (1997) 的研究也發現，海拔 5000 公尺選手在高住低練的原則下訓練後，5000 公尺的成績顯著優於睡眠與訓練皆在高地訓練的相同能力控制組。Gawthom 等 (1998) 發現睡在海拔 2700 公尺高地 7 天的國家級女性耐力運動員，確實會顯著影響（有別於控制組）睡眠時的心跳率與血紅蛋白飽和率 (%SaO$_2$)。

事實上，高住低練的實際效益還在持續探究中。也有一些研究否定了這種高地訓練的原則。Ashenden 等 (1999) 發現在海拔 3000 公尺高地睡了 23 天（每天 8 至 10 小時在高地睡眠）的 13 名男性耐力運動員，血液中的血紅蛋白數量並沒有顯著高於另外 7 名接受相同訓練、卻住在平地的耐力運動員。

其實，不管高住低練的實際效益如何，耐力運動員與教練如果能夠適當維持訓練的內容，不管是否能夠將運動選手送到高地居住，都會有相當程度的訓練效果。當環境與經費允許時，透過高住低練的原則來進行訓練計畫與內容的調整，也是相當有幫助的運動訓練設計。

　　高地 (altitude) 環境對於人體生理的主要影響在於氧壓低現象（大氣壓下降）產生的低氧 (hypoxia) 現象。高地訓練的優點，在於攜帶氧氣的能力增加、利用氧氣的能力增加、肌肉耐受高乳酸的能力增加、肌肉能量儲量增加等，高地訓練的缺點，則在於往返高地需耗時來適應、血液濃縮造成循環阻力加大、對肌肉代謝的不利影響、容易出現過度訓練等（翁慶章與鍾伯光，2002)。整體來說，進行高地訓練時，應該注意海拔高度可選擇 2000 公尺至 2600 公尺之間、可在 1000 公尺左右建立訓練中繼站、考慮採用低氧儀器設備、適合長期（冬季訓練期與季節前期）與短期（賽前與賽後的調整）訓練、訓練的有效時程因人而異、採用輔助肌力訓練設備、以及注意營養的補充等。

　　實際進行高地訓練的規劃時，通常有五個步驟需要進行。步驟一，選擇海拔高度與地點；步驟二，決定訓練時間；步驟三，準備（確認健康狀況、血液與體能檢測）；步驟四，訓練（長期訓練 3 週或更久、短期訓練 4-7 天）；步驟五，回到海平面（訓練效果維持 1 至 2 週或更長一些）。由此可見，進行高地訓練的訓練計劃時，運動教練與選手必須進行完善的規劃與安排，否則長時間的訓練安排下，花費相當多經費、卻沒有得到適當的成績突破狀況，讓高地訓練的效益有所限制。

　　世界上的主要體育大國皆設置了高地訓練基地（中心），提供有需要進行高地訓練的運動團隊或個人，能夠利用高地訓練的環境進行訓練。國際上知名的高地訓練基地（中心），有美國 Colorado Springs 奧運訓練中心（海拔 6034 英尺、1839 公尺）、中國昆明高原訓練基地（海拔 1880 公尺）以及日本 Hida Ontake Highland Training Area（海拔 1200 公尺 -2200 公尺）等，透過這些高地訓練基地的設置與頻繁使用，即間接證明了高地訓練在國際運動競技上的實際需要。

　　有鑑於高地訓練在世界各地的實際訓練效益，台灣也曾經設置過阿里山高地訓練基地，並且進行國家代表隊等級運動選手的高地訓練。可惜，目前已經取消阿里山高地訓練基地的設置，有需要訓練的國內運動員，很多都是到中國大陸或日本的高地訓練中心進行訓練。

雖然台灣目前沒有官方的高地訓練基地，但是，原來設置阿里山高地訓練基地的事實，不僅代表台灣具備設置高地訓練基地的環境，同時也證明台灣具備進行高地訓練的條件。如果能夠在台灣北部（新竹）、中部（嘉義）、南部（高雄）、東部（花蓮）等，海拔高度在 2000 公尺左右的平緩山坡，設置高地訓練基地，提供給有需要進行高地訓練的運動員與社會大眾進行訓練，相信能夠很有效益的提升耐力訓練項目表現。可惜，既然原有設置阿里山高地訓練基地都廢棄了，我們很難相信政府單位能夠在短期內設置高地訓練基地，做為運動競技選手與一般社會大眾高地訓練的訓練基地。

事實上，在海拔二千公尺左右的山區，仍有一些國民小學、原住民社區、國家公園、民宿等，可能可以用來進行高地訓練。對於在山區的國民小學、原住民社區來說，如果可以依據高地訓練的相關研究與發展，設置與發展高地訓練特色學校、營造原住民社區，對於台灣山區廣泛範圍的發展，應該是很重要的推動方向。對於在山區風景區上的民宿與飯店來說，發展高地訓練的活動，也是發展與繁榮山區的重要契機。

有鑑於推動高地訓練的想法，運動生理學網站設置台灣高地訓練服務平台(http://www.epsport.net/epsport/altitude/)。透過這個高地訓練服務平台的設置，接受在海拔二千公尺左右的國民小學、原住民社區、民宿、飯店等單位的申請，如果能夠符合以下幾個原則，運動生理學網站將在網站的台灣高地訓練服務平台上推薦這些單位，並且提供網路行銷的簡易網站空間，讓台灣適合進行高地訓練的地點，可以提供給有需要進行高地訓練的運動選手、一般社會大眾選擇與安排訓練。

申請加入台灣高地訓練服務平台的單位，應該位於海拔 1600 公尺至 2300 公尺之間，附近一公里內具備 200 公尺以上的平緩操場、步道、車道可以進行訓練，擁有重量訓練設備與訓練環境更佳，具備合法宿舍、民宿、旅館住宿與餐廳環境，以及能夠給予長期高地訓練運動員每日特價優惠（通常高地訓練的長期訓練 3 週或更久、短期訓練 4-7 天）的單位。接受這些高地訓練服務機構特價優惠的運動生理學網站會員，除了是由學校教練帶隊進行訓練的學生以外，接受特價優惠的一般社會大眾，應在進行高地訓練之前或之後，提供參與馬拉松、路跑、鐵人三項等比賽的成績，做為台灣高地訓練服務平台的實質回饋，讓更多的運動選手與社會大眾能夠獲得提升訓練效率。

推動設置台灣高地訓練服務平台，不但可以建立與推動台灣高地訓練的運動文化，對於台灣山區的學校與原住民社區來說，發展特色學校、推動原住民社區特色，都是相當有意義的額外效益。期望運動生理學網站設置的台灣高地訓練服務平台，能夠獲得山區學校與社區的認同，達成提升運動競技水準與繁榮山區的雙重效益。

歡迎山區的國中小學、社區、民宿、飯店等單位跟運動生理學網站申請「台灣高地訓練服務平台」的認證或在運動生理學網站留言版留下聯絡方式。

5-12 熱壓力指數 (heat stress index)

　　一位在國立大學任教的學長打電話給我，詢問夏天時體育館啟動空調的時機？雖然，當場告知運動生理週訊中曾經有「夏日炎炎好運動？」、「夏天運動與熱傷害之防範」的相關資訊，但是，對於在怎樣的氣候條件下，不適合進行身體活動與競賽，在運動生理學網站中，則還沒有詳細的介紹與說明。

　　一般來說，在熱環境中，我們經常以熱壓力指數 (heat stress index) 來代表環境輻射熱、溫度、相對濕度、風速等因素的熱壓力狀況，這個指數又稱為「綜合溫度熱指數 (Wet Bulb Globe Temperature，簡寫為 WBGT 指數)」。「WBGT 指數」是評估熱危害的重要指標之一，計算方法為：WBGT 指數＝ 0.7 × 自然濕球溫度＋ 0.3 × 黑球溫度 (戶內或戶外無日曬時)，以及 WBGT 指數＝ 0.7 × 自然濕球溫度＋ 0.2 × 黑球溫度＋ 0.1 × 乾球溫度 (戶外有日曬時)。「自然濕球溫度」係指溫度計外包濕紗布且未遮蔽外界氣動所得之溫度，代表溫度、濕度、風速等之綜合效應。「黑球溫度」係指一定規格之中空黑色不反光銅球，中央插入溫度計所量得之溫度，代表輻射熱之效應。「乾球溫度」係指溫度計所量得之空氣溫度，主要代表單純空氣溫度之效應。在實際的操作中，溼球所用的水必須是蒸餾水，不能有雜質，因為有雜質時，水分蒸發的速率會改變，就會影響讀值。所用的紗布也是有規格的，太厚太薄都不行，紗布的緊密度也是有要求的。在近代科技發展下，已有許多廠商發展出更新穎的儀器，可以長時間自動記錄 WBGT 的數值，使用時更方便 (勞工安全衛生研究所)。

　　2003 年澳洲公開賽即採用 WBGT 指數，來計算比賽場地的氣溫，若發現 WBGT 指數高出指標 (指數超出 28)，賽事將會暫停，部分球場更會把頂棚關閉，阻擋太陽光線直射，以減低場內的溫度。下面的表格即列出熱壓力指數或 WBGT 指數的狀況下，適不適合進行身體活動的詳細資訊。由表格中的相關資料來看，當熱壓力指數 (°C) 在 26.7 以下、以及 32.2 以上的環境溫度狀況下，似乎沒有該不該進行身體活動訓練的問題。在 26.7 與 32.2 之間的熱壓力指數狀況下，則還需要考量服裝狀況、有否日照 (室內或室外)，以便進行更客觀的環境溫度影響評量。

熱壓力指數對照表

氣溫(℃)	10%(℃)	20%(℃)	30%(℃)	40%(℃)	50%(℃)	60%(℃)	70%(℃)	80%(℃)	90%(℃)
40.0	36.7	40.0	43.3	48.9	55.6				
38.9	36.1	38.3	42.2	47.2	51.7				
37.8	35.0	37.2	40.6	43.3	48.9	55.6			
36.7	33.9	36.1	38.3	41.1	43.3	51.7			
35.6	32.8	35.0	36.7	40.0	42.2	48.9	53.3		
34.4	31.7	33.9	35.0	37.8	40.6	43.9	50.0		
33.3	30.6	32.2	33.3	35.6	37.8	41.1	45.6	50.0	
32.2	29.4	31.1	32.2	33.3	35.6	37.8	41.1	45.6	50.0
31.1	27.8	30.0	30.6	31.7	33.9	35.0	37.8	41.1	46.1
30.0	26.7	28.9	29.4	30.6	32.2	33.3	35.6	37.8	42.8
28.9	25.6	27.2	28.3	29.4	30.0	31.7	32.8	35.0	37.2
27.8	25.0	26.1	26.7	27.2	28.9	30.0	31.7	32.8	35.0
26.7	23.9	25.0	25.6	26.1	27.2	28.3	29.4	30.0	31.7
25.6	22.2	23.9	25.0	25.6	26.1	26.7	27.2	28.3	29.4
24.4	21.1	22.2	23.9	24.4	25.0	25.0	25.0	25.6	26.1
23.3	20.0	21.1	22.8	23.3	23.9	23.9	23.9	24.4	25.0

熱壓力指數 (℃)	危險等級	熱傷害可能
低於 26.7	無	沒有危險或很少發生危險
26.7 – 32.2	警戒	長時間的身體活動容易出現疲勞
32.2 – 40.6	極度警戒	長時間的身體活動可能出現熱痙攣 (heat cramps) 或熱衰竭 (heat exhaustion)
40.6 – 54.4	危險	長時間的身體活動可能出現熱痙攣、熱衰竭 以及中暑 (heat stroke)
54.4 以上	極度危險	有立即中暑的危險

　　McArdle 等 (1994) 在其所寫的書中，引用 Murphy and Ashe (1965) 提出的結果，對於 26.7 與 32.2 之間的熱壓力指數狀況提出了一些建議。McArdle 等指出，熱壓力指數在 31.2 以上時應避免任何的運動訓練；熱壓力指數在 29.5-30.5 之間時，應該避免在陽光下進行長期的身體活動；熱壓力指數在 26.5-28.8 之間時，則應依據當時的狀況自行判斷活動與休息的時間。對於美式足球選手來說，由於身上穿著的服裝與保護裝備相當的多，即便是在熱壓力指數低於 26.5 的環境狀況下，也應該多注意水分的補充以及休息時間的調配。

　　依據台灣的潮濕氣候狀況來看，在什麼樣的溫度下應該開放體育場館的空調 (或冷氣)？由上述的資料應該已經找到答案，只是不知道有哪些學校可以負擔這麼高昂的空調經費？因為，在台灣的夏天，氣溫超過 28.8℃的日子天天都是。

環境溫度對馬拉松表現的影響

「2018 年第 122 屆波士頓馬拉松賽在寒冷的天氣中結束。當地目前氣溫只有 1 度左右，比賽不僅遭遇低溫，還遇到了暴雨，這對選手而言是一個不小的挑戰。經過殘酷的環境考驗和激烈的爭奪，最終日本 31 歲的公務員跑者川內優輝以 2 小時 15 分 58 獲得男子組冠軍，這是他職業生涯第 79 次跑進 2 小時 20 分大關，他也成為繼 1987 年瀨古利彥奪冠後，近 31 年來首位在波馬奪冠的日本選手。」(網路新聞) 由此可見，馬拉松比賽時的環境溫度是影響比賽成績的重要條件。

有關環境溫度與馬拉松比賽表現關係的學術研究方面。Vihma (2010) 針對 1980 至 2008 年斯德哥爾摩馬拉松 (Stockholm Marathon) 比賽時氣溫、相對濕度、風速、太陽短波輻射、熱波長波輻射、降雨對未完成人數百分比、參與者表現的影響進行了統計分析，研究發現未完成比賽人數百分比與氣溫、相對溼度呈現顯著相關 (0.64、0.48)，代表溫度 (右圖上)、濕度越高，未完成比賽人數百分比越多，其他環境變項與未完成比賽人數百分比沒有顯著相關。男性參賽者比賽 1-3 名成績、1-250 名成績、1001-1250 名成績、4001-4250 名成績與比賽時環境溫度的相關分別為 0.66 (右圖綠色)、0.69 (右圖紅色)、0.72 (右圖藍色)、0.73 (右圖黑色)，研究發現環境溫度越高，斯德哥爾摩馬拉松比賽男性參賽成績會越差。女性參賽者比賽 1-3 名成績與比賽時環境溫度沒有顯著相關，1-250 名成績、1001-1250 名成

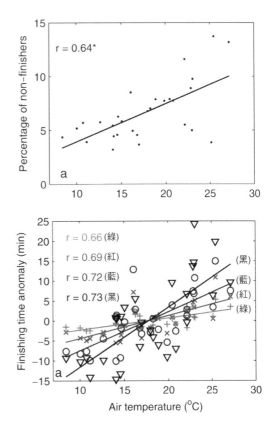

績與比賽時環境溫度的相關分別為 0.69、0.73，研究發現環境溫度越高，斯德哥爾摩馬拉松比賽女性參賽成績會越差，但是成績最佳的三位女性參賽者不會受到環境溫度的影響。依據相關研究成果來看，能力越好的馬拉松跑者受到環境溫度的影響越低。

　　El Helou 等 (2012) 則分析了 2001 年至 2010 年歐洲 (巴黎、倫敦、柏林) 和美國 (波士頓、芝加哥、紐約) 馬拉松比賽的結果，60 個比賽、總人數 1,791,972 名參賽者的馬拉松比賽資料，每個比賽還收集溫度 (°C)、濕度 (%)、露點溫度 (dew point, °C)、海平面大氣壓 (hPA) 以及四種大氣污染物的濃度 NO_2、SO_2、O_3、和 PM10 ($\mu g \cdot m^{-3}$)。其中完成比賽最少人數的比賽是 2001 年波士頓馬拉松比賽的 13381 人，最多人數的比賽是 2010 年紐約馬拉松比賽的 44763 人；比賽環境溫度最低是 2009 年芝加哥馬拉松比賽的 1.7°C，最高環境溫度是 2004 年波士頓馬拉松比賽的 25.2°C (2007 年 10 月芝加哥馬拉松比賽因炎熱及濕度高，比賽開始 4 小時後，宣布中斷比賽，造成該次比賽未完成人數大增)。

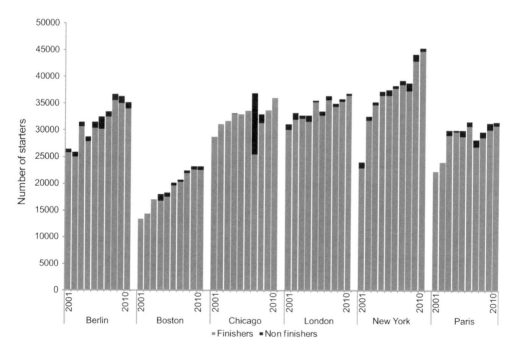

2001 年至 2010 年六場馬拉松比賽完成與未完成人數圖 (El Helou 等 , 2012)

　　有關環境溫度與馬拉松比賽表現的關係（共 60 場比賽資料），男性 P1（第 1%
的成績）、Q1（第 25% 的成績）、中位數（完成比賽的第 50% 者的成績）與環境溫
度的相關分別是 0.48、0.44、0.40，女性的相關則分別是 0.31、0.35、0.30。依據
收集的資料顯示，環境溫度的高低與馬拉松比賽的成績顯著相關（下圖顯示女性
P1、男性 Q1 的平均速度與環境溫度的關係）。而且濕度、NO_2 也與馬拉松比賽成
績有顯著相關，由於大氣汙染物濃度與跑步表現顯著相關的狀況與環境溫度一致，
因此作者認為環境溫度可能才是造成馬拉松表現變化的主要因素。

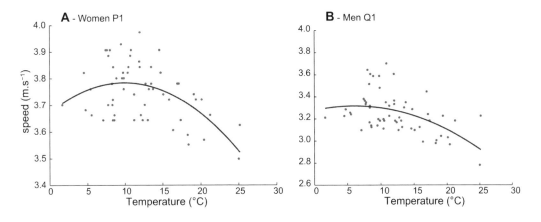

環境溫度與馬拉松比賽表現的關係圖 (El Helou 等 , 2012)

　　環境溫度與馬拉松比賽的成績具有顯著的相關，溫度越高馬拉松比賽的成績越
差。馬拉松比賽能力越佳者受到環境溫度影響越小。在 5°C 至 15°C 的環境溫度下
進行馬拉松比賽，可能可以獲得更好的比賽表現。在低於 5°C 的環境溫度下比賽，
是不是會影響馬拉松比賽表現？則需要進一步的研究分析。

陽明山上的中國文化大學，1999 年 12 月 22 日出現設校 37 年來首度的下雪景象，雖然才不到一小時的時間，卻也為聖誕節增添了不少過節氣氛。然而，同一天，台灣中部的彰化高商，卻發生女學生參加大隊接力（一百公尺）比賽時，因為身體不適不支倒地，校方緊急將學生送往醫院；彰化基督教醫院指出，不排除此意外事件可能與天氣寒冷有關。事實上，此波寒流在香港已造成四十餘人死亡；在台灣，則已奪走四條人命。

台灣地處亞熱帶，在冬季從事戶外各種活動時，除非強烈冷鋒過境，又從事高山或水上的活動，否則寒冷幾乎不成問題。此次，強大的寒流來襲，確實造成每一個人的嚴重負擔，也對 12 月 25 日開始、一連五天，參加八十八年全國運動會（因為百年大震而延期）的運動員，造成一定程度的影響與限制。事實上，瞭解冷環境下運動時的注意事項，對於運動員與一般運動參與者而言，都是相當重要的基本運動知識。

在冷環境下活動，皮膚感到「冷」時，感覺神經會將此訊息，傳至位於下視丘的體溫調節中樞，進而啟動身體顫抖或末梢血管收縮等生理調節機制，來增加人體的新陳代謝，同時，刺激肌肉收縮，減少血液流向身體表面。也就是說，透過增加基礎代謝與降低身體熱能流失的雙重作用，防止出現體溫過低的危險。

冷環境下運動時，人體的溫度取決於熱能的流失及產生是否平衡。一般來說，影響體溫流失的因素包括身體組成與風冷指數 (wind chill)。

身體組成對體溫流失的影響部分。由於皮下脂肪對於熱的傳導功能較低，可以隔絕身體內部組織熱能的流失。因此，可以藉由測量皮脂厚度，瞭解人體對於冷的耐受程度。通常，由於女性的體脂肪比例較高，對於冷的耐受能力較強。

　　風冷指數對體溫流失的影響部分。相同的溫度下，風（空氣流動）會藉由對流及傳導的途徑加速身體熱能散失、增加冷的程度。下表顯示在 10℃的氣溫下，如果風速達到每秒 13.2 公尺時，實際的風冷指數溫度 (WAT) 僅有 -3℃；在 4℃的氣溫下，實際的 WAT 則僅有 -12℃；當 WAT 達到 -28℃以下時，即應盡可能避免戶外活動。

風冷指數溫度 (windchill adjusted temperature) (Robergs and Roberts,1997)

氣溫（攝氏）	10	4	-1	-7	-12	-18	-23	-29
風速 (m/s)	10	4	-1	-7	-12	-18	-23	-29
0	9	3	-3	-9	-14	-21	-26	-32
2.2	4	-2	-9	-16	-23	-29	-36	-43
4.4	2	-6	-13	-21	-28	-38	-43	-50
6.6	0	-8	-16	-23	-32	-39	-47	-55
8.8	-1	-9	-18	-26	-34	-42	-51	-59
11.0	-2	-11	-19	-28	-36	-44	-53	-62
13.2	-3	-12	-20	-29	-37	-45	-55	-63

　　冷環境下運動時肌肉功能的影響方面。在極冷的環境下運動時，人體為了防止體溫的下降，會減少肌肉的血流量，促使肌肉的收縮速度與力量皆明顯下降。因此，在較低的溫度下，從事相同速度及力量的動作時，必須選擇減緩動作速度的運動方式，避免肌肉的疲勞的過早出現。

　　冷環境下運動時代謝反應的影響方面。人體在冷環境下進行相同強度的運動時，無氧代謝能量的比例，會顯著高於常溫環境。也就是說，在冷環境下運動時，游離脂肪酸的代謝及氧化作用會顯著降低，肌肉使用葡萄糖的比例增加，容易造成更多的乳酸堆積。

　　冷環境下運動時心肺循環功能的影響方面。在冷環境下運動時，換氣量會顯著增加，心跳率與心輸出量則不會顯著改變（透過血壓上升來調節）。研究發現，以相同的速度在 17℃與 26℃的水溫中游泳時，每分鐘的攝氧量差距達到 500ml 之多。由此可見，冷環境確實會顯著提高人體運動時的心肺循環負荷。

冷環境下運動時呼吸道的溫度維持方面。人體口腔、咽喉、氣管的正常溫度範圍在 26℃ 至 32℃ 之間，當人體在冷環境下運動時，特別是在風速較強且運動強度較激烈的狀況下，運動參與者往往會以口呼吸，容易造成口腔、咽喉等呼吸道的不適。

　　台灣四周環海，從事水上活動的人口相當多，特別值得注意的是，在相同溫度下，在水中傳導作用喪失的熱能是空氣的二十六倍，靜止的狀態下浸泡於冷水中，水溫越低，直腸溫度下降得越快。當人體溫度低於 32℃，若無法縮短在水中的時間，或者增加熱能，使得熱能大量流失，將可能導致嚴重的失溫或者死亡。因此，冬季從事水上活動時，由於運動產生的熱量無法長時間維持體溫，因此，可透過醣類的攝取增加肌肉能量的來源，以及增加皮下脂肪或保暖衣服幫助隔絕身體內部熱能的流失。以「開源」和「節流」雙管齊下的方式維持體溫。

　　另外，值得特別注意的族群是一些高齡、血壓又偏高、經常從事晨間運動的人，如果突然暴露於冷環境時，由於末梢血管收縮，將使血壓急劇升高，容易造成心血管的病變。因此，天氣過冷時，應避免戶外運動。

　　冷環境下運動前，應比常溫下做更多的熱身運動，以伸展筋骨及促進血液循環。運動時，可以穿著貼身韻律服、風衣等，並且降低運動的強度，避免運動過程出現生理上的不適應。運動後，如果流汗沾濕了衣服，為防止體溫急劇下降，應迅速更換乾暖衣物，以免著涼。總之，在冷環境下運動，只要注意能量的補充及衣服保暖的問題，一樣可以像在常溫下，享受運動所帶來的樂趣。

功能性運動檢測 (Functional movement screen, FMS) 是一套被用以檢測運動員整體的動作控制穩定性、身體平衡能力、柔軟度以及本體感覺等能力的檢測方式；透過 FMS 檢測，可簡易的識別個體的功能限制和不對稱發展。FMS 是由 Gray Cook 與 Lee Burton 在 1995 年提出 (http://www.functionalmovement.com/SITE/aboutfms/fmshistory.php)，而且自 1997 年起即被廣泛應用，也是目前國際網球協會 ITF 與 ATP 所使用的身體評估標準，但是 FMS 一直到 2006 年才在運動科學的學術期刊中被發表出來 (Cook 等 , 2006)，最近則有不少相關的研究成果。

FMS 總共有七項檢測方式，每一項的分數為 0～3 分，總分為 21 分。第一項檢測為深蹲 (deep squat)。受測者筆直站立，雙腳打開與肩同寬，雙手往上伸直平舉一根棍子，接著屈膝下蹲，儘可能維持上半身垂直或與脛骨平行，同時讓髖骨低於膝關節，且棍子、膝蓋成一直線落在腳尖正上方。檢測目的在身體核心的平衡與穩定能力、左右髖關節力量是否平衡、踝與膝關節的力量使用、動作時序是否正確等。

第二項檢測為跨欄 (hurdle step)。受測者雙腳並攏筆直站立，雙手平舉一根棍子於肩後。接著抬起右腳，腳尖朝上，跨過和脛骨等高的欄杆。然後右腳跟著地，腳尖依舊朝上。在過程中儘可能保持身體平衡與肩膀水平。左右交換。檢測目的在身體核心穩定性、跨欄時上半身是否會因下半身力量不足而失衡、跨欄時身體的髖膝與踝關節是否在同一平面上運作。

第三項檢測為直線前蹲 (in-line lunge)。雙腳前後跨步且位於同一直線上，兩腳間距為脛骨長度，同時雙手持一根棍子筆直靠在身後，讓後腦、後肩與臀部三點和棍子接觸。接著屈膝往前蹲讓左腳膝蓋剛好抵住右腳跟，同時保持身體與地面垂直，且身後三點依舊和棍子接觸。左右交換。檢測目的在軀幹穩定性、軀幹核心力量是否足夠、大腿內側肌力是否足夠、身體動作時序是否正確。

第四項檢測為肩膀移動能力 (shoulder mobility)。雙手握拳，將拇指藏於食指與中指下方，然後右手在上、左手在下置於身後，儘可能讓雙手靠近。左右交換。檢測目的在肩膀移動能力、上方手臂的肩屈與肩外旋能力、下方手臂的肩伸與肩內旋能力。

第五項檢測為筆直抬腿 (active straight leg raise)。仰躺於地面，雙手置於身側，手掌朝下，然後將右腳儘可能地筆直上抬，同時保持身體其他部位依舊平貼地面。左右交換。檢測目的在腿後腱肌群的伸展能力及柔軟度、核心肌群與髖關節在水平時能否正確出力。

第六項檢測為軀幹穩定上推 (push up)。身體俯臥於地面，雙手張開上臂與肩同高，手肘呈 90 度，掌心貼地，同時腳尖抵住地面。以軀幹與手臂力量撐起身體，僅以手掌和腳尖支撐。檢測目的在軀幹穩定度、核心力量、肩關節力量、身體動作時序正確與否、左右肩膀的力量是否平衡。

第七項檢測為四肢旋轉穩定性 (rotary stability)。於地面上呈四足跪姿，雙手平貼地面，手臂伸直，位於肩膀正下方。接著同時將左手與左腳同時往上舉至水平。然後同時內縮左手與左腳，使左手肘和左膝蓋接觸。在整個過程中，儘可能保持身體穩定平衡。左右交換。檢測目的在評估受測者在身體失去平衡時核心穩定度、身體旋轉能力、同側或對側的穩定力。

FMS 檢測時，軀幹穩定上推 (push up)、肩膀移動能力 (shoulder mobility)、四肢旋轉穩定性 (rotary stability) 也可以透過是否出現疼痛感，來判定為零分 (Minick 等，2010)。

有關 FMS 檢測的信度研究方面。Minick 等 (2010) 發現傳統 21 分的 FMS 檢測具備再測信度。Hickey 等 (2010) 則發展一套 100 分的 FMS 評分方式，而且發現 100 分的 FMS 檢測具有高的再測信度。Frost 等 (2011) 的研究也發現，兩種 (21 分與 100 分) 不同的 FMS 評量方式皆具備再測信度。儘管研究結果發現 FMS 檢測的再測信度極高，但是研究者似乎有意改進 FMS 的評量方式。

　　有關 FMS 檢測的效度研究方面。Lynn 與 Noffal (2010) 研究發現依據深蹲 (deep squat) 檢測結果分組的 20 名大學學生，深蹲高評分組在進行深蹲動作時的髖關節平均最大動量 (mean peak moment) 顯著大於低評分組，但是在膝關節的平均最大動量方面，則與低評分組沒有不同。Butler 等 (2009) 則比較中學男女學生的 FMS 檢測，發現女性中學生 (19 名) 的部分 FMS 檢測結果優於男性中學生 (13 名)。Okada 等 (2011) 以 28 名健康自願參與者為對象，研究發現受試者的 FMS 檢測結果與核心穩定性 (core stability) 檢測結果沒有顯著相關，FMS 檢測結果與運動表現 (藥球投擲、T-run、單腿蹲) 則有低相關。可惜這些研究並未在嚴謹的實驗設計下進行，研究的結果實在是難以說明 FMS 的檢測效度。

　　Kiesel 等 (2007) 以最高分 21 分的 FMS 檢測方式，分析職業橄欖球運動員 (46 名) FMS 檢測低於或等於 14 分 (10 名)，確實會有在賽季遭受嚴重受傷的現象 (10 名中有 7 名)；另外 36 位 FMS 檢測高於 14 分者，則僅 6 位出現嚴重受傷狀況。Kiesel 等 (2011) 則以 62 名健康的職業橄欖球運動員為對象，進行 7 週的季後訓練，發現 FMS 會在訓練後顯著提升 (下圖)。

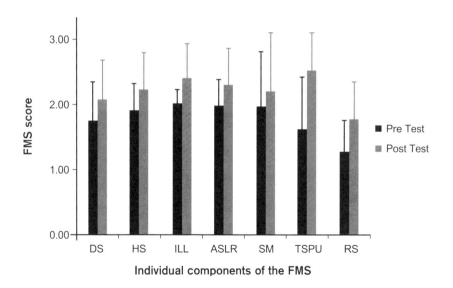

Frost 等 (2011) 則以 65 名男性為對象，在進行 FMS 前測後，將受試者分為訓練組 (41 名) 與控制組 (24 名)，經過 12 週的計畫性運動訓練後，訓練組與控制組的 FMS 檢測差異並沒有不同。這種透過實驗設計方法進行的 FMS 實驗結果，發現 FMS 並不會因為訓練而具備增進效果，代表 FMS 的檢測效度仍然值得懷疑。

　　有關 FMS 的相關學術研究結果，似乎對於 FMS 檢測的效度，並沒有一致的研究發現。包括 FMS 的評分機制是否合理？FMS 檢測與運動表現的關連性如何？不同檢測對象 (青少年、男女、老年人、不同運動項目運動選手) 的 FMS 檢測效益是否有所不同？核心穩定訓練對於 FMS 的增進效果？似乎仍然有很多值得研究的課題，等待大家來驗證與確認。

跑步選手的 FMS 評量

　　功能性運動檢測 (functional movement screen, FMS) 是一套被用以檢測運動員整體的動作控制穩定性、身體平衡能力、柔軟度以及本體感覺等能力的檢測方式；透過 FMS 檢測，可簡易的識別個體的功能限制和不對稱發展 (Cook 等, 2006)。FMS 總共有七項檢測方式，每一項的分數為 0-3 分，總分為 21 分。七項檢測為深蹲 (deep squat, DS)、跨欄 (hurdle step, HS)、直線前蹲 (in-line lunge, ILL)、肩膀移動能力 (shoulder mobility, SM)、筆直抬腿 (active straight leg raise, ASLR)、軀幹穩定俯臥撐 (trunk stability push up, TSPU 或 PU)、旋轉穩定性 (rotary stability, RS)。

　　對於職業橄欖球運動員來說，FMS 檢測低於或等於 14 分，可能是造成球季比賽出現運動傷害的可能原因 (Kiesel 等, 2007)。Butler 等 (2013) 的研究則發現，FMS 檢測低於或等於 14 分，可以區分消防員 (firefighters) 在學院學習的傷害風險，而且在訓練期間受傷的消防員，在深蹲 (DS) 和軀幹穩定俯臥撐 (PU) 得分顯著較未受傷者低 (右圖)。但是，Newton 等 (2017) 的研究則發現，對於優秀的橄欖球選手來說，FMS 檢測的結果與運動傷害並沒有關係。對於運動選手來說，造成運動傷害的可能因素很多，FMS 檢測的總分與部分檢測項目的得分是否與運動傷害有關連？其實有很多研究的限制。

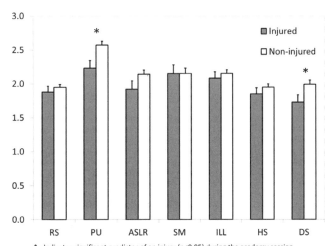

* - Indicates significant predictor of an injury (p<0.05) during the academy session

Mitchell 等 (2016) 針對 97 位 (男 53 位、女 44 位)、年齡 52-83 歲的中老年自願參與者，進行 FMS 檢測。研究發現 FMS 檢測的得分 (全部受試者 12.2±2.7 分、男性 11.8±2.8 分、女性 12.8±2.4 分) 與年齡 (r= − 0.531)、BMI (r= − 0.270) 有顯著負相關，與問卷調查的身體活動量 (r=0.287) 有顯著正相關；正常體重 (BMI ≤ 24.9 有 48 人)、體重過重 (BMI 25.0-29.9 有 38 人)、肥胖 (BMI ≥ 30.0 有 11 人) 的 FMS 檢測得分分別為 12.6±2.8 分、12.5±2.3 分、10.5±2.4 分，肥胖者具有明顯較差的 FMS 檢測結果；對於中老年人來說，FMS 評量與年齡、BMI、身體活動量有密切關係，由此可見，FMS 評量也是間接評量中老年人身體機能的有效方法。

　　有關跑步選手 FMS 檢測的相關研究。Loudon 等 (2014) 探究性別與年齡是否會出現跑者的 FMS 評量差異。受試對象為 43 位跑者，其中 16 位女性 (年齡 33.5±8.7 歲)、27 位男性 (年齡 39.3±12.8 歲)，依據 Cook 等 (2006) 的 FMS 檢測方法進行評量。研究發現所有受試者 FMS 檢測結果為 15.4±2.4 分，男性為 15.0±2.4 分、女性為 16.2±2.4 分 (男女沒有顯著差異)；40 歲以下為 16.4±1.9 分、40 歲以上為 13.9±2.3 分 (年齡組別間有顯著差異)，而且深蹲 (DS)、跨欄 (HS)、直線前蹲 (ILL) 三個測驗都有年齡組別間的顯著差異。對於跑步選手來說，年齡可能是造成 FMS 檢測差異的主要因素，而且深蹲 (DS)、跨欄 (HS)、直線前蹲 (ILL) 的檢測結果更明顯。

　　Hotta 等 (2015) 以 84 名自願參與實驗的男性跑者為對象 (年齡 20.0±1.1 歲、身高 171.6±4.5 公分、體重 57.5±4.3 公斤)，進行七項 FMS 的檢測與肌肉骨骼系統傷害 (6 個月內) 的問卷調查。研究結果發現所有跑者的 FMS 檢測總分為 14.2±2.3 分 (範圍 7-18 分)，總共有 43 位 (51.2%) 跑者的 FMS 小於或等於 14 分。6 個月內有跑步運動傷害跑者 (15 位)、沒有跑步運動傷害跑者 (69 位) 的 FMS 分數分別為 13.3±2.7 分、14.4±2.2 分，而且有跑步運動傷害跑者的深蹲 (DS) 與筆直抬腿 (ASLR) 的評量結果，顯著低於沒有傷害的跑者 (下頁表)。對於跑步選手來說，深蹲 (DS) 與筆直抬腿 (ASLR) 這兩個動作的評量結果，比 FMS 檢測的整理評量結果更能夠有效預測跑步運動傷害的危險性。

有受傷與無受傷跑者的 FMS 評量差異 (Hotta 等 , 2015)

Variable	Serious running injuries		p value
	without (n=69)	with (n=15)	
FMS total score	14.4 ± 2.2	13.3 ± 2.7	0.10
Deep squat	1.8 ± 0.7	1.3 ± 0.7	0.01*
Hurdle step	2.1 ± 0.3	2.0 ± 0.0	0.20
In-line lunge	2.0 ± 0.4	1.9 ± 0.7	0.26
Shoulder mobility	2.6 ± 0.8	2.5 ± 0.6	0.36
Active straight leg raise	2.3 ± 0.6	1.6 ± 0.5	< 0.01**
Trunk stability push-up	2.0 ± 1.0	2.5 ± 0.8	0.06
Rotary stability	1.6 ± 0.5	1.6 ± 0.6	0.97

$* p < .05, ** p < .01$

　　儘管運動選手出現運動傷害的可能原因很多，如果透過 FMS 評量可以進一步降低運動傷害發生的機率，適當的進行 FMS 評量，絕對是相當有意義的訓練監控手段。對於跑步選手來說，特別針對深蹲 (DS)、跨欄 (HS)、直線前蹲 (ILL)、筆直抬腿 (ASLR) 等 FMS 檢測進行評量與訓練，將有助於跑步選手身體活動與控制能力的提升，可能會降低跑步運動傷害的發生。

伸展訓練可以提升跑步經濟性嗎？

　　耐力訓練（包含高強度間歇訓練）、阻力訓練 (resistance training)、高地（環境）訓練 (training at altitude)、伸展訓練 (stretching)、營養干預 (nutritional interventions) 等，是提升跑步經濟性的五大策略（下圖，Barnes & Kilding, 2015）。長跑運動員與教練了解伸展訓練對於跑步經濟性的影響，絕對是訓練計畫規劃與實際執行訓練的重要內容。

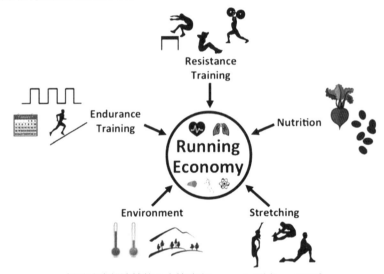

提升跑步經濟性的五大策略 (Barnes & Kilding, 2015)

　　柔軟度 (flexibility) 較佳的跑者，跑步經濟性會不會比較好呢？Tamra 與 Robert (2009) 以 8 名 (4 名男生、4 名女生) 大學長跑選手為對象，受試者依據 10 公里的跑步平均速度快慢，進行漸增速度跑步經濟性測驗，同時還進行標準化的坐姿體前彎測驗。研究發現坐姿體前彎的成績與絕對速度（男生 241.2 m/min、女生 198.32 m/min、相對速度 (10 公里跑步平均速度) 下的跑步經濟性 (ml/kg/m) 皆呈現正比關係 (r = 0.826 與 0.606，下頁上圖)，男生與女生的坐姿體前彎有顯著的差別。具備較差柔軟度的大學長跑選手，可能更容易在肌肉與肌腱伸展收縮週期 (stretch-shortening cycle) 中提升彈性成份的效益，進而擁有較佳的跑步經濟性。由於男生長跑選手通常具備較差的柔軟度與較佳的跑步表現，再加上受試者人數僅有男女各 4 人，長跑選手的坐姿體前彎能力越差、跑步經濟性越佳的結果仍有需要進一步確認。

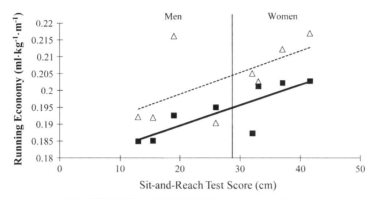

坐姿體前彎與跑步經濟性的相關 (Tamra & Robert, 2009)

　　長期的伸展訓練 (stretching) 是不是會提升跑步經濟性呢？Nelson 等 (2001) 以 32 名（男女各 16 名）大學生為對象，所有受試者進行正常的跑步訓練，其中一半受試者（男女各 8 名）額外進行 10 週、每週三天、每次 40 分鐘的漸增強度柔軟度訓練（總共有 15 個下肢肌群的伸展動作）。10 週後訓練組坐姿體前彎顯著進步 3.1±2.2 cm，控制組則為 0.0±0.4 cm，但是受試者 70% VO_2max 強度的攝氧成本 (oxygen costs) 則都沒有顯著變化（右圖）。研究結果顯示，在長時間的柔軟度訓練後，增進柔軟度的狀況下，被訓練者的跑步經濟性並沒有改變。Shrier (2004) 整合 9 篇進行長期伸展 (regular stretching) 訓練的研

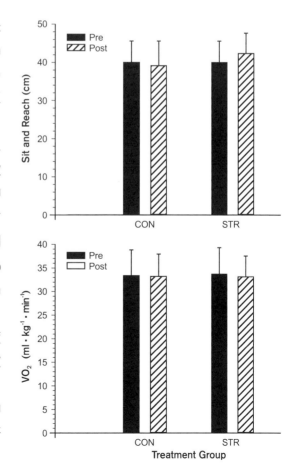

究，發現長期柔軟度訓練可以增進肌力 (force)、垂直跳高度、速度 (speed) 等，但是並沒有證據顯示可以改善跑步經濟性。研究文獻對於伸展訓練的動作內容與方式 (靜態或動態)，是否是長期的伸展訓練不會提升跑步的經濟性的原因，仍有需要進一步的釐清。

　　進行伸展訓練會不會立即改善跑步經濟性呢？Wilson 等 (2010) 針對 10 名經常訓練的男性長跑選手 (年齡 25.0±7.0 歲、最大攝氧量 64.0±2.8 ml/kg/min)，分別在伸展訓練 (16 分鐘的靜態伸展、五種下肢肌群伸展動作) 與未伸展訓練 (16 分鐘的坐姿休息) 的條件下，進行 30 分鐘的最大距離跑步機跑步測驗，研究發現在沒有伸展訓練、有伸展訓練條件下，30 分鐘最大跑步距離分為 6.0±1.1 km、5.8±1.0 km，能量消耗量分別為 405±50 kcals、425±50 kcals。長距離跑步前的伸展訓練會降低耐力表現，同時增加跑步的能量消耗。也就是說，16 分鐘的靜態伸展訓練會顯著降低後續跑步時的跑步經濟性 (攝氧量除以跑步速度)。

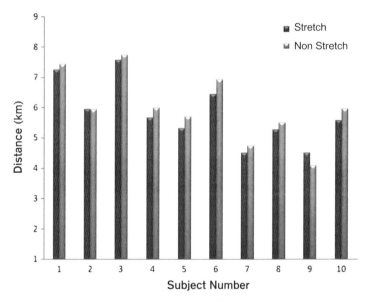

有無伸展訓練對 30 分鐘最大跑步距離的差異 (Wilson 等 , 2010)

　　Shrier (2004) 整合 23 篇伸展訓練立即影響的研究，發現有 22 篇研究論文呈現伸展訓練不會增進等長肌力 (isometric force)、等速力矩 (isokinetic torque) 或垂直跳高度，只有 1 篇研究論文發現可以增進跑步經濟性。Behm 與 Chaouachi (2011)

整理研究文獻的研究結果，發現靜態伸展會造成立即的運動表現損害，如果伸展時間小於 90 秒、伸展強度小於不適的強度時，可能不會影響後續的運動表現，而且可以提供較慢的離心收縮速度、較長時間的收縮伸展週期；延長動態伸展的時間則不會降低運動表現。在運動比賽前進行有氧活動與動態伸展是比較理想的熱身活動。Barnes 與 Kilding (2015) 整理研究文獻的研究中也指出，儘管伸展訓練可能會降低下肢肌腱硬度 (musculotendinous stiffness)，進而降低跑步經濟性，但是基於運動傷害預防與跑步步幅增加的需要，仍然有訓練上的必要。

Baxter 等 (2017) 的文獻探討論文發現，伸展活動不僅對耐力跑者沒有立即的顯著優勢，還會造成肌腱硬度和彈性能量儲存 (elastic energy potential) 減少，進而降低跑步經濟性。伸展活動對於耐力跑者遲發性肌肉痠痛的預防影響也不大，對於慢性運動傷害（髂脛束症候群、應力性骨折和足底筋膜炎）也不會降低患病率。伸展訓練雖然是運動訓練的主要訓練內容之一，但是對於耐力跑者沒有任何優勢，並且不是改善性能或減少傷害發生率的解決方案。

Carter 與 Greenwood (2015) 在文獻探討的研究中指出，運動前進行靜態伸展 (static stretching) 會影響到多方面的運動表現，包括跑步經濟性也是一樣。因此作者建議伸展活動或本體感受神經肌肉促進活動，應在運動後或在單獨的訓練期間實施；如果伸展活動不會影響到肌肉肌腱單元 (muscle-tendon unit) 的硬度 (stiffness)，改善柔軟度可能不會損害跑步經濟性。改善髖關節屈肌 (hip flexors)、

股四頭肌、足底屈肌 (plantar flexors) 的柔軟度訓練（右圖及下頁圖共七個伸展動作），每週兩天、每次訓練進行兩組、每組每個動作進行 15-60 秒的靜態伸展，可能可以改善跑步機制，進而提升跑步經濟性。

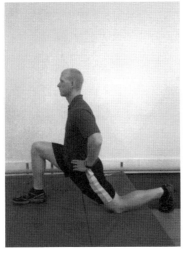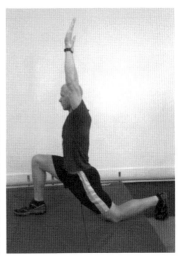

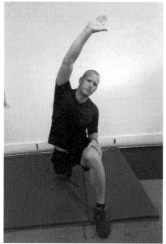
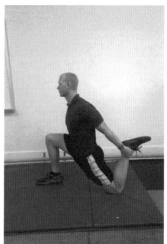

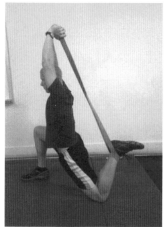
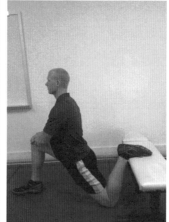
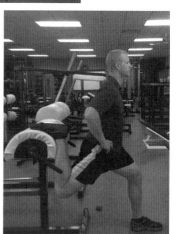

改善髖關節屈肌、股四頭肌、足底屈肌的柔軟度訓練 (Carter 與 Greenwood，2015)

　　儘管有研究文獻認為，伸展訓練或柔軟度是提升跑步經濟性的重要訓練方法，但是仍然可以找到很多文獻，否定伸展訓練或柔軟度對跑步經濟性的效果，甚至會降低跑步經濟性與運動表現。靜態或動態伸展、伸展部位與動作差異、伸展是否造成肌腱硬度改變以及被伸展者的個別差異等，都可能是造成矛盾結果的原因。

　　整體來看，伸展訓練應該不是影響跑步經濟性的主要條件，但是為了避免柔軟度過差造成活動範圍限制與動作控制，跑步選手仍然有必要每週額外單獨進行適當的伸展訓練。

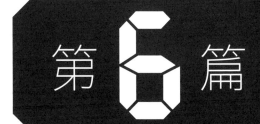

第**6**篇

影響跑步表現的其他課題

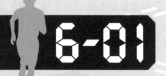
參加長距離的跑步運動訓練與比賽時，通常跑者都會穿著適當的跑鞋，以避免長時間訓練與運動過程的腿部運動傷害。

一般來說，人體的腳在跑步著地過程，原則上會先以腳跟外側先著地，隨著身體重心的向前移動，著地的壓力中心會逐漸地往前往內側移動，最後壓力中心會在腳拇指附近離地 (右圖最上左圖的正常 (neutral) 型態。Ersson, 2002)。

除了這種腳壓力中心正常 (neutral) 型態的腳著地過程之外，以壓力中心在腳掌內側移動的內旋 (pronation) 型態跑者或外側移動的外旋 (supination) 型態跑者皆不在少數。所謂的內旋 (pronation) 型態的壓力中心移動型態，是指腳掌小指側向上或踝關節外翻 (eversion) 的壓力中心移動方式，通常也跟跑者足弓支撐能力較差 (扁平足) 有關；所謂的外旋 (supination) 型態的壓力中心移動型態，則是指腳掌拇指側向上或踝關節內翻 (inversion) 的壓力中心移動方式，通常也跟跑者足弓較高、支撐能力較佳 (高足弓) 有關。

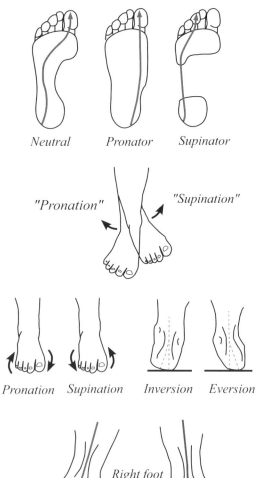

Neutral　Pronator　Supinator

"Pronation"　"Supination"

Pronation　Supination　Inversion　Eversion

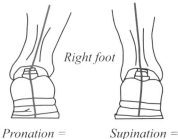

Right foot

Pronation = eg. Eversion　Supination = eg. Inversion

　　Ersson (2002) 在網路文章中指出，跑步腳掌著地過程的壓力中心移動方式，對於選擇適當的跑鞋是非常重要的資訊。測量的方法則主要是透過，由後方觀察跑者腳著地支撐期時阿基里斯腱的角度來判定。

　　跑步時不同的壓力中心移動型態者，顯然需要穿著不同類型的跑鞋，以便避免跑步運動傷害與提升跑步表現。Griffiths (2011) 指出跑鞋基本上分成三種，運動控制型跑鞋 (motion control shoe)、穩定型跑鞋 (stability shoe)、避震型 (或翻譯為支撐型) 跑鞋 (cushioned shoe)，分別適合壓力中心內側移動的內旋型態 (pronated foot)、正常移動型態 (neutral foot)、外側移動的外旋型態 (supinated foot)。

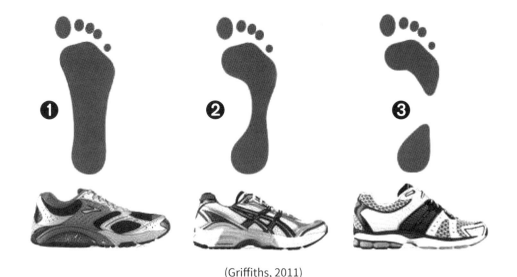

(Griffiths, 2011)

❶ 內側移動的內旋型態 (pronated foot) = 運動控制型跑鞋 (motion control shoe)
❷ 正常移動型 (neutral foot) = 穩定型跑鞋 (stability shoe)
❸ 外側移動的外旋型態 (supinated foot) = 避震型跑鞋 (cushioned shoe)

Feil (2013) 在 http://www.teamchiroames.com/ 網站的 Running Shoes 101 文章中指出，避震型跑鞋 (cushion shoe，右圖上) 擁有容易彎曲的鞋底，具備吸收大量衝撞力且不會限制腳活動的功能，通常適合腳掌內旋不足 (under pronates)、壓力中心外旋 (supination) 型態的跑者。穩定型跑鞋 (stability shoe，右圖中) 擁有中等柔軟度的鞋底，具備提供減震與基本穩定功能，適合正常移動型 (neutral) 跑者，是一般人最適合使用的跑鞋。運動控制型跑鞋 (motion control shoe) 擁有密度較高、較重、較厚的中段鞋底 (midsole)，具備最大的穩定性與支撐 (右圖下)。事實上，針對跑者使用跑鞋的建議時，大部分都是以腳著地壓力中心型態為基準，內旋 (pronation) 型態適用穩定型跑鞋 (stability shoe) 或動作控制型跑鞋 (motion control shoe)，正常 (neutral) 型態適用穩定型跑鞋或避震型跑鞋 (cushioned shoe)，外旋 (supination) 型態適用避震型跑鞋。

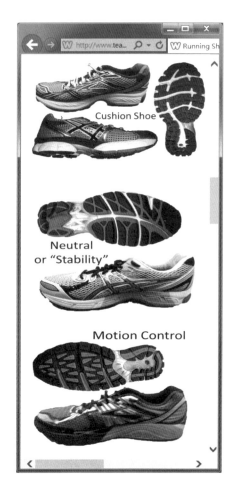

穿著較硬鞋底的跑鞋，是否確實具有降低跑步著地時腳的內翻與旋前呢？Wit 等 (1995) 以 7 名經常訓練跑者為對象，分析穿著軟或硬鞋底 (Midsole, soft shore Asker C40, hard shore Asker C65) 跑鞋，在 4.5 m/s 速度跑步時，地面反作用力與腳活動角度的變化狀況。研究結果發現，穿硬鞋底的跑者會有較低的地面垂直反作用力、更快的著地前踝關節初始外翻 (initial eversion)；穿著軟鞋底的跑者，在支持中期會產生更大的外翻 (eversion) 與旋前 (pronation)。也就是說，穿著適當的跑鞋確實可以改變腳與踝關節的動作型態，進而降低可能的運動傷害發生。

　　如果不考慮可能的跑步運動傷害，跑鞋是否可以提升跑步經濟性？Saunders 等 (2004) 的研究指出，提高跑步經濟性的條件極多，跑鞋的輕量化 (lightweight) 且高避震功能，確實是提升跑步經濟性的重要條件。Fuller 等 (2014) 整合文獻研究結果後，發現跑步時的攝氧量與跑鞋重量成正比 (下圖)，當跑鞋每雙的重量低於 440 克時，就對跑步時攝氧量沒有顯著負面影響。事實上，最近幾年有一些針對赤足跑步與穿著極簡跑鞋 (minimalists)，可以提升跑步經濟性的研究結果 (Cheung & Ngai, 2015)，但是這種輕量跑鞋的效應是否來自於重量輕或來自於跑鞋鞋底設計？似乎仍有必要進一步釐清。

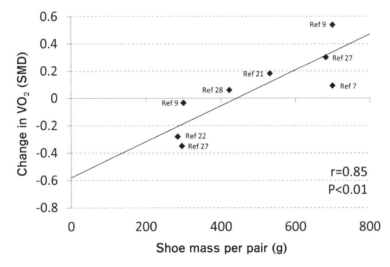

整合文獻研究結果發現跑步時的攝氧量與跑鞋重量成正比 (Fuller 等 , 2014)

　　依據個人的足寬、足長等條件，選擇適當的跑鞋大小絕對是選擇跑鞋的必要條件。如果你 (妳) 是經常參與訓練與比賽的跑步愛好者，進一步考量腳著地過程的壓力中心移動方式，或者是阿基里斯腱在著地中期的角度，將可以更有效益的選定適合跑鞋。當阿基里斯腱在著地中期越趨向直線 (高足弓、外旋型態) 時，比較適合穿著「避震型跑鞋」或「運動控制型跑鞋」；如果阿基里斯腱在著地中期的角度過大、足底全部貼地 (扁平足、內旋型態) 時，比較適合穿著「穩定型跑鞋」。選擇穿著輕量化跑鞋，則可以提升跑步經濟性 (是否適合腳生物力學型態不同者，仍有進一步研究需要)。

壓力襪（小腿套）可以提昇運動表現嗎？

　　壓力襪 (compression stockings or compression garments)、漸增壓力襪 (graduated compression stockings) 是近幾年才流行的長時間跑步或騎車運動配備，在各種路跑或騎車的運動場合都會看到參賽者使用。事實上，壓力襪是預防靜脈曲張惡化的重要工具，而且已經發展了很長的時間。對於有效治療性的壓力襪而言，壓力應以腳踝為標準而逐步的往上遞減壓力才能讓血液由腳踝有效地壓迫至大腿 (鄭國良，2014)。小腿套 (compression sleeves) 的使用則與壓力襪不同，小腿套功能比較類似彈性布貼匹的功能，但是很多業者都宣稱小腿套具有類似壓力襪的效果。

　　壓力襪的壓力等級單位是以毫米汞柱 (mmHg) 定義。第一級 (10-20 mmHg) 壓力襪在一般預防及輕微靜脈曲張的治療，第二級 (20-40 mmHg) 壓力襪則是有靜脈曲張症狀或雷射手術後的選擇，第三、四級 (30-60 mmHg) 壓力襪則是更嚴重的潰瘍或靜脈栓塞時使用。雖然壓力襪的評級標準很明確，但是真正符合標準的壓力襪還是需要經過認證機構的認證才能確認；大部分的業者都是以丹尼數 (Denier，計算人造長纖維絲粗細的單位) 來簡易區分壓力襪的等級，丹尼數越高則重量越重、緊實度越強，丹尼數越低則透明度越高 (鄭國良，2014)。為了能夠釐清使用壓力襪或小腿套的功能效益，購買時記得要確認壓力等級、以及丹尼數，並且確認是否具有往上遞減壓力的設計。

　　不管是使用壓力襪或小腿套，運動者都希望能夠提昇運動表現、且降低疲勞產生。Ali 等 (2007) 將受試者分別穿著漸進式壓力襪 (graduated compression stockings，踝關節壓力 18-22 mmHg，膝關節處壓力 70%) 或穿普通襪子 (到踝關節高度)，進行 2 次多階段來回跑測驗 (間隔 1 小時)，以及進行連續 10 公里路跑，研究結果發現穿著漸進式壓力襪不會提昇 10 公里跑步的成績，但是會降低運動後 24 小時的遲發性肌肉酸痛 (下圖)。

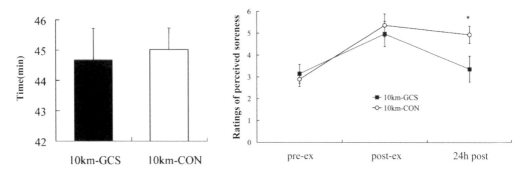

漸增壓力襪對運動表現與肌肉酸痛的影響 (Ali 等 , 2007)

　　Davies 等 (2009) 以 11 名經常訓練的受試者 (7 女、4 男)，分別進行兩次 (間隔 1 星期) 5 組 20 次最大下落跳 (drop jumps) 後，穿著下肢壓力服飾 (lower-body compression garments) 或被動式恢復 48 小時，研究發現運動後穿戴 48 小時的下肢壓力服飾可以顯著降低肌酸及肌肉疲痛指數，但是在短距離衝刺、敏捷性測驗、以及垂直跳等運動表現上則無助益。

　　Kemmler 等 (2009) 以 21 名經常訓練的中年受試者 (39.3±10.9 歲) 為對象，穿著或沒有穿著及膝壓力襪 (below-knee compressive stockings) 進行跑步機最大努力跑步測驗，研究發現穿戴壓力襪可以顯著提昇跑步的無氧閾值。Ali 等 (2010) 以 10 名競技跑者為對象，以雙盲實驗設計方式，穿著不同級別 (0 mmHg、12-15 mmHg、或者 23-32 mmHg) 壓力襪，進行 40 分鐘、80±5% 最大攝氧量強度的跑步測驗，研究結果發現穿著不同等級壓力襪，進行非最大努力運動的運動生理反應並沒有不同。有關 2010 年之前的相關研究，壓力襪對於運動表現增進效果有限，但是仍然還沒有一致的結論，但是壓力襪似乎可以提昇運動後的疲勞恢復效益。

　　Ali, Creasy 與 Edge (2011) 以 12 名競技跑者為對象，進行 0 mmHg (CON)、12-15 mmHg (Low)、18-21 mmHg (Med)、或者 23-32 mmHg (Hi) 隨機次序平衡設計穿著不同級別漸進式壓力襪 (下圖上左)，進行 4 次 10 公里的跑步測驗，研究結果發現 10 公里跑步的成績並沒有顯著差異 (下圖左)，但是 10 公里跑步前後的垂直跳高度差，則以穿著 Low、Med 壓力等級壓力襪的表現優於控制組。Menetrier 等 (2011) 則以 14 名中年經常訓練的跑者為對象，進行穿著或沒有穿著小腿套

(compression sleeves) 的隨機跑步測驗，測驗流程為 15 分鐘休息、60% 最大攝氧量速度跑步 30 分鐘、15 分鐘休息恢復、以及 100% 最大攝氧量速度跑步到衰竭的時間。研究結果發現穿著小腿套不會改變最大攝氧量速度的跑步衰竭時間，但是會顯著增加運動前與運動後恢復期的組織氧分壓。使用小腿套進行跑步運動時，似乎也跟使用壓力襪一樣都不會提昇跑步表現。

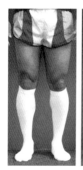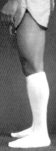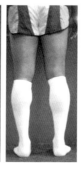

Trial	Compression at ankle (mm Hg)	Compression at knee (mm Hg)
Con	0	0
Low	15	12
Med	21	18
Hi	32	23

*GCS = graduated compression stocking; Con = control; Low = low-grade GCS; Med = medium-grade GCS; Hi = high-grade GCS.

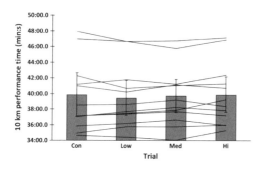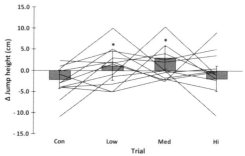

漸增壓力襪對 10 公里跑步運動表現與跑步前後垂直跳高度的影響 (Ali 等 , 2011)

　　Vercruyssen 等 (2014) 以 11 名經常訓練跑步選手為對象，有無穿戴壓力襪 (wearing compression socks) 進行比賽強度、15.6 公里 (三圈、每圈 5.2 公里、中間休息 40 秒抽血) 的間歇跑走測驗，除了跑步的運動表現之外，還測量受試者股外側肌氧合指數 (近紅外線光譜分析 NIRS)，研究結果發現跑步表現 (下圖左)、運動期間最大心跳率並不會受到有無穿戴壓力襪影響，穿著壓力襪則可以顯著增加肌肉攝氧量 (muscular oxygen uptake, mVO_2) 與肌肉血流 (muscular blood flow, mBF) (下圖右)。Coso 等 (2014) 以 36 名鐵人三項運動員為對象，受試者進行半鐵人三項

(29°C、73% 相對濕度) 比賽測驗，其中實驗組 19 名穿戴漸進式壓力小腿套 (ankle-to-knee graduated compression stockings) ，控制組 17 名則穿戴一般襪子，研究結果顯示實驗組與控制組於各依變項皆無顯著差異。穿戴壓力小腿套對於參與三鐵賽事並沒有幫助，也不會降低肌肉損傷指標。由於研究所使用的壓力襪、小腿套的品牌、壓力等級、丹尼數等皆沒有明確的定義，要驗證壓力襪是否會提昇運動表現或降低運動產生的疲勞？其實仍然有很多的限制，但是，似乎大部分近期的研究皆發現，壓力襪與小腿套沒有提昇運動表現的效果。

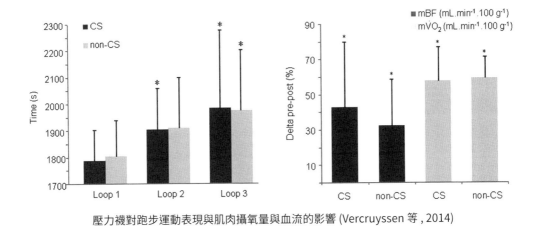

壓力襪對跑步運動表現與肌肉攝氧量與血流的影響 (Vercruyssen 等 , 2014)

對於一般人來說，選擇購買壓力襪、小腿套時，有必要確認購買產品的壓力 (mmHg) 等級、壓力分佈、丹尼數等資訊，如果沒有這些相關資料的產品，似乎不戴反而比較好。使用壓力襪的研究報告較多，使用小腿套的研究報告則相對少了很多。大部分的近期研究皆發現，穿戴壓力襪、小腿套並不會增進運動表現，對於肌肉疲勞的恢復效果則沒有一致的研究結果。有關手部壓力手套、前臂套是否對於手部運動項目表現有所幫助，則仍有待進一步的釐清與研究。

穿拖鞋跑步好嗎？

　　拖鞋或涼鞋在日常生活中使用相當普遍。一般常見的拖鞋有很多樣式，比較常見的是人字拖鞋 (flip-flops)、與涼鞋 (sandals)。最近，很多跑者穿著 Y 拖 (人字拖) 跑步，甚至有專門的 Y 拖馬拉松比賽，應該是 Y 拖業者行銷鞋子的商業操作。便宜、通風、避免黑腳指 ...... 等，都是讓跑者穿著 Y 拖參與跑步訓練與比賽的原因。但是，不認同穿著 Y 拖跑步的原因，包括足背的保護不足、腳指夾住 Y 拖的用力方式容易形成小腿前方肌肉疲勞、步幅縮短、鞋底容易磨損、地面反作用力偏高 ...... 等。支持與反對的意見都有，實際上，有沒有穿著拖鞋跑步的相關研究成果呢？

　　林信良等 (2009) 以市售常見之拖鞋 (右圖) 作為研究對象，1 號拖鞋是最為便宜的拖鞋 (乙烯醋酸乙烯酯，EVA、18 mm)，2 號拖鞋為為藍白拖鞋 (EVA、17 mm)，3 號拖鞋 (EVA、28 mm)，4 號拖鞋 (EVA、30 mm)，5 號鞋為 Nike 全氣墊慢跑鞋 (Air Force 1 PRM 07, Jones)。以上鞋款均購自大賣場，選擇尺

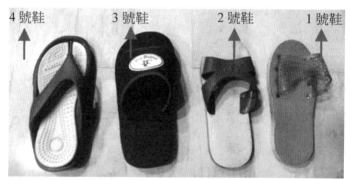

4 號鞋　3 號鞋　2 號鞋　1 號鞋

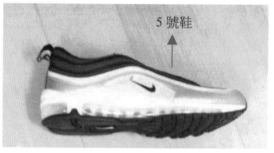

5 號鞋

寸為 9 號鞋，鞋子皆為全新鞋，並將全鞋視為一體，故不將大底與中底分開。透過可攜式避震反彈測試儀和測力板 (Kistler 9287 型)，進行 8.5 公斤的撞擊器 (柱狀體直徑 4.5 公分，撞擊頭為半徑 3.75 公分的半球體)，由 3、4、5 公分高度落下撞擊

鞋具，撞擊位置為腳後跟往前量大底長度的 25%（腳後跟寬度的中心）處。研究收集撞擊過程的最大 g 值，用以比較鞋具的避震性。研究結果發現最大撞擊力峰值和最大負荷率等避震能力參數表現上並非以 5 號鞋（氣墊慢跑鞋）表現最佳；最大撞擊力峰值減少率（相對於 5 號鞋），4 號鞋可減少 17-21%、3 號鞋可減少 10-13%、1 號鞋可減少 3-7%，2 號鞋則增加了 6-7%。1 號鞋在撞擊後足跟處會出現下陷，需要較長時間才能恢復原來厚度，無法搭配人體的步頻使用，因此該鞋具只適合短時間穿著。研究建議消費者可選購 3 號和 4 號拖鞋，可提供良好的避震保護。

林家輝、邱文信 (2010) 針對人字拖鞋對人體健康影響的文獻探討文章指出，人字拖鞋在上層只有一條耳帶，無法保護足背，而且耳帶施力點過小，不利於五足趾合作功能；中底層則無加入氣體及乳膠體，所以避震較差，造成足弓貼平鞋底，不利於吸收地面反作用力；底層部分則紋路不深，止滑功能較差。且穿人字拖鞋

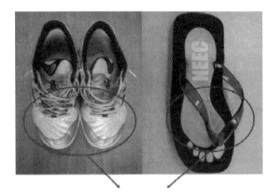

上層有無包覆

時，人們走路的步幅變短；同時會擔心拖鞋飛脫出去，走路時下意識地彎曲起腳趾以夾住鞋底；人字拖鞋前後的厚度都是一樣，導致足弓貼平於鞋底增加了地面反作用力，對於足弓及腳後跟無法支撐及吸震。這篇研究甚至在結論中建議，不應該穿著拖鞋去進行任何運動。

張盈琪、劉于詮 (2012) 的研究以 4 名大學生為對象，比較穿著一般藍白人字拖鞋，與穿著材質較軟、鞋底做前後削尖設計的特殊人字拖鞋（右圖）走路時，下肢關節角度與地面反作用力的差異。研究發現在走路時穿著特殊人字拖鞋可以降低踝關節運動，並且顯著降低最大負荷率 (maximum loading rate)。研究結果顯示，這種使

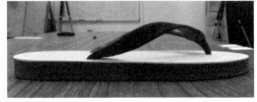
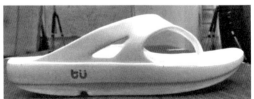

用較軟鞋底的人字拖鞋確實能夠增加走路時的避震效果。可惜研究並沒有針對跑步運動時的避震狀況進行分析。而且，特殊人字拖鞋的帶子也有明顯的後拉、加大、加厚的狀況。

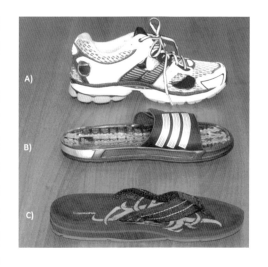

　　Zhang 等 (2013) 針對 10 名健康男性，在四種鞋類條件下，以 1.3 m/s 的速度走路，比較地面反作用力 (GRF)、壓力中心 (COG) 和下肢關節運動和動力學變項的差異。四種鞋類條件為赤腳 (barefoot)、跑鞋 (running shoe, 右圖 A)、人字拖鞋 (flip-flops, 右圖 C)、以及涼鞋 (sandals, 右圖 B)。研究結果發現，穿著跑鞋走路時，出現最小的第一峰值垂直地面反作用力、最大向前推進地面反作用力、以及在站立期較早的最大足背收縮時機。赤足行走時，產生更大的內側 COP 移位、更平坦的足部接觸角、增加踝關節足低收縮接觸角、以及更小的膝關節屈曲接觸角和運動範圍。作者結論時指出，時尚是推動人字拖和涼鞋需求的原因，但是足部保護的需求將限制開放腳指鞋類的選擇。由於研究採用走路進行分析與比較，跑步時是否也有類似的狀況？仍然需要進一步研究來釐清。

　　Price 等 (2014) 針對 40 名 (20 名男性、20 名女性) 研究對象，分析穿著人字拖鞋 (Flip-flops, a) 與 FitFlop (更寬、更靠近腳踝、更厚的帶子，符合人體工程學、多重密度的中底，下圖。女性 FitFlop (Walkstar I, b)、男性 FitFlop (Dass, c)) 走路的生物力學差異。

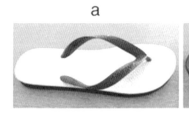
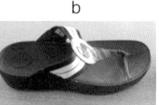
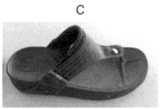

a　　　　　　　b　　　　　　　c

　　研究發現在穿著人字拖鞋時，相對於赤腳走路，會造成矢狀面踝關節角度、向前平面運動的修改；穿著 FitFlop 走路，則可以透過降低腳跟撞擊時的最大負荷率、腳踝關節的運動學變化，降低傳統人字拖協的相關風險。

　　Morris 等 (2017) 則研究穿著人字拖鞋 (flip-flops)、輕便鞋 (slipon style shoes, Croc®)、極簡運動鞋 (minimalist athletic shoes, VibramFivefingers®) 時，自選速度走路的能量消耗和攝氧量差異。18 名健康男性成年人，以自己選定的速度在跑步機走路 1 英哩，並且在走路結束後紀錄運動後過攝氧量 (EPOC)。研究結果顯示在自選速度、平均攝氧量、總能量消耗、或者 EPOC 等變項都沒有顯著的不同。但是與穿著極簡主義運動鞋相比，在穿著輕便鞋運動期間顯示出顯著更高的呼吸交換率 (RER, p = 0.031)。選擇不同的替代鞋，似乎不會導致步行速度或整體能量消耗的顯著改變。

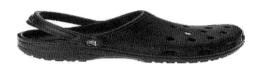

Figure 1. Croc® slip on shoes (CROC)

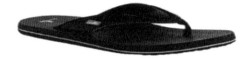

Figure 2. Thong-style flip-flops (FF)

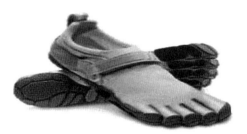

Figure 3. Vibram Fivefingers® minimalist shoes (MIN)

然而，RER 的顯著差異，顯示穿著輕便鞋時運動強度略有升高，可能與較軟的鞋底有關，影響整體機械效率。可惜研究沒有與一般跑鞋做比較，也沒有進行跑步的差異比較。透過自選走路速度的實驗設計方式，很難確認 RER 差異的原因。

　　穿拖鞋跑步好嗎？首先，要先確認穿的拖鞋樣式、結構、鞋底厚度與硬度等，否則很難簡單的回答好不好。如果可以加大、加長、加厚拖鞋帶子，加強鞋底的硬度設計（較軟的鞋底是不是比較好呢？研究結果並不明確），適當的訓練穿著技巧（放鬆夾帶子腳指），穿拖鞋跑步可能是一個省錢、不會降低跑步效率的選擇。可惜的是，大部分針對穿拖鞋運動的研究，大部分以走路的分析為主，未來有需要進行更多、更廣泛的穿拖鞋跑步研究，進而建立穿托鞋跑步的實證資料。

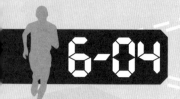

6-04 透過垂直跳測驗評量疲勞與恢復

　　垂直跳測驗是最普遍且最簡單的無氧運動能力測驗。垂直跳測驗雖然簡單的以跳躍高度來代表受試者的無氧運動能力，經過簡單的數學計算，仍然是代表人體短時間 (1 秒以內的靜止到最大表現作功能力) 無氧運動能力的好方法。除了評量無氧運動能力的功能之外，垂直跳測驗也經常被用來評量神經肌功能的疲勞狀況。

　　Taylor 等 (2012) 調查發現有 91% 被調查的教練或運動訓練參與者，會在訓練過程中透過訓練監控系統 (training monitoring system) 監控訓練狀況；大部分的受訪者 (70%) 認為有關訓練負荷量化與疲勞與恢復監測一樣重要，透過自我問卷調查 (self-report questionnaires, A) 與運動表現測驗 (performance tests, B) 進行監控的比例方面 (下圖 AB)，自我問卷調查以每天一次 33%、每週幾次 24% 最多，運動表現測驗以每週一次 33%、每月一次 31%、每週幾次 25% 最多。有關運動表現測驗的部分，有 54% 的受訪者採用跳躍表現進行評估。由此可見，垂直跳測驗在監控疲勞與恢復狀況的重要性。

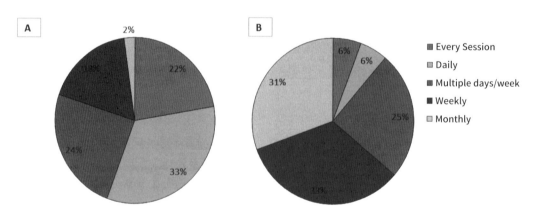

自我問卷調查 (self-report questionnaires, A) 與運動表現測驗 (performance tests, B) 進行訓練負荷量化與疲勞與恢復監測的比例 (Taylor 等，2012)

　　Twist and Highton (2013) 的研究指出，評量橄欖球選手疲勞與恢復狀況的指標，包括問卷 (Questionnaire，肌肉痠痛、心情 (Mood)、睡眠品質)、血液標記 (肌酸激酶、睪固酮：皮質醇、glutamate : glutamine)、神經肌功能 (垂直跳、爆發力)、運動測驗 (跑步速度、自覺量表、心跳率)；而且，透過問卷指標評量的可靠性不確定 (unknown)、透過血液標記指標評量的可靠性變異大 (varied)、透過神經肌功能與運動測驗指標的可靠性好 (good)。垂直跳測驗是相關評量指標中最簡單、最方便、最有效的評量。Twist and Highton 指出，實際採用垂直跳測驗做為疲勞與恢復狀況指標時，最好能夠每週一次或 2-3 天一次檢測，檢測的優點是可以很容易加入訓練計畫中，缺點是很難直接確認造成疲勞的原因。

　　Coutts 等 (2007) 研究橄欖球選手經過 6 週漸增過度負荷 (overload) 訓練後，以及經過 7 天逐步減少訓練量後，橄欖球選手肌力、爆發力、耐力等能力在訓練過度的條件下顯著下降，在 7 天減量訓練後顯著恢復，而且肌酸激酶、睪固酮：皮質醇、glutamate: glutamine 等變項也有相同的變化。Byrne 等 (2004) 的文章也提到，運動後的遲發性肌肉痠痛會造成持續 4 天的垂直跳表現下降。由此可見，透過神經肌功能與運動測驗，確實具備評量疲勞與恢復狀況的效益。

　　Oliver 等 (2008) 的研究則發現，年輕足球選手在 42 分鐘的訓練前後，蹲跳 (squat jump, SJ)、下蹲跳 (countermovement jump, CMJ)、著地反彈跳 (drop jump, DJ) 分別顯著減少了 1.4 公分、3.0 公分、2.3 公分 (下圖)，但是只有在著地反彈跳 (DJ) 時的肌電訊號變化有顯著的改變 (可能是受試者之間的變異較大，造成測驗結果的標準差偏高)。由此可見，不同的垂直跳測驗都可能用來評量足球運動後的疲勞狀況，但是只有肌肉負荷較大的著地反彈跳時的肌電訊號改變有顯著的改變。

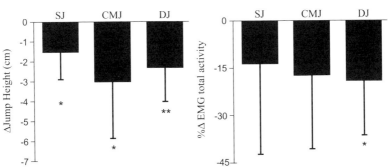

Andersson 等 (2008) 則分析女子足球選手在高強度足球比賽後，動態恢復組 (active recovery group) 每天進行一次 20 分鐘有氧耐力腳踏車運動 (60% HRpeak)、30 分鐘上肢與下肢的低強度阻力訓練 (50% 1RM)、再加上 10 分鐘有氧耐力腳踏車運動 (60% HRpeak)，共進行 60 分鐘的恢復期運動訓練兩次（兩天），被動恢復組 (passive recovery group) 則不進行動態恢復的訓練，第一次比賽後三天，所有受試者再進行一次高強度的足球比賽；研究在不同的階段紀錄兩組受試者的垂直跳、短距離衝刺、膝關節等速肌力測量、以及 CK 等疲勞生化指標等變項的變化狀況。研究結果顯示，足球比賽後兩天內進行動態恢復，並不會加速神經肌疲勞的恢復（垂直跳下降沒有顯著差異，下圖），研究同時分析的疲勞生化指標，也不會受到動態恢復的影響。

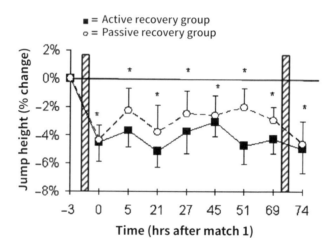

有否動態恢復訓練對足球比賽後垂直跳高度變化的影響 (Anderson 等 , 2008)

　　垂直跳測驗是相當容易執行的測驗，對於運動員與一般社會大眾來說，透過定期的垂直跳測驗監控，就可以獲得身體疲勞與恢復狀態的指標，確實是相當有實際應用價值的方式，值得所有參與比賽（路跑比賽或其他高強度的競賽）的社會大眾應用。跑者的疲勞監控，也可以透過垂直跳進行長期的監控。

6-05 運動前喝咖啡好嗎？

　　運動前後喝咖啡好嗎？其實在運動生理學網站的討論區中，有一篇「長期飲用咖啡會影響練習和藥檢嗎？」的討論可以提供網友參考。依據 Andes_Cheng（鄭景峰教授）的回應指出，「在 1984 年時，咖啡曾被國際奧委會 (IOC) 列為禁藥，違規劑量為 800mg（在 2~3 小時內，約需喝 5 至 6 杯的濃咖啡）。不過，在 2004.1.1 已將咖啡移除於禁藥名單」。也就是說，有一段時間咖啡在運動場上是禁藥，運動員不能大量的攝取，相對的也代表攝取太多可能危害身體或造成比賽的不公平。

　　Andes_Cheng 的回應也指出，根據 Williams (2005) 的 Nutrition for health, fitness & sport 一書中所提，攝取咖啡因的效果：刺激中樞神經系統，增加警覺性，改善簡單動作的反射時間（劑量 200 mg)，劑量高於 400 mg 時，則會增加焦慮與神經質而影響運動表現。刺激肌漿網釋出鈣離子，增加肌肉收縮力。有助於高強度運動表現，可能與心理作用有關。刺激心臟功能、血液循環以及腎上腺素的釋出。刺激脂肪細胞釋出游離脂肪酸 (free fatty acids)，而提升休息時血液中 FFA 濃度。刺激肌肉與肝臟中的肝醣分解。增加肌肉中三酸甘油酯 (triglycerides) 的使用（最近的研究發現，在長時間運動時，咖啡因並無法促進 FFA 的使用以及節省肝醣的使用）。促進耐力性運動表現（運動前 1 小時攝取），與刺激腎上腺素分泌、警覺性及情緒有關。使用咖啡因做增補劑之前，需先戒斷 2~4 天。咖啡因是一種利尿劑，但目前的研究顯示，只要均衡飲食，咖啡因並不會改變排汗量、血漿量與體溫。咖啡因攝取的影響具有個別差異。在實際應用於比賽之前，最好自己先行做試驗（自行比較或由別人隨機給藥，記錄自己的反應）。

　　Andes_Cheng 指出咖啡因的副作用方面。有些人會發生心律不整、血壓增加的情形。目前認為與冠狀動脈心臟疾病 (coronary artery disease) 的發生無明顯關連，每天 3 杯 (6-9 盎司) 左右，對大部分的人不會有影響。目前認為含咖啡因的飲料並不會致癌。咖啡因不會造成乳房的纖維化。咖啡因雖會使鈣質流失，但屬非常

少量 (每杯約流失 5mg)，只要加入 2 湯匙的牛奶即可解決，但建議若要喝咖啡，仍要喝牛奶或攝取富含鈣質的食物。當每天攝取超過 150mg 時，會增加流產與胎兒體重過輕的風險。可增加休息代謝率 (resting metabolic rate) 約 10%，並持續數小時，有助於減重。可能會造成失眠。有些人會有胃部不適 (刺激胃酸分泌)。不常喝咖啡者，在攝取中劑量時，可能會出現神經質、煩躁、頭痛或失眠。可能會發展成具有咖啡因依賴性 (咖啡因中毒症)。整體而言，咖啡因屬於安全的「藥物」。

有關咖啡因攝取與血脂肪濃度的相關研究方面。吳慶瑞 (1994) 探討在運動前一小時攝取咖啡 (咖啡因 3 mg/kg 體重) 與白開水後，以 $50\%VO_2max$ 踩踏九十分鐘腳踏車運動對血脂肪及血脂蛋白的急性影響。研究發現攝取咖啡運動後，三酸甘油脂有顯著高於攝取白開水運動後，但總膽固醇和脂蛋白均沒有影響。其實，幾乎所有的研究報告都指出，攝取咖啡因可以顯著增加血中游離脂肪酸的濃度。咖啡因會抑制磷酸果醣激酶 (phosphofructokinase) 及丙酮酸脫氫酶 (pyruvate dehydrogenase)，促進脂肪氧化的速度增加，使血中游離脂肪酸濃度增加，同時咖啡因也會刺激脂肪細胞內的 c-AMP 濃度提高，增加脂解作用，進而促成血脂肪與三酸甘油脂在攝取咖啡後顯著的提高 (吳慶瑞，1994)。

有關咖啡因攝取與運動表現的相關研究方面。Stuart 等 (2005) 則探討橄欖球選手攝取咖啡因 6 mg/kg 體重 (有安慰劑組)，對於 90 分鐘 (上下半場各 40 分鐘、中場休息 10 分鐘) 橄欖球測驗 (rugby test) 結果的影響，研究發現傳球準確度 (passing accuracy)、30 公尺衝刺、最大動力 (peak power) 測驗等，會受到咖啡因攝取的顯著增進，下半場再測驗時 (疲勞的效果)，這些測驗的結果也會顯著優於攝取安慰劑時。受測者在測驗過程中，血中咖啡因濃度與腎上腺素 (epinephrine) 濃度都有顯著上昇的現象 (下頁圖)；咖啡因的攝取不僅對長時間的耐力性運動有所助益，還對短時間瞬發性的運動能力有增進效果。

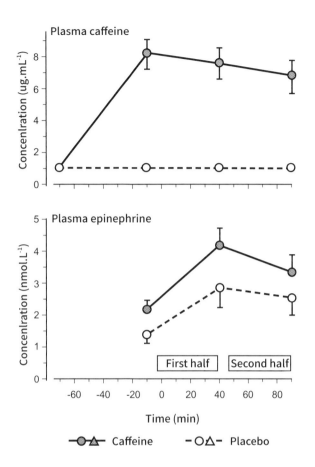

Bell and Mclellan (2003) 則發現上午與下午（間隔 6 小時）攝取咖啡因 5 mg/kg 體重或安慰劑（分為 ABCD 四組進行，A 組上下午都攝取咖啡因，B 組上下午都攝取安慰劑，C 組上午攝取咖啡因、下午攝取安慰劑，D 組上午攝取安慰劑、下午攝取咖啡因），對於下午進行 80%VO$_2$max 的持續運動時間仍然有顯著的增進，也就是說早上攝取的咖啡因，可以有效的增進下午（間隔 6 小時）的耐力運動表現。Schneiker 等 (2006) 透過雙盲 (double-blind) 與安慰劑控制 (placebo-controlled) 的實驗設計下，攝取 6 mg/kg 體重後，可以顯著提昇長期間歇衝刺能力 (prolonged intermittent-sprint ability)。有不少研究報告顯示，攝取咖啡因可以增進運動表現。Kalmar (2005) 的文章中也證實咖啡因對於肌肉的活動具有顯著的影響，因此建議進行人體運動表現的實驗時，有必要限制咖啡因的攝取。

相反的，Bruce 等 (2003) 則發現，划船選手攝取咖啡因 6 mg/kg 體重、9 mg/kg 體重後，相較於攝取安慰劑後，會有較高的血中游離脂肪酸的濃度，但是在 2000 公尺划船表現上則沒有顯著不同。Turley and Gerst (2006) 則探究 7 至 9 歲的小朋友攝取咖啡因 5 mg/kg 體重（或安慰劑），並不會改變 25 watts 與 50 watts 踏車運動時的攝氧量與呼吸交換率（與攝取安慰劑時比較），但是會顯著影響心跳率與血壓。儘管，有大部分的研究報告證實，攝取咖啡因對於運動表現具有顯著的增進效果，但是仍然有研究顯示，咖啡因的生理影響不足以增進運動表現。

有咖啡攝取習慣的人，對於攝取咖啡因的影響會不會不同呢？Fisher 等 (1986) 的研究發現，有咖啡攝取習慣者 (habitual caffeine user) 攝取咖啡因 5 mg/kg 體重的生理影響會顯著的降低，經過 4 天的停止攝取咖啡因後，再度攝取咖啡因的生理影響就會再度呈現。Hetzler 等 (1994) 研究習慣喝咖啡（每天平均攝取 674±128 mg) 的男性跑者，移除咖啡攝取兩天前後，在乳酸閾值 (lactate threshold) 速度下跑步時的攝氧量、呼吸交換率、血中游離脂肪酸濃度等都沒有顯著的不同，血中甘油 (glycerol) 濃度則有顯著的減少。Dodd 等 (1991) 針對 9 名每天攝取 300 mg 以上與 8 名每天 25 mg 以下的經常運動男性，攝取安慰劑、咖啡因 3 mg/kg 體重與 5 mg/kg 體重後，進行漸增強度的最大努力運動測驗，發現無氧閾值與最大攝氧量都不會因為攝取咖啡因而有顯著的差異，但是血中游離脂肪酸濃度則有習慣咖啡組顯著較高的現象。對於有喝咖啡習慣的人來說，運動前攝取咖啡，似乎並不會提昇運動表現。

咖啡因在飲料產品中相當普遍，濃度則差別很大。一般人只要隨手買了一瓶飲料，可能就會攝取到咖啡因。再加上咖啡文化在商業的推動與文人寫作的發酵下，讓咖啡的「癮」（心理上或生理上都有可能）逐漸在台灣社會中蔓延（也是台灣農業休閒文化）。不管你是否有喝咖啡的習慣，在參與運動之前，喝一杯咖啡並無不妥，只是如果能夠瞭解一下攝取咖啡因對於運動時生理的影響，絕對是相當不錯的健康知識與概念。

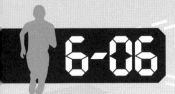

6-06 運動前攝取低 GI 食物會提昇運動表現嗎？

　　昇糖指數 (glycemic index, GI) 的定義為，在攝食含 25 g 或 50g 碳水化合物的食物後，血糖升高之曲線下的面積 (area under the curve, AUC) 對相同狀況下攝食參考食物 (純葡萄糖或白吐司) 後所造成曲線下面積的比值。此數值以 1-100 排列，並依該食物所計算之數值，分成低 GI (≤ 55)、中 GI (56-69) 以及高 GI (≥ 70) 三類 (林筱涵、劉珍芳，2010)。

　　一般來說，食物的 GI 值只是一個「質」的度量，若要考慮「量」的度量，就要以昇糖負荷 (glycemic load, GL) 來表示。GL 的概念可以同時兼顧食物的質與醣類之含量，同時可應用於攝取整個餐食所造成的昇糖效應，GL 值的計算方式為將所攝取食物中碳水化合物的含量乘上該食物的 GI 值。GL 值依所計算之數值可分成低 GL (≤ 10)、中 GL (11-19) 以及高 GL (≥ 20) 食物。也有學者提出葡萄糖昇糖當量 (glycemic glucose equivalent, GGE) 的理論，其意義為表示相對於葡萄糖而言所造成的昇糖效應，也就是在給予某一份量食物時，相對於多少公克葡萄糖會產生的血糖變化。GGE 的計算方式如下：GGE = 食物的 GI 值 ×（葡萄糖重量 / 食物重量）× 1 (林筱涵、劉珍芳，2010)。

　　低 GI 飲食已被證實是一個健康的飲食型態。蔡秀梅 (2010)、陳燕華 (2015) 指出低 GI 飲食具有以下好處，1. 較有飽足感且較不容易餓，可避免吃過量。2. 可降低血中胰島素值，來減少熱量產生及脂肪形成。3. 對於減少體脂肪有幫助，且可維持瘦體組織 (lean muscle tissue)。4. 可降低三酸甘油脂、總膽固醇及不好的膽固醇 (低密度脂蛋白膽固醇，LDL)。5. 可提升好的膽固醇 (高低密度脂蛋白膽固醇，HDL)。6. 可協助管理好血糖值，降低得到心血管疾病、糖尿病及其併發症的危險性。Brand-Miller 等 (2003) 整合 14 篇研究論文發現，低 GI 食物對於糖尿病患者的血糖控制具有臨床作用，效果類似藥劑的藥理學益處。由此可見，低 GI 飲食確實是相當有價值的健康飲食方式。

有關運動前攝取低 GI 的飲食對耐力表現的影響方面。王香生等 (2003) 研究發現，運動前 2 小時進食低 GI 的食物，比提供同等熱量的高 GI 食物能更有效地提高長跑運動的能力。Wu 與 Williams (2006) 研究發現，運動前 3 小時攝取低 GI 食物，跑步衰竭時間 (強度為 70%VO$_2$max、108.8±4.1 分鐘) 會顯著高於攝取高 GI 食物狀態 (101.4±5.2 分鐘)；研究同時也發現，低 GI 的飲食對於攝食後血糖也會有顯著的影響 (右圖)，同時會造成攝食後安靜時的胰島素分泌下降、運動時血漿中三酸甘油酯與甘油濃度增加的現象。林依婷、劉珍芳 (2007) 整理文獻的研究成果發現，運動前攝取低 GI 食物能延長力竭時間，提升運動表現；運動過程則選擇中至高 GI 食物，以維持運動員耐力及延緩疲勞發生；運動後給予高 GI 的食物，能迅速補充運動時消耗的肝醣，快速恢復運動員的體力。過去確實有不少運動前攝取低 GI 的食物，會提昇耐力運動表現的研究結果。

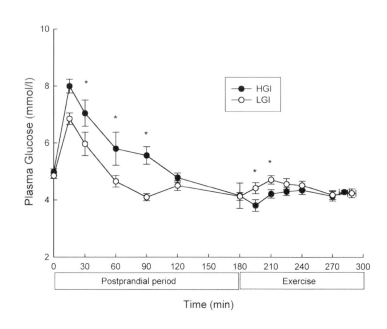

Donaldson 等 (2010) 的文章中則提到，運動前 (不管是運動前 1 小時或更少的時間、或者是運動前 1 至 3 小時) 攝取低 GI 的食物，對於耐力運動表現的增進效果並沒有一致的研究結果，有些研究發現可以提升耐力運動表現，有些研究則發現不會提升耐力運動表現。Burdon 等 (2016) 整合 19 篇相關的研究，發現運動前攝取低 GI 的碳水化合物飲食，對於耐力表現並沒有明顯的益處；作者探究造成耐力表現影響結果不一致的原因，包括運動前的攝取時間、昇糖負荷 (glycemic load, 食物所含的碳水化合物含量 (克) 乘上其 GI 值)、食物的組成、受試者的體適能狀況 … 等，

都可能影響到研究結果。由此可見，運動前攝取低 GI 食物是否會增進耐力運動表現？仍然有相當多需要釐清的影響變項？有待進一步的研究來確認。

　　除了耐力運動表現的相關研究之外，攝取低 GI 的食物是否會影響間歇性運動表現呢？Hulton 等 (2012) 在運動前 3.5 小時攝取低 GI 的食物後，測量受試者的 1 km 跑步表現，結果發現攝取低 GI 食物的跑步表現為 210.2±19.1 秒、攝取高 GI 食物的跑步表現為 215.8±22.6 秒，儘管攝取低 GI 食物的跑步表現進步了 2.78%（下圖），但是並沒有顯著差異。

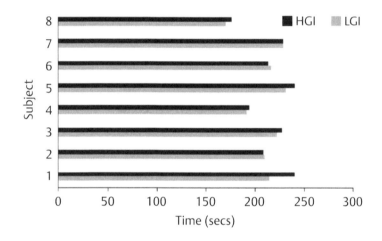

　　Bennett 等 (2012) 的研究則發現，攝取低 GI 的食物 (lentil-based) 的間歇衝刺表現（五次 1 分鐘的衝刺、間隔 2.5 分鐘的走路休息）與攝取高 GI 的食物 (potato-based) 並沒有不同，但是低 GI 飲食會延長高強度間歇衝刺期間的代謝分佈 (metabolic profile，增加運動中血糖濃度、降低血乳酸濃度、降低血中胰島素濃度、降低碳水化合物氧化)。Little 等 (2010) 則在運動前 2 小時，讓受試者分別攝取低 GI 與高 GI 的飲食，在 5 次衝刺的總距離皆會顯著高於控制組（禁食，fasted)（下圖左），但是攝取低 GI 與高 GI 飲食的兩組，在衝刺的總距離並沒有顯著的差異，而且血糖濃度在高強度間歇運動期間，三組也沒有顯著差異（下圖右）。整合三篇相關的研究結果，運動前 2-3.5 小時攝取低 GI 的食物，相對於攝取高 GI 的食物，雖然具有代謝上的效益，但是並不會增進間歇性高強度運動的運動表現。

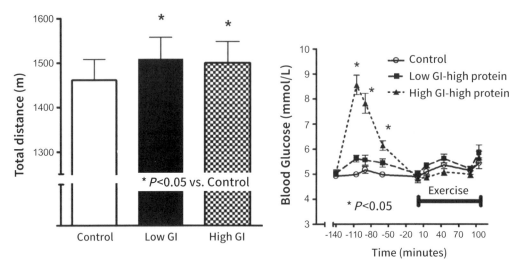

攝取低 GI 與高 GI 的碳水化合物食物對運動表現與血糖的影響 (Little 等，2010)

　　小扁豆是低 GI 的食物（葡萄糖為準的 GI=26，白麵包為準的 GI=36，Burke 等，1998)，每份 150 克小扁豆的 GL=5 (http://www.carbs-information.com)。美國健康專業月刊《健康》(www.health.com) 將韓國的泡菜、日本的納豆、西班牙的橄欖油、希臘的優酪乳和印度的扁豆評選為世界五大健康食品。因為小扁豆是低升糖食物，西方醫學家建議適合糖尿病、高血壓、心血管疾病患者食用，因此產量在過去半個世紀成長了五倍！有鑑於低 GI 食物在健康飲食與降低心臟病風險上的效益，Genki Bar® 公司 (http://www.genki-bar.com) 研發出以小扁豆為主的運動能量棒，提供給運動員的比賽前與比賽過程中食用。依據 Genki Bar 公司的陳述，小扁豆是低 GI 的碳水化合物食物，再加上低脂肪、高蛋白質的組合，提供身體的最佳吸收與利用。

　　小扁豆 (Lens culinaris) 的顏色有黃色、紅橙色、綠色、棕色和黑色等。小扁豆蛋白質含量在蔬菜中排名第三，約有 22−35% 的蛋白質，也富含膳食纖維及葉酸，現已成為世界上很多國家的主要食品之一，特別是南亞次大陸（印度半島）。在歐洲和北美洲，小扁豆在去殼之後被用來做湯，經常和雞肉、豬肉、大米一起烹製（黃貞祥，2016)。

　　依據 http://www.zursunbeans.com 網站的介紹，小扁豆的總類多樣，紅色小扁豆 (petite crimson lentil, petite red lentil,) 是嬌小的紅色扁豆，比標準的紅色小扁豆 (red chief lentils) 更小、更快的烹飪，口味芳香和甜，紅色小扁豆煮熟時會變黃。

　　100g 乾燥的小扁豆當中，含有膳食纖維 30g、碳水化合物 60g、蛋白質 26g 和脂質 1g 等各種維生素，並且富含礦物質，總熱量為 353 大卡 (梁海林，2015)。浸泡煮熟後的小扁豆，平均每 100 公克約含膳食纖維 6 公克 (駱慧雯，2016)，是同重量白米飯的膳食纖維 0.6 公克的 10 倍，也比煮熟薏仁膳食纖維 2.5 公克、糙米飯 2.4 公克要高出許多。每天用 1/3 或 1/4 小扁豆替代白米飯，輕輕鬆鬆就可以攝取到更多的膳食纖維，讓瘦身減重變得更簡單。

　　低 GI 飲食確實是健康的飲食方式，特別是針對心血管疾病、糖尿病、代謝症候群、減重族群等。低 GI 飲食對於耐力運動表現、間歇性高強度運動表現的影響，仍然需要進一步的釐清，包刮運動前攝取時間、昇糖負荷、食物組成、受試者體適能狀況等，都可能是低 GI 飲食是否影響運動表現的重要變項。小扁豆是低 GI、低 GL、低脂質、高膳食纖維、高蛋白質的食物，可能相當適合在運動前 1-3 小時攝取。

6-07 運動流汗與水分補充

　　每年大專運動會的長距離競賽中，總會出現幾位中途退出比賽的選手，而且，其中不乏經常訓練且表現優異的跑者。例如 1998 年一萬與五千公尺雙料冠軍張家誌，1999 年卻在領先八千公尺後，退出一萬公尺比賽，兩天後，他卻又能夠獲得五千公尺比賽的銀牌。造成這些優秀跑步選手，在長時間運動狀況下，出現身體不適的主要原因，除了能量供應物質不足，形成的「撞牆」現象以外，身體水分的流失與補充問題，即是造成身體不適的重要因素。

　　在台灣這種濕熱的環境下，運動時出現流汗過多（熱衰竭）或流汗機能減退（中暑）現象，造成身體活動能力下降的情形相當普遍。就算是經常訓練的運動員，如果水分供應不足或供應的方式不良，仍然會出現運動時的身體不適。國際田徑規則中，也有路跑、馬拉松等長距離比賽，設置飲水／飲料站 (water/refreshment stations) 的規定，其目的就是為了避免長時間的運動競賽，造成運動選手的任何危害。

　　其實，不只是運動者才需要補充水分，人體每天至少需要 2000 cc 的水分補充。喝水不但可以用來補充運動後流失的汗水，還可以延緩身體的老化、讓肌膚變得更有光澤與彈性、維持膀胱肌肉功能、促進腸胃蠕動、維持正常體溫、幫助睡眠、減少焦慮、預防痛風關節炎、以及預防腎結石等。補充水分對於人體而言，確實是優點多多的好習慣。

　　一般人很容易由身體流汗的狀況，來決定水分補充的多寡，而且，傳播媒體中，有關運動與水分補充的廣告內容（運動飲料、含鈣飲料、昇氧飲料等），也會顯著影響到一般人的水分補充觀念。無論如何，確實瞭解運動過程中流汗的原因，並且進一步明瞭補充水分的正確時機與方法，對於一般人與經常參與運動者來說皆相當重要。

　　運動時流汗的主要意義，在於維持身體的正常體溫。人體運動時，透過有氧或無氧性能量代謝過程，產生肌肉活動時需要的能量。但是，只有低於 25% 的代謝能量，被實際使用在肌肉的機械效益上。人體代謝產生的能量，大部分被轉換為熱能，使得肌肉與身體的溫度提高。透過腦部溫度調節中樞的影響，運動時，人體會出現皮膚血管舒張的現象，以增加皮膚散熱（傳導、對流、輻射）的能力，同時，身體會動員更多的汗腺，以流汗蒸發散熱的方式，達到排除多餘體熱的目的。人體安靜休息時，主要以輻射的方式排除體熱。運動時，則主要以流汗蒸發的方式來散熱（約佔 80%）。也就是說，流汗是運動時排除多餘體熱的主要生理反應。對於經常參與運動者而言，流汗機能的提昇，代表身體體溫調節功能的增進，也是運動能力進步與否的評量變項之一。

　　環境的溫度與濕度、空氣流通狀況、運動強度、服裝、運動者的個別差異、以及有否擦拭汗水等，都會改變運動時的流汗狀況。汗水在蒸發前，若有擦拭或滴落地上時，則不會有蒸發散熱的效果，對身體並沒有冷卻的作用。減肥者若穿著不透風的服裝，在熱環境下運動，流汗量即會顯著的增加，甚至可以在 1 至 2 小時內超過 2000 cc 以上。運動後馬上沖澡，擦乾身體的作法，對於身體冷卻的效果也相當有限；再流汗，以便蒸發身體多餘的體熱，是必然會出現的人體生理反應。相反的，如果運動後沒有擦乾汗水，或者長期穿著汗濕的衣服時，可能因為汗水的過度蒸發，造成身體體溫的流失，特別是在風速較強的環境下，更容易出現體溫流失的缺點。因此，運動後「適當時間」，擦乾汗水、換下濕透的衣服，對於身體體溫的維持顯得相當重要。只是這個「適當時間」到底多久？仍然需視運動者的運動狀況與環境因素來決定。

　　甚麼時候該補充水分呢？其實，運動前 30 分鐘，就應該先補充水分 300 至 500 cc；運動過程中，每經過 20 分鐘，應該再補充水分 150 至 300 cc；運動後，再充分的補充水分或飲料。整體而言，運動時補充水分的時機，主要以預防水分補充不足，避免運動時身體體熱過高為主要的考量。人體體內水分不足時，「口渴」的機制極為遲緩；但是運動過程中的水分代謝反應，卻是立即需要的人體生理機轉，而且，人體沒有其他足以完全替代的生理反應。運動選手、休閒活動者、軍人、警察、勞動工人等，需要長時間在熱環境下活動者，必須特別注意水分的適當補充，否則當「中暑」反應出現，身體無法正常排除多餘的體熱時，甚至可能出現永遠無法彌補的傷害。而且，並不是運動能力好與經常訓練者，就不會出現水分補充不足形成的身體不適現象；任何參與運動者，都可能會出現身體體熱調節上的問題。水分的補充看似簡單，對於人體運動時的正常運作卻極為重要。此外，人體呼吸系統的換氣狀況，在運動過程中會顯著提高（呼吸次數與呼吸深度皆會顯著增加），就算是在運動剛結束時，換氣量的恢復，也需要一段時間才會較為緩和。因此，激烈運動後的水分補充時機，有必要顯著的延後，否則極易出現（飲水時）呼吸道封閉形成的呼吸系統不適。在這種激烈運動的狀況下，運動前的水分補充就顯得更為重要。

市面上有很多標示「運動專用」的飲料，也有很多社會大眾，經常以「運動飲料」當作每日水分補充的來源。最近，甚至也有標榜提昇運動表現的「昇氧運動飲料」。事實上，在運動前或運動過程中，攝取一般市面上的各種飲料，並不是相當適當的水分補充方式。冰涼的白開水，反而是較佳的水分補充選擇。市面上販售的飲料，為了符合大眾的口味，通常糖分的比例過高，攝取後短時間內（約 30 分鐘左右），反而易出現胰島素分泌形成的血糖下降現象，不利運動時，人體內的能量與水分供應。對於有飲用「運動飲料」習慣的社會大眾而言，通常，我們會建議將「運動飲料」與白開水，依據 1 比 3 的比例 (或 1 比 4) 調配，讓糖份與礦物質的濃度下降。事實上，除非每天進行 2 至 3 小時以上的激烈活動，每天的流汗量超過 2000 cc 以上，否則在正常的飲食狀態下，即可獲得身體運動時流失的礦物質，不必由「運動飲料」來額外補充。冰涼 (15-22 °C左右) 白開水的攝取，可以獲得比一般溫度飲水，更快的水分補充時間（胃腸排空時間較短），同時，還可以直接以傳導冷卻的方式，適當緩和運動形成的體溫上升現象，是較佳的水分補充溫度。

儘管水分的適當補充，對於人體生理機能的維護相當重要，但是，並不是補充越多的水分越好。水分的過度補充，反而會增加心臟與腎臟的負擔。依據個人的實際生理需要，每日至少補充 2000 cc 至 3000 cc 的白開水（運動者應酌量增加），每次補充水分以不超過 500 cc 的白開水為原則，是最佳的水分補充方法。

6-08 運動與酒精

　　我們經常在媒體上發現，酒後駕車發生車禍的報導。飲酒後的反應遲鈍（反應時間增加）、心神喪失現象，正是容易發生車禍的主要原因，也是飲酒過量不得駕車的主要立論基礎。事實上，酒精的過度攝取，一直是每一個社會的共同問題。

　　運動場上，最有名的酒精問題，在於一九七二年以前，酒精曾被奧林匹克運動會視為是一種運動強化劑 (doping agent)；在一九六八年羅馬奧運會時，曾有二位手槍射擊選手因飲酒而被取消資格。不過，酒精後來被從強化劑中刪除，不被列為禁止之列。

　　一般來說，飲酒後，酒精到達胃中無需消化即可被吸收。大約五分之一的酒精可以慢慢的經胃壁吸收進入血液，其餘的酒精由小腸迅速吸入血液。飲酒後，酒精進入血液之速度受到幾種情況的影響：空胃喝酒，酒精進入血液較快；高脂肪及高糖分食物，會減低酒精進入血管的速度；溶於水中之二氧化碳（如汽水、蘇打水）與酒混合（如調製之雞尾酒）飲用時，會增加酒精吸收速度，所以喝香檳酒的人都知道，香檳比其他酒類更快影響頭腦的判斷力。

　　酒精進入血液後，馬上隨著血液送至全身各個器官。但是，酒精並無法在肌肉中代謝，因此肌肉無法直接由酒精取得能量。百分之十的酒精由腎臟（排泄）和肺臟（換氣）排出體外，而百分之九十的酒精在肝臟中分解代謝。酒精的氧化能量達 7.1kcal/g，介於糖類與脂肪之間，而且它的代謝途徑極具活性。在肝臟中，酒精可以經由肝臟氧化，進一步進入電子傳遞系統而產生能量。當肝臟中產生的熱量過多時，肝細胞就會將酒精變成油脂，然後儲存於肝臟或者送到全身使用或儲存。長期飲酒形成的酒精中毒，是因酒精攝取過度，造成肝臟中產生的熱量過多，引起肝臟脂肪化、高血脂症 (hyperlipidemia)，嚴重者更造成肝臟硬化 (cirrhosis)。

　　由於酒精被氧化代謝時，需要酒精脫氫酵素與乙醛脫氫酵素的催化，同時亦需要維他命 B1 與菸鹼酸等的參與，如果飲酒過多過快，超過肝臟製造這些酵素的速度，則酒精與乙醛會在血液中積存。所以，每小時能排除多少酒精，依每個人肝臟供應這些酵素的能力而定。一般人每小時每單位體重排除體內酒精的速度是0.10%。也就是說，一個一百公斤的人每小時大約可以排除 10 克的酒精。有些亞洲人因遺傳的關係，體內的乙醛脫氫酵素與眾不同，氧化代謝能力很弱，飲少量酒就會有乙醛中毒現象，自然這種人就不會喜歡喝酒。

　　許多營養學家認為，偶而少許飲酒，在不影響攝取營養食物的情況下，酒精的毒害只是暫時性的，身體可以有足夠的時間恢復正常。而且，也有研究發現，少量飲酒可以增加血液中的高密度脂蛋白、減少低密度脂蛋白，因此就減少了由於脂肪沉積而引起的血管阻塞。事實上，適當的飲酒，亦被列入為七種健康習慣之一。顯示適當的飲酒對人體是有益的。問題在於，「適量」飲酒的量到底是多少？由於，每一個人對於酒精的排除能力皆不相同，因此，無法以飲酒多寡來評量是否適量。

　　除此之外，酒精還會使人體的維他命需要量增加，如果經常過量飲酒，又沒有適當的營養素補充，營養素缺乏症就會呈現。此外，視網膜要全力對付入侵的酒精而無暇顧及用於視力的維他命 A 代謝。腦視丘下部受酒精騷擾，不能產生抗利尿荷爾蒙，以致尿量過多，造成鎂、鈣、鉀、鋅等離子自小便中過度流失。同時，肝臟細胞也因忙於伺候酒精而忽略了把維他命 D 變成有效荷爾蒙。由此可見，長期飲酒過度對身體確實是有害的。

　　依據以往有關酒精對運動能力表現影響的研究，發現酒精並不會改變、甚至會降低運動表現。可見酒精並不是運動表現的強化劑，更是奧林匹克運動會取消酒精為禁藥的主要原因之一。過度酗酒到「喝醉」的狀況時，會有「喪失能力」的危險。另一方面來說，適度的飲酒會不會降低身體或心理上的不穩定性呢？仍然是值得進一步探討的問題。雖然射擊選手認為攝取酒精可以提高他們的表現，但是，由於眼睛瞄準目標的準確度，可能因飲酒而降低，因此，飲酒反而可能降低射擊選手的表現。少量的飲酒確實可以降低身體的發抖，而增進精密性競賽（射箭、射擊）項目的運動表現。儘管相關的研究報告中，對於酒精能否幫助身體或心理上的穩定性有不同的看法，但是，就練習與比賽情境的觀點來看，在練習前或練習過程中從來不攝取酒精的選手，突然在比賽前飲酒，當然是不利於精密性競賽表現的作法。

　　酒精降低有氧運動的能力，受到大部份研究報告的證實。一般來說，造成有氧運動能力降低的原因包括：降低檸檬酸循環：由於酒精在肝臟細胞質的氧化代謝，會增加可用 NADH 的量，因此提高了 NADH：NAD 的比值，而形成檸檬酸循環中 malate 去氫酵素的活性降低，降低有氧運動的能力。增加乳酸與丙酮酸的比值：由於 NADH：NAD 的比值提高，降低乳酸轉變為丙酮酸的代謝，形成乳酸過高現象，降低有氧運動的能力。增加脫水現象：攝取酒精亦會造成利尿作用的現象，當身體內水份減少過多時，就會降低有氧運動的能力。減少可利用糖類：肌肉收縮時，即先使用糖類作為能量的來源。由於攝取酒精會降低肌肉中肝糖的儲存與內臟葡萄糖的水準，同時會因降低血糖量而減少肝臟中的糖質新生作用，也就是使血液中可利用糖類減少。以及可能形成心理上的不良影響。

　　所有有關酒精對運動時身體生理反應影響的研究，皆發現飲酒後會有不良的運動生理影響。攝取酒精對安靜、非最大運動 (submaximal) 與最大運動 (maximal) 時，攝氧量、心跳率、心輸出量、心每跳輸出量、動靜脈含氧差與總周圍組織阻力的影響顯示 (下表)，攝取酒精不會顯著改變最大運動時的身體生理變化。

活動方式	攝氧量	心跳率	心輸出量	心每跳輸出量	動靜脈血含氧差	總周圍組織阻力
坐式休息	上昇	上昇	上昇	不變	下降	下降
非最大運動	上昇	上昇	上昇	不變	下降	下降
最大運動	不變	不變	不變	不變	不變	不變

　　儘管酒精的攝取不會改變最大運動時的運動生理反應，但是卻會顯著降低外在的最大有氧運動表現。總而言之，飲酒並不會增加你 (妳) 的最大運動能力，而且會提高安靜與非最大運動時的身體負荷，實在不是運動參與者的好飲料。

　　身體內酒精的排除受到肝臟中氧化酵素催化的影響，因此當飲酒過多過快，超過肝臟製造這些酵素的速度，則酒精與乙醛會在血液中積存。所以，每小時能排除多少酒精，依每個人肝臟供應這些酵素的能力而定，運動本身並不會改變酒精的新陳代謝。事實上，運動有增快酒精排除速率的好處。運動提高酒精排除速率的原因，並不是在於肌肉直接或間接使用酒精的熱量，而是因為體溫昇高造成肝臟中酵素活性的提高，以及運動時由流汗與呼氣排出的酒精增加。也有研究發現，長期運動訓練提高酒精排除速率的原因，在於運動提高肝臟原漿微粒的酒精氧化代謝，但是，並沒有改變肝臟中的酒精脫氫酵素的活性。無論如何，運動確實會增加酒精的排除速率。

對於經常跑步的休閒運動跑者與競技選手來說，任何下肢運動傷害都是相當惱人的事情，因為，傷害可能造成嚴重的跑步或生活障礙，而且往往持續影響極久的時間。但是，根據研究調查發現，有高達 35% 至 65% 的休閒與競技跑者曾經發生下肢運動傷害。由此可見，下肢運動傷害是跑者既討厭又不得不面對的麻煩。

在跑步時，每跑一步，跑者腳部就必須承受自己體重的二至三倍負荷一次，而且，每跑一千公尺大約要跑一千步左右。由此可見，跑者下肢在跑步時的負擔，應該就是是形成下肢運動傷害的最大原因。相對的，也有一些跑者在嚴格且長距離的跑步訓練後，並沒有下肢運動傷害的形成，因此，如果只以跑者跑步時的下肢地面反作用力負荷，來說明跑者的下肢運動傷害的形成，似乎顯得過於籠統且不切實際。事實上，應該還有一些其他的決定性因素，也是造成跑者下肢運動傷害的主要原因。

基本上，形成跑者下肢運動傷害的原因，可以分為個人的因素與訓練的因素二部分。個人的因素方面包括：性別、年齡、跑步經驗、身高與體重、下肢關節柔軟度與肌力、鈣質的攝取、以及先前的運動傷害等。有關訓練的因素則包括：每週跑步距離、競賽經驗、伸展運動、跑步地面、晨跑或晚上跑步、每週跑步次數、跑步速度、腳著地時的動作、以及跑鞋等。

性別差異會影響跑者下肢運動傷害的發生嗎？一般來說，年輕的女性運動員，如果具有體重過輕與月經週期不規則的生理現象時，往往也會出現骨骼密度低於一般較少運動的女子，進而造成肌肉骨骼系統傷害的可能性提高。不過，男性跑者如果出現骨骼密度過低的現象時，也會出現相同的肌肉骨骼系統傷害。由此可見，性別的差異似乎不是造成跑者下肢運動傷害的主要原因。女性跑者如果出現體重太輕與月經週期不正常的生理現象時，應就醫檢查且特別注意身體的調養，以避免下肢運動傷害的發生。

年齡是不是形成跑者下肢運動傷害的原因？就初學跑步健身或剛開始加入跑步運動行列的不同年齡層跑者來說，年齡較大者確實在身體協調、柔軟度、反應時間、平衡、肌力與肌耐力等，都有顯著的退化情形，參與跑步運動時的危險因素自然較高。但是，就經常跑步的跑者來說，隨著年齡的增長，跑步的經驗與身體的能力一定比同年齡層的初學者佳，造成下肢運動傷害的機會反而會降低。因此，相當不易清楚界定跑者年齡與下肢運動傷害間的關連。

　　跑者的跑步經驗可以顯著減少下肢運動傷害的發生。跑步經驗較多者，由於下肢肌肉骨骼系統的長期適應，可以減少下肢運動傷害的形成，但是，跑步經驗的增加，必須是長期累積的經驗提昇，而不是短時間內的跑步距離增加或跑步次數提高，否則可能適得其反。

　　身體質量指數與跑者下肢運動傷害呈 U 型關係。也就是說，身體質量指數較低與偏高者，容易形成下肢運動傷害。不過，由於長期的跑步運動具有減肥的效果，跑者在長期跑步運動後的體重，是否可以做為體重對下肢運動傷害形成的標準，仍然必須進一步的探討。很顯然的，體重較重者每跑一步的地面反作用力會較大，體重過輕者的可能出現身體骨骼密度過低的情形，都可能造成下肢的運動傷害。

　　下肢關節柔軟度是形成跑者下肢運動傷害的原因之一。研究發現，患有前脛痛 (shin splints) 的跑者，踝關節的內翻柔軟度、跟骨與小腿中線的角度、足底收縮角度、踝關節內翻與外翻角度上，有別於一般未患病的跑者；患有足底筋膜炎 (plantar fascutis) 的跑者，踝關節的足底收縮角度顯著大於一般跑者。跑者踝關節的柔軟度與下肢運動傷害似乎有某種關係存在，不過是否具有因果關係仍需要進一步研究。

　　下肢肌力是否與下肢運動傷害的形成有關？受到受傷跑者的治療與復健影響，不易獲得有效度的研究成果。如果，完全由運動傷害的觀點來看，擁有較佳肌力的跑者，自然較易避免下肢運動傷害的形成。除此之外，作用肌與拮抗肌間的肌力是否平衡（例如大腿前後兩側肌力比）？也是相當重要的影響因素。

　　鈣質的適當攝取可以有效避免跑者的下肢運動傷害。研究發現，每天 500mg 以上的鈣質攝取量，確實可以減少跑者的下肢運動傷害情形。問題是「最佳的每日鈣質攝取量？」是多少，還需要進一步的探討。此外，跑者如果曾經有下肢運動傷害的病史，再發生傷害的機率一定較未曾受過傷者高。通常，跑者個人的跑步習慣、原受傷部位機能的減退、以及不適宜的肌肉骨骼生物力學問題等，都是曾受傷跑者容易再受傷的可能原因。

　　激烈運動前的適當伸展熱身，可以提高肌肉骨骼系統對於激烈活動時的適應程度，間接降低運動參與過程的傷害發生率。但是，過度的下肢伸展活動，對於跑者而言，並沒有絕對的好處。由於，踝關節足底收縮與內翻的活動範圍，是判定跑者是否容易發生脛前疼痛的重要指標，因此，跑者如果過度伸展踝關節的足底收縮與內翻活動範圍，反而不利下肢運動傷害的預防。通常，跑者需要強調的伸展活動，包括大腿前後兩側的肌群（膝關節與髖關節的收縮與伸展）、小腿後側肌群（踝關節足背收縮）等。

　　每天跑步時段的選擇，是否會影響下肢運動傷害的發生呢？一般來說，透過生理時鐘的調整，跑者僅在每天的特定時段（例如清晨或晚上）進行跑步，應不至於出現下肢運動傷害。只是，仍應考量到清晨跑步前的熱身活動是否足夠？晚上跑步時的環境光線是否充足？

　　每週的跑步距離是評量跑者下肢運動傷害發生率的重要指標。畢竟，跑步距離的增加等於是增加跑者下肢與地面撞擊的次數，形成運動傷害的機率自然會提高。只是，跑步距離增加多少容易出現下肢運動傷害，則是一個相當難以回答的問題。而且，每週跑步次數與每次跑步距離也與每週的跑步距離有關。依據美國運動醫學會的建議，每週應運動三次以上，但是，對於經常長距離跑步的跑者來說，每週跑步次數太多（例如每天一次），將不利於跑者疲勞的恢複，容易形成跑者的下肢運動傷害。跑者如果有每天跑步的習慣時，應該在每週的跑步訓練計畫（或運動處方）中，安排其他有別於跑步方式的活動（例如腿部的肌力訓練、伸展活動、協調動作訓練等），以降低腿部肌肉骨骼系統的負擔。

　　跑步的速度應該快或慢呢？一般來說，跑步的速度與腳所承受的地面反作用力成正比，因此，增加跑步的速度即代表跑者的下肢負荷加重，受傷的機會自然較高。為了降低地面的反作用力，減少步幅、增加步頻會有顯著的幫助。通常，跑者在低速與高速跑步時，易以增加步幅的方式來跑步，下肢運動傷害的發生率即會提高。適當練習以「小步伐」的方式跑步，避免「彈跳式」的跑步方法，將可以避免下肢運動傷害的發生。

跑步地面的選擇與地面反作用力的大小顯著關連，間接影響跑者下肢運動傷害的發生率。一般來說，跑步的經驗、每週跑步距離、先前的運動傷害等，是影響跑者是否不應在堅硬地面跑步的重要因素，特別是剛加入跑步行列的女性跑者，選擇在草地或泥土地面跑步，會比在塑膠跑道、柏油路面或水泥地上跑步佳。此外，上下坡的跑步也是造成跑者下肢運動傷害的重要因素，特別是上坡跑時踝關節的過度旋前 (overpronation) 現象與下坡跑時脛前肌的離心收縮加大，都易形成跑者下肢的過度負荷，造成運動傷害的發生。

跑步時，腳在著地的同時，踝關節的內翻與足背收縮動作，可以避免腳與地面的巨大撞擊，而且，跑者的體重會沿著足部的外側緣傳遞，此時足部呈輕旋後 (supination)，接著體重自外側經過橫弓 (transuerse arch) 轉移到足底肉球，此時足部由正中位變為旋前，使得足部可以平穩的接觸地面，最後在足部恢復旋後之時，以腳趾為固定橫桿來完成離地動作。如果足部太早或太慢才變成旋前姿勢，則在足弓、踝關節、脛腓骨和膝關節皆可能出現運動傷害的可能。事實上，透過跑者跑鞋的磨損情形，即可以清楚分辨出跑者的著地動作是否正確（下圖，楊榮森，1985）。跑鞋內側磨損較多的跑者（例如以腳尖跑步的跑者），顯示他跑步時腳有過度旋前的現象，容易形成下肢運動傷害。

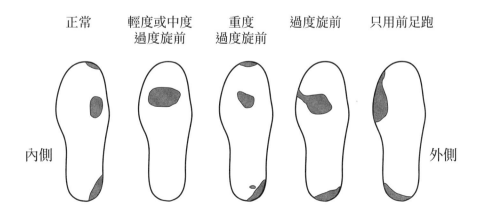

| 正常 | 輕度或中度過度旋前 | 重度過度旋前 | 過度旋前 | 只用前足跑 |

內側　　　　　　　　　　　　　　　　　外側

穿著一雙舒適且能吸收震盪的跑鞋跑步，是減少地面反作用力的有效方法之一，但是，通常跑鞋在使用達 300 至 500 英哩（跑步距離）以上時，其避震效果可能只剩下一半，因此，跑者的跑鞋在使用一段時間後即應更換，否則容易因為避震功能減低而造成下肢運動傷害。此外，在跑鞋的足底縱弓處加入柔軟的特製鞋墊 (orchosis)，以及在鞋跟內側由鞋底外部增高一點，都可以減少跑者跑步時的旋前動作過大，間接減少發生下肢運動傷害的機會。

　　無論如何，當一位認真投入跑步運動、希望獲取運動好處的運動參與者，出現下肢運動傷害時的沮喪是可以預見的。畢竟，「運動有益健康」的觀念早就深入民心，但是，高比例的運動傷害發生率也是事實。瞭解形成跑者下肢運動傷害的可能原因，進而針對跑者個人與訓練上的重重因素，進行詳細的分析評估，一定可以避免下肢運動傷害的發生。

6-11 脛前疼痛

　　一位我所指導的中長距離跑步選手跟我抱怨，他的右腳小腿前側在跑步時有明顯的疼痛現象，而且，訓練量增加時，疼痛的情形會更為嚴重；也有一些積極參與運動的社會大眾，會有小腿前側肌肉運動時或運動後特別酸痛的現象，嚴重時更會有小腿前側腫脹且疼痛的情形出現。對於運動員與社會大眾而言，努力與認真參與運動的結果，反而得到傷害的反效果，實在是令人相當的惋惜與無奈。

　　事實上，脛前疼痛的診斷與治療並不複雜，運動員與社會大眾出現脛前疼痛的症狀時，仍然可以在適當的治療與復健後而完全康復。不過，脛前疼痛的問題也不是簡單到將運動員交給醫師即可。如果不能完全瞭解脛前疼痛的症狀、形成原因、以及治療方法等，不僅相當容易惡化或復發，甚至會使得極具潛力的選手就此沈寂，也會造成患病的社會大眾誤以為「運動有害健康」。

　　脛前疼痛可以依據傷害的程度區分為四級。第一級脛前疼痛是指，只有在跑步後才會出現暫時性疼痛或不舒適感，而且這種狀況才剛發生；第二級脛前疼痛，跑步過程中即會有脛前疼痛情形，但不會影響運動表現；第三級脛前疼痛，則在剛開始跑步時就會有顯著的疼痛現象，而且會限制跑步的表現；第四級脛前疼痛，在休息不運動的狀況下，就會有脛前疼痛的情形。

　　由病理生理學 (pathophysiology) 的觀點來看，第一級傷害的原因，在於肌肉微小發炎 (minor inflammation) 與肌肉功能下降；第二級傷害的原因，主要是較不嚴重的肌肉與肌腱發炎而引起：第三級傷害的原因，主要是肌肉與肌腱發炎、骨膜炎 (periostitio)、或骨骼的微小創傷 (microtrauma) 所引起；第四級傷害的原因，則是因為軟組織功能下降、肌腔室症候群（特別是有腫脹出現時）、或疲勞性骨折 (stress fracture) 而引起。由此可見，脛前疼痛的形成是漸進的，傷害的程度往往會因為跑者對此類傷害的瞭解情況，而會有不同情況的發展，較有概念或認識的運動參與者，往往能夠迅速避免脛前疼痛的形成或惡化。

如果依據脛前疼痛的部位來區分時，通常以小腿前內側的「脛骨內側壓力症候群 (medial tibial stress syndrome)」或「前脛痛 (anterior shin splint)」、外側肌腔室症候群 (exertional compartment syndrome)、脛前肌拉傷 (anterior tibialis strain) 等較為普遍，而且最常出現在小腿上端或下端三分之一附近（大部分為下端）。疲勞性骨折、骨膜的撕裂性疼痛、或者肌腔室症候群等，皆可能是造成疼痛的主因。由於，脛骨、脛骨骨膜與小腿後側深層肌群是緊緊相靠的，而且可以直接由外表簡單分辨位置，因此，傷者雖然無法在傷害的初期即明顯診斷出小腿前內側的傷害狀況，卻也能夠大略的評估傷害情形。小腿前外側的肌群、腓骨骨膜與腓骨的傷害狀況，則因為小腿前外側肌肉的包覆，比較困難由疼痛的部位來分辨。

　　有時候藉由患者的症狀（疼痛的範圍、部位、程度），能夠進行簡單的脛前疼痛傷害情形分辨，不過其診斷的結果，有時並不具積極意義。例如大部分的脛前疼痛，皆僅是運動引起微血管的滲透增加，導致肌腔隙間發生腫脹和壓力增加，進而形成患部的缺血。如果沒有適當的休息與伸展肌肉，可能導致惡性循環的狀況，傷害與疼痛會因此而愈來愈嚴重，甚至疼痛部位會逐漸蔓延開來。如果疼痛的部位極為固定，而且跑步與地面衝擊時會有刺痛感，則可能是疲勞性骨折的傷害症狀。通常，脛前疼痛的影響長達幾個月以上時，幾乎皆合併二種或三種形式的傷害。在傷害復原的後期，進行患部的 X 光攝影，才能夠確實分辨出受傷的狀況與形式。

　　形成脛前疼痛的原因，可能是踝關節解剖構造缺陷、踝關節的柔軟度與肌力不佳、跑步時踝關節的過度旋前 (hyperpronation)、腳跟腱 (achilles tendon) 過緊、脛前與脛後肌力不平衡、改變原有的運動形式（新跑鞋、新地形、跑步地面太硬、運動量急遽增加、強度提高等）、在運動場內一直以相同的方向跑步（會使外側腳過度旋前）、跑鞋使用過久避震效果減少、身心疲勞形成新陳代謝機能減退、女性跑者的骨質疏鬆症（可能合併無月經與疲勞性骨折）、以及鈣質攝取量不足等。由此可見，診斷脛前疼痛的症狀時，除了疼痛症狀本身的評估之外，亦應瞭解運動者的病史與運動參與史，特別是傷者在受傷時或傷害惡化過程中的運動情形、跑步動作與環境、營養狀況、以及身心健康情形等，都是判斷脛前疼痛的重要資訊。如果沒有找出病因，脛前疼痛的復發相當普遍。

　　治療脛前疼痛時，休息與運動量減少是避免惡化的最基本安排。透過游泳、騎腳踏車、或其他不會增加下肢負荷的身體活動方式，不僅能夠維持身體的基本運動能力，還可以達成避免傷害惡化的危險。增加兩次運動參與的時間間隔，也是相當有效的基本處理方式。此外，冰敷患部、伸展小腿各肌群、減少運動時的體重傳遞（運動鞋、鞋墊、矯具的使用等）、非類固醇消炎藥物、以及貼紮等，都是治療脛前疼痛時必須同時考量的治療方法。

　　對於社會大眾來說，如果你（妳）在運動（特別是跑步、快走等）過程中或運動結束後，會有小腿前側輕微疼痛或不舒適的狀況出現時，即應適當考量運動的環境是否適當？運動的強度與量是否過多？或者增加太快？踝關節的活動能力（柔軟度與肌力）是否太差？有否身體上或心理上的疲勞狀況？鞋子是否使用過久沒有更換？特別是在休息一段時間沒有運動後，重新開始參與運動者，更應注意到逐漸增加運動負荷的概念，小心避免運動的可能危險，確實享受運動的樂趣。

　　冰敷是冷療 (cryotherapy) 的一種，由於具備方法簡單、容易取得、療效不錯等優點，因此在急性傷害發生後的 24 至 48 小時內，經常被用來減低疼痛、抑制發炎過程、收縮血管減少水腫、以及降低新陳代謝等，進而達到治療急性運動傷害的目的；有時，慢性運動傷害的復健治療過程中，也會配合冰敷來進行適當的運動傷害控制；甚至，棒球投手（或其他以最大運動能力重複進行運動的運動員）在比賽後，也會利用冰敷預防遲發性肌肉酸痛的發生，以便能夠盡快恢復手臂肌肉的機能。

　　冰敷的最大生理功能在降低身體局部組織的溫度。皮膚對冷的感覺受納器，其正常反應溫度範圍在 10 ℃至 41 ℃之間。當正常冰敷的過程中，皮膚溫度持續下降至 15℃左右時，由於皮膚對冷的正常感覺，會促進交感神經的緊張，經過一連串的生理控制機轉後，進而達到血管收縮、降低血流的功能。如果，冰敷的時間過長或冰敷的方法不適當，可能使皮膚溫度低於 10 ℃以下，那麼，皮膚對冷的正常反應，將會因為感覺受納器的不正常反應而改變，進而出現血管擴張與冷傷害的情形。

　　一般來說，在正常的冰敷狀況下，隨著皮膚溫度的降低，在剛開始的三分鐘左右會有冷的感覺，二至七分鐘左右會有灼熱與疼痛感，五至十二分鐘左右會有局部麻痺、麻木疼痛、刺激反應被阻斷等反應，十二至十五分鐘左右則會出現不增加新陳代謝的深層組織血管放鬆現象，此時，冰敷即應停止，以避免皮膚溫度過低形成的冷傷害出現。當然，這樣的冰敷生理反應，會隨著冰敷物的冰塊大小、水分的多寡，以及冰敷的範圍與被冰敷者先前的運動狀態等而有所不同。通常，以看不到冰塊的冰水進行冰敷時，不易出現第三階段以上的冰敷生理反應；以冰塊直接冰敷時，則可能在五分鐘內出現第四階段的冰敷生理反應（例如冰塊不斷移動的冰按摩時間，通常不會超過 10 分鐘）。

冰敷的生理反應 (張雯琍，1987)

階段	開始冰敷後的時間	反應
1	0 到 3 分鐘	冷的感覺
2	2 到 7 分鐘	灼熱、疼痛
3	5 到 12 分鐘	局部麻痺、麻木疼痛、刺激反應被阻斷
4	12 到 15 分鐘	不增加新陳代謝的深層組織血管放鬆

儘管，冰敷的概念已普遍受到社會大眾的認同，但是，一般人卻往往不清楚如何進行冰敷！通常，學校的體育組（室）與健康中心會以小的塑膠袋裝入水放在冰箱的冷凍室備用，這種由冰箱冷凍室取出的冰塊，直接接觸皮膚的冰敷方式，容易出現冰敷的範圍過小、皮膚表面的溫度過低等缺點。因此，瞭解冰敷的正確方式，對於治療急性運動傷害就顯得非常重要。

以超級市場買到的小包冰塊來進行腳踝冰敷為例，進行十五分鐘的冰敷演示。首先，將超級市場買到的冰塊打開，倒入另外一個塑膠袋（置物袋）中；加入一半的水，使得塑膠袋中呈現冰塊與水混合的狀況；將塑膠袋打結，打結的部位稍微上移；將塑膠袋攤平後，直接與冰敷處的皮膚接觸；加上彈性繃帶後，冰敷十五分鐘；取下冰敷物後，你會發現冰敷處的皮膚微紅。

事實上，透過水的媒介，冰敷的時間不僅可以延長，還可以避免冰敷可能形成的冷傷害，達到治療急性運動傷害的目標。至於水的多寡，則需視你使用的冰塊大小而定。如果使用的是「刨冰」，那麼使用的水就要少一點；使用較大的冰塊時，水就要多一點。實際進行冰敷時，還應隨時與被冰敷者討論冰敷的感覺，當被冰敷者的冰痛感持續五分鐘以上或更久，而且沒有任何改善的趨向時，就應隨時停止該次的冰敷，以避免冷傷害的可能。

MEMO

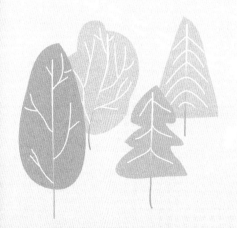

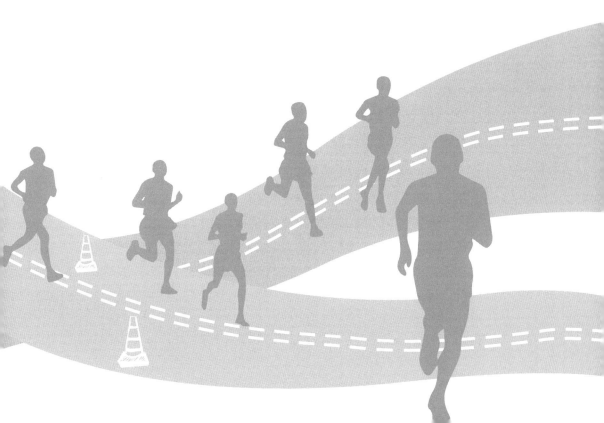

第**7**篇

相關課題

7-01 運動後的血壓下降反應

　　世界衛生組織 (WHO) 與相關合作組織聚焦於高血壓 (high blood pressure 或 hypertension) 的全球性問題，並訂定 2013 年世界健康日的主題為「高血壓」。高血壓影響全世界超過 1/3 的成人，但是許多人並不知道自己有高血壓，因此，高血壓致死的原因都是因為心臟疾病與中風。高血壓增加心臟病發作、中風和腎功能衰竭的風險。若不加以控制，高血壓也會導致失明、心律不整和心臟衰竭 (國家衛生研究院，2013)。幸好，高血壓是可以預防與治療的。

　　根據國家衛生研究院在 2005-2008 年的調查，國人之高血壓 (本調查高血壓定義：收縮壓≧ 140 mmHg 或舒張壓≧ 90 mmHg 或有服降血壓藥物者) 的盛行率，男性、女性的盛行率均隨著年齡而上升。中壯年男性 (31-44 歲) 高血壓盛行約 11.4%，但 65 歲以上高血壓盛行率上升到 55.9%。中年女性 (31-44 歲) 高血壓盛行約僅 2.4%，隨著年齡上升，老年女性高血壓盛行率驟升至 52.3%。各年齡層的男性高血壓盛行率都高於同年齡的女性 (國家衛生研究院，2010)。

　　根據 AASFP (2008) 針對高血壓人士運動處方的資料，減輕體重、DASH 飲食、減少鈉的攝入、運動健身、戒煙、戒酒等策略，都是降低與控制血壓的有效策略。運動控制血壓成為重要的高血壓治療策略之一。高血壓人士運動的原則如下：頻率 (frequency)：每週 3-7 次的有氧運動將有效的降低血壓，血壓在一次有氧運動後會降低，而且可以保持一段時間，因此每天運動訓練將會獲得更理想的血壓控制。強度 (intensity)：控制在儲備心率的 40%~70%。時間 (time)：進行 30-60 分鐘的有氧運動。類型 (type)：以全身大肌群參與的有氧訓練為主，如走路、慢跑、騎車、游泳等。輔助以抗阻力訓練，抗阻力訓練雖然不是最主要的運動方式，但應該與有氧運動相結合，以輕阻力、高重複次數為主。AASFP (2008) 建議高血壓人士進行運動訓練時，應該特別注意到訓練前靜態血壓是否太高 (≧ 200 mmHg / 110 mmHg)、接受藥物治療高血壓患者應注意控制運動強度、在抗阻力訓練時一定不要屏氣、注意高溫下訓練時各種不適的信號和症狀、以及規律服用降血壓藥等。

　　規律運動是預防和治療高血壓的有效策略之一，已經是眾所皆知的事實。根據 Hagberg 等 (2000) 的文獻整理資料，運動可以降低 75% 左右的高血壓患者約 10.5 mmHg (收縮壓) 與 8.6 mmHg (舒張壓)，女性高血壓患者透過運動降低血壓的人數百分比 (女 89%、男 82%) 與下降值都高於男性，不同年齡的高血壓患者對於運動降低血壓的效果類似，運動訓練的強度以小於 70% VO_2max 的血壓降低效果較佳，就算僅進行 1 週的運動訓練也能夠顯著降低坐式生活高血壓患者的血壓，體重降低可能不是運動降低高血壓的重要條件，種族差異可能是高血壓的影響條件之一。

　　Fagard (2001) 的研究證實每週 3-5 次、每次 30-60 分鐘、以 40-50% 的強度進行運動訓練，對於高血壓患者血壓降低的效果最佳，高強度的運動訓練對於血壓的防治效益研究結果並不一致。邱豔芬等 (2002) 的研究也發現，高血壓患者進行 12 週、每週 2 次、每次 35-50 分鐘、強度 55% VO_2max 的腳踏車運動訓練後，確實可以顯著降低的收縮壓與舒張壓；作者建議高血壓患者要進行運動訓練時，須注意熱身運動的重要性，在運動初期 1 個月及前 10 分鐘，須加強血壓過度升高之監測。Cornelissen 與 Fagard (2005) 的研究則建議：雖然阻力訓練對於休息血壓的降低效益小，中等強度的阻力訓練若搭配有氧訓練處方，不僅可以提昇全身肌肉機能，還可以降低血壓與避免心血管疾病的風險。Cardoso 等 (2010) 的文獻探討論文，也發現有氧運動確實可以有效降低高血壓患者的血壓，但是阻力運動則沒有強烈的證據證實有效。

改變生活方式來降低和控制血壓 (AASFP, 2008)

改變方式	收縮壓大致降低的程度	建議
減輕體重	5~20mmHg	把體重指數 (BMI) 控制在 18.5~22.9 (亞洲人)
DASH 飲食	8~14mmHg	飲食中多吃蔬菜和水果，少攝入飽和脂肪和膽固醇
減少鈉的攝入	2~8mmHg	建議每日攝入食鹽量不超過 6 克
運動健身	4~9mmHg	每天鍛煉 30 分鐘，每週大部分天數進行鍛煉
戒煙戒酒	2~4mmHg	建議每日飲酒的酒精量不超過 30ml, 大約相當於： 750ml 的啤酒 (酒精濃度為 4%)、250ml 葡萄酒 (酒精濃度為 12%)、80ml 威士忌 (酒精濃度為 36%)

儘管大部分研究確認規律運動可以有效預防和治療高血壓，但是仍然有部分（可能達到 25%) 的高血壓患者，並無法透過規律運動達到控制與治療的效果 (Hagberg 等 , 2000)。Cardoso 等 (2010) 的文獻探討論文也指出，單次有氧運動後會降低高血壓患者的血壓，而且血壓降低的狀況會持續幾小時之久（下圖）。

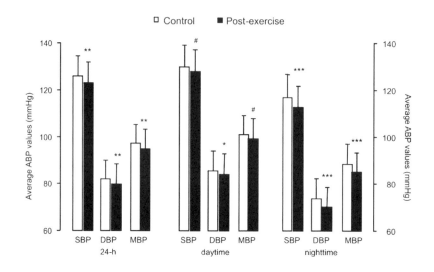

　　朱嘉華 (2012) 則建議採用 24 小時的動態血壓 (ambulatory blood pressure) 監測，解決臨床血壓檢測次數太少與白袍高血壓 (white-coat hypertension) 的高血壓檢測問題。由於，單次有氧運動後的血壓降低現象，可能是運動造成高血壓患者血壓降低的主要機制，因此瞭解運動後的低血壓反應，將可以更明確的瞭解運動預防與治療高血壓的原因。

　　Ciolac 等 (2008) 以 50 位長期治療的高血壓患者 (18 名男性、32 名女性，年齡 46.5±8.2 歲、BMI 27.8±4.7) 為對象，以隨機的方式進行兩次 24 小時的動態血壓監測，其中一次進行強度 60%HRR (heart rate reserve)、40 分鐘的腳踏車運動。研究發現運動後的 24 小時動態血壓顯著降低（收縮壓 126±8.6 vs. 123.1±8.7 mmHg, p=0.004、舒張壓 81.9±8 vs. 79.8±8.5 mmHg, p=0.004)、白天的舒張血壓顯著降低 (85.5±8.5 vs. 83.9±8.8 mmHg, p=0.04)、晚上的動態血壓顯著降低（收縮壓 116.8±9.9 vs. 112.5±9.2 mmHg, p<0.001、舒張壓 73.5±8.8 vs. 70.1±8.4 mmHg, p<0.001)。長期治療的高血壓患者，在 60%HRR 強度、40 分鐘的腳踏車有氧運動後，24 小時動態血壓降低的現象，證實了有氧運動在高血壓治療上的重要性。

Rezk 等 (2006) 以 17 名年輕 (23±1 歲) 健康受試者為對象，隨機進行不運動控制組、40% 強度組、80% 強度組的三次實驗，每次實驗間隔至少 7 天，實驗皆在下午 1 點至 3 點進行。40% 強度、80% 強度是以 1RM 的 40%、80% 進行 6 個動作 (動作間休息 90 秒) 的 3 組、每組 20 次 (40% 強度) 與 10 次 (80% 強度)、組間休息 45 秒的阻力訓練，結束阻力訓練後進行持續 90 分鐘的休息與定期血壓紀錄。右圖為阻力運動訓練後的血壓變化資料，a 圖為收縮壓變化、b 圖為舒張壓變化、c 圖為平均血壓變化，圖中標示圓形為不運動的控制組、四方形為 40% 強度組、三角形為 80% 強度組。針對一般健康的年輕受試者來說，以 1RM 的 40%、80% 進行阻力訓練，運動後 30 分鐘會顯著降低收縮壓、舒張壓、平均血壓，1RM 的 40% 進行阻力訓練下，還可以顯著降低運動後 15-30 分鐘期間的舒張壓。阻力運動後的低血壓現象，可能是因為交感神經在恢復期的調節，在心輸出量 (cardiac output) 下降、心跳率上升、每跳輸出量下降的狀況下，降低了收縮壓與舒張壓。

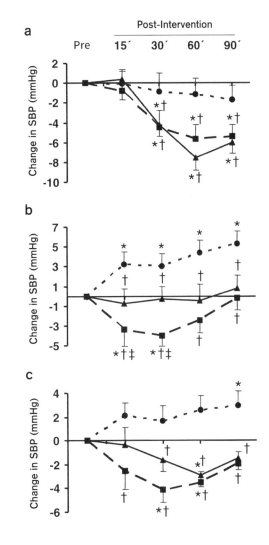

Melo 等 (2006) 則以服用治療高血壓藥 captopril 的 41-50 歲、患有高血壓的女性為對象，隨機進行兩次實驗（一次不運動休息 40 分鐘，一次進行 6 種阻力運動、強度為 1RM 的 40%、每個運動三組、每組 20 次的阻力訓練，兩次實驗至少間隔 7 天），在實驗前與實驗後 120 分鐘進行動態血壓測量。針對患有高血壓的女性進行 1RM 的 40% 低強度阻力訓練後，運動後的收縮壓、舒張壓皆有顯著低於沒有運動的控制組現象；而且血壓越高的受試者，運動後收縮壓、舒張壓下降的幅度越大。

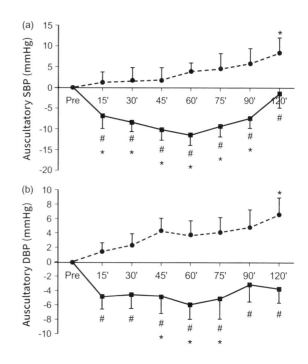

不管是一般健康成人或高血壓患者，以中低強度阻力進行阻力運動訓練後，也會出現運動後的血壓下降反應。至於較高強度的阻力運動訓練，是否會出現運動後血壓下降反應，似乎還需要更進一步的研究來證實。

由於有氧運動 (強度在 40-70% VO$_2$max、運動時間持續 30-50 分鐘)、中低強度 (至少 6 個動作、負荷為 1RM 的 40%) 的阻力運動訓練後，經常會出現血壓下降的反應，不僅代表高血壓患者應該每天進行至少 30 分鐘的低強度身體活動，針對每日血壓的追蹤檢測時，高血壓患者有必要瞭解血壓在運動後的下降現象，而且這種血壓下降反應往往會持續幾小時。

並非所有的研究皆支持單次的有氧運動會造成運動後的血壓下降反應 (Hagberg 等 , 2000；Cardoso 等 , 2010)，可能有 1/4 的高血壓患者不會有運動後的血壓下降現象，因此高血壓患者不應該僅以運動的方式來進行高血壓防治。

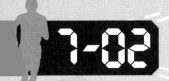
　　網友曾在網站留言版留言：「我想請教一下哪裡可以找到運動消耗的熱量 (calorie) 的資料。需要有：1. 數據的來源：是來自那個單位的測量數據。2. 是否有分年齡、男女、兒童、身高、體重等不同的數據標準。3. 國外或者國內的資料皆可，最好是有臺灣的標準。請給我建議，要從哪本書籍或者論文有提供，還是可向哪間學校的老師們請益，因為網路上我只找的到衛生署提供的資料，但是完全沒有出處，資料也不夠完整。」有網友回應：「劉影梅博士的論文：國際身體活動量表台灣中文版之發展與信效度驗證，裡面的運動強度表可以推估相對的卡路里消耗」「運動消耗熱量，沒有絕對的數據，只能用運動強度和時間以及這個人的體重與肌肉量去推估，變動最大的應是運動強度，例如，羽球可以打得不費力氣，也可以打得氣喘吁吁，一般人應該很容易想像，因此，同樣是羽球，不同的費力程度造成的熱量消耗就有很大的差別。」

　　事實上，運動生理學網站也有「不同運動 (活動) 方式的能量消耗評估」的功能，同時「運動的能量消耗評量」也有相當完整概念與能量消耗評估的說明。這些評估能量消耗的評量資料，最大的問題就是「運動消耗熱量，變動最大的應是運動強度」，真正要獲得正確的運動能量消耗資料，就必須有更明確的運動強度、運動時間等詳細資訊，才能夠正確的推算出熱量消耗量來。

　　其實由網友提出的問題內容，就可以發現問題的癥結所在。「數據的來源」、「是否有分年齡、男女、兒童、身高、體重等不同的數據標準」、「最好是有臺灣的標準」等三方面來看，網友誤解運動消耗的熱量評量，都是需要由資料庫來提供！事實上，「運動」所消耗的實際熱量消耗數值，是可以直接計算評估的。

　　基本上，要獲得運動參與者的運動消耗熱量資料，必須具備兩種基本的條件，一個是動態的運動強度記錄，一個是運動參與者的最大攝氧量數值。有關動態的運動強度記錄，可以採用運動心跳率的記錄方式來獲得；有關運動參與者的最大攝氧量測量的部分，就是大部分運動消耗熱量推算時，經常會需要年齡、身高、體重、男女等數據的原因，因為大部分的最大攝氧量數據都是採用受試者的狀況與能力來推算。

比較常見的動態運動強度判定，包括攝氧量、負荷與耐力、自覺量表、心跳率等方法。由於大部分的健身運動器材（跑步機、腳踏車、橢圓機）的控制面版上，都會有實際的運動強度資料，但是這是實際的跑步速度、腳踏車與橢圓機阻力數據，並無法正確的評量出所有人的運動能量消耗熱量，特別是一些運動能力較佳或較差的人。筆者比較推薦採用心跳率記錄的方式，來記錄運動過程的運動強度變化，因為心跳率記錄所需要的經費最少、精確度也相對較高，目前擁有紀錄心跳率的心跳錶也相當普遍。不過，使用運動心跳率記錄運動強度變化時，也是需要注意運動時的心血管循環轉變 (cardiovascular drift) 的相關問題。也就是，運動時間增加後高估運動消耗熱量的狀況。

有關最大攝氧量的推估部分，則是另外一個正確評量運動消耗熱量的關鍵課題。由於心肺耐力能力佳者的最大攝氧量高，心肺耐力能力差者的最大攝氧量低，因此造成相同運動強度運動時、或者在相同心跳率條件下運動時，能力不同者會出現不同的運動消耗熱量數值。因此，只要是沒有進行最大攝氧量推估的運動消耗熱量推算，大概都會有低估心肺耐力能力佳者、高估心肺耐力能力差者的狀況。利用運動參與者的身高、體重、年齡、安靜心跳率、性別、... 等基本變項預測的最大攝氧量，是最初淺的最大攝氧量預測方式。過去筆者在進行相關研究論文投稿或相關專利申請時，還會有審查者的審查意見認為「應該由這些運動者基本變項推算的才準確」的可笑審查意見。由此可見，有關運動時能量消耗資訊的專業知識，仍然還未普及到運動健身器材的專業應用上。

實際的運動參與者最大攝氧量評量，牽涉到不少專業運動生理學知識與昂貴的運動能量代謝檢測設備，一般運動參與者有興趣的話，可以找體育相關科系的運動生理學實驗室進行評量，也有一部份的醫院有提供運動心電圖、運動攝氧分析的評量服務，不過可能需要找到專業的醫師才行。目前，也有不少簡易評量最大攝氧量的方法，只要是透過運動參與者實際運動的方式進行推算，結果都會比以基本變項推算的結果準確。

最大攝氧量的推算結果與運動過程的運動強度記錄，就能夠組合出運動者的運動消耗熱量資料。如果運動過程的 30 分鐘，以 40% VO$_2$max 運動 15 分鐘、以 50% VO$_2$max 運動 5 分鐘、以 60% VO$_2$max 運動 5 分鐘、以 70% VO$_2$max 運動 5 分鐘，運動參與者的 VO$_2$max 為 50 ml/kg/min、體重為 70 公斤，那麼 30 分鐘的運動消耗的氧氣即為 70 kg × [(50 ml/kg/min × 40% × 15 min) + (50 ml/kg/min × 50% × 5 min) + (50 ml/kg/min × 60% × 5 min) + (50 ml/kg/min × 70% × 5 min)] = 66500 ml，30 分鐘運動消耗的熱量約為 332.5 kcal (以每公升氧氣消耗 5 kcal 計算)。

如果運動強度的記錄是採用運動心跳率來推算時，運動參與者應該記得「運動心跳率的百分比會有略高於攝氧量百分比 (例如最大心跳率 80% 約為最大攝氧量的 70%)」的現象，實際應用時才不至於有高估運動消耗熱量的狀況。

7-03 智能體重管理 ——智慧運動處方

　　體重過重是威脅健康的最大原因，容易引起許多代謝上的疾病，例如高血脂、高血壓、糖尿病、冠心病 (coronary heart disease, CHD) …… 等慢性病，造成醫療資源耗費，損及國家競爭力。可惜，台灣地區的肥胖盛行率已經達到 38.5% (2009 至 2011 年 18 歲以上過重及肥胖平均盛行率)。肥胖的行為治療是結合營養與運動的策略來達到行為的改變，在許多行為治療的策略中，自我監控 (self-monitoring) 被視為行為治療的基石，在減重的行為中，利用紀錄飲食攝取和身體活動狀況的自我監測，使欲減重的個人意識到他們目前的行為，是一項重要的自我監控行為 (Burke 等 , 2011)。

　　一般人購買或使用運動健身器材的目的，在於增加每日的身體能量消耗量，並透過運動訓練的方式提升身體的機能，達到控制與管理體重，提升身體能力的雙重效果。但是很多運動參與者，就算已經購買了跑步機、橢圓機、或者原地腳踏車，往往無法判定應該選擇何種合適的運動強度、運動處方或運動訓練流程，讓運動健身、確實獲得運動參與好處之間，多了一些難度與阻礙。對於一般健康且體重過重的成年人來說，由於身體機能未接受過運動訓練的緣故，透過運動的方式進行體重控制時，身心上皆受到相當大的煎熬。因此，如果能夠依據使用者的個別差異，進行智慧運動處方的提供，將可以大大提升運動健身器材的使用率，避免不適當的運動訓練、造成不必要的運動阻礙。

　　智能體重管理系統是由鉑泰公司 (適身族有限公司) 開發，我們協助設計運動處方，整合運動健身器材的科學化運動處方設計，讓所有人都可以輕鬆、正確使用運動器材的智能體重管理，相關的創新設計運動健身器材，曾經榮獲 2012 年創新產品獎「卓越獎」(動得輕 跑步機)、2014 年台北國際體育用品展創新產品獎『卓越獎』(休斯頓 智能體重管理 橢圓機)。

依據適身族有限公司的國內網站資料，「生活中美食的出現總是來的很意外，讓我們老是在品嚐美食和維持身材之間不斷的拔河。就是因為不知該如何運動、或要運動多久才能消耗多吃出來的熱量，所以往往只能選擇放棄美食而留下遺憾。現在智能體重管理系統能根據您的實際體重與身體狀況，進一步規劃和執行專屬於您的運動模式，解決您不知道每次要運動多久的困擾。」

使用智能體重管理系統運動時，使用者在使用前，先站在智能體重管理系統專用之無線傳輸體重計量測量體重，然後在運動器材的控制面板上，輸入使用者的性別、身高、年齡和確認目標體重（第一次使用時輸入即可），運動器材會依據其所接收到的使用者體重、以及使用者的性別、身高、年齡等資料，自動提供使用者運動訓練處方（運動強度、運動時間、能量消耗量等），協助使用者進行體重控制的運動訓練。依照鄒靜萱 (2013) 針對 39 位自願參與的受試者（年齡 36.5±13.4 歲、身高 167.5±8.2 公分、體重 66.9±12.2 公斤），進行性別（男性 19 位、女性 20 位）、年齡（健康成人 19 位、健康中老年人組 20 位）、體重 (BMI 為 18-24 組 19 位、BMI ＞ 24 組 20 位) 差異的智慧運動處方強度的比較，研究發現所有受試者的智慧運動處方強度為最大攝氧量的 56.3±10.9 ％，男性受試者的強度為 54.4±11.0 ％、女性受試者的強度為 58.1±10.8 ％，健康成人受試者的強度為 51.5±6.9％、健康中老年人受試者的強度為 60.8±12.1 ％，BMI 正常受試者的強度為 57.4±10.3 ％、BMI ＞ 24 受試者的強度為 55.2±11.6 ％。除了健康中老年人的運動強度會顯著高於一般健康成人外，性別、體重的差異並不會影響智慧運動處方的運動強度，而且健康中老年人的運動強度也是在最大攝氧量的 60% 左右。由此可見，智能體重管理系統的智慧運動處方，相當符合運動訓練的理論與智能應用效益，適合不同性別、年齡、體重的運動使用者。

智能體重管理系統除了讓運動健身器材具備智慧功能之外，還提供了 mylivelight 網站與 APP 手機軟體，方便使用者系統化紀錄運動參與資訊，以及飲食攝取資料的紀錄。相關的系統介紹請參考下方影片介紹。

我們以體重過重者 (BMI 大於 25 者 41 位) 為研究對象，依照實驗設計的方式，隨機分配在運動＋紀錄組、運動組、紀錄組、控制組，進行為期 12 週的實驗期、

4 週的追蹤期實驗研究。運動組為採用智慧運動處方系統的橢圓機，進行運動訓練 (12 週、每週進行 3 天智慧運動處方訓練)；紀錄組則以 mylivelight 應用程式記錄每日飲食，控制組則不運動與不紀錄。研究結果顯示，12 週的運動訓練後，運動 + 紀錄組、運動組的體重變化量和記錄組 (下圖的 *)、控制組的體重變化量有顯著差異 (下圖的 #)，4 週的追蹤期則沒有體重變化的差異存在 (不過，運動 + 紀錄組在追蹤期之後體重仍有降低)。使用智慧運動處方的橢圓機每週運動 3 天，並使用 mylivelight 應用程式記錄每日飲食，確實能夠顯著降低體重。

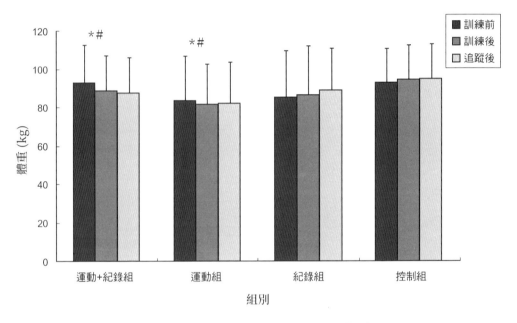

體重過重者經過 12 週實驗期、4 週追蹤期的體重變化圖

　　運動健身器材搭配智能體重管理 -- 智慧運動處方的設計，不僅能夠讓使用者依照個別差異進行智慧運動訓練處方，還能夠確實有效的降低體重過重者體重，相當值得推薦給需要的社會大眾使用。

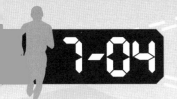

7-04 游泳強度對隨後自行車、鐵人三項表現的影響

　　鐵人三項比賽的競賽順序是游泳、自行車、跑步，因此探討鐵人三項比賽時，游泳強度高低對於後續自行車、跑步表現的影響，對於鐵人三項競技選手、熱愛參與鐵人三項比賽的社會大眾，顯得相當重要。

　　游泳之後進行自行車運動會有什麼運動生理的影響呢？Laursen 等 (2000) 以 8 名參加過 Canadian Ironman Triathlon 比賽、平均每週訓練 16.4±0.9 小時的男性鐵人三項選手 (年齡 34±2 歲、身高 175±2 公分、體重 71.3±1.8 公斤、VO_2max 63.2±2.1 ml/kg/min) 為對象，進行兩次 3 小時、自選踩踏頻率的自行車運動測驗，其中一次受試者先在 50 公尺室內游泳池中進行 3000 公尺游泳。研究發現，在自行車運動之前進行 3000 公尺的游泳運動 (完成時間為 52 分 28 秒 ±1 分 48 秒)，雖然會造成自行車運動過程的踩踏負荷下降 (222±14 W、212±13 W)，但是兩者沒有顯著差異；受試者自行車運動過程的心跳率也會降低 (147±5 bpm、143±4 bpm)，但是也沒有顯著差異。對於 ultraendurance triathlon 選手來說，自行車運動前的 3000 公尺游泳，並不會影響到自行車運動的表現。

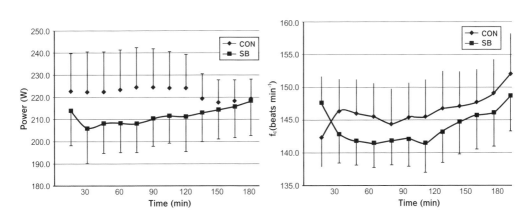

自行車運動前的 3000 公尺游泳對踩踏負荷的影響 (Laursen 等 , 2000)

Peeling 等 (2005) 以 9 名鐵人三項選手 (21.2±2.6 歲、77.5±3.8 公斤、187.1±6.1 公分、VO$_2$peak 68.77±8.07 ml/kg/min) 為對象，依據 750 公尺游泳測驗最佳成績 (25 公尺游泳池) 為基準，進行三次不同游泳速度 (S80 組為游泳測驗成績的 80-85%、S90 組為 90-95%、S100 組為 98-102%) 的 750 公尺游泳測驗後，進行 500 kJ (千焦耳) 作功量 (約 20 公里自行車運動) 的自選踏頻原地自行車作功量測驗 (Cyclemax)，然後進行戶外的 5 公里跑步 (250 公尺草地跑道) 測驗。

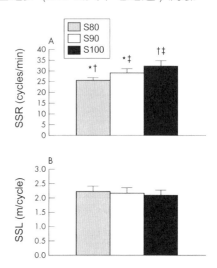

研究紀錄三組游泳時的划頻、划幅資訊，發現游泳速度不同會造成划頻間的顯著差異，但是在划幅方面則沒有顯著差異 (右圖)。研究結果發現，S80 組、S90 組、S100 組的游泳成績分別為 733.6±65.7 秒、672.6±57.3 秒、619.2±54.9 秒，500 kJ 的自行車成績分別為 1654.1±140.3 秒、1682.3±155.2 秒、1808.7±201.8 秒 (S80 組與 S90 組顯著少於 S100 組)，跑步成績分別為 1208.7±73.9 秒、1258.0±78.3 秒、1265.1±75.2 秒 (三組間沒有顯著差異)，總運動時間則分別為 3658.1±164.8 秒、3681.0±213.6 秒、3763.4±222.1 秒，S80 組的總運動時間顯著少於 S90 組與 S100 組 (下圖)。以游泳最佳成績的 80-85% 進行游泳後，再進一步參與自行車、跑步比賽，反而會獲得更好的鐵人三項成績。

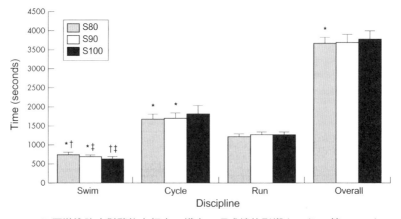

不同游泳強度對隨後自行車、鐵人三項成績的影響 (Peeling 等, 2005)

　　Bentley 等 (2007) 則以 9 名鐵人三項選手 (年齡 25.1±5.8 歲、身高 175.8±6.5 公分、體重 69.5±7.2 公斤、VO_2max 69.3±3.6 ml/kg/min、每週訓練 15.6±4.6 小時、最大作功負荷 PPO 321.1±28.5 W) 為對象，分別進行三次 400 公尺自由式游泳運動隨後再進行 20 分鐘原地自行車運動的測驗，三次游泳的強度分別為最大速度游泳 400 公尺 (SC100%)、最大速度的 90% 游泳 400 公尺 (SC90%)、以及有人帶領的跟隨位置 (drafting position) 進行最大速度游泳 400 公尺 (SCdrafting)。研究結果顯示 SC100%、SC90%、SCdrafting 的平均速度分別為 1.26±0.11 m/s、1.13±0.10 m/s、1.27±0.10 m/s，划頻 (stroke rate) 分別為 37±4 次 / 分鐘、31±4 次 / 分鐘、38±4 次 / 分鐘 ，隨後進行 20 分鐘原地自行車運動的平均負荷 (W) 則有 SC100% 顯著低於 SC90%、SCdrafting 的現象 (右圖)。

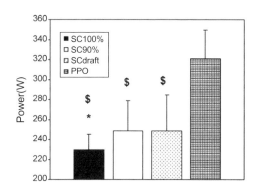

　　運動過程中血乳酸濃度與自覺量表 (RPE) 則出現 SC90% 在游泳後顯著低於 SC100%、SCdrafting 的現象 (下圖)，自行車運動時與運動後則沒有顯著差異。這個研究再度驗證以較低強度 (最快速度的 90%) 進行游泳運動後，可以顯著提高隨後自行車運動的表現；而且，游泳時如果在有人帶領下、在尾隨位置游泳，不必降低游泳速度也可以達到提高隨後自行車運動表現的效果。Delextrat 等 (2003) 的研究

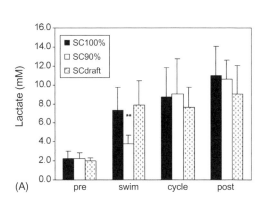

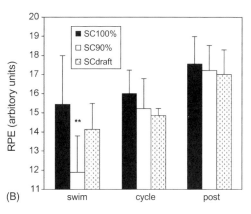

游泳速度不同隨後自行車運動過程的血乳酸、RPE 變化 (Bentley 等，2007)

也發現，以跟隨位置游泳可以提昇隨後自行車運動的效率達 4.8%，可能是跟隨前方游泳者游泳時，造成相對強度降低，獲得低強度游泳隨後自行車運動效率提高效應。

　　為什麼有人帶領下游泳可以提昇隨後自行車運動的表現呢？Charard 與 Wilson (2003) 以原地游泳裝置 (flume environment)，進行游泳者在側面跟隨位置下，不同距離條件下的生理反應與水流阻力 (drag) 的變化（下圖）。研究結果顯示跟隨位置以落後領游者 0 至 50 公分 (游泳者在領游者腳趾後面) 時阻力降低 21% 至 20%，而且攝氧量 (降低 11%)、心跳率 (降低 6%)、血乳酸濃度 (降低 38%)、RPE (降低 20%)、划頻 (降低 6%) 皆會顯著降低，划幅 (增加 6%) 會顯著增加；跟隨者在領游者側面距離 100 公分時，水流阻力以跟隨在領游者手指位置後面 50 公分 (降低 6%) 至 100 公分 (降低 7%) 的阻力最小，超過 200 公分之後的阻力與沒有跟隨的阻力相似。

　　對於鐵人三項選手或在開放水域游泳的競賽者來說，選擇在前方領游者（腳趾）後面 0 至 50 公分時的阻力最少；如果採用在領游者側面 100 公分時，則以落後領游者 (以手指位置為準) 50 至 100 公分的跟隨位置游泳，將可以降低游泳時的水流阻力。在較低的水流阻力下游泳，相對的強度就會降低。

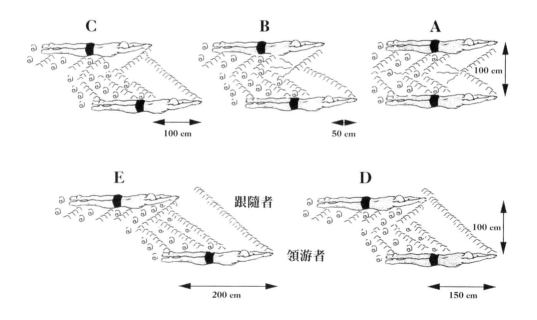

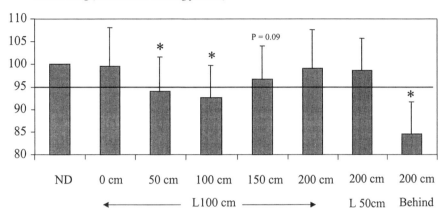

Passive Drag (% of the non drafting position)

游泳者跟隨位置差異的水流阻力變化圖 (Charard & Wilson, 2003)

　　為了提昇游泳隨後自行車、鐵人三項完賽成績表現，游泳時以最佳游泳成績的 80% 至 90% 強度進行比賽，反而可以獲得更好的自行車運動表現，甚至可能提高鐵人三項完賽成績表現。如果在游泳比賽時，選擇以跟隨著領游者 0 至 50 公分的跟隨位置游泳，或者以距離領游者側面 100 公分、落後 50 公分至 100 公分的跟隨位置游泳，不需要降低游泳的速度，就可能可以提高游泳隨後自行車、三項完賽成績表現。

自行車踩踏頻率對隨後跑步表現的影響

　　鐵人三項比賽時，除了游泳強度會影響隨後自行車、鐵人三項的表現以外，自行車比賽過程的踩踏頻率快慢，也是一個影響整體表現的重要條件。

　　先來看看自行車踩踏頻率不同時，對於隨後跑步表現是不是真的會改變？Gottschall 與 Palmer (2002) 以 13 名男性大學鐵人三項選手（年齡 24.8±1.20 歲、體重 72.7±1.42 公斤、身高 1.80±0.02 公尺）為對象，分別進行三次 30 分鐘的自行車運動、以及 3200 公尺的跑步測驗，三次自行車運動時分別以自選踩踏頻率 (control)、+20% (fast)、-20% (slow) 的方式進行。研究結果顯示，增加自行車 20% 踩踏頻率，可以提高 3200 公尺跑步的平均速度與步頻（下圖）。

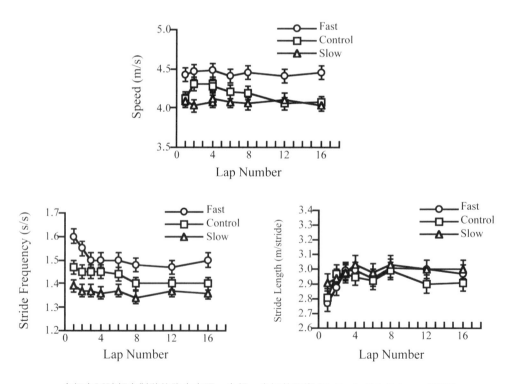

自行車踩踏頻率對隨後跑步表現、步頻、步幅的影響 (Gottschall & Palmer, 2002)

Bernard 等 (2003) 以 9 名鐵人三項選手 (年齡 24.9±4.0 歲、身高 179.0±3.9 公分、體重 70.8±3.8 公斤、VO₂max 68.1±6.5 ml/min/kg) 為對象，受試者分別進行三次 20 分鐘自行車運動、緊接著 3000 公尺跑步，三次 20 分鐘自行車運動時採用 60 rpm、80 rpm、100 rpm 的踩踏頻率進行實驗設計，實際的三次踩踏頻率為 61.6±2.6 rpm、82.7±4.3 rpm、98.2±1.7 rpm。自行車運動後跑步 3000 公尺的時間分別為 625.7±40.1 秒、630.0±44.8 秒、637.7±57.9 秒 (沒有顯著差異，下圖左)，不同階段的跑步速度之間也沒有顯著差異，但是不同階段的攝氧量百分比，則有 60 rpm 組顯著高於 80 rpm、100 rpm 組的現象 (下圖右)。為了維持跑步的成績表現，以較低踩踏頻率 (60 rpm) 的鐵人三項選手，需要採用更高的攝氧量來維持跑步的表現。王顥翔 (2014) 以 7 名 (年齡 26.43±6.81 歲、身高 173.86±6.24 公分、體重 64.00±5.86 公斤) 鐵人三項選手為研究對象，分別進行三次 10 分鐘固定作功量 (70% Wmax) 的低 (60 rpm)、高 (100 rpm) 以及自選踩踏頻率 (109.14±4.47 rpm) 的騎車運動，隨後進行 70% vVO₂max) 跑步 10 分鐘。研究結果顯示以 60 rpm 踩踏頻率、70% Wmax 強度騎車 10 分鐘，會出現較高的隨後固定速度跑步攝氧量。

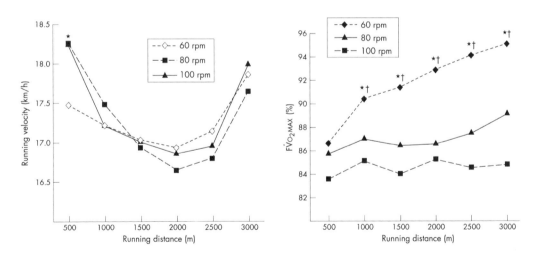

自行車踩踏頻率對隨後跑步表現、攝氧量的影響 (Bernard 等，2003)

Tew (2005) 以優秀鐵人三項選手（年齡 38.9±15.4 歲、體重 72.2±5.2 公斤、身高 176±6 公分、VO$_2$max 71.9±5.1 ml/min/kg、Pmax 351.3±15.5 W) 為對象，分別進行三次 (slow: 71.8±3.0 rpm、自選踩踏頻率 (preferred): 84.5±3.6 rpm、fast: 97.3±4.3 rpm)、70% Pmax 強度的 60 分鐘自行車運動，緊接著進行 10 公里的跑步測驗。研究結果顯示，儘管一開始的跑步速度有低踩踏頻率跑步速度顯著偏低的狀況（下圖），10 公里的跑步成績 (49:58±8:20、49:09±8:26、49:28±8:09 分：秒）並沒有顯著不同。當跑步距離增加到 10 公里時，自行車踩踏頻率的快慢，並不會影響隨後進行較長距離的跑步成績。儘管較早的研究發現，較高踩踏頻率的自行車運動可以提高隨後跑步的表現，可是，後來的研究卻發現，較高的自行車踩踏頻率雖然會顯著降低隨後跑步的攝氧量，但是並不一定可以提昇跑步的表現，可能跟鐵人三項選手的訓練狀況、隨後跑步距離長短有關。

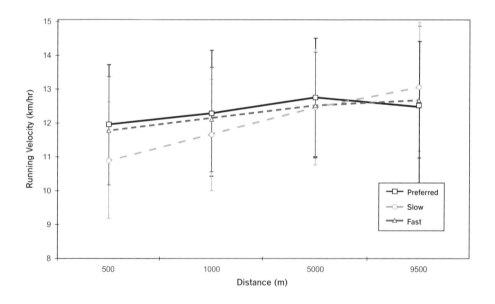

　　也有一些研究結果完全相反的研究文獻。Vercruyssen 等 (2002) 以經過嚴格訓練的鐵人三項選手（年齡 24.0±3.0 歲、體重 71.1±6.5 公斤、身高 180.6±8.16 公分）為對象，以機械理想踩踏頻率 (90 rpm)、自選踩踏頻率 (81.2±7.2 rpm)、能量攝取為準的理想踩踏頻率 (energetically optimal cadence, 簡稱 EOC, 72.5±4.6 rpm)。分別進行三次 30 分鐘、換氣閾值 +5% 負荷強度的自行車運動後，採用 EOC 的踩踏頻率後跑步攝氧量會顯著低於另外兩種較快的踩踏頻率。

Vercruyssen 等 (2005) 以 8 名鐵人三項選手（年齡 28.9±7.4 歲，身高 178.3±5.7 公分，體重 73.3±6.0 公斤，自行車 VO_2peak 67.6±3.6 ml/min/kg、跑步 VO_2peak 68.9±4.6 ml/min/kg，Pmax 395±34 W、Vmax 19.5±0.9 km/h) 為對象，隨機進行三次（不同踩踏頻率）30 分鐘 90% 乳酸閾值 (lactate threshold) 強度的自行車運動，三次不同踩踏頻率是以受試者自選頻率 (freely chosen cadence, FCC)、自選頻率少 20%（FCC-20%）、以及自選頻率加 20%（FCC+20%），緊接著自行車運動之後，受試者以 85%Vmax 的速度 (16.7±0.7 km/h) 運動到衰竭。由下圖的資料可以發現，透過固定負荷設計自行車的控制，儘管踩踏頻率有 74-75 rpm、94-95 rpm、108-109 rpm 的差異，自行車的阻力分別為 263±28 W、264±30 W、261±29 W，三次踩踏自行車的總作功量極為接近。可是，受試者以 85%Vmax 速度跑步至衰竭的時間則分別為 894±199 秒、651±212 秒、624±214 秒；但是跑步時的攝氧量、步頻等則沒有顯著的不同。這個研究結果顯示，以較低的踩踏頻率 (74-75 rpm、FCC-20%) 進行自行車運動，可以顯著提高隨後 85%Vmax 速度的最大持續運動時間。

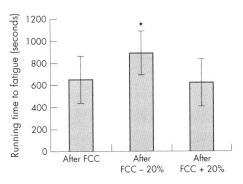

自行車踩踏頻率改變的實況與隨後跑步表現差異
(Vercruyssen 等，2005)

以往的研究結果顯示，自行車踩踏頻率對隨後跑步表現的影響並沒有確定的研究成果，有些研究發現較快 (100 rpm 左右) 的踩踏頻率可以提高隨後跑步的表現，有些研究則發現較慢的踩踏頻率 (75 rpm 左右) 才可以提高。事實上，由於鐵人三項比賽距離的差異，造成長時間運動的變數增加，提高了相關研究實驗設計的困難度，研究結果的變異性也相對提高。Candotti 等 (2009) 的研究指出，鐵人三項選手、自行車選手在進行不同踩踏頻率時的運動經濟性有顯著的不同，而且踩踏頻率增加會降低自行車運動的運動經濟性，或許也是造成不同踩踏頻率自行車運動後跑步表現差異的原因之一。Landers 等 (2011) 針對 51 位世界杯鐵人三項比賽 (world championships triathletes) 男性選手的研究發現，自行車的踩踏頻率 (96.8±2.7 rpm)、跑步的步頻 (90.9±2.4 rpm) 都與鐵人三項比賽的跑步成績沒有顯著相關，反而是跑步的步長與鐵人三項比賽的跑步成績顯著負相關。Bonacciab 等 (2011) 針對優秀國際級鐵人三項選手的研究發現，20 分鐘低強度、以及 50 分鐘高強度的自行車運動，並不會改變優秀鐵人三項選手隨後跑步的神經肌控制 (neuromuscular control) 與跑步經濟性 (running economy)。

　　對於剛剛參與鐵人三項訓練的運動員來說，游泳划頻、自行車踩踏頻率、跑步步頻等，都是參與鐵人三項比賽時的重要訓練與比賽控制條件；初學者或一般鐵人三項運動參與者，在參加較短距離的鐵人三項比賽時，可能以較高的自行車踩踏頻率 (100 rpm 左右)，對隨後跑步表現會有幫助。對於優秀的鐵人三項選手來說，在控制自行車 Pmax (最大功率) 負荷百分比的條件下，或許自行車踩踏頻率並不是影響隨後跑步表現的主要變項。

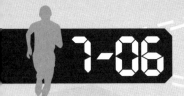
自行車騎乘模式對隨後跑步表現的影響

　　鐵人三項比賽時，自行車踩踏頻率可能會影響隨後跑步表現。在固定作功負荷的條件下，踩踏頻率的快慢控制僅是實驗室實驗設計的狀況，運動員、運動參與者不太容易在比賽現場即時調整踩踏頻率、齒輪比，進而維持自行車作功負荷（可能需要即時作功負荷、踩踏頻率的工具 Schoberer Rad Messtechnik [SRM] 等類型功率計系統）。實際進行鐵人三項比賽時的自行車比賽，踩踏頻率、作功負荷往往會不斷變動，以配合集團行進速度、調整等自行車比賽時的比賽競爭狀況。因此，瞭解不同的自行車騎乘模式對隨後跑步表現的影響，將更有助於鐵人三項比賽自行車運動競賽策略的效益，提昇鐵人三項競技表現。

	Alternate Draft Triathlon (ADT)	Continuous Draft Triathlon (CDT)	ANOVA Situation
Swim (0.75 km)	618 ± 25 s	614 ± 20 s	NS
Bike (20 km)	1758 ± 31 s	1765 ± 26 s	NS
Run (5 km)	1049 ± 21 s	1008 ± 33 s*	$P < 0.01$

Significantly different from the corresponding ADT value, * $P < 0.01$.

　　自行車比賽時持續跟車尾隨 (continuous draft triathlon, CDT)、交替輪車領騎 (alternate draft triathlon, ADT) 的狀況下，對於隨後跑步表現的影響？Hausswirth 等 (2001) 以 10 名國家等級鐵人三項選手為對象，進行兩次半程鐵人三項比賽 (0.75 公里游泳、20 公里自行車、5 公里跑步)，所有受試者先進行改變自行車 ADT 測驗，測驗時自行車項目每 500 公尺改變一次領騎跟車位置，另外一次測驗時，自行車項目持續跟車尾隨在一位職業自行車選手之後，研究發現（上表）兩次測驗的游泳成績 (CDT 614±20 秒、ADT 618±25 秒)、自行車成績 (CDT 1765±26 秒、ADT1758±31 秒) 在控制固定的時間下，自行車運動過程的換氣量、攝氧量、心跳率、血乳酸濃度都有 CDT 時顯著低於 ADT 時的現象，踩踏頻率也有 CDT 組 (85±5.8 rpm) 顯著低於 ADT 組 (102±6.2 rpm) 的現象，而且隨後 5 公里跑步成績 CDT 組 (1008±33 秒) 顯著優於 ADT 組 (1049±21 秒)，ADT 組在跑步時的平均速度、攝氧量、換氣量、心跳率、血乳酸濃度都顯著低於 CDT 組跑步時 (可能疲勞造成跑步時的速度、生理反應都上不來)。研究也發現造成跑步成績優劣的原因，在於 ADT 組在跑步第一公里時的步幅下降、步頻增加。這個研究證實鐵人三項比賽自行車運動時持續跟車尾隨的重要性，也說明團隊進行鐵人三項比賽的戰略需要與重點。

固定或變動負荷的自行車運動，對隨後跑步表現的影響方面。Suriano 等 (2007) 的研究發現以 90% 乳酸閾值固定負荷騎乘自行車 30 分鐘後，在跑步機上以高速度 (16.7±0.7 km/h) 跑步至衰竭的時間 (平均 10 分 51 秒)，顯著低於每 5 分鐘增加或減少 20% 負荷騎乘自行車 30 分鐘後，相同速度的跑步時間 (平均 15 分 9 秒)。

Bernard 等 (2007) 的研究發現，自選固定自行車強度 (約 80% MAP)、變動自行車強度 (68%-92% MAP) 的 20 公里自行車運動後，並不會改變隨後 5 公里跑步的成績 (自選固定強度組 1134±64 秒、變動強度組 1168±73 秒)。Lepers 等 (2008) 的研究則發現，固定 75% MAP、30 分鐘自行車運動，以及 ±15%、±5%、±10% 的 75% MAP 自行車運動後，對於膝關節伸肌的最大自主收縮肌力 (maximal voluntary contraction, MVC)，具有相同的降低效果 (約 -11%)。

Hill 與 Gibson (2012) 的研究則發現每 5 分鐘或 1 分鐘改變一次負荷 (增加與降低 15%) 的 30 分鐘自行車運動，並不會影響隨後 5 公里跑步成績 (1393±221 秒、1382±184 秒)。Etxebarria 等 (2013) 研究則進行兩次 1 小時的自行車運動測驗，一次以 60% 最大作功負荷 (maximal aerobic power, MAP) 1 小時騎車，另一次間歇進行 6 次、每次 10 分鐘、功率為 40% MAP 至 140% MAP 變動負荷的自行車運動，對隨後跑步 9.3 公里的影響。研究發現在沒有騎車的條件下，跑步 9.3 公里的成績為 33:42±2:32 分 : 秒，60% MAP 固定負荷自行車運動後的跑步成績為 34:50±2:49 分 : 秒，變動負荷自行車運動後的跑步成績為 35:32±3:18 分 : 秒。下頁圖即為跑步

四圈 (共 9.3 公里) 的成績，在跑步的前半段距離中，變動負荷組的跑步時間顯著高於固定負荷組；改變自行車運動過程的負荷，將會顯著影響隨後跑步前半段的跑步表現。

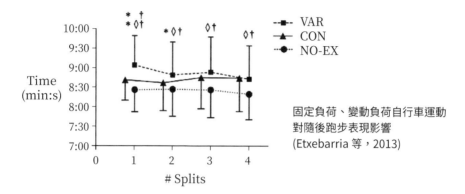

固定負荷、變動負荷自行車運動
對隨後跑步表現影響
(Etxebarria 等，2013)

以往有關固定或變動負荷自行車運動隨後跑步表現的影響，並沒有一致的研究結果。有些研究發現固定負荷騎乘模式有助於隨後跑步表現，有些研究則發現變動負荷騎乘模式可以增加高強度速度跑步的衰竭時間，也有研究發現兩種自行車騎乘模式並不會改變隨後跑步成績。或許固定負荷的強度選定 (60% MAP、80% MAP、90% 乳酸閾值、...)、變動負荷強度的強度變化範圍、改變負荷強度的時間變化節奏等，都是固定或變動自行車運動負荷對隨後跑步表現影響的重要條件。鐵人三項選手與參與鐵人三項競賽者，或許需要在訓練時測試自己自行車運動的變動負荷騎乘模式，以便能夠確實有效的適應自行車實際比賽狀況，並且獲得更好的隨後跑步成績。

自行車騎乘模式對隨後跑步表現的影響？似乎「持續跟車尾隨」的騎乘模式是比較明確有效的比賽策略。由於，變動負荷的自行車騎乘模式是比賽時配合集團行進速度的必然趨勢，當自行車變動負荷的範圍沒有太大 (強度在 ±20%) 時，似乎不會影響隨後的跑步表現，如果變動負荷範圍過大 (最大有氧動力的 40% 至 140%) 時，有可能會降低隨後跑步的初期表現。為了確認鐵人三項比賽時自行車騎乘模式的變動負荷範圍，鐵人三項選手有必要實驗確認最大有氧動力的負荷，透過運動科學的檢測方法，確認自行車變動負荷的實務應用範圍。

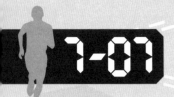
跑步是決定鐵人三項成績的關鍵？

　　鐵人三項 (triathlon) 比賽是由游泳、自行車、跑步三種運動組合而成的耐力運動競賽。最早的鐵人三項 (iroman triathlon) 比賽是 1978 年在夏威夷舉行，後來每年都在夏威夷舉行鐵人三項世界冠軍賽 (Ironman World Championship; Rust 等, 2011)，目前每年都會超過 2000 人，由世界各地來參加這個年度盛會。正式的 Iroman triathlon 競賽距離為游泳 3.8 公里、自行車 180 公里、跑步 42.2 公里。2000 年雪梨奧運開始，鐵人三項列入奧運正式比賽項目，比賽的距離 (Olympic-distance triathlon) 為游泳 1.5 公里、自由車 40 公里、路跑 10 公里。由於三種運動項目的特殊性，一般休閒運動參與者參與鐵人三項的訓練困難度極高，也是眾多耐力運動參與者夢想挑戰的競賽。

　　既然鐵人三項比賽是由游泳、自行車、跑步所組合而成的耐力競賽，那麼哪一個項目對於比賽成績的影響比較大呢？Frohlich 等 (2008) 收集 2003-2007 年世界杯 Olympic-distance triathlon 的成績，分析每年 55-72 位完賽選手、以及名次前 20 名選手，在三個運動項目與比賽成績的相關係數；研究發現全部完賽選手三個運動項目成績與比賽成績皆有顯著相關，但是名次前 20 名選手三個運動項目成績與比賽成績的相關，則僅呈現跑步項目具備顯著性，也就是說優秀鐵人三項比賽選手的跑步成績與整體成績顯著關連。2007 world championships 比賽前 20 名選手游泳、自行車、跑步的 Z 分數變化圖 (下頁圖)，也呈現出跑步項目成績與鐵人三項比賽成績的密切關連性。

　　Frohlich 等 (2013) 以 2012 倫敦奧運的鐵人三項比賽資料為基礎，分析發現 10 公里跑步成績在 29 分鐘以下是獲勝的關鍵 (2013 年台灣全國運動會一萬公尺冠軍蔣介文、成績 30:07.81，看起來台灣的選手要在鐵人三項比賽中有所表現，難度相當的高)。Frohlich 等 (2014) 的研究則指出，具備優異游泳、自行車能力的鐵人三項運動選手，就算增加游泳、自行車的訓練量也無法彌補跑步表現的影響。Frohlich 研究團隊，透過鐵人三項比賽各分項成績的統計分析，確認了鐵人三項比賽時的跑步成績與鐵人三項成績的重要關連。

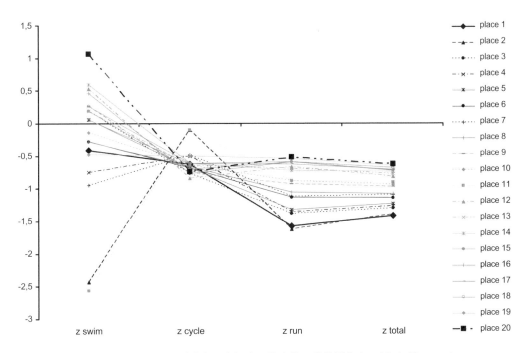

2007 世界錦標賽前 20 名選手游泳、自行車、跑步的 Z 分數變化 (Frohlich 等 , 2008)

　　Rust 等 (2011) 收集 184 名休閒男性鐵人三項選手的年齡、人體測量學、訓練、以及以往參賽經驗資訊，進行以鐵人三項成績為效標的多元逐步迴歸分析，研究結果發現，雖然鐵人三項比賽時的游泳平均速度、自行車平均速度、跑步平均速度，皆與 Iroman triathlon 比賽時的成績顯著負相關 (-0.22、-0.29、-0.39)，但是馬拉松最佳成績、Olympic-distance triathlon 最佳成績的相關更高 (0.62、0.60，下頁圖)，經過逐步迴歸分析的結果顯示鐵人三項成績 (Ironman race time, 分鐘) = 152.1 + 1.332 ×（馬拉松最佳成績，分鐘）+ 1.964 × (Olympic-distance triathlon 最佳成績，分鐘)（ r 2 = 0.65)。

　　Rust 等 (2013) 則分析 2009-2012 年的 ITU (International Triathlon Union) 世界 Olympic-distance triathlon 比賽的男女選手成績差異，研究發現男性、女性鐵人三項選手游泳、自行車、跑步成績差異分別是 9.1±5.1%、9.5±2.7%、以及 14.3±2.4%，男女鐵人三項選手跑步項目成績的差異顯著大於游泳、自行車項目成績的性別差異。

Rust 研究團隊透過更進一步的統計分析，發現鐵人三項比賽時的跑步成績、選手的跑步能力與鐵人三項成績具備顯著關連。

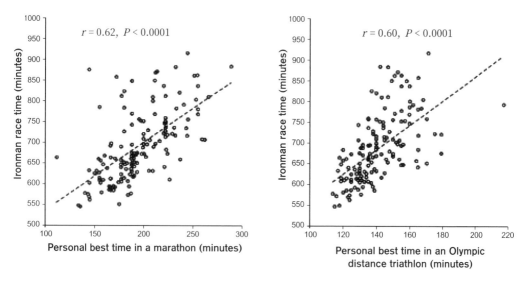

鐵人三項成績與馬拉松成績、Olympic-distance triathlon 成績的相關 (Rust 等 , 2011)

Vleck 等 (2006) 則以 24 名自願參與研究的鐵人三項選手為對象，以 2002 年 ITU 世界盃 Olympic-distance triathlon 鐵人三項比賽的成績，進行比賽成績前 12 名 (前 50%)、後 12 名 (後 50%) 選手，在比賽游泳、自行車、跑步時，不同比賽距離位置的速度比較 (分別紀錄游泳 222 公尺、496 公尺、693 公尺、915 公尺、1189 公尺、以及 1385 公尺的瞬間速度，自行車計算每圈 6.7 公里平均速度、跑步則紀錄四圈在 993 公尺、2.5 公里處的瞬間速度)。

右圖顯示前 50% 與後 50% 鐵人三項成績選手，在不同比賽項目最後的排序狀況；在游泳比賽最後的排序上就有顯著排序差異現象，游泳 + 自行車比賽最後的排序則沒有顯著差異 (游泳排序在後的選手有加快自行車速度的趨向)，比賽最後的排序呈現顯著差異；

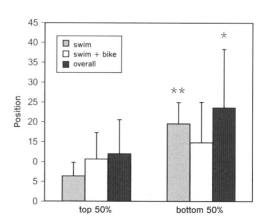

游泳比賽時，排名前 50% 選手在前 500 公尺的游泳速度顯著快於後 50% 選手，後面的 1000 公尺則沒有游泳速度上的差異；自行車比賽時，排名後 50% 選手在前面 20 公里加快自行車速度（第二圈速度顯著快於前 50% 選手），來拉近跟前 50% 選手的距離，所有選手在自行車比賽後面 20 公里皆有降低速度的趨向；跑步比賽時，排名前 50% 選手的跑步速度皆顯著比後 50% 選手快 ($p < 0.01$)。研究結果顯示游泳比賽時的前 500 公尺，可能就是造成比賽名次的重要條件。

Landers 等 (2008) 的研究也提出游泳比賽的排序是影響鐵人三項比賽的重要因素。分段紀錄鐵人三項比賽時的游泳、自行車、跑步速度，可以發現鐵人三項比賽各項目的速度，並不是以固定速度的方式進行，游泳項目先快後慢，自行車項目逐漸加快到一半路程後速度減慢，跑步則是先快後維持一定的速度到比賽結束。

跑步的成績優劣與鐵人三項成績確實具備顯著關連，鐵人三項選手應該特別加強跑步項目的訓練。優秀的鐵人三項選手通常在游泳比賽前半段，已經具備比賽速度上的優勢，接著在游泳比賽後半段、自行車比賽時，維持優勢與調節體力，並且在跑步比賽中奮力向前。跑步確實是決定鐵人三項成績的關鍵，但是優異的游泳表現，似乎是促成跑步關鍵的另一重要條件。

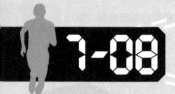

跑步初期配速對鐵人三項成績的影響

　　鐵人三項比賽成績與跑步成績息息相關，因此，鐵人三項比賽時跑步項目如何配速？對於比賽成績將具有決定性的影響。一般來說，運動競賽的配速策略，包括負向配速策略 (negative pacing strategy)、全力衝刺配速策略 (all-out pacing strategy)、正向配速策略 (positive pacing strategy)、等速配速策略 (even pacing strategy)、曲線配速策略 (parabolic-shaped pacing strategy，包括 U 型、反 J 型、J 型)、可變配速策略 (variable pacing strategy) (Abbiss & Laursen, 2008)。

負向配速策略

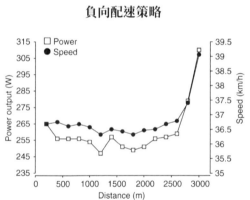

全力衝刺配速策略

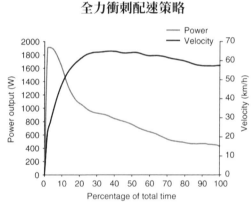

正向配速策略

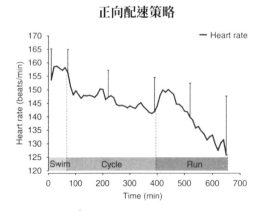

等速配速策略

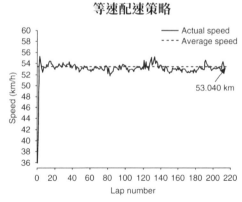

曲線配速策略

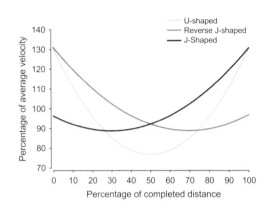

反 J 型曲線配速策略

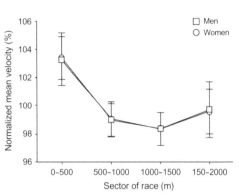

常見的運動競賽配速策略 (Abbiss & Laursen, 2008)

　　一般來說，短時間的高強度比賽通常採用全力衝刺配速策略，當比賽時間增加到 1.5 至 2 分鐘的比賽時，則採用正向配速 (前快後慢) 策略；比賽時間超過 2 分鐘的比賽項目，等速配速策略、可變配速策略的採用，則需視地形與環境狀況調整；當比賽屬於超長時間比賽項目時，則可採用隨著比賽時間增加逐漸減少運動強度的正向配速策略。實際上，運動競賽配速策略，除了運動項目比賽時間的影響條件之外，還受到運動參與者的能力、訓練與比賽經驗、個人喜好、...... 等影響，並不易出現「完美」、「理想」配速策略，而且運動者運動能力可能比配速策略還重要。

　　鐵人三項比賽時跑步項目如何配速呢？Meur 等 (2009) 以法國與瑞士鐵人三項國家代表隊的選手為對象 (6 名男性、6 名女性)，以 2007 年北京世界鐵人三項錦標賽的奧運標準鐵人三項比賽距離的成績，發現男性 (下頁圖 b) 與女性 (下頁圖 a) 鐵人三項選手跑步項目成績 (33:0±1:9 分 : 秒、38:35±1:9 分 : 秒) 具有顯著差異；男女運動員受試者在平地、下坡、上坡或循環路線上都是採用正向配速策略 (positive pacing strategy, 先快後慢)。

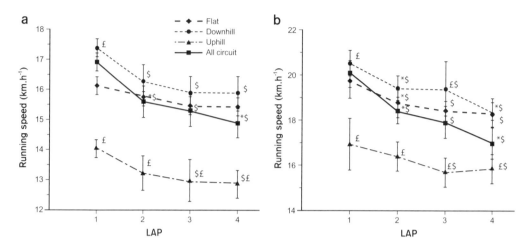

Renfree 與 Gibso (2013) 以 2009 年 IAAF Women's Marathon Championship 比賽的資料，依據參賽選手的排名，每 25% 分為一組、共分為四組，研究發現成績最好的一組在所有每 5 公里的平均速度都優於其他三組，而且第一組與第二組選手在前面 15 公里的平均速度有越來越快的趨勢，成績較差的第三組與第四組選手則有平均速度逐漸降低的狀況；所有的選手在最後的 2 公里多，都有加速的趨向（下圖）。優秀女子馬拉松選手的跑步速度，在 15 公里、30 公里、以及比賽最後出現配速高峰，配速策略比較趨向於可變配速；一般成績的女子馬拉松選手則以正向配速策略、或者反 J 型曲線配速策略，進行馬拉松比賽的配速。

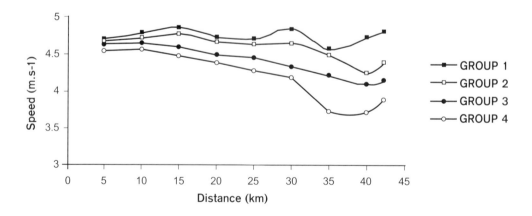

馬拉松跑步競賽配速圖 (Renfree 與 Gibso, 2013)

Lima-Silva 等 (2010) 則收集 24 名男性耐力跑者 10 公里跑步成績，將 10 公里比賽成績低於 35.6 分 (8 人)、高於 39.1 分 (8 人) 的配速 (下圖) 進行比較，研究發現成績較佳耐力跑者的 10 公里跑步配速，屬於反 J 型曲線配速策略；成績較差耐力跑者的 10 公里跑步配速，趨向於等速配速策略。由於，鐵人三項比賽必須先進行游泳、自行車運動後，才會進行跑步項目競賽，跑步配速策略可能會與僅進行跑步的配速策略有所差異。

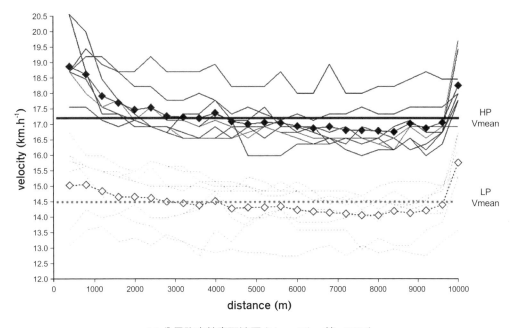

10 公里跑步競賽配速圖 (Lima-Silva 等 , 2010)

Hausswirth 等 (2010) 以 10 名經常訓練的鐵人三項選手為對象，在游泳、自行車固定強度的測驗之後，依據跑者 10 公里成績測驗的平均速度，進行 +5%、-5%、-10% 速度的跑步項目第 1 公里配速，1 公里之後則由運動者自行調空跑步速度。研究發現三種第 1 公里速度控制下的跑步成績，分別為 2178±121 秒、2028±78 秒、2087±88 秒，以 -5% 速度組可以獲得最佳的跑步成績，整體奧運距離鐵人三項比賽的成績也是以跑步第 1 公里 -5% 速度組的成績最佳。第 1 公里 -5% 速度組的 10 公里跑步配速，趨向於反向配速策略 (前慢後快)；+5% 速度組的 10 公里跑步配速，則趨向於正向配速策略 (前快後慢)(下頁圖)。

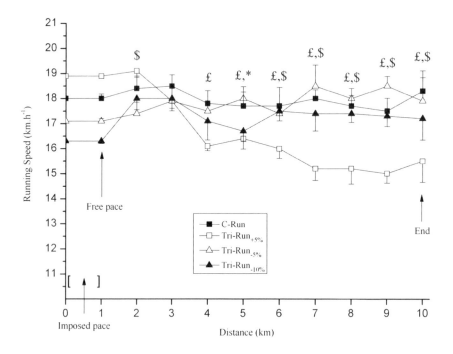

鐵人三項比賽 10 公里跑步分段速度變化圖 (Hausswirth 等 , 2010)

　　Taylor 與 Smith (2014) 則以鐵人三項選手為對象，進行衝刺距離鐵人三項 (sprint distance triathlon) 比賽時的跑步配速策略實驗。研究以標準的衝刺距離鐵人三項測驗的成績為準，以 5 公里跑步前 1.66 公里成績 + 或 - 3% 速度的方式，進行跑步前三分之一距離的配速測驗，研究發現 97%、100%、103% 配速的跑步成績為 1371±108 秒、1360±125 秒、1346±108 秒，三次測驗以 103% 配速的跑步成績最佳 (沒有顯著差異)。這個研究的結果證實，衝刺距離鐵人三項比賽時跑步項目初期速度較快 (以鐵人三項比賽的跑步配速為基礎) 的成績會比較好，但是，Hausswirth 等 (2010) 的研究結果則發現，以單獨跑步 10 公里的跑步配速為基礎時，以 -5% 的初期速度會獲得更好的跑步成績，兩篇論文的結果不同，可能來自於配速的基礎不同，也可能是因為跑步的距離相差兩倍。為了獲得更有效率的鐵人三項比賽跑步配速策略，似乎應該依據相同跑步成績基礎 (鐵人三項比賽時的跑步成績、或者直接依據臨界速度、無氧閾值等)，才能夠獲得嚴謹的比較基礎。

　　鐵人三項比賽的跑步配速策略，通常採用反向配速策略（先快後慢）、或者反 J 型曲線配速策略（先快後慢再快）。跑步初期的速度快慢可能會影響鐵人三項比賽的跑步與總成績。跑步初期配速的快慢應該如何訂定呢？可以採用跑步單獨測驗平均速度的 95%、或者鐵人三項比賽跑步平均速度的 103%，來進行跑步初期的配速。依據這樣的配速進行初期跑步，應該配速多遠的距離最有效呢？有待後續的研究或專業的選手、教練來驗證。

MEMO

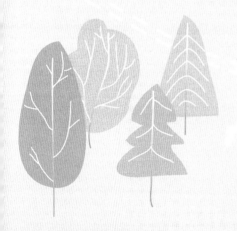

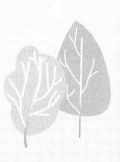

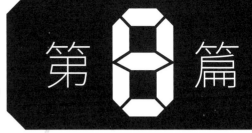

第**8**篇

跑步訓練科學線上程式

（運動生理學網站）

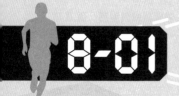

馬拉松可以跑多快？一直是很多熱愛跑步朋友的追求目標。網路中也有很多不同的跑者網站，提供了讓熱愛跑步的網友推算馬拉松成績預測的服務，例如 RunnerSpace.com、RunnersWorld.com、McmillanRunning.com、RunningforFitness.org。Runningfreeonline.com 則整理不同的跑步成績預測公式，進行一個整合 6 種不同成績預測資訊，進行線上的跑步成績預測服務，可以說是最完整的線上跑步成績預測免費服務網站。

有鑑於網路中的相關資訊都是英文，也沒有提供比較完整與詳細的計算依據說明。運動生理學網站也提供了一個馬拉松成績預測服務的網頁 (http://www.epsport.net/epsport/program/run.asp)，提供給有興趣參與馬拉松活動的跑友參考。基本上，只要輸入跑者在任何一個距離 (800 公尺、1500 公尺、3000 公尺、5000 公尺、10 公里、半程馬拉松、或者馬拉松) 的跑步成績，就可以很容易的推算出不同距離的跑步成績資訊。

由於用來進行跑步成績預測的方法眾多，運動生理學網站以 Riegel's Model：t2 = t1 * (d2 / d1)$^{1.06}$ (t2、d2 是要推算的距離與跑步時間，t1、d1 是使用者提供的距離與跑步時間，Riegel，1977)，以及 Cameron's Model：a = 13.49681 - (0.000030363 * old_dist) + (835.7114 / (old_dist$^{0.7905}$))、b = 13.49681 - (0.000030363 * new_dist) + (835.7114 / (new_dist$^{0.7905}$))、new_time = (old_time / old_dist) * (a / b) * new_dist。

並且以 VO₂max Predictor：$VO_2Max = \dfrac{(-4.60 + 0.182258v + 0.000104v^2)}{(0.8 + 0.1894393e^{(-0.012778t)} + 0.2989558e^{(-0.1932605t)})}$

的方式 (速度 v 的單位為 m/min，時間 t 的單位為 min)，進行馬拉松 (含不同距離) 成績預測服務。系統並提供三種跑步成績預測結果的平均跑步成績，讓使用者參考與應用。

運動生理學網站 跑步成績預測、訓練處方服務

暱稱： epsport

以特定距離跑步成績進行預測

| 跑步距離 | 800公尺 ⌄ | 成績： 0 小時 0 分 0 秒 |

跑步成績預測　清除重寫

以 2013 年全國運動會馬拉松比賽女子選手 A 為例，A 選手 5000 公尺的跑步成績為 19 分 33 秒，半程馬拉松 (21.097 公里) 成績的 Riegel 成績預測為 1 小時 29 分 56 秒，Cameron 成績預測為 1 小時 29 分 47 秒，VO₂max 成績預測為 1 小時 29 分 57 秒，實際的個人最佳成績為 1 小時 29 分 51 秒；馬拉松 (42.195 公里) 成績的 Riegel 成績預測為 3 小時 7 分 30 秒，Cameron 成績預測為 3 小時 10 分 48 秒，VO₂max 成績預測為 3 小時 7 分 30 秒，實際的個人最佳成績為 3 小時 7 分 55 秒。A 選手預測成績與 Riegel 成績預測結果相當接近；以 Cameron 模式預測時，則有短距離預測結果過快、長距離預測結果過慢的趨向。Riegel 與 VO₂max 成績預測似乎適合專業的跑者，Cameron 成績預測或許比較適合一般業餘跑者。

運動生理學網站 跑步成績預測、訓練處方服務

親愛的　　epsport　　網友

你輸入的資料如下：

跑步距離	跑步成績
5000 公尺	19 分 33 秒

不同距離的跑步成績預測

預測VO₂max = 51.1 ml/kg/min (Daniels and Gilbert Equation)

跑步距離	Riegel跑步成績預測	Cameron跑步成績預測	VO₂max跑步成績預測	跑步成績預測(平均)
800 公尺	0 小時 2 分 48 秒	0 小時 2 分 32 秒	0 小時 2 分 40 秒	0 小時 2 分 40 秒
3000 公尺	0 小時 11 分 23 秒	0 小時 11 分 18 秒	0 小時 11 分 20 秒	0 小時 11 分 20 秒
5000 公尺	0 小時 19 分 33 秒	0 小時 19 分 33 秒	0 小時 19 分 35 秒	0 小時 19 分 33 秒
10 公里	0 小時 40 分 46 秒	0 小時 40 分 43 秒	0 小時 40 分 37 秒	0 小時 40 分 42 秒
半程馬拉松 (21.097公里)	1 小時 29 分 56 秒	1 小時 29 分 47 秒	1 小時 29 分 57 秒	1 小時 29 分 53 秒
馬拉松 (42.195公里)	3 小時 7 分 30 秒	3 小時 10 分 48 秒	3 小時 7 分 30 秒	3 小時 8 分 36 秒
間歇訓練處方	Riegel成績預測 訓練處方	Cameron成績預測 訓練處方	VO₂max成績預測 訓練處方	成績預測 訓練處方

依據江承鴻 (2008) 的研究發現，Riegel 模型推算的馬拉松成績誤差在 15 分鐘之內約六成二，作者建議若能考量到跑者的年齡、每週練習量、以及跑馬次數等因素，15 分鐘誤差之內的人數可以增加到八成。Downie (2009) 以 Mcmillian、Running for Fitness、The Riegel Formula 不同的跑步成績預測公式，進行跑步俱樂部約 218 名至 856 名跑者 (不同距離跑者人數不同) 的跑步成績預測，結果發現 Mcmillian 的誤差率平均 3.11%，Running for Fitness 的誤差率平均 3.29%、The Riegel Formula 的誤差率平均 3.25%。如果以馬拉松跑步 3 小時的時間來看，3.2% 的平均誤差率，代表馬拉松跑步成績的預測誤差可能達到 5.8 分鐘之多。

　　事實上，這種成績預測的方式沒有考量到運動者的性別、年齡、身體肥胖程度、心肺功能基礎、運動訓練狀況、參加馬拉松比賽的經驗、......，能夠很準確預測也是很神奇的結果。而且，透過不同的成績預測方法，會有不同的成績預測結果的事實，跑者應該瞭解到，實際的運動訓練方式與參與比賽經驗，可能比預測自己可以跑多快還重要。

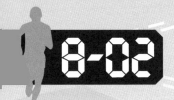
　　依據跑者的運動表現推算最大攝氧量、或者以最大攝氧量推算跑步運動表現，一直是運動生理學研究者的重要研究課題。不管你（妳）採用實驗室的最大攝氧量測量、或者是以預測的方式 (12 分鐘跑、登階測驗、20 公尺漸速來回跑、……) 進行最大攝氧量推算，透過最大攝氧量進行跑步運動表現的推估，確實是相當的普遍。

　　網路中也有一些以跑步成績推算最大攝氧量的網站（例如 http://www.had2know.com/health/)，也有網站提供跑步成績推算最大攝氧量、再以最大攝氧量預測跑步運動表現（例如 http://www.tomfangrow.com/)，使用者可以修改最大攝氧量的數值，進行進一步的跑步運動表現預測。

　　運動生理學網站的跑步成績預測服務網頁，提供了 Daniels and Gilbert Equation 的最大攝氧量預測數值（請參考下圖）。以 3000 公尺跑步成績 9 分 48 秒輸入之後，推算的最大攝氧量數值為 60.2 ml/kg/min。

運動生理學網站 跑步成績預測、訓練處方服務

暱稱： epsport

以特定距離跑步成績進行預測

| 跑步距離 | 800公尺　　　　　　　∨ | 成績： | 0 | 小時 | 0 | 分 | 0 | 秒 |

跑步成績預測　　清除重寫

以最大攝氧量進行預測

| VO$_2$max： | 0 | ml/kg/min |

跑步成績預測　　清除重寫

運動生理學網站跑步成績預測服務

運動生理學網站在跑步成績預測服務的網頁中，同時也提供了一個以最大攝氧量數據進行跑步成績預測與訓練處方的服務 (請參考上頁圖中的相關資料，或者直接連結跑步成績預測服務網頁)。如果以 60.2 ml/kg/min 的最大攝氧量數值輸入，就會直接出現下圖的不同距離跑步成績預測結果，以及不同訓練方法的訓練處方設計。這樣的程式設計方式，提供的半開放式跑步成績推算服務，似乎會有較高的應用性。

運動生理學網站 跑步成績預測、訓練處方服務

親愛的　　epsport　　網友

你輸入資料，VO_2max = 60.2。成績預測如下：

跑步距離	跑步成績
800 公尺	0 小時 2 分 19 秒
3000 公尺	0 小時 9 分 49 秒
5000 公尺	0 小時 17 分 2 秒
10 公里	0 小時 35 分 21 秒
半程馬拉松(21.097公里)	1 小時 18 分 8 秒
馬拉松(42.195公里)	2 小時 43 分 22 秒

臨界速度(critical velocity)= 4.44 m/s
最大無氧跑步能力 (anaerobic running capacity)= 373 m

不同訓練方法的訓練處方設計

訓練距離	Yasso 800m	高強度間歇訓練	間歇訓練 最大攝氧量速度	節奏跑 tempo run	輕鬆跑 easy run
400公尺	-	1 分 8 秒 - 1 分 11 秒	1 分 14	1 分 30 秒	1 分 57 秒
800公尺	2 分 43 秒	-	2 分 33 秒	3 分 0 秒	3 分 54 秒
1000公尺	-	-	3 分 16 秒	3 分 45 秒	4 分 52 秒
1200公尺	-	-	3 分 55 秒	4 分 30 秒	5 分 51 秒
5000公尺	-	-	-	18 分 46 秒	24 分 23 秒

運動生理學網站跑步成績預測服務輸出結果

　　事實上，由於 Daniels 與 Gilbert 在 1979 年出版 Oxygen Power 一書的時間已經超過 30 年了，這個預測公式使用的最大攝氧量的檢測方式與工具，跟目前經常使用的器材與設備已經有顯著的差異。以上圖中最大攝氧量預測為 60.2 ml/kg/min 的數值來看，目前採用的電腦化、即時的攝氧量分析系統，由於採用每次呼吸皆分析的方式進行檢測，跟以往使用混合氣體進行分析的檢測，容易出現更高的最大攝

氧量測量值，也讓能夠達成的跑步運動表現更顯得困難一些。Bassett 與 Howley (2000) 的研究也指出，以最大攝氧量預測耐力運動表現時，呼吸系統擴散能力、心輸出量、血液攜帶氧氣能力、骨骼肌使用氧氣能力的限制等都是重要的限制因素。

　　喜愛跑步運動的社會大眾，如果有機會到實驗室進行最大攝氧量測量時，可以採用本網站提供的最大攝氧量預測跑步成績與訓練處方網頁，進行不同距離的跑步能力預測，並且規劃不同訓練方式的訓練處方資訊。同時，也應該理解最大攝氧量測量結果與實際的跑步成績預測之間的相關限制，適當的調整訓練處方內容與強度，達到更有效率的跑步訓練目標。

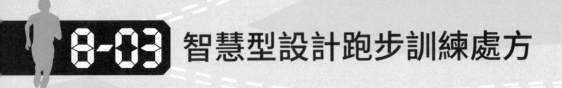

依據跑者的跑步能力，進行長距離跑步訓練處方設計，對於剛剛參與長距離跑步訓練的初學者來說，絕對是相當重要的資訊。對於專業運動教練來說，如果完全依據個人參與訓練的經驗來進行跑步訓練處方設計，也會顯得不夠專業與科學。有鑑於此，Runners World (http://www.runnersworld.com/ tools/training-paces-calculator) 提供了一份簡單且容易操作的跑步訓練處方資訊，讓長距離跑步訓練者能更簡易的獲得訓練處方的資訊。Jack Daniels' Running Calculator 也提供了一個線上免費訓練處方資訊，讓跑者可以實際的應用與參考。

Mcmillanrunning.com 網站也在進行不同距離跑步成績預測的網頁中，提供了免費的乳酸閾值速度 (vLT=6:44)、最大攝氧量速度 (vVO$_2$max=5:49) 的跑步速度資訊，用來說明跑者可以使用一英里 6 分 44 秒的時間進行乳酸閾值速度跑步訓練，以及以一英里 5 分 49 秒的時間進行最大攝氧量速度的跑步訓練，並且提供了一些長距離跑步訓練處方的基本資訊，可惜一般人可能不太瞭解其意義為何。Mcmillanrunning.com 網站更提供了一個收費的訓練處方設計網頁，讓付費者獲得適合自己的跑步訓練處方或線上個人教練。

由 Runners World 提供的免費訓練處方資訊為例，輸入訓練者的不同距離跑步成績，就可以獲得每英里的跑步時間資訊。以三千公尺跑步成績 9 分 48 秒為例，輸入後的結果為 Easy Run7:06 per mile、Tempo Run5:53 per mile、Maximum Oxygen5:18 per mile、Speed Form4:55 per mile、Long Run7:06 - 8:02 per mile、Yasso 800 2:43 per 800 meters。可惜，相關資料對於跑者來說，還是需要更進一步的瞭解，否則僅有這些資訊實在無法提供完整的長距離跑步訓練處方。由 Jack Daniels' Running Calculator 提供的免費訓練處方資訊為例，輸入訓練者的不同距離跑步成績，也可以獲得不同距離的跑步時間資訊。同樣以三千公尺跑步成績 9 分 48 秒為例，輸入後的結果為 Easy Run 每英里 07:05 - 07:31、Marathon 每英里 06:13、Threshold 每英里 05:54、Interval 每英里 05:25、Repetition 每英里

05:01。兩種免費訓練處方的設計結果較為接近，似乎 Tempo Run 與 Threshold 較為接近，Maximum Oxygen 與 Interval 較為接近，Speed Form 與 Repetition 較為接近。

運動生理學網站也在「跑步成績預測服務 (http://www.epsport.net/epsport/program/run.asp)」提供了長距離跑步訓練處方智慧型設計的功能。實際的操作流程，請參閱下頁圖中的相關圖片，很簡單的就可以獲得不同訓練方法的長距離跑步訓練處方。並且提供了進行 Yasso 800m 訓練、高強度間歇訓練、間歇訓練 (最大攝氧量速度)、節奏跑 (tempo run) 以及輕鬆跑 (easy run) 等不同跑步距離訓練的時間規劃與設計。為了讓使用者瞭解這些訓練方法的正確概念與訓練規劃，網站還提供了一份完整的訓練規劃說明，讓使用者可以依據相關的內容進行長距離跑步訓練處方的智慧型應用。

依據運動訓練原理與實務訓練理論，輕鬆跑 (easy run) 是進行長跑訓練的最重要訓練內容，訓練的強度最低、訓練的距離卻最長，每週應該進行一至二次的 10 公里以上輕鬆跑 (easy run) 訓練；節奏跑 (tempo run) 是以無氧閾值 (乳酸閾值或臨界速度) 的速度進行長距離的跑步訓練，每週訓練中應該佔 10-15%，每週進行節奏跑 (tempo run) 5 至 10 公里，或者以四趟 ×1600 公尺的訓練方式進行訓練。較高強度的間歇訓練、高強度間歇訓練、以及 Yasso 800m 訓練則每週選擇訓練一至兩次。間歇訓練是以最大攝氧量速度進行 800 公尺間歇六趟，高強度間歇訓練則是以八至十二趟 400 公尺、或者四至六趟 ×800 公尺的訓練，Yasso (亞索) 800 公尺間歇訓練的來源，是以 800 公尺可以跑到 2 分 40 秒間歇訓練跑十趟，那馬拉松就可以跑 2 小時 40 分的訓練方法。以十趟 800 公尺間歇跑步為訓練內容，初學者可以先以 Yasso 800 公尺的時間間歇跑步 4 至 5 趟，休息時間以輕鬆慢跑的方式進行動態休息。這些訓練方法的說明，對於使用者正確使用跑步訓練處方資訊，提供了完整的訊息。下面三個表格即列出以三千公尺跑步成績 9 分 48 秒，預測的跑步訓練處方的智慧型設計 (以 Riegel 成績預測、Cameron 成績預測、VO$_2$max 成績預測)。基本上，不同訓練方法的訓練時間資料，僅提供主要訓練距離的跑步時間資訊。不同成績預測方式的訓練處方設計，可以讓使用者參考個人的不同距離成績類型，作為訓練的依據。

不同訓練方法的訓練處方設計 (Riegel 成績預測)

訓練距離	Yasso 800m	高強度間歇訓練	間歇訓練 最大攝氧量速度	節奏跑 tempo run	輕鬆跑 easy run
400 公尺	-	1 分 2 秒 - 1 分 11 秒	1 分 18 秒	1 分 29 秒	1 分 46 秒
800 公尺	2 分 41 秒	-	2 分 36 秒	2 分 58 秒	3 分 33 秒
1000 公尺	-	-	3 分 16 秒	3 分 42 秒	4 分 26 秒
1200 公尺	-	-	3 分 55 秒	4 分 27 秒	5 分 20 秒
1600 公尺	-	-	-	5 分 56 秒	7 分 7 秒
5000 公尺	-	-	-	18 分 33 秒	22 分 15 秒

不同訓練方法的訓練處方設計 (Cameron 成績預測)

訓練距離	Yasso 800m	高強度間歇訓練	間歇訓練 最大攝氧量速度	節奏跑 tempo run	輕鬆跑 easy run
400 公尺	-	1 分 2 秒 - 1 分 11 秒	1 分 18 秒	1 分 29 秒	1 分 46 秒
800 公尺	2 分 45 秒	-	2 分 36 秒	2 分 59 秒	3 分 34 秒
1000 公尺	-	-	3 分 16 秒	3 分 44 秒	4 分 28 秒
1200 公尺	-	-	3 分 55 秒	4 分 29 秒	5 分 22 秒
1600 公尺	-	-	-	5 分 58 秒	7 分 9 秒
5000 公尺	-	-	-	18 分 41 秒	22 分 25 秒

不同訓練方法的訓練處方設計 (VO$_2$max 成績預測)

訓練距離	Yasso 800m	高強度間歇訓練	間歇訓練 最大攝氧量速度	節奏跑 tempo run	輕鬆跑 easy run
400 公尺	-	1 分 2 秒 - 1 分 11 秒	1 分 18 秒	1 分 29 秒	1 分 46 秒
800 公尺	2 分 43 秒	-	2 分 37 秒	2 分 59 秒	3 分 34 秒
1000 公尺	-	-	3 分 16 秒	3 分 44 秒	4 分 28 秒
1200 公尺	-	-	3 分 55 秒	4 分 29 秒	5 分 22 秒
1600 公尺	-	-	-	5 分 59 秒	7 分 10 秒
5000 公尺	-	-	-	18 分 43 秒	22 分 27 秒

訓練方法	每週訓練次數	訓練方法說明
Yasso 800m	1-2 次	Yasso (亞索) 800 公尺間歇訓練的來源，是以 800 公尺可以跑到 2 分 40 秒間歇訓練跑十趟，那馬拉松就可以跑 2 小時 40 分的訓練方法。以十趟 800 公尺間歇跑步為訓練內容，初學者可以先以 Yasso 800 公尺的時間間歇跑步四至五趟，休息時間以輕鬆慢跑的方式進行動態休息。每週增加一趟的方式持續增加訓練量。訓練週期的總訓練量中，Yasso 800m、高強度間歇訓練與最大攝氧量速度間歇訓練應該擇一進行。如果每週訓練的總距離是 50 公里，每週進行一至兩次 Yasso 800m(十趟 ×800 公尺) 間歇訓練，可以取代高強度間歇訓練與最大攝氧量速度間歇訓練。
高強度間歇訓練	1 次	以最大攝氧量速度 (vVO$_2$max) 的 110%-125% 速度，進行八至十二趟 400 公尺的高強度間歇訓練 (每趟間休息時間約跑步時間的 2-3 倍)，將可以有效提昇乳酸耐力、心肺耐力、跑步經濟性與跑步技巧。訓練週期的總訓練量中，應該有 5-10% 的訓練量來自於高強度間歇訓練。如果每週訓練的總距離是 50 公里，每週進行一次高強度間歇訓練 (八至十二趟 ×400 公尺)。
間歇訓練最大攝氧量速度 vVO$_2$max	1 次	Bragada 等 (2010)、Loprinzi 與 Brown (2012) 的研究中指出，最大攝氧量速度 (vVO$_2$max) 大約等於 3000 公尺跑步平均速度。以 vVO$_2$max 的速度進行六趟 800 公尺的跑步間歇訓練 (每趟間休息時間約跑步時間的 1-2 倍)，將可以有效提昇心肺耐力、跑步經濟性與跑步技巧。訓練週期的總訓練量中，應該有 5-10% 的訓練量來自於 vVO$_2$max 的間歇訓練。如果每週訓練的總距離是 50 公里，每週進行一次 vVO$_2$max 的間歇訓練 (八 - 十趟 ×800 公尺，六 - 八趟 ×1000 公尺，四 - 六趟 ×1200 公尺)。如果是 400 公尺間歇 (請參考訓練處方中的 400 公尺訓練秒數)，每週則進行一次，十二至十六趟 ×400 公尺的間歇訓練。
節奏跑 tempo runs	1-2 次	以無氧閾值或臨界速度 (critical velocity) 跑 5 至 10 公里。或者以間歇的方式進行四至六趟 1600 公尺的跑步訓練，每趟中間休息 2 分鐘。節奏跑有助改善跑步經濟性、在適當的速度下改善跑步姿勢與技巧。訓練週期的總訓練量中，應該有一次至兩次的節奏跑訓練 (搭配是否進行高強度間歇、間歇訓練)，大約是有 10-15% (若每週兩次為 20-30%) 的訓練量來自於節奏跑。如果每週訓練的總距離是 50 公里，節奏跑大約是 5 至 8 公里 (若每週兩次為 10 至 15 公里)。
輕鬆跑 easy runs	1-2 次	以低於無氧閾值或臨界速度的速度跑步 10 公里以上。輕鬆跑屬於基礎的有氧耐力訓練，每週至少 1 至 2 次的輕鬆跑 (10 公里以上)，將可以顯著的提高訓練者的基礎有氧運動能力。訓練週期的總訓練量中，應該有 55 至 65% 的訓練量來自於輕鬆跑。如果每週訓練的總距離是 50 公里，輕鬆跑大約是 30 公里 (二次 15 公里) 的訓練量。

智慧型設計跑步訓練處方，可以讓不同能力的跑步愛好者，依據個人的跑步成績獲得跑步訓練處方的各項資訊，使用者若能夠清楚理解不同訓練方法在訓練上的重要性與訓練量 (其實剛剛開始跑步訓練的初學者，輕鬆跑 easy run 的訓練量應該達到 60% 以上才對)，配合跑步時間在訓練品質上的運動強度訊息提供，將可以獲得更有效益的跑步訓練處方。希望這樣的智慧型跑步訓練處方設計，可以讓路跑運動的愛好者，有效率的提高跑步訓練效益，享受跑步訓練的科學應用與樂趣。

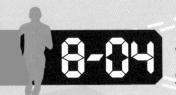
　　由近年台北馬拉松比賽每場幾萬人參加的盛況來看，路跑活動、跑步比賽已經是台灣各地相當受歡迎的活動。因此，為了具備參與馬拉松比賽的能力，而積極參與跑步訓練活動的社會大眾，也是相對的增加許多。對於具備優異心肺耐力天分、經常訓練的專業跑步選手來說，這些參與路跑活動、跑步比賽正是可以發揮所長的機會。但是，對於未經長跑訓練或剛剛開始接受訓練的一般跑者來說，對於不同距離跑步成績的預測，以及跑步訓練狀況的評估，不僅可以用來瞭解個人的訓練進步空間，也可以依據評估的結果，規劃個人專屬的訓練方向與處方，進而提高跑步訓練的效益。

　　「馬拉松成績預測服務」一文中，曾經以 Riegel's Model、Cameron's Model、Daniels and Gilbert Equation (VO$_2$max's Model)，提供三種跑步馬拉松成績預測的線上服務，讓路跑愛好者參考與應用 (Downie, 2009)。但是，這些預測馬拉松成績的預測服務，都是以專業的馬拉松選手與路跑愛好者的成績為基礎，透過數學模式的方法，計算出優異訓練的長跑選手的馬拉松成績預測。但是，一般社會大眾並不是專業訓練的跑者，直接以專業跑者的成績模式進行推算，其實並無法符合實際的跑步表現趨向。

　　有鑑於透過專業跑者所建構的跑步成績預測公式，無法準確推算一般民眾馬拉松跑步表現的現象，運動生理學網站依據 Riegel (1977, t2 = t1 * (d2 / d1)$^{1.06}$)，以及 Estimated Swim Times 網頁中對於游泳成績估計的 sprint distance index (SDI) 推算方式，進行「一般人跑步成績預測、訓練處方服務 (http://www.epsport.net/epsport/program/run_sed.asp)」的程式設計，以便喜歡跑步訓練的朋友，可以透過 SDI 的評量，瞭解個人跑步訓練的狀況。

　　由於 Riegel (1977) 採用 SDI = 1.06 來進行馬拉松跑步成績的預測，因此，當 SDI < 1.06，代表較短距離的跑步時間可能資料失真 (可能較短距離的成績並非跑者最佳表現成績)；當 SDI 在 1.06 ~ 1.11，但成績不佳，代表需要進行衝刺訓練；當

SDI > 1.11，代表擅長衝刺，或者長距離耐力不佳，應該做一些耐力訓練；當 SDI > 1.20，代表較長距離的跑步時間可能失真 (可能較長距離的成績並非跑者最佳表現成績)。也就是說，透過 SDI 的評量，可以進行跑步訓練狀況的評估。

SDI 評量值的意義

SDI < 1.06，代表較短距離的跑步時間相對較差 (資料可能失真)。
SDI = 1.06，且成績好，代表跑步節奏穩定或者體能非常好 (理想成績預測 SDI = 1.06)。
SDI 在 1.06 ~ 1.11，但成績不佳，代表衝刺訓練可能可以改善成績。
SDI > 1.11，代表擅長衝刺，或者體能不佳。應該做一些耐力訓練。
SDI > 1.20，代表較長距離的跑步時間相對較差 (資料可能失真)。

實際進行 SDI 的評估時，必須先輸入兩個不同距離的最佳跑步表現。下圖呈現連結運動生理學網站「一般人跑步成績預測、訓練處方服務」評量網頁時，兩個不同距離的網頁呈現狀況。使用者可以選擇兩個距離、輸入跑步成績資料，即可進行個人 SDI 的評估。

運動生理學網站 一般人跑步成績預測、訓練處方服務

暱稱： epsport

以二個特定距離跑步成績進行預測

跑步距離	800公尺 ✓	成績： 0 小時 0 分 0 秒
跑步距離	3000公尺 ✓	成績： 0 小時 0 分 0 秒

跑步成績預測　　清除重寫

以 5000 公尺跑步成績 26 分、10000 公尺跑步成績 60 分的一般跑者來說。輸入這兩個距離的成績之後，系統即會自動計算出依據輸入成績計算的 SDI 數值 (下圖資料呈現 SDI = 1.206)，基本上屬於需要多多進行耐力訓練的類別，但是由於跑者輸入的 5000 公尺跑步成績也不佳，代表跑者也應該進行衝刺訓練。依據 SDI 值，推算的半程馬拉松成績預估為 2 小時 27 分 41 秒，明顯高於以 SDI = 1.06 推算理想的跑步成績預測 (1 小時 59 分 36 秒)，推算的馬拉松成績預測 (5 小時 40 分 48 秒)

，也明顯高於理想的跑步成績預測 (4 小時 9 分 22 秒)；但是這些半程馬拉松、馬拉松的預估成績，可能更接近跑者的真正實力。事實上，預測成績下方「實際的成績預測訓練處方」的連結，運動生理學網站還提供了這個預測成績者的訓練處方服務，有需要的朋友可以實際應用看看。

運動生理學網站 一般人跑步成績預測、訓練處方服務

親愛的　　epsport　　網友

你輸入的資料如下：

跑步距離	跑步成績
5000 公尺	26 分
10000 公尺	60 分

不同距離的跑步成績預測
sprint-distance index (SDI) = 1.206

跑步距離	理想的(Riegel)跑步成績預測	實際的跑步成績預測
800 公尺	0 小時 3 分 44 秒	0 小時 2 分 51 秒
3000 公尺	0 小時 15 分 8 秒	0 小時 14 分 2 秒
5000 公尺	0 小時 26 分 0 秒	0 小時 26 分 0 秒
10 公里	0 小時 54 分 12 秒	0 小時 59 分 0 秒
半程馬拉松 (21.097公里)	1 小時 59 分 36 秒	2 小時 27 分 41 秒
馬拉松 (42.195公里)	4 小時 9 分 22 秒	5 小時 40 分 48 秒
間歇訓練處方	理想的(Riegel)成績預測 訓練處方	實際的成績預測 訓練處方

　　透過兩個跑步距離的跑步成績資料，推算的 SDI 數值，可以用來評估一般跑者的跑步訓練狀況。當 SDI 的數據高於 1.1 時，代表需要更多的耐力訓練來提升跑步表現；當 SDI 的數據在 1.06 至 1.1 之間，但是跑步的成績不佳時，代表需要更多的衝刺訓練來提升跑步表現；當 SDI 的數據在 1.1 至 1.20 之間，但是跑步的成績不佳時，代表需要更多的衝刺訓練、耐力訓練來提升跑步表現。透過實測的 SDI 數值，可以更準確預測一般跑者的馬拉松成績。

跑步訓練狀況的評估 — SDI 與 CV 的應用

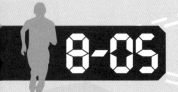

SDI (sprint distance index) 是透過兩個跑步距離的跑步成績資料推算的數值，可以用來評估一般跑者的跑步訓練狀況。當 SDI 的數據高於 1.1 時，代表跑者需要更多的耐力訓練來提升跑步表現；當 SDI 的數據在 1.06 至 1.1 之間，但是跑步的成績不佳時，代表跑者需要更多的衝刺訓練來提升跑步表現；當 SDI 的數據在 1.1 至 1.20 之間，但是跑步的成績不佳時，代表需要更多的衝刺訓練、耐力訓練來提升跑步表現。透過實測的 SDI 數值，可以更準確預測一般跑者的馬拉松成績。

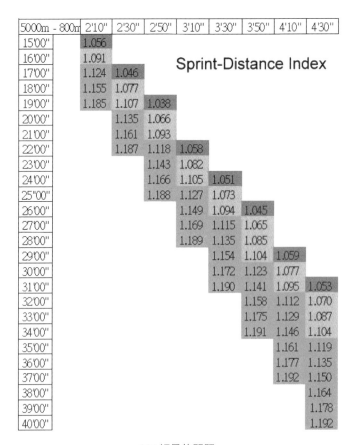

5000m - 800m	2'10"	2'30"	2'50"	3'10"	3'30"	3'50"	4'10"	4'30"
15'00"	1.056							
16'00"	1.091							
17'00"	1.124	1.046						
18'00"	1.155	1.077						
19'00"	1.185	1.107	1.038					
20'00"		1.135	1.066					
21'00"		1.161	1.093					
22'00"		1.187	1.118	1.058				
23'00"			1.143	1.082				
24'00"			1.166	1.105	1.051			
25'00"			1.188	1.127	1.073			
26'00"				1.149	1.094	1.045		
27'00"				1.169	1.115	1.065		
28'00"				1.189	1.135	1.085		
29'00"					1.154	1.104	1.059	
30'00"					1.172	1.123	1.077	
31'00"					1.190	1.141	1.095	1.053
32'00"						1.158	1.112	1.070
33'00"						1.175	1.129	1.087
34'00"						1.191	1.146	1.104
35'00"							1.161	1.119
36'00"							1.177	1.135
37'00"							1.192	1.150
38'00"								1.164
39'00"								1.178
40'00"								1.192

Sprint-Distance Index

SDI 評量的問題

　　雖然，SDI 可以有效評估跑者的衝刺與耐力訓練需求，但是當換一個跑者進行跑者 SDI 的推算時，卻出現不同能力跑者具有相同 SDI 評量結果的現象。上頁圖即是採用 800 公尺與 5000 公尺兩個距離的不同跑步成績，推算跑者 SDI 數值的結果。SDI 推算的結果顯示，不管 800 公尺跑步成績是快或慢，隨著 5000 公尺跑步成績的變化，SDI 推算的結果有可能是相同的。也就是說，就算 800 公尺跑步成績有很大的不同，跑者 SDI 的推算結果也可能會相同。SDI 具備評估跑者跑步訓練狀況的優點，同時也有實際應用上的限制。

　　臨界速度 (critical velocity, CV) 則是另外一種可以透過兩個跑步距離的跑步成績資料推算的數值，可以用來評估心肺耐力、預測耐力跑速度、設定耐力訓練強度，CV 的數據越高代表跑者的心肺耐力越好，跑者以臨界速度跑步，大致稍稍無氧，乳酸些微增加 (Smith & Jones, 2001)。

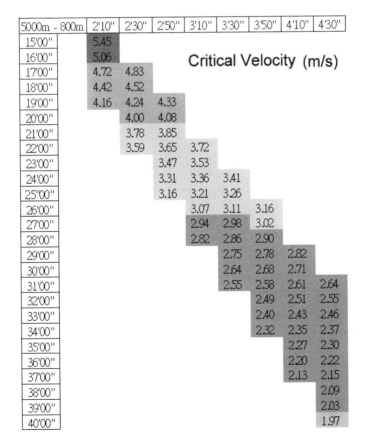

5000m - 800m	2'10"	2'30"	2'50"	3'10"	3'30"	3'50"	4'10"	4'30"
15'00"	5.45							
16'00"	5.06							
17'00"	4.72	4.83						
18'00"	4.42	4.52						
19'00"	4.16	4.24	4.33					
20'00"		4.00	4.08					
21'00"		3.78	3.85					
22'00"		3.59	3.65	3.72				
23'00"			3.47	3.53				
24'00"			3.31	3.36	3.41			
25'00"			3.16	3.21	3.26			
26'00"				3.07	3.11	3.16		
27'00"				2.94	2.98	3.02		
28'00"				2.82	2.86	2.90		
29'00"					2.75	2.78	2.82	
30'00"					2.64	2.68	2.71	
31'00"					2.55	2.58	2.61	2.64
32'00"						2.49	2.51	2.55
33'00"						2.40	2.43	2.46
34'00"						2.32	2.35	2.37
35'00"							2.27	2.30
36'00"							2.20	2.22
37'00"							2.13	2.15
38'00"								2.09
39'00"								2.03
40'00"								1.97

Critical Velocity (m/s)

SDI 與 CV 的結合評量

　　由於 SDI 與 CV 的評估，都可以透過兩個距離的跑步成績資料進行推算，再加上 SDI 的實際應用上的限制，實際進行 SDI 與 CV 的同時評量，是否可以更有效的評估跑者跑步訓練狀況呢？右圖即是採用推算跑者 SDI 時，相同數據的 800 公尺與 5000 公尺兩個距離跑步成績，所推算的 CV 數值結果。由上頁圖的 CV 評估結果，可以發現具備隨著跑步成績快慢，出現相對應的 CV 評估結果，由此可見 CV 的評量可以獲得極為明確的訓練強度指標。

　　如果上述兩個圖所推算的 SDI 與 CV 評量結果放在一個圖中，則會呈現下圖中的 SDI 與 CV 的對應圖。由於 CV 評估為 5.0 m/s 以上時，是以 5000 公尺跑步成績為 16 分鐘以下時間所推算；CV 評估為 4.0 m/s 以上時，是以 5000 公尺跑步成績為 20 分鐘以下時間所推算；CV 評估為 3.0 m/s 以上時，是以 5000 公尺跑步成績為 27 分鐘以下時間所推算；CV 評估為 2.0 m/s 以上時，是以 5000 公尺跑步成績為 40 分鐘以下時間所推算；因此定義 CV 高於 4.0 m/s 為跑步成績好，CV 介於 3.0 - 4.0 m/s 為跑步成績普通，CV 低於 3.0 m/s 為跑步成績差；再加上 SDI 以高於或低於 1.110，做為評估跑步速度或耐力優劣的整合評估標準。

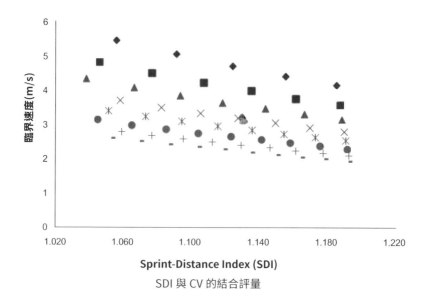

SDI 與 CV 的結合評量

　　基於 SDI 與 CV 的推算結果，定義出 S1：SDI < 1.110、CV > 4.0 m/s，代表速度與耐力皆佳，訓練處方需與專業人士討論。S2：SDI < 1.110、4.0 m/s > CV > 3.0

m/s，代表速度不佳，需加強衝刺訓練。S3：SDI < 1.110、CV < 3.0 m/s，代表速度差、或者可能短距離成績不真實。D1：SDI > 1.110，CV > 4.0 m/s，代表耐力差、或者可能長距離成績不真實。D2：SDI > 1.110，4.0 m/s > CV > 3.0 m/s，代表耐力不佳，需加強耐力訓練。D3：SDI > 1.110，CV < 3.0 m/s，代表速度與耐力皆差，需從最基礎的訓練開始 (下圖與下表)。

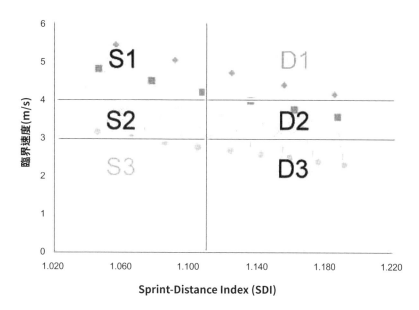

跑步 SDI 與 CV 評估跑步的訓練狀況區間圖

跑步 SDI 與 CV 評估跑步的訓練狀況區間表

S1	SDI < 1.110、CV > 4.0 m/s，代表速度與耐力皆佳，訓練處方需與專業人士討論。
S2	SDI < 1.110、4.0 m/s > CV > 3.0 m/s，代表速度不佳，需加強衝刺訓練。
S3	SDI < 1.110、CV < 3.0 m/s，代表速度差、或者可能短距離成績不真實。
D1	SDI > 1.110，CV > 4.0 m/s，代表耐力差、或者可能長距離成績不真實。
D2	SDI > 1.110，4.0 m/s > CV > 3.0 m/s，代表耐力不佳，需加強耐力訓練。
D3	SDI > 1.110，CV < 3.0 m/s，代表速度與耐力皆差，需從最基礎的訓練開始。

運動生理學網站一般人跑步成績預測、訓練處方服務，以二個特定距離跑步成績進行預測的線上程式，採用 800 公尺跑步成績 3 分 40 秒，5000 公尺跑步成績 25 分 50 秒進行推算時，結果顯示 SDI = 1.065、CV (臨界速度，critical velocity) = 3.16 m/s，訓練狀況區間屬於 S2，代表跑者評估結果為速度不佳，需加強衝刺訓練。

運動生理學網站 一般人跑步成績預測、訓練處方服務

暱稱：　epsport

以二個特定距離跑步成績進行預測

| 跑步距離 | 800公尺 ⌄ | 成績： | 0 | 小時 | 3 | 分 | 40 | 秒 |
| 跑步距離 | 5000公尺 ⌄ | 成績： | 0 | 小時 | 25 | 分 | 50 | 秒 |

跑步成績預測　　清除重寫

　　僅透過 SDI 進行跑步訓練狀況的評估，可能出現不易比較不同跑者確實能力的評估限制。利用兩組相同的跑步距離與跑步成績數據，同時進行 SDI 與 CV 的評估，並且依據 SDI 與 CV 進行跑步訓練狀況區間的評估方式，可以更有效的評估跑者的跑步訓練狀況。

8-06 馬拉松比賽配速的演算

　　Brigid Kosgei 是肯亞女子田徑運動員，1994 年 2 月 20 日出生。2019 年 10 月 13 日在芝加哥馬拉松比賽，以 2 小時 14 分 04 秒封后，打破英國跑者 Paula Radcliffe 維持 16 年 (2003 年創立) 的女子馬拉松世界紀錄。比賽一起步，Brigid Kosgei 就保持領先，至半馬分段時已領先約 1.5 分鐘，最後的破世界紀錄成績，比第二名選手快了超過 6 分鐘！

　　依據芝加哥馬拉松網站的資料，Brigid Kosgei 不同階段的分段配速，每 5 公里的時間分別為 15 分 28 秒、16 分 00 秒、15 分 58 秒、16 分 01 秒、16 分 08 秒、15 分 45 秒、15 分 57 秒、15 分 58 秒，最後的 2.195 公里時間則為 6 分 53 秒，換算每公里的跑步配速分別為 3 分 06 秒、3 分 12 秒、3 分 12 秒、3 分 12 秒、3 分 14 秒、3 分 09 秒、3 分 11 秒、3 分 12 秒、3 分 08 秒。下圖呈現 Brigid Kosgei 破世界紀錄的不同距離速度變化資料，與一般優秀選手選定的配速策略相當一致，不過在後半段有越跑越快的趨勢，可能也是破世界紀錄的原因。

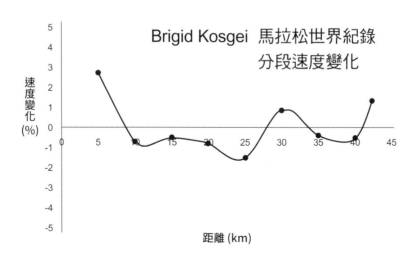

Eliud Kipchoge 則在 2019 年 10 月 4 日 (35 歲)，參與由英國石化公司 INEOS 冠名贊助的活動，在奧地利維也納舉行的「INEOS 1:59」活動中，在 41 位配速員的協助下，非正式的打破男子馬拉松世界紀錄，成績為 1 小時 59 分 40.2 秒。Eliud Kipchoge 是人類歷史上以 2 小時內完成馬拉松比賽的第一人。2017 年時，Eliud Kipchoge 差點 2 小時內跑完馬拉松，當時他在義大利蒙扎 (Monza) 舉辦的 Nike 馬拉松活動，跑出 2 小時 0 分 25 秒的成績 (非正式比賽成績)。

　　依據不同階段的分段配速來看，Eliud Kipchoge 每 5 公里的時間分別為 14 分 10 秒、14 分 10 秒、14 分 14 秒、14 分 13 秒、14 分 12 秒、14 分 12 秒、14 分 12 秒、14 分 13 秒，最後的 2.195 公里時間則為 6 分 4 秒，換算每公里的跑步配速分別為 2 分 50 秒、2 分 50 秒、2 分 51 秒、2 分 51 秒、2 分 50 秒、2 分 50 秒、2 分 50 秒、2 分 50 秒、2 分 46 秒。下圖呈現 Eliud Kipchoge 破 2 小時的不同距離速度變化資料，在運動科學團隊與配速員的協助下，活動過程有相當穩定的跑步配速，40 公里之後的跑步速度飛快，創造了人類的歷史。

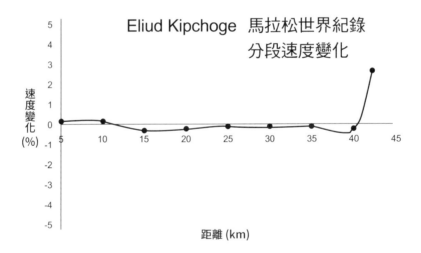

　　Eliud Kipchoge 要完成人類歷史創舉的「INEOS 1:59」，實際上需要很多的科學應用搭配。在馬拉松配速的運動科學方面，測試最佳配速的生理學 (攝氧分析呼吸轉折點、換氣閾值的速度)、規劃與訓練配速策略、透過前導車與配速員的協助，在環境搭配的條件下，完成人類 2 小時內跑完馬拉松的創舉。

　　事實上,「馬拉松比賽的配速方法」中指出,實際安排馬拉松比賽的配速時,重點在於配速範圍與配速策略。依據跑者個人的呼吸代償點 (RCP, VT2) 與換氣閾值 (VT, VT1) 強度範圍中,將有助於馬拉松跑者創造馬拉松比賽的最佳表現 (王頌方,2019)。有了配速範圍之後,再實際測試一下配速策略,即可很快速的獲得最佳馬拉松跑步表現。大部分的馬拉松跑者,往往需要參與 5-10 次以上的馬拉松比賽,才比較能夠掌握適合個人成績的配速策略。

　　如果找到跑者 VT2 與 VT1 對應的跑步速度,就可以依據這兩個速度進行馬拉松比賽的配速。透過實驗室的漸增負荷攝氧分析實驗,是取得準確 VT2 與 VT1 的最有效方式。事實上,經常訓練的跑者,可以透過運動生理學網站的跑步運動生理能力評量程式,進行有氧與無氧運動生理能力的評估 (林冠宇,2018),也可以參考右表對於不同能力跑者的 VT2 與 VT1 的速度建議。由下表的資料顯示,要以 2 小時 57 分 21 秒左右完成馬拉松的跑者,配速範圍在每公里 4 分 04 秒至 4 分 20 秒。至於要前面跑快或跑慢 (配速策略),則需要視跑者的實際跑步經驗與訓練而定。大部份的馬拉松跑者都是採用先快後慢的配速策略。

不同能力跑者的 VT2 與 VT1 的速度建議表

10K 成績	馬拉松成績	VT2	VT1
30 分	02 小時 20 分 00 秒	5.18 m/s 3 分 13 秒 / 公里	4.96 m/s 3 分 21 秒 / 公里
31 分 30 秒	02 小時 27 分 00 秒	4.93 m/s 3 分 22 秒 / 公里	4.70 m/s 3 分 32 秒 / 公里
33 分	02 小時 34 分 00 秒	4.71 m/s 3 分 32 秒 / 公里	4.46 m/s 3 分 44 秒 / 公里
34 分 30 秒	02 小時 41 分 01 秒	4.50 m/s 3 分 42 秒 / 公里	4.25 m/s 3 分 55 秒 / 公里
36 分	02 小時 48 分 01 秒	4.32 m/s 3 分 51 秒 / 公里	4.05 m/s 4 分 06 秒 / 公里
38 分	02 小時 57 分 21 秒	4.09 m/s 4 分 04 秒 / 公里	3.84 m/s 4 分 20 秒 / 公里
41 分	03 小時 11 分 21 秒	3.80 m/s 4 分 23 秒 / 公里	3.56 m/s 4 分 40 秒 / 公里
44 分	03 小時 25 分 21 秒	3.54 m/s 4 分 42 秒 / 公里	3.32 m/s 5 分 01 秒 / 公里
48 分	03 小時 44 分 01 秒	3.24 m/s 5 分 08 秒 / 公里	3.04 m/s 5 分 28 秒 / 公里

運動生理學網站 跑步成績預測、訓練處方服務

暱稱： epsport

以特定距離跑步成績進行預測

| 跑步距離 | 800公尺 ∨ | | 成績： 0 小時 0 分 0 秒 |

跑步成績預測　　清除重寫

運動生理學網站提供了一個馬拉松比賽的配速演算程式，進行跑者跑步運動生理能力的評量，讓已經經過長期訓練的跑步選手，可以依據個人在 800m、3000m、5000m、或者 10000m 的成績，進行跑步運動生理能力的評量，進而依據運動生理能力的分析結果，進行馬拉松比賽的配速選擇。以 Brigid Kosgei 破世界紀錄的 2 小時 14 分 04 秒為例，輸入 10000 公尺跑步成績 29 分 9 秒資料，可以獲得下圖五種跑步成績預測的數據資料 (Riegel (1.06) 預測、Riegel (1.07) 預測、Cameron 預測、VO2max 預測、林冠宇預測)，其中以 Riegel(1.06) 預測的結果 2 小時 14 分 06 秒最接近新世界紀錄。按下「Riegel (1.06) 成績預測能力評量」的連結，即可進行跑步運動生理能力的評量。

不同距離的跑步成績預測
預測VO_2max = 75.3 ml/kg/min (Daniels and Gilbert Equation)

跑步距離	Riegel(1.06)跑步成績預測	Riegel(1.07)跑步成績預測
800 公尺	0 小時 2 分 0 秒	0 小時 1 分 57 秒
3000 公尺	0 小時 8 分 8 秒	0 小時 8 分 2 秒
5000 公尺	0 小時 13 分 59 秒	0 小時 13 分 53 秒
10 公里	0 小時 29 分 9 秒	0 小時 29 分 9 秒
半程馬拉松(21.097公里)	1 小時 4 分 19 秒	1 小時 4 分 48 秒
馬拉松(42.195公里)	2 小時 14 分 6 秒	2 小時 16 分 2 秒
能力評量	Riegel(1.06)成績預測 能力評量	Riegel(1.07)成績預測 能力評量

跑步距離	Cameron跑步成績預測	VO₂max跑步成績預測
800 公尺	0 小時 1 分 49 秒	0 小時 1 分 55 秒
3000 公尺	0 小時 8 分 5 秒	0 小時 8 分 7 秒
5000 公尺	0 小時 13 分 0 秒	0 小時 14 分 8 秒
10 公里	0 小時 29 分 9 秒	0 小時 29 分 25 秒
半程馬拉松(21.097公里)	1 小時 4 分 16 秒	1 小時 4 分 47 秒
馬拉松(42.195公里)	2 小時 16 分 34 秒	2 小時 15 分 45 秒
能力評量	Cameron成績預測 能力評量	VO₂max成績預測 能力評量

跑步距離	林冠宇跑步成績預測
800 公尺	0 小時 1 分 53 秒 (1.10)
3000 公尺	0 小時 8 分 3 秒 (1.08)
5000 公尺	0 小時 13 分 59 秒 (1.06)
10 公里	0 小時 29 分 9 秒
半程馬拉松(21.097公里)	1 小時 4 分 19 秒 (1.06)
馬拉松(42.195公里)	2 小時 17 分 52 秒 (1.10)
能力評量	林冠宇成績預測 能力評量

Brigid Kosgei 破世界紀錄的 2 小時 14 分 04 秒成績預測

　　跑步運動生理能力的評量結果，如下頁圖所示。以接近 Brigid Kosgei 破世界紀錄成績的 2 小時 14 分 06 秒預測，運動生理能力的 vVO₂max = 6.15 m/s（每公里 2 分 42 秒）、臨界速度 2 (VT2、4 mM/L 乳酸閾值) = 5.36 m/s（每公里 3 分 6 秒）、臨界速度 1 (VT1、2 mM/L 乳酸閾值) = 5.14 m/s（每公里 3 分 14 秒）。這個分析結果與 Brigid Kosgei 在破世界紀錄成績，各分段資料平均速度的最快 3 分 06 秒、最慢 3 分 14 秒的實際記錄結果一致。

運動生理能力指標評量

數學模式	臨界速度 critical velocity	最大無氧跑步能力 anaerobic running capacity	最大瞬間速度 Vmax	SEE
距離時間模式 D-T Linear Mode	5.63 m/s	206 m	-	65.85
速度時間模式 V-T Non-Linear Mode	5.55 m/s	304 m	-	96.1
速度時間倒數模式 V-1/T Linear Mode	5.8 m/s	107 m	-	11.6
三參數數學模式 3-parameter Non-Linear Model	5.36 m/s	830 m	6.9 m/s	18.98

> vVO2max = 6.15 m/s (每公里 2 分 42 秒, 22.1 km/hr)
> 臨界速度2 (VT2, 4 mM/L 乳酸閾值) = 5.36 m/s (每公里 3 分 6 秒, 19.3 km/hr)
> 臨界速度1 (VT1, 2 mM/L 乳酸閾值) = 5.14 m/s (每公里 3 分 14 秒, 18.5 km/hr)

　　以接近 Eliud Kipchoge 成績的 1 小時 59 分 41 秒預測，運動生理能力的 vVO$_2$max = 6.90 m/s (每公里 2 分 24 秒)、臨界速度 2 (VT2、4 mM/L 乳酸閾值) = 6.01 m/s (每公里 2 分 46 秒)、臨界速度 1 (VT1、2 mM/L 乳酸閾值) = 5.81 m/s (每公里 2 分 52 秒)。這個分析結果與 Eliud Kipchoge 在破世界紀錄成績，各分段資料平均速度的最快 2 分 46 秒、最慢 2 分 52 秒的實際記錄結果一致。

　　運動生理能力的評量是以 800m 至 10000 公尺的跑步成績為基礎，依據跑步表現進行不同距離的跑步成績預測，然後再依據不同距離跑步成績，進行運動生理能力的評量。跑者或跑步教練可以依據特定距離的跑步表現進行多次評量，找到最適合的馬拉松比賽的配速範圍。除此之外，這個運動生理能力的評量程式，是以五種不同的跑步成績預測為基礎，實際應用的時候，可以依據不同距離的預測成績，比對被評估跑者的不同距離跑步表現，比較最接近的跑步成績預測結果；確認選定合適的預測資料後，進行運動生理能力的評量結果，將會更正確、更有實際應用的價值。

運動生理能力指標評量

數學模式	臨界速度 critical velocity	最大無氧跑步能力 anaerobic running capacity	最大瞬間速度 Vmax	SEE
距離時間模式 D-T Linear Mode	6.3 m/s	208 m	-	66.15
速度時間模式 V-T Non-Linear Mode	6.2 m/s	320 m	-	84.62
速度時間倒數模式 V-1/T Linear Mode	6.5 m/s	108 m	-	13
三參數數學模式 3-parameter Non-Linear Model	6.01 m/s	790 m	7.8 m/s	12.08

> vVO2max = 6.9 m/s (每公里 2 分 24 秒, 24.8 km/hr)
> 臨界速度2 (VT2, 4 mM/L乳酸閾值) = 6.01 m/s (每公里 2 分 46 秒, 21.6 km/hr)
> 臨界速度1 (VT1, 2 mM/L乳酸閾值) = 5.81 m/s (每公里 2 分 52 秒, 20.9 km/hr)

　　運動生理學網站提供一個跑步運動生理能力評量的線上程式，可以進行馬拉松比賽的配速範圍演算，而且配速範圍與最近兩位破世界紀錄男女馬拉松比賽成績的配速範圍一致。實際利用運動生理能力的評量，進行馬拉松比賽的配速演算，具備依據跑者個別差異能力進行配速、確認馬拉松比賽配速範圍（可避免速度過快堆積疲勞、速度過低成績不佳的問題）、測試配速策略（等速配速、先快後慢的正向配速策略、先慢後快的反向配速策略）、... 等效益，加速配速策略的實際應用、提升馬拉松比賽的表現。

「馬拉松比賽的配速方法」、「馬拉松比賽配速的演算」，都是介紹馬拉松比賽時，依據跑者個人的呼吸代償點 (RCP, VT2) 與換氣閾值 (VT, VT1) 強度範圍，進行馬拉松比賽時配速的簡易方法（王頌方，2019）。理論上來說，透過運動生理學網站的線上程式，即可建議訓練有素的馬拉松跑者配速範圍，進而獲得優異的馬拉松表現。透過長時間訓練者的馬拉松表現、以及每 5 公里呈現的分段平均速度，也可以證明「跑步運動生理能力的評量」程式，進行馬拉松比賽配速的實際應用價值。

對於一般沒有長期訓練馬拉松比賽的跑者來說，透過訓練有素的優秀跑者的配速演算程式，是不是也會有實際應用價值呢？依據 2019 年柏林馬拉松比賽成績資料 (https://berlin.r.mikatiming.com/2019/)，第 10000 名成績 03:38:39 的分段成績資料速度變化（下圖灰線），實際的配速介於 4 分 54 秒至 5 分 48 秒之間；第 15001 名的分段成績資料速度變化（下圖黑線），實際的配速介於 4 分 56 秒至 6 分 51 秒之間。依照「跑步運動生理能力的評量」程式演算，兩位跑者的配速範圍分別為 5 分 3 秒至 5 分 20 秒，以及 5 分 26 秒至 5 分 46 秒。實際配速與程式演算的差異很大，兩位跑者前面十公里的跑步時間分別為 00:49:22、00:49:43，但是用來推算他們完成馬拉松成績的十公里跑步最佳成績，則分別是 00:47:32、00:51:12（比跑馬拉松前十公里的跑步成績還差），顯然這樣的配速演算，並不符合兩位跑者的實際跑步能力與表現。

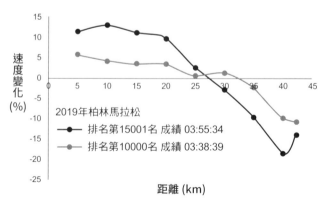

vVO2max = 3.5 m/s (每公里 4 分 45 秒, 12.6 km/hr)
臨界速度2 (VT2, 4 mM/L乳酸閾值) = 3.06 m/s (每公里 5 分 26 秒, 11 km/hr)
臨界速度1 (VT1, 2 mM/L乳酸閾值) = 2.89 m/s (每公里 5 分 46 秒, 10.4 km/hr)

vVO2max = 3.77 m/s (每公里 4 分 25 秒, 13.6 km/hr)
臨界速度2 (VT2, 4 mM/L乳酸閾值) = 3.3 m/s (每公里 5 分 3 秒, 11.9 km/hr)
臨界速度1 (VT1, 2 mM/L乳酸閾值) = 3.12 m/s (每公里 5 分 20 秒, 11.2 km/hr)

依據馬拉松比賽成績推算的運動生理指標跑步速度 (比賽配速範圍)

　　跑者以過快的配速起步、或者跑者還沒有足夠的長距離跑步訓練,都是造成跑者後段跑步速度顯著降低的原因。一般社會大眾並不是專業訓練的跑者,直接以專業跑者的成績模式進行推算,其實並無法符合實際的跑步表現趨向。透過兩個跑步距離的跑步成績資料,推算的 SDI 數值,可以用來評估一般跑者的跑步訓練狀況。

　　運動生理學網站提供一般人馬拉松比賽的配速演算程式,進行一般人跑步運動生理能力的評量,讓剛剛開始進行訓練或者還沒有很好表現的跑步愛好者,可以依據個人在不同距離的成績,以及另外一個更長距離的預期表現,進行一般人跑步運動生理能力的評量,進而依據運動生理能力的分析結果,進行馬拉松比賽的配速選擇。以一萬公尺跑步成績 38 分整的跑者為例,輸入 10000 公尺跑步成績 38 分資料,以及預期馬拉松成績為 3 小時的資料,可以獲得兩種跑步成績預測的數據資料,包括理想的 (Riegel) 跑步成績預測、實際的跑步成績預測,按下「實際的成績預測訓練處方」的連結,即可進行一般人跑步運動生理能力的評量。

運動生理學網站 一般人跑步成績預測、訓練處方服務

瞎稱： epsport

以二個特定距離跑步成績進行預測

跑步距離	800公尺 ∨	成績： 0 小時 0 分 0 秒
跑步距離	3000公尺 ∨	成績： 0 小時 0 分 0 秒

跑步成績預測 　 清除重寫

運動生理學網站 一般人跑步運動生理能力的評量

親愛的　　 epsport 　　網友

你輸入的資料如下：

跑步距離	跑步成績
10000 公尺	38 分
42195 公尺	2 小時 59 分 59 秒

不同距離的跑步成績預測
sprint-distance index (SDI) = 1.08

跑步距離	理想的(Riegel)跑步成績預測	實際的跑步成績預測
800 公尺	0 小時 2 分 37 秒	0 小時 2 分 29 秒
3000 公尺	0 小時 10 分 36 秒	0 小時 10 分 21 秒
5000 公尺	0 小時 18 分 14 秒	0 小時 17 分 58 秒
10 公里	0 小時 38 分 0 秒	0 小時 38 分 0 秒
半程馬拉松 (21.097公里)	1 小時 23 分 50 秒	1 小時 25 分 7 秒
馬拉松 (42.195公里)	2 小時 54 分 48 秒	2 小時 59 分 59 秒
間歇訓練處方	理想的(Riegel)成績預測 訓練處方	實際的成績預測 訓練處方

一萬公尺 38 分成績跑者理想與實際馬拉松比賽成績預測

　　一般人跑步運動生理能力的評量結果，如下頁圖所示。以一萬公尺 38 分的成績，以及預期馬拉松比賽成績 3 小時整的資料，推算運動生理能力的 vVO_2max = 4.84 m/s (每公里 3 分 26 秒)、臨界速度 2 (VT2、4 mM/L 乳酸閾值) = 4.05 m/s (每

公里 4 分 6 秒)、臨界速度 1 (VT1、2 mM/L 乳酸閾值) = 3.79 m/s (每公里 4 分 23 秒)。採用一萬公尺 38 分成績預測，理想的馬拉松比賽成績為 2 小時 54 分 48 秒，vVO$_2$max、VT2、VT1 分別為每公里 3 分 31 秒 (4.72 m/s)、4 分 2 秒 (4.12 m/s)、4 分 17 秒 (3.89 m/s)。

運動生理能力指標評量

數學模式	臨界速度 critical velocity	最大無氧跑步能力 anaerobic running capacity	最大瞬間速度 Vmax	SEE
距離時間模式 D-T Linear Mode	4.29 m/s	272 m	-	85.96
速度時間模式 V-T Non-Linear Mode	4.21 m/s	401 m	-	117.44
速度時間倒數模式 V-1/T Linear Mode	4.47 m/s	142 m	-	8.94
三參數數學模式 3-parameter Non-Linear Model	4.05 m/s	960 m	5.7 m/s	18.86

> vVO2max = 4.84 m/s (每公里 3 分 26 秒, 17.4 km/hr)
> 臨界速度2 (無氧閾值, 4 mM/L乳酸閾值) = 4.05 m/s (每公里 4 分 6 秒, 14.6 km/hr)
> 臨界速度1 (有氧閾值, 2 mM/L乳酸閾值) = 3.79 m/s (每公里 4 分 23 秒, 13.6 km/hr)

　　有鑑於此，對於還沒有完善訓練的跑步愛好者來說，適當的調整馬拉松比賽成績預測表現，顯然是相當必要的訓練。下表呈現不同能力的一般跑者，如果預定馬拉松的成績略差於理想的成績時，比賽時的配速策略與強度，就有修正、調整的必要。對於剛剛開始要參加馬拉松比賽的跑者來說，先依據個人參與路跑比賽 10 公里成績，進行馬拉松比賽的目標成績規劃。

　　例如 10 公里跑步成績為 50 分鐘的跑者，假設預定完成馬拉松比賽成績為 4 小時 0 分 0 秒，將 10 公里與馬拉松成績輸入網站程式，即可取得適合的馬拉松比賽配速範圍數據。依據程式執行的結果，統合不同能力者的配速數據於下表中，以每公里 5 分 28 秒至 5 分 52 秒之間的跑步速度，10 公里 50 分鐘成績的一般跑者，可以達成以 4 小時整完成馬拉松比賽。當預期完成馬拉松比賽的成績更佳 (3 小時 50 分) 時，就需要把配速的範圍提升到每公里 5 分 18 秒至 5 分 37 秒。當跑步訓練造成 10 公里跑步成績進步時，規劃進行馬拉松比賽的配速範圍，也有必要隨著調整。

一般人馬拉松比賽每公里配速表

10K成績	馬拉松成績	VT2	VT1
38分	2小時54分48秒	4.12 m/s (4分2秒 / 公里)	3.89 m/s (4分17秒 / 公里)
	3小時0分0秒	4.05 m/s (4分6秒 / 公里)	3.79 m/s (4分23秒 / 公里)
	3小時5分0秒	3.98 m/s (4分11秒 / 公里)	3.69 m/s (4分31秒 / 公里)
42分	3小時13分13秒	3.71 m/s (4分29秒 / 公里)	3.52 m/s (4分44秒 / 公里)
	3小時20分0秒	3.64 m/s (4分34秒 / 公里)	3.41 m/s (4分53秒 / 公里)
	3小時25分0秒	3.60 m/s (4分37秒 / 公里)	3.33 m/s (5分0秒 / 公里)
46分	3小時31分37秒	3.39 m/s (4分54秒 / 公里)	3.22 m/s (5分10秒 / 公里)
	3小時40分0秒	3.32 m/s (5分1秒 / 公里)	3.10 m/s (5分22秒 / 公里)
	3小時45分0秒	3.29 m/s (5分3秒 / 公里)	3.03 m/s (5分30秒 / 公里)
50分	3小時50分1秒	3.14 m/s (5分18秒 / 公里)	2.96 m/s (5分37秒 / 公里)
	3小時55分0秒	3.10 m/s (5分22秒 / 公里)	2.90 m/s (5分44秒 / 公里)
	4小時0分0秒	3.04 m/s (5分28秒 / 公里)	2.84 m/s (5分52秒 / 公里)
54分	4小時8分25秒	2.91 m/s (5分43秒 / 公里)	2.75 m/s (6分3秒 / 公里)
	4小時15分0秒	2.85 m/s (5分50秒 / 公里)	2.68 m/s (6分13秒 / 公里)
	4小時20分0秒	2.82 m/s (5分54秒 / 公里)	2.62 m/s (6分21秒 / 公里)
58分	4小時26分49秒	2.71 m/s (6分9秒 / 公里)	2.56 m/s (6分30秒 / 公里)
	4小時35分0秒	2.66 m/s (6分15秒 / 公里)	2.48 m/s (6分43秒 / 公里)
	4小時45分0秒	2.59 m/s (6分26秒 / 公里)	2.39 m/s (6分58秒 / 公里)

　　一般人馬拉松比賽配速的演算，顯然有別於專業、經常訓練與比賽的馬拉松跑者。檢測 10 公里 (參加一般路跑比賽即可獲得) 跑步成績，以及預期完成馬拉松的跑步成績，將兩個距離成績輸入運動生理學提供的線上程式，即可取得預期馬拉松比賽成績的配速建議。一般參與馬拉松訓練的跑步訓練者，透過這樣的配速建議，進行訓練規劃與延長跑步距離，將可以顯著的提升創造最佳馬拉松表現的效率。

長距離跑步的表現，往往需要長時間的訓練才能夠達到最佳表現。而且，很多剛剛開始跑步的跑者，往往因為跑步的經驗不足或訓練不夠，造成跑步表現的限制。跑步潛能與現況分析程式，即是依據跑步者跑步過程的努力程度與測驗成績，進行中長距離跑步潛能的推算，並且依據測驗結果，進行目前跑步訓練狀況的分析。

依據「攝氧成本 (oxygen cost) 與生理耗能指數 (physiological cost index)」的文章中指出，生理耗能指數 (physiological cost index，PCI) 是由運動時心跳扣除休息時心跳，再除以行走速度得之；透過攜帶裝置的心跳率紀錄，即可很容易取得運動心跳率的檢測結果，可以說是實用性非常高的運動經濟性評量方法，可惜使用 PCI 評量最大有氧運動能力的有效性仍有釐清的必要。依據陳子儀 (2018) 的研究，以跑步運動時的運動心跳率百分比 (heart rate reserve, HRR)，除以跑步速度的生理耗能指數 (PCI%)，比 PCI 能夠更有效率的評量跑步運動者的最大有氧運動能力。由此可見，只要能夠記錄跑步者在跑步測驗時的跑步成績、運動心跳率，配合跑者的安靜心跳率與最大心跳率，就能夠透過 PCI% 來進行最大有氧運動能力的評量。

運動生理學網站 長跑潛能與現況分析

暱稱： epsport

性別： 男∨   跑步距離：3000公尺∨

年齡： 0 歲 身高： 0 cm 體重： 0 kg   跑步成績： 0 分 0 秒

安靜心跳： 72 bpm 最大心跳： 200 bpm   平均心跳： 0 bpm

長跑潛能與現況分析   清除重寫

運動生理學網站提供了一個跑者評估長跑潛能與現況分析的運算程式。使用者可以依據個人的資料 (年齡、身高、體重、安靜心跳率、最大心跳率)，以及在 1600m、3000m、或者 5000m 的最大努力跑步成績、跑步測驗的平均運動心跳率，即可進行長距離跑步潛能與現況分析。上頁圖即為程式顯示的輸入畫面，輸入女性、年齡 48 歲、身高 170 cm、體重 56 kg、安靜心跳 72 bpm、最大心跳 180 bpm 等基本資料，選定要輸入的跑步距離，並且輸入由攜帶式裝置記錄的跑步成績 27 分 10 秒、平均心跳 170 bpm，即可獲得下圖顯示的長距離跑步潛能與現況分析結果。預期的 5000 公尺跑步成績潛能為 24 分 37 秒，跑步目前現況的 sprint-distance index (SDI) 為 1.139。如果這位跑者的相關資料都沒有改變，但是經過訓練後平均心跳率由 170 bpm 下降到 150 bpm，那麼 5000 公尺跑步成績潛能會進步到 23 分 36 秒、SDI 為 1.161，跑者似乎可以採用更快的速度來跑步。

運動生理學網站 長跑潛能與現況分析

親愛的　　epsport　　網友

你輸入的資料如下：

性別：女性 年齡：48 歲 身高：170 cm 體重：56 kg 安靜心跳：72 bpm 最大心跳：180 bpm	跑步距離：5000 m 跑步成績：27 分 10 秒 平均心跳：170 bpm

跑步平均速度 = 3.07 m/s (每公里 5 分 25 秒, 11.1 km/hr)

長跑潛能與現況分析

中長距離跑步潛能	中長距離跑步現況
1600 公尺跑步成績潛能 7 分 13 秒 3000 公尺跑步成績潛能 14 分 20 秒 5000 公尺跑步成績潛能 24 分 37 秒	跑步 5000 公尺 跑步目前成績 27 分 10 秒 sprint-distance index (SDI) = 1.139

physiological cost index (PCI%) = 0.493 %/m/min
VO_2max = 39.8 ml/kg/min
running economy (RE) = 246.1 ml/kg/km

長跑潛能與現況分析的分析結果圖

　　依據長跑潛能與現況分析的運算程式，實際進行一般跑者的長跑潛能與現況分析，以 30 歲（或 40 歲）、體重 65 公斤（或 80 公斤）、身高 170 公分、安靜心跳率 65 bpm、最大心跳率 190 bpm 的男性跑者為例，如果跑步 5000 公尺成績為 22 至 25 分 30 秒，而且跑步時的平均心跳率分別是 160 bpm、或者 170 bpm 時，推算的 5000 公尺跑步潛能與 SDI 如下表所示。由於這個資料庫的建立，是以一般跑步能力的跑者為對象，因此，這個長跑潛能與現況分析的線上程式，特別適合一般開始訓練的男性跑者進行分析。

特定基本資料男性的長跑潛能與現況分析結果表

年齡體重	5K跑步成績	5k跑步平均心跳	5k跑步潛能成績	SDI
30 歲65 kg	22 分 0 秒	160 bpm	18 分 39 秒	1.179
		170 bpm	19 分 16 秒	1.162
	25 分 30 秒	160 bpm	19 分 35 秒	1.232
		170 bpm	20 分 16 秒	1.212
40 歲80 kg	22 分 0 秒	160 bpm	20 分 38 秒	1.122
		170 bpm	21 分 24 秒	1.103
	25 分 30 秒	160 bpm	21 分 48 秒	1.174
		170 bpm	22 分 40 秒	1.150

　　以 30 歲（或 35 歲）、身高 160 公分、體重 55 公斤（或 65 公斤）、安靜心跳率 65 bpm、最大心跳率 190 bpm 的女性跑者為例，如果跑步 5000 公尺成績為 26 至 30 分鐘，而且跑步時的平均心跳率分別是 160 bpm、或者 170 bpm 時，推算的 5000 公尺跑步潛能與 SDI 如下表所示。基於資料庫的限制，這個長跑潛能與現況分析的線上程式，特別適合一般開始跑步訓練的跑者進行分析。

特定基本資料女性的長跑潛能與現況分析結果表

年齡 體重	5K跑步成績	5k跑步平均心跳	5k跑步潛能成績	SDI
30 歲 55 kg	26 分 0 秒	160 bpm	22 分 13 秒	1.172
		170 bpm	22 分 40 秒	1.160
	30 分 0 秒	160 bpm	22 分 40 秒	1.239
		170 bpm	23 分 7 秒	1.227
35 歲 65 kg	26 分 0 秒	160 bpm	24 分 37 秒	1.115
		170 bpm	25 分 10 秒	1.102
	30 分 0 秒	160 bpm	25分 10 秒	1.180
		170 bpm	25 分 44 秒	1.167

　　參與跑步訓練的運動愛好者，經常會期待在訓練過後，能夠打破個人最佳長跑紀錄。透過運動生理學網站提供的線上長跑潛能與現況分析程式，可以有效率的進行長跑潛能與現況分析，讓剛開始參與跑步訓練的跑步愛好者，擁有更明確的訓練目標，以及評估目前需要訓練的方向。歡迎一般跑步愛好者多多利用。

8-09 臨界速度的測量

「臨界速度 -- 跑步有氧耐力指標」指出「評量跑者馬拉松比賽跑步成績的指標中，臨界速度顯然優於最大攝氧量與換氣閾值。」。林正常 (2000) 也指出，耐力項目的選手，可以用臨界速度評估心肺功能或耐力，或用來作耐力跑訓練處方之依據。由此可見，跑步的臨界速度 (critical velocity, CV) 評量非常有實用價值 (Smith & Jones, 2001)。

「跑步成績的預測」則指出，實際要進行 CV 的評量時，可以透過速度與耐力關係的三參數模型理論為基礎，進行 CV、無氧跑步能力 (anaerobic running capacity, ARC) 與最大瞬間速度 (maximal instantaneous velocity, Vmax) 的評量。CV 代表理論上可以跑無限長距離的最大速度，ARC 代表理論上無氧代謝能夠提供的最大跑步距離，Vmax 代表理論上跑步時可以達到的最大速度。由於臨界速度的演算有些複雜，透過線上程式進行臨界速度的計算，將可以讓臨界速度可以被廣泛的應用。

運動生理學網站提供了跑步臨界速度 (critical running velocity) 評量服務，使用者只要提供 2-5 個不同距離的跑步成績，就可以評量出個人的 CV 與 ARC 的評量結果。請使用者選擇 4 個以上 (4 個、5 個) 不同距離的跑步成績來計算臨界速度 (下頁圖)。例如以 800 公尺跑 2 分 40 秒、3000 公尺跑 10 分 49 秒、5000 公尺跑 18 分 36 秒、10000 公尺跑 38 分 57 秒的跑者，輸入線上程式即可計算出四種不同數學模式 (距離時間模式、速度時間模式、速度時間倒數模式、三參數數學模式) 的臨界速度評量結果，其中以三參數數學模型計算的結果最低 (3.98 m/s)、速度時間倒數模式的結果最高 (4.35 m/s)。通常以三參數模式的結果最符合實際的生理反應。

跑步臨界速度 (critical running velocity) 評量服務

會員： epsport

請選擇測驗距離數量： 2個距離 ⌄

| 2個距離 |
| 2個距離 |
| 3個距離 |
| 4個距離 |
| 5個距離 |

| 第一個跑步距離： | 0 | (公尺) | 0 | (秒) |
| 第二個跑步距離： | 0 | (公尺) | 0 | (秒) |

跑步臨界速度計算　清除重寫

跑步臨界速度評量服務

運動生理學網站 跑步臨界速度(critical running velocity)評量服務

親愛的　epsport　網友

你輸入的資料如下：

跑步距離	跑步成績
800	160 秒(2 分 40 秒)
3000	649 秒(10 分 49 秒)
5000	1116 秒(18 分 36 秒)
10000	2337 秒(38 分 57 秒)

運動生理能力指標 (臨界速度) 評量

數學模式	臨界速度 critical velocity	最大無氧跑步能力 anaerobic running capacity	最大瞬間速度 Vmax	SEE
距離時間模式 D-T Linear Mode	4.21 m/s	216 m	-	72.48
速度時間模式 V-T Non-Linear Mode	4.14 m/s	332 m	-	135.69
速度時間倒數模式 V-1/T Linear Mode	4.35 m/s	107 m	-	8.7
三參數數學模式 3-parameter Non-Linear Model	3.98 m/s	930 m	5.2 m/s	22.2

跑步臨界速度評量結果圖

　　一般跑友可以透過運動生理學網站提供的線上程式，輸入不同距離的跑步成績，即可獲得個人臨界速度的評量結果，進而獲得跑步有氧能力的最佳指標。

影響跑步表現的技術因素，主要包含著地瞬間的小腿角度、整個步伐期間的骨盆最小水平速度、著地指數 (duty factor)、以及軀幹伸展角度；影響跑步經濟性的技術因素，則包含骨盆的垂直振幅、擺動期的膝關節最小角度 (Folland 等 , 2017)。事實上，探究跑步技術的相關研究，呈現出相當大的差異與變化。想要透過跑步過程的動作分析，進行跑步表現與跑步經濟性的評估，似乎需要建立一個通用、即時的技術評量方式，才能夠在一致的研究基礎上，進行實務的分析與相互驗證。

運動生理學網站發展了一個通用、即時評估跑步技術的新方法：跑步技術科技 (Performers running technology, PRT)。跑步技術科技是依據兩類的跑步技術變項進行跑步技術分析，一類是跑步基礎技術變項 (步頻 (step rate)、步幅 (step length)、著地時間 (contact times)、騰空時間 (aerial times))，另一類是跑步進階技術變項 (著地指數 (duty factor)、步幅角度 (stride angle)、垂直硬度 (vertical stiffness)、腿部硬度 (leg stiffness))，建立跑步技術評量的新方法 (下圖)。依據八個技術變項的跑者常模資料，同時依據每一個技術變項的 T 分數得分，建立了跑步技術總分 (以百分等級方式呈現，跑步技術總分範圍在 52-100 等級之間、平均為 76、標準差 8)。跑步技術科技具備了創新跑步技術評量、分辨跑步形態 (空中跑者、地面跑者)、即時修正跑步技術、跑步的創新訓練科技應用 (跑步機、攜帶式裝置、跑鞋、鞋墊、...) 等實際應用價值。

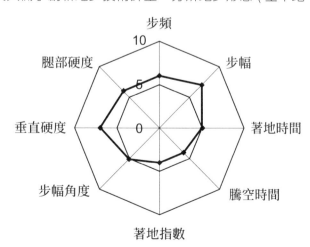

有關技術變項的意義方面。步頻 (spm) 指的是跑步時單位時間內的步伐次數 (每分鐘幾步)，跑步速度越快、最佳步頻越高。步幅 (m) 指的是跑步時兩足之間的距離，跑步速度越快、步幅越大。著地時間 (sec) 指的是跑步過程腳從落地緩衝、支撐到腳離開地面所用的時間，越優秀的跑者、著地時間越短。騰空時間 (sec) 指的是跑步過程中腳從離開地面至另一隻腳落地在空中的時間，越優秀的跑者、騰空時間越長。著地指數 (%) 指的是「著地時間/(著地時間+騰空時間)」，著地指數越低、跑步經濟性越好。步幅角度 (degree) 指的是跑步著地腳離地時的身體重心切線角度，優秀長距離跑步選手、步幅角度較大。垂直硬度 (kN/m) 指的是跑步時的最大地面反作用力 (Fmax) 與身體重心垂直位移 ($\triangle y$) 計算 (Fmax/$\triangle y$) 的彈性係數，垂直硬度越大、跑步經濟性越佳。腿部硬度 (kN/m) 指的是跑步時的最大地面反作用力 (Fmax) 與腿長垂直位移 ($\triangle L$) 計算 (Fmax/$\triangle L$) 的彈性係數。腿部硬度越大，跑步經濟性越佳。

　　為了確認跑步技術科技的理論與實際應用，我們先以 12 位經常運動的受試者為對象 (下圖)，在跑步機上進行二個不同速度 (9 km/h、11 km/h) 的跑步，使用高速攝影機拍攝每人、每次跑步速度至少 30 步，並且使用 Kwon 3D 動作分析系統進行跑步動作、著地時間、騰空時間的分析。研究發現跑步速度由 9 km/h 增加到 11

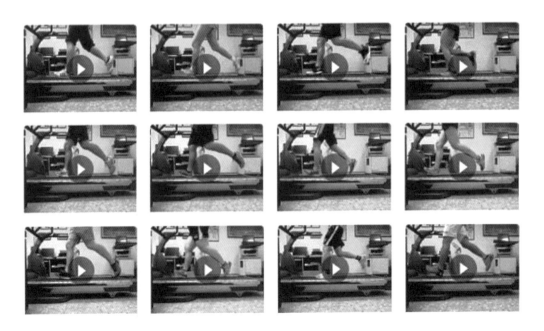

km/h 時，步頻、步幅、騰空時間、步幅角度、垂直硬度增加，著地時間、著地指數降低，腿部硬度則幾乎沒有改變（下表）。基於研究結果的跑步技術變項數據，建立跑步技術分數的 T 分數評量常模，以便讓各個技術變項的技術分數範圍盡可能一致，達到創新、有效的跑步技術分析。

速度 km/h	步頻 spm	步幅 m	著地時間 sec	騰空時間 sec	著地指數 %	步幅角度 degree	垂直硬度 kN/m	腿部硬度 kN/m
9	171.57±19.75	0.88±0.13	0.29±0.03	0.07±0.03	0.82±0.07	1.73±1.31	22.69±5.09	10.41±2.11
11	177.91±22.55	1.04±0.16	0.26±0.03	0.08±0.04	0.76±0.07	2.24±1.35	25.09±6.20	10.12±2.59

　　實際進行跑步技術科技分析流程分為兩個階段，第一個階段是針對受檢測者進行跑步換氣閾值 (ventilatory threshold, VT)、臨界速度 (critical velocity, CV) 的速度評量（可以透過其他程式進行評量），第二個階段是讓受檢測者以 VT、CV 速度進行跑步機跑步，或在平坦的跑步場地（例如 400 公尺田徑場）進行節奏跑 (VT、CV) 跑步測試。

　　如果跑步機、攜帶裝置、跑鞋、鞋墊的功能，具備跑步時著地時間與騰空時間的資料，即可透過跑步技術科技網頁 (http://www.epsport.net/epsport/program/prt.asp)。在網頁中輸入跑步機速度 (km/h)、體重 (kg)、腿長 (m)、著地時間 (sec)、騰空時間 (sec)，或者攜帶裝置紀錄的步頻 (spm)、步幅 (m)、著地時間 (sec)，即可獲得跑步技術科技分析的結果（下圖）。受檢測者可以在 VT 的速度下調整步頻、步輻等變項，直接由跑步機的面板、或者手機 APP 即時顯示，進行跑步訓練、調整跑步動作。

運動生理學網站　跑步技術科技
performers running technology (PRT)

親愛的　　　epsport　　　網友

你輸入的資料如下：

體重、腿長	一般跑步動作資料
體重：65 kg 腿長：0.95 m	步頻：160 spm 步幅：1.15 m 著地時間：0.25 sec

Performers 跑步技術科技 分析結果 (一般跑步)

	跑步技術總分	
步頻： 160 spm	**77** 分	著地指數： 67 %
步幅： 1.15 m		步幅角度： 3.81 degree
著地時間： 0.25 sec	跑步速度	垂直硬度： 21.55 kN/m
騰空時間： 0.125 sec	11.04 km/hour 3.07 m/s 5分26秒 /km	腿部硬度： 9.98 kN/m

跑步技術總分 = 77 分 (地面跑者 (<80))

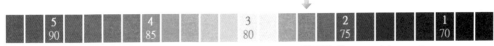

空中跑者 (aerial runner)　　　　　　地面跑者 (terrestrial runner)

　　跑步技術科技是由跑步基礎技術變項 (步頻、步幅、著地時間、騰空時間) 與跑步進階技術變項 (著地指數、步幅角度、垂直硬度、腿部硬度) 所建構，是評量跑步技術的新科技，可能是未來跑步機、攜帶裝置、跑鞋、鞋墊具備的基本功能 (多國專利申請中)。跑步時的步頻確實可以由跑者調整，但是當跑步速度固定時，步幅、著地時間、騰空時間等變項的狀態，不容易由跑者主動控制。由此可見，跑步技術其實主要受到跑者節奏跑 (VT、CV) 速度的影響，跑者有必要先確認自己的節奏跑 (CT、CV) 能力，再來確認合適的跑步技術。有關跑步技術科技在跑步訓練上的實用應用，仍然有待進一步後續研究釐清。

　　實際進行跑步技術的評量時，必須在節奏跑 (VT、CV) 的速度上進行檢測，才有技術分析結果的實用效益。目前透過運動生理學網站的跑步技術科技網頁，可以提供跑步技術分析的實際測試，歡迎大家多多利用。依據過去的研究結果顯示，著地時間較短、著地指數較小、步幅角度較大、垂直硬度較大的跑者，具備較佳的跑步技術表現。

　　相較於跑步運動的廣泛訓練資訊，游泳運動訓練的相關資料顯得少了許多。美國奧運游泳名將 Michael Phelps，在 2004 年雅典奧運會上贏得 6 枚金牌、2 枚銅牌，於 2008 年北京奧運會上贏 8 枚金牌，在 2012 年倫敦奧運會上獲 2 金、2 銀的驚人成績，更代表游泳運動員可以在一次比賽中獲得 8 面金牌的特殊現象。因此，游泳運動的訓練方法，就顯得更具備訓練特殊性。

　　根據李大麟教授的敘述：「游泳訓練的方法，主要是由距離、速度、泳姿、重覆次數以及每個訓練項目之間的間歇休息時間等五個因素所組成。(http://mx.nthu.edu.tw/~tllee/)」。有關游泳訓練速度方面，http://www.swimsmooth.com/ 網站與 http://www.brianmac.co.uk 網

Swim Time Prediction Tool

NEVER USED THIS SITE BEFORE? CLICK HERE. USING INTERNET EXPLORER (OR THIS PAGE DOESN'T WORK?) CLICK HERE.

Click to predict times over a range of distances! (Original Calc)
Click to predict your required 100m time for YYYYm in XX:XX!

First Swim
Distance: 100 metres
Time: 0 hours 1 minutes 25 seconds

Second Swim
Distance: 1500 metres
Time: 0 hours 26 minutes 0 seconds

(Optional) Target Predictions
Calculate this: yes ● no ○
TFD: 1.06
If enabled, predicted target times will be calculated using the TFD as defined above. 1.06 is considered a good rate of decay for triathletes. The expected improvement (EI) column denotes the potential gains that you could see should you train well!

Buttons!
Calculate　Start Again　Hide/Show Forms

站皆提出以臨界游泳速度 (critical swim speed, CSS) 的概念與方法，來進行游泳運動訓練的速度處方基礎。Wakayoshi 等 (1992)、Toubekis 等 (2006) 的研究皆指出臨界游泳速度是評量游泳選手有氧耐力能力的有效指標。實際進行游泳訓練的應用時，可以採用 50, 100, 200 and 400m 四個距離的游泳成績，推算游泳運動的 CSS。di Prampero 等 (2008) 的研究則提醒實際應用時，應該謹慎應用 CSS 評量的結果。

根據 http://www.brianmac.co.uk 網站的 CSS 檢測方法，游泳選手必須先經過 400 公尺與 50 公尺兩種距離的游泳成績測驗，然後依據 CSS = (D2 - D1) ÷ (T2 - T1)「D1 = 50、D2 = 400、T1 = 50 m 成績 (秒)、T2 = 400 m 成績 (米)」。但是，http://www.swimsmooth.com/ 網站的 CSS 檢測方法，則是以游泳選手先經過 400 公尺與 200 公尺兩種距離的游泳成績測驗，再依據相同的計算方式推算 CSS。由此可見，進行 CSS 評量的檢測方式，還是會有所差異。

　　不管採用哪一種檢測的方法 (400m、50m vs 400m、200m) 比較好？運動生理學網站參考網路中有關游泳成績預測的相關資訊，提供了一個更簡便的方法來評量 CSS。根據運動生理學網站的游泳成績預測、訓練處方服務網頁 http://www.epsport.net/epsport/program/swim.asp 的相關內容，進行不同距離游泳成績的預測，並且依據這些預測的結果，進行游泳 CSS 的推估與評量。首先，使用者在登錄運動生理學網站的會員帳號與密碼後，進行游泳成績預測、訓練處方服務網頁，輸入一個特定距離 (50m、100m、200m、400m、800m、1500m、或者 3000m) 的游泳成績，系統就會自動進行不同距離的游泳成績預測，並且依據這個預測的結果，呈現 CSS 速度、以及依據 CSS 速度設計的游泳訓練處方規劃 (請參考下圖)。

運動生理學網站 游泳成績預測、訓練處方服務

暱稱：　epsport

以特定距離游泳成績進行預測

| 游泳距離 | 50公尺 ∨ | 成績： | 0 | 小時 | 0 | 分 | 0 | 秒 |

游泳成績預測　　清除重寫

　　有關 CSS 訓練處方的設計，是以 CSS 的評量速度進行不同距離間歇、或者等速度游泳訓練進行設計。有關訓練處方中有關最大攝氧量速度的速度訓練處方，則是依據 Fernandes 等 (2008)、Fernandes 與 Vilas-Boas (2012) 的研究結果，進行最大攝氧量速度的推估，並且依據推估的結果進行訓練處方設計。

運動生理學網站 游泳成績預測、訓練處方服務

親愛的　epsport　網友

你輸入的資料如下：

游泳距離	游泳成績
200 公尺	2 分 05 秒

不同距離的游泳成績預測

游泳距離	Riegel游泳成績預測(1.06)	Riegel游泳成績預測(1.07)
50 公尺	0 小時 0 分 29 秒	0 小時 0 分 28 秒
100 公尺	0 小時 0 分 0 秒	0 小時 0 分 0 秒
200 公尺	0 小時 2 分 5 秒	0 小時 2 分 5 秒
400 公尺	0 小時 4 分 21 秒	0 小時 4 分 22 秒
800 公尺	0 小時 9 分 3 秒	0 小時 9 分 11 秒
1500 公尺	0 小時 17 分 38 秒	0 小時 17 分 0 秒
3000 公尺	0 小時 36 分 46 秒	0 小時 37 分 46 秒

游泳臨界速度(Critical Swim Speed)= 1.41 m/s
最大無氧游泳能力 (anaerobic swimming capacity)= 21.82 m

不同訓練方法的訓練處方設計

訓練距離	間歇訓練 最大攝氧量速度	CSS 游泳 Critical Swim Speed	easy 游泳
50公尺	0 分 33 秒	0 分 35 秒	0 分 42 秒
100公尺	1 分 7 秒	1 分 10 秒	1 分 24 秒
200公尺	-	2 分 21 秒	2 分 49 秒
300公尺	-	3 分 32 秒	4 分 14 秒
400公尺	-	4 分 43 秒	5 分 39 秒

　　訓練處方的內容，主要分為最大攝氧量速度 (vVO$_2$max) 的間歇訓練、CSS 間歇或等速度訓練、以及低於 CSS 速度的輕鬆游泳訓練。如果是以提供有氧耐力為訓練目標時，以就是說訓練者想要提昇參加鐵人三項的游泳 (可能比賽時是 1500 公尺游泳) 耐力能力時，各訓練方法所佔的訓練量比例，應該是 vVO$_2$max 的間歇訓練 20-25%、CSS 間歇游泳訓練 30-35%、輕鬆游泳 40 至 50%。各訓練方法的內容請參考下表的說明。使用者在進行相關訓練速度的間歇訓練次數，或者等速度訓練的距

離，必須依據使用者的能力、總訓練量、訓練經驗、... 等條件進行調整。有關間歇訓練的休息時間，游泳運動的間歇訓練休息時間通常都會少於一分鐘。

訓練方法	訓練方法說明
間歇訓練 最大攝氧量速度 vVO$_2$max	進行十至十二趟 50 公尺、或者六至八趟 100 公尺的游泳間歇訓練 (每趟間休息時間約 30 秒至 1 分鐘)，將可以有效提昇游泳經濟性、游泳技巧、短距離的無氧工作能力。**訓練週期的總訓練量中，應該有 20-25% 的訓練量來自於最大攝氧量速度的間歇訓練**。如果每週訓練的總距離是 10 公里，每週進行二次最大攝氧量速度的間歇訓練 (10-12 趟 ×50 公尺、或者 6-8 趟 ×100 公尺)。
CSS 游泳 Critical Swim Speed	以無氧閾值或臨界速度 (Critical Swim Speed) 游泳 600 公尺至 1600 公尺。或者以間歇的方式進行 12 趟至 4 趟、50 公尺至 400 公尺的游泳訓練，每趟中間休息 30 秒至 1 分鐘。CSS 游泳有助改善游泳經濟性、在適當的速度下改善游泳姿勢與技巧。**訓練週期的總訓練量中，應該有 30-35% 的訓練量來自於 CSS 游泳**。如果每週訓練的總距離是 10 公里，CSS 游泳大約是 3 至 4 公里，也就是每週兩次的 CSS 游泳訓練。
輕鬆游泳 easy swim	以低於無氧閾值或臨界速度 (Critical Swim Speed) 的速度游泳 1 至 2 公里。輕鬆游泳屬於基礎的有氧耐力訓練，每週至少 2 至 3 次的輕鬆游泳 (1 至 2 公里)，將可以顯著的提高訓練者的基礎有氧運動能力、以及提昇游泳技術。**訓練週期的總訓練量中，應該有 40 至 50% 的訓練量來自於輕鬆游泳**。如果每週訓練的總距離是 10 公里，輕鬆游泳大約是 4-5 公里 (二次、每次 2 公里) 的訓練量。

　　游泳運動具備特殊性，游泳者的技術成分顯著影響游泳成績的整體表現。http://www.swimsmooth.com/ 網站中提到，每週的游泳訓練中，應該將技術、耐力、以及維持 CSS 速度的訓練融入訓練中，甚至提出 80% 技術、20% 體能的游泳訓練建議。有此可見，維持好的水性與游泳技術，是提昇游泳運動表現的最重要內容 (這部分的訓練需要專業的游泳教練來指導)。

　　當游泳者的技術條件類似時，最大有氧運動能力、無氧代謝的耐受度、... 等，就是影響游泳表現的重要條件。運動生理學網站的游泳成績預測、訓練處方服務，提供游泳、鐵人三項運動員與教練一個客觀、依據訓練者能力智慧調整游泳速度的標準，建立科學化游泳運動體能訓練的基礎。

鐵人三項運動並不是在標準場地 (例如 400 公尺跑道、50 公尺游泳池) 中進行比賽，因此，對於一般較少參與鐵人三項運動競賽的人來說，在開放水域游泳比賽時，由於水流、參賽者互相干擾的狀況多，如果沒有適當的游泳速度控制標準，將不易有好的參賽成績。

一般游泳訓練的運動強度處方，往往是以臨界游泳速度 (critical swimming speed, CSS) 的方式來設計訓練處方，也可以利用相關網站或運動生理學網站中提供網頁進行推算與應用。除了 CSS 的評量方法以外，Pelayo 等 (2000) 提出以游泳划頻的方法進行游泳能力的評量。Dekerle 等 (2002) 則研究以不同距離游泳的划手次數與游泳時間的線性關係進行臨界划頻的計算，提出臨界划頻 (critical stroke rate, CSR) 的方法，推算理論上可以持續運動極長時間的最大划頻。儘管，透過 CSR 的評量方法，僅能獲得受測者的游泳運動最大有氧划頻，由於每個人的游泳技術與能力不同，實際的游泳速度評量具備明顯的個別差異，可是這種 CSR 的評量結果，卻很適合在開放水域的比賽中採用。

CSR 要如何評量呢？Dekerle (2006) 的論文中呈現了 CSS、CSR 評量的理論與計算方法，下頁二圖即在說明透過不同游泳距離與游泳時間的線性關係進行 CSS 評量，以及透過不同游泳距離的游泳划手次數與游泳時間的線性關係進行 CSR 評量理論與計算。也就是說，實際進行游泳的 CSR 評量時，教練與選手應該先進行不同距離 (50 公尺、100 公尺、200 公尺、400 公尺) 的游泳成績評量，同時要記錄測驗過程的划手次數，透過運動生理學網站提供的臨界速度 (CSS) 與臨界划頻 (CSR) 服務網頁的計算 (http://www.epsport.net/epsport/program/swim.asp)，即可以獲得 CSS 與 CSR 的評量結果。

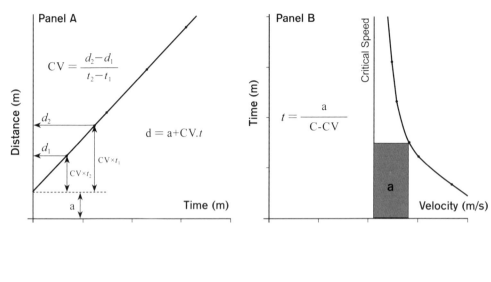

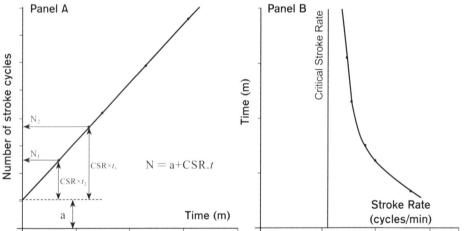

游泳臨界划頻 (CSR) 的理論與計算方法 (Dekerle, 2006)

Marinho 等 (2009) 以 50 公尺、400 公尺兩種距離的測驗成績與划頻，進行 CSS 與 CSR 的評量。下頁圖呈現出 CSS 的評量結果為 1.12 m/s，CSR 的評量結果為 1.17 cycles/s。研究並且進行 14 位平均年齡 13.60±0.21 歲的青少年游泳選手，12 週的游泳訓練後的 CSS 與 CSR 的進步狀況，研究結果顯示 50 公尺的自由式游泳成績由 36.60±4.40 秒進步到 34.44±3.40 秒，400 公尺的自由式游泳成績由 367.14±33.21 秒進步到 353.79±32.80 秒；CSS 由 1.07±0.09 m/s 顯著增加到 1.10±0.10 m/s，CSR 由 1.10±0.09 cycles/s 顯著降低到 1.05±0.08 cycles/s。研究結果顯示透過簡單的游泳時間與划頻評量資訊，就可以獲得有意義的游泳訓練效益評量工具。

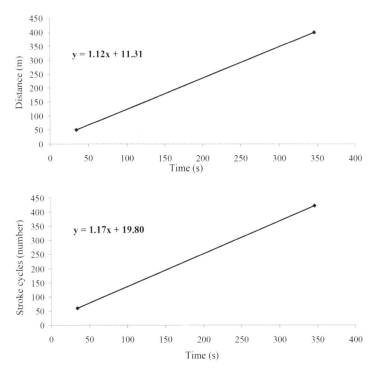

50 公尺、400 公尺游泳測驗成績與划頻進行 CSS、CSR 評量 (Marinho 等，2009)

Franken 等 (2013) 的研究則以 10 名優秀的游泳選手為對象，進行游泳臨界速度 (CSS) 游泳的划頻與 CSR 的比較，測驗是以 200 公尺與 400 公尺的游泳成績測驗、划頻紀錄 (200 公尺游泳成績 140.84±4.02 秒、划手頻率為 41.03±4.77 cycles/min，400 公尺游泳成績 303.03±10.12 秒、划手頻率為 36.48±5.16 cycles/min)，進行受試者 CSS 與 CSR 的評量。研究結果顯示，CSR (32.42±3.70 cycles/min) 與 95% CSS、100% CSS、103% CSS 的划頻 (分別為 30.29±3.49 cycles/min、32.25±5.91 cycles/min、34.90±5.49 cycles/min) 沒有顯著差異，顯著大於 90% CSS 的划頻 (27.84±3.52 cycles/min)、顯著小於 105% CSS 的划頻 (36.84±5.70

cycles/min)。透過 CSS 與 CSR 的整合評量，可以獲得游泳選手有氧能力、爆發力、以及游泳技術 (划頻與划幅) 的整合評估。

Campos 等 (2010) 的研究則以 36 位 (19 位女性、17 位男性) 優秀青少年游泳選手為對象，以 200 公尺至 800 公尺之間的研究成績，推算受試者的 CSS，然後在至少間隔 24 小時之後，進行 8 次 200 公尺的 CSS 間歇訓練、訓練間的間隔時間為 20 秒。下圖即分別將女性 (下左圖) 與男性 (下右圖)，在 8 次 CSS 間歇訓練時的划頻變化顯示，CSS 訓練時的划頻與 CSR 的相關達到 0.93，不同間歇訓練次數的划頻只有少數呈現顯著的變化。這篇研究再一次驗證了 CSR 與 CSS 速度訓練時的划頻有密切關連。

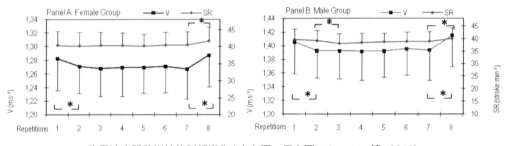

臨界速度間歇訓練的划頻變化 (女左圖、男右圖，Campos 等 , 2010)

實際進行 CSR 的評量與應用時，仍然有些實務的細節需要注意。Marinho 等 (2009) 的研究中評量的 CSR 為 1.10±0.09 cycles/s，Franken 等 (2013) 的研究中評量的 CSR 為 32.42±3.70 cycles/min，兩篇論文使用的單位分別是每秒、每分鐘，如果換算成每分鐘的數據則有兩倍的差異 (1.10 × 60 秒 = 66.0、32.42 cycles/min)，不是受試者的能力有顯著的差異 (Marinho 等 以 14 位平均年齡 13.60±0.21 歲的青少年游泳選手為對象，Franken 等則以 10 名優秀的游泳選手為對象)，就是兩篇論文使用的划頻操作性定義有所不同？划手循環 (cycles) 所代表的操作性定義，確實是需要明確的釐清與定義。

　　除此之外，Marinho 等 (2009) 的研究發現，12 週的游泳運動訓練會顯著降低 CSR（由 1.10±0.09 cycles/s 降低到 1.05±0.08 cycles/s），這樣的研究結果與 CSR 所代表的「理論上可以持續運動極長時間的最大划頻」的定義有所出入。由於，影響划頻的因素不是只有游泳有氧運動能力與爆發力的變化，反而是游泳技術提昇造成划頻的降低。這種訓練後造成划頻降低的現象，代表每次划手的划幅增加（划手技術提昇），降低了划頻提昇的生理訓練效應。

　　游泳臨界划頻 (CSR) 不僅不需要昂貴的儀器就可以測驗，而且 CSR 的評量結果還與 CSS 速度訓練時的划頻極為接近。對於在開放水域、沒有特定目標距離條件的游泳競賽，透過 CSR 的評量與訓練，顯然有助於提昇游泳成績與表現。透過 CSR 在訓練後顯著降低的現象，CSR 的評量還可以呈現出游泳者的划幅（游泳距離除以划頻）大小，進一步確認游泳者游泳技術與爆發力的優劣。

自行車運動生理能力的評量

　　臨界負荷 (critical power, CP) 是評估有氧耐力運動表現的重要指標之一，臨界負荷也可以提供教練或運動員作為運動訓練強度的依據（王順正等，1994；王順正與林正常，1994；Moritani 等，1981；楊懿珊與鄭景峰，2010）。以往 CP 的測驗大部分皆以 2 至 6 種固定負荷，進行多次衰竭測驗來計算獲得。最近的研究發現，只要一次三分鐘的自行車衰竭測驗，即可推算出被測驗者的 CP，同時可以推算出無氧作功能力等自行車運動生理能力。

　　Vanhatalo 等 (2007) 提出以腳踏車測功儀進行單次三分鐘衰竭測驗，測驗過程紀錄功率的輸出，將最後三十秒的動力輸出平均值訂為結束功率 (end test power, EP)，並將高於 EP 的作功量訂為高於結束功率之總作功 (work done above the EP, WEP)。該研究以 10 名受試者於腳踏車測功儀上進行三分鐘衰竭測驗以判定 EP，並以 5 種固定負荷 (70%、80%、100%、105% 及 60% 或 110% VO$_2$peak) 衰竭測驗判定 CP，探討 EP 與 CP 及 WEP 與 AWC 的相關性。研究結果顯示，EP 與 CP 無顯著差異 (p = .37) 且達顯著相關 (r = .99, p < .05)，WEP 與 AWC 亦無顯著差異 (p = .35) 且達顯著相關 (r = .84, p < .05)。該研究結果進一步確認了利用單次三分鐘腳踏車衰竭測驗可有效評量 CP，且與傳統 CP 測驗相比，大幅簡化了 CP 測驗的測驗時間及次數，將有助於更廣泛地被使用。

　　運動生理學網站提供了自行車運動生理能力的評量服務，使用者須先進行單次原地腳踏車三分鐘衰竭測驗，並提供測驗後的瓦特數輸出數據（每 5 秒一筆，右圖），就可以評量個人的自行車運動生理能力。實際操作時，使用者只需連結網頁、依序輸入瓦特數數據、按下執行即可計算出來。

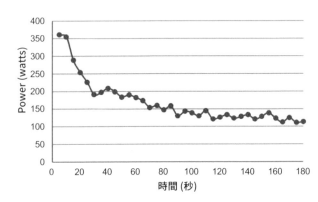

　　實際進行自行車運動生理能力評量後，可以得到以下數據：最大負荷 (maximal power)、無氧作功能力 (anaerobic work capacity, AWC)、最大作功負荷 (maximal workload, Wmax)、第二臨界負荷 (critical power 2, CP2)、第一臨界負荷 (critical power 1, CP1)。AWC 代表理論上無氧代謝能夠提供的最大做功能力，Wmax 代表騎乘自行車進行漸增負荷時出現最大攝氧量時的負荷，CP2 代表理論上可以騎乘 60 分鐘的負荷，CP1 代表理論上可以騎極長距離的最大負荷。這幾個測量變項分別代表 5-10 秒鐘、2-3 分鐘、5 分鐘、60 分鐘、以及長時間最大有氧能力，都是自行車運動的重要生理指標。

運動生理學網站 自行車運動生理能力的評量

親愛的　epsport　網友

自行車運動生理能力的評量結果：

時間 (秒)	負荷 (watts)	30秒平均負荷 (watts)
5	361	
10	355	
15	288	
20	254	
25	226	
30	191	279.2
35	197	251.8
40	209	227.5
45	199	212.7
50	184	201
55	190	195
60	182	193.5
65	173	189.5
70	154	180.3
75	160	173.8
80	147	167.7
85	158	162.3
90	130	153.7
95	143	148.7
100	139	146.2
105	130	141.2

105	130	141.2
110	145	140.8
115	121	134.7
120	126	134
125	133	132.3
130	123	129.7
135	128	129.3
140	133	127.3
145	121	127.3
150	128	127.7
155	139	128.7
160	123	128.7
165	112	126
170	125	124.7
175	111	123
180	114	120.7

3 minute all out test (3MAOT)
maximum power = 361 watts
avarage power = 168.1 watts

anaerobic work capacity = 8532 Joule
maximal workload (Wmax) = 168.1 watts
critical power 2 (CP2) = 134 watts
critical power 1 (CP1) = 120.7 watts

自行車運動生理能力評量結果圖

　　運動生理學網站所提供的自行車運動生理能力評量網頁，可以提供一般社會大眾、自行車運動員、自行車教練，進行自行車運動生理能力的評量。使用者可以運用推算結果，適當的選定比賽負荷、訓練強度。同時，在完成一段時間的訓練後，可以再次檢視運動生理能力的變化，以便釐清訓練的效益。

8-14 1 RM 肌力的預測

　　1 RM (repetition maximum, 一次反覆最大重量) 肌力，是指單一肌肉一次收縮所能夠產生的最大肌力，也可以指某一肌群收縮一次能夠抵抗重量的最大肌力 (林依雯與陳五洲，2011)。一般來說，1 RM 肌力的評量，有助於訓練時的肌力訓練處方規劃、肌力訓練效果評估、以及瞭解作用肌與拮抗肌的肌力平衡等。實際進行 1 RM 肌力的檢測時，往往需要反覆多次的 1 RM 肌力測試流程 (林依雯、陳五洲，2011)，才可以獲得正確的 1 RM 測量結果。對於剛剛開始參與肌力訓練的一般社會大眾，貿然進行 1 RM 肌力的測試，往往容易出現肌肉損傷的危險 (遲發性肌肉酸痛的狀況非常普遍)；還有一些需要舉重技術的 1 RM 肌力測量，則更需要有完整保護設備與專業人士協助，以免在剛剛要開始進行訓練時，就已經出現肌肉損傷與運動傷害的現象。

　　為了解決 1 RM 肌力測驗的繁複過程，http://www.brianmac.co.uk/、http://www.exrx.net/Calculators/、http://www.shapesense.com/fitness-exercise/calculators/ 這些網站皆提供了 1 RM 肌力預測的服務，預測的方法都是透過研究文獻中肌力與反覆次數的關連性，進行 1 RM 肌力的預測。

　　早期，1 RM 肌力的預測都是以肌力與反覆次數的線性關係進行預測，http://www.brianmac.co.uk/、http://www.exrx.net/Calculators/ 主要採用線性的模式進行 1 RM 肌力的預測，http://www.shapesense.com/fitness-exercise/calculators/ 網站則參考 LeSuer 等 (1997) 的研究文獻資料，以不同 1 RM 預測公式，Brzycki (1993)：$1RM = W \times (36 / (37 - R))$、Epley (1985)：$1RM = W \times (1 + 0.0333 \times R)$、Lander (1985)：$1RM = (100 \times W) / (101.3 - 2.67123 \times R)$、Lombardi (1989)：$1RM = W \times R0.1$、Mayhew 等 (1993)：$1RM = (100 \times W) / (52.2 + (41.9 \times e-0.055 \times R))$、O'Conner 等 (1989)：$1RM = W \times (1 + 0.025 \times R)$、Wathan (1994)：$1RM = (100 \times W) / (48.8 + (53.8 \times e-0.075 \times R))$，進行不同預測結果與實測結果的比較，研究結果顯示以非線性的預測公式 (Mayhew 等，1992；Wathan, 1994) 可以比較準確的獲得仰臥

推舉 (Bench Press) 的 1 RM 肌力，深蹲 (Squat)、硬舉 (Deadlift) 採用線性模式預測的 1 RM 肌力準確性較低。

Mayhew 等 (1992) 整理文獻中有關肌力與反覆次數的資料，顯示仰臥推舉的推舉重量與反覆次數間呈現的是非線性的關係（右圖），而且，性別、能力不同高中學生的肌力與反覆次數關係也有差異。Mayhew 等建議採用非線性數學模式，進行 1 RM 肌力的預測。Reynolds 等 (2006) 的研究結果則發現，不管是上肢或下肢 1 RM 肌力的預測，只要最大反覆次數不要大於 10 次，就算採用線性的數學模式預測也可以獲得正確的 1 RM 肌力預測結果。

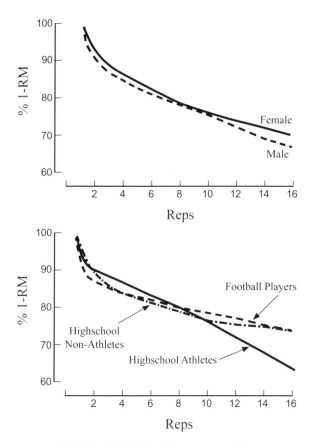

肌力與反覆次數的關係圖 (Mayhew 等，1992)

運動生理學網站也提供了一個 1 RM（最大反覆）預測、訓練處方服務的網頁程式 (http://www.epsport.net/epsport/program/rm.asp)，讓有需要的專業人士或一般社會大眾能夠擁有適當的最大肌力評量工具。使用者只要連結網頁，輸入使用的重量以及反覆的次數，即可獲得 Brzycki 預測、Baechle 預測（以上兩種是線性數學模式）、Mayhew 預測、Wathan 預測（以上兩種是非線性數學模式）四種 1 RM 肌力的預測結果。

運動生理學網站　1 RM (最大反覆) 預測、訓練處方服務

暱稱： epsport

以特定重量的舉重反覆次數進行預測

| 舉重重量：| 100 | 公斤 (磅) | 反覆次數：| 8 | 次 |

1 RM (最大反覆) 預測　　清除重寫

　　運動生理學網站的 1 RM (最大反覆) 預測、訓練處方服務，除了提供四種不同數學模式的 1 RM 肌力預測結果以外，也提供了兩種非線性 (Mayhew 預測、Wathan 預測) 1 RM 肌力預測結果的平均數 (下圖)，以及平均數的不同百分比重量 (下下圖)，以做為訓練者在進行重量訓練時的訓練處方依據。

運動生理學網站 1 RM (最大反覆) 預測、訓練處方服務

親愛的　　　epsport　　　網友

你輸入的資料如下：

舉重重量	舉重最大次數
100 公斤 (磅)	8 次

1 RM (最大反覆) 預測

Brzycki預測	Baechle預測	Mayhew預測	Wathan預測	預測平均值
取消這個預測 公斤 (磅)	取消這個預測 公斤 (磅)	126 公斤 (磅)	127 公斤 (磅)	126 公斤 (磅)

1 RM百分比重量表

1 RM百分比	重量	1 RM百分比	重量
100% 1 RM	126 公斤(磅)	95% 1 RM	119 公斤(磅)
90% 1 RM	113 公斤(磅)	85% 1 RM	107 公斤(磅)
80% 1 RM	100 公斤(磅)	75% 1 RM	94 公斤(磅)
70% 1 RM	88 公斤(磅)	65% 1 RM	81 公斤(磅)
60% 1 RM	75 公斤(磅)	55% 1 RM	69 公斤(磅)
50% 1 RM	63 公斤(磅)	45% 1 RM	56 公斤(磅)

使用運動生理網站的 1 RM 肌力預測程式時，雖然僅要輸入重量（公斤或磅）與反覆次數即可獲得，使用者仍然需要清楚理解，檢測重量的選擇，以讓反覆次數盡可能不要超過 10 次為原則，以免 1 RM 肌力預測的結果誤差過高。而且，不同部位（例如仰臥推舉、深蹲、硬舉、雙手彎舉、……等）的肌力負荷與反覆次數之間的關係可能會有差異。1 RM 肌力預測的結果，都只是預測值，盡管在肌力訓練的重量使用參考極具價值，在實際進行肌力訓練時，仍然需要考量到肌肉在訓練時的實際負荷感受，隨時依據狀況調整訓練的重量與反覆次數與組數。

8-15 RM 與 1RM 百分比

　　RM (repetition maximum) 是最大反覆次數的意思，1 RM 是動作可以最大反覆 1 次的重量，5 RM 則是動作可以最大反覆 5 次的重量。一般來說，1 RM 肌力的評量，有助於訓練時的肌力訓練處方規劃、肌力訓練效果評估、以及瞭解作用肌與拮抗肌的肌力平衡等。運動教練經常會以 1 RM 的 80%、60% 做為阻力訓練強度的依據，實際進行訓練時 80% 1RM、60% 1RM 可以進行的最大反覆次數是多少次呢？或者，使用 10RM 強度進行訓練時，使用的重量是 1 RM 的多少百分比呢？

　　依據「1 RM 肌力的預測」的內容，運動生理學網站提供了一個 1 RM 預測的網頁程式 (http://www.epsport.net/epsport/program/rm.asp)，讓有需要的專業人士或一般社會大眾能夠擁有簡單、適當的最大肌力評量工具。使用者只要連結網頁，輸入使用的重量以及反覆的次數，即可 Mayhew 預測、Wathan 預測（非線性數學模式）1 RM 肌力的預測結果。依據這個程式推算的結果（下圖、下表），90% 1RM 重量約為 3-4 RM、80% 1RM 重量約為 7-8 RM、70% 1RM 重量約為 14-15 RM、60% 1RM 重量約為 25 RM。

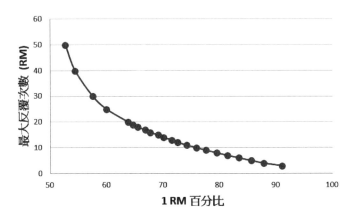

RM 與 1RM 百分比的對照表

% 1RM	91	88	85	83	81	79	78	76	74	72	71	70	69	68	67	65	65	64	60	57	54	53
RM	3	4	5	6	7	8	9	10	11	12	13	14	15	16	17	18	19	20	25	30	40	50

Mayhew 等 (2008) 以 103 位大學女學生為對象，在 12 週的漸增負荷阻力訓練 (progressive resistance training) 前後，進行臥推 (bench press) 1RM 測量，並且以 60% 至 90% 1RM 的反覆次數進行 1RM 的預測。訓練後，臥推 1RM 進步了 7.7±5.4 kg、或者 28.2±20.9 %，最大反覆次數則只有增加 0.6±6.1 次。下圖呈現女性大學生受試者訓練前 %1RM 與反覆次數的關係圖，90%、80%、70%、60% 1RM 的最大反覆次數大約是 2-3、6-8、15-16、25-26 RM。實際進行 1RM 不同百分比的最大反覆次數評量，結果與進行文獻公式推算的結果相當接近，而且訓練後也不會顯著改變最大反覆次數。

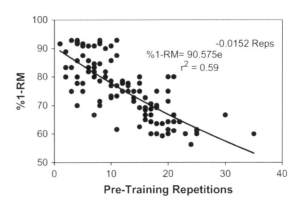

Brechue 與 Mayhew (2009) 則以 NCAA 的足球運動員 58 名為對象，經過 12 週的漸增負荷肌力訓練之後，臥推 (bench press) 1RM 進步 22.8±12.0 磅、體重增加 3.7±10 磅。研究還發現，在訓練前後 1RM 百分比與其重複次數的關係並沒有顯著變化 (右圖上圖 A 是訓練前、下圖 B 是訓練後)。研究同時也發現，以 2-5 RM 的重量來預測 1RM 的準確度最高。純粹由 RM 與 1RM 百分比的關係來看，訓練前與經過訓練後，RM 與 1RM 百分比的對應關係並沒有改變。訓練前後，90% 1RM 重量約

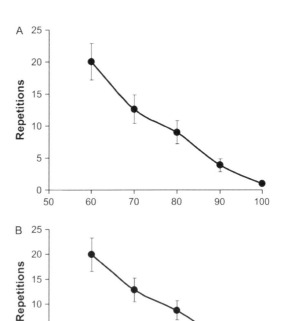

為 5 RM、80% 1RM 重量約為 10 RM、70% 1RM 重量約為 13 RM、60% 1RM 重量約為 20 RM。針對大學男性足球運動員進行 1RM 不同百分比的最大反覆次數評量，結果與進行文獻公式推算的結果也是相當接近，而且訓練後也一樣不會顯著改變最大反覆次數。

　　大部分阻力訓練研究，都是採用 60%-90% 1RM 的負荷重量進行訓練。60%-90%1RM 的負荷重量，可以進行的最大反覆次數是多少次呢？由實際測驗、阻力訓練之後或理論推算的結果來看都很類似，90% 1RM 重量約為 3-4 RM、80% 1RM 重量約為 7-8 RM、70% 1RM 重量約為 14-15 RM、60% 1RM 重量約為 20-25 RM。

臨界心跳率 (critical heart rate) 的測量

透過心跳率區間進行運動訓練強度規劃時，原則上以採用三個區間的目標心跳範圍為佳 (運動訓練的心跳率區間)；實際在評量心跳率區間時，似乎以攝氧分析、血乳酸分析對應的有氧閾值、無氧閾值強度與心跳率最為準確。但是，進行攝氧分析、血乳酸分析時，需要昂貴的儀器、侵體性採血，造成實際應用時的限制。

臨界心跳率 (critical heart rate, CHR) 是 Mielke 等 (2011) 利用臨界負荷 (critical power, CP) 概念與實驗方式，進行 4 次最大持續運動時間 (Tlim) 在 8 至 20 分鐘的腳踏車負荷運動，測驗過程同時記錄每 5 秒紀錄一次的平均心跳率 (bpm)；透過 4 次腳踏車運動時，平均心跳率與 Tlim 乘積 (HBlim) 與 Tlim 的線性關係，推算線性迴歸線的斜率即是 CHR (右圖)。右圖的例子 CHR=177 bpm。

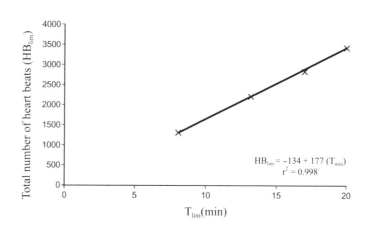

Mielke 等 (2011) 以 15 名自願參與實驗、VO_2max 40.7±4.6 ml/kg/min 的年輕女性為對象，研究 CHR 與 CP、換氣閾值 (ventilatory threshold, VT, 依據 VCO_2 與 VO_2 的變化判定)、呼吸補償點 (respiratory compensation point, RCP, 依據 VE 與 VCO_2 的變化判定) 對應的心跳率的差異狀況。研究結果顯示 CHR 為 177±11 bpm、CPHR 為 154±10 bpm、VTHR 為 152±12 bpm、RCPHR 為 172±9 bpm，CHR 與 RCPHR 沒有顯著差異，而且兩者的相關達到 0.83。

Bergstrom (2014) 依據 Mielke 等 (2011) 針對原地腳踏車運動 CHR 的概念與實驗方式，將 CHR 的概念與實驗方式應用在跑步機的跑步運動上。以 4 次最大持續

運動時間 (Tlim) 在 3 至 20 分鐘的跑步機速度，在運動過程的平均心跳率與 Tlim 乘積 (HBlim) 與 Tlim 的線性關係，推算線性迴歸線的斜率即是 CHR（右圖）。右圖的例子 CHR=176 bpm。研究以 13 名跑者 (VO$_2$max 46.63±6.38 ml/kg/min) 為

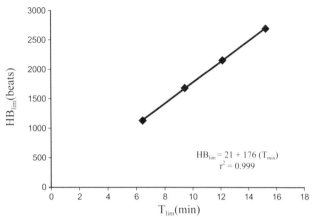

受試者，研究結果顯示 CHR 為 175±8 bpm、91±3% HRpeak，受試者以 CHR 持續跑步運動的最大持續運動時間 (Tlim) 為 48.37±11.04 min。由此可見，CHR 的概念與檢測方式，不僅適合原地腳踏車運動的 CHR 評量，也適合跑步機跑步運動的 CHR 評量。基本上，CHR 的評量結果相當接近 RCPHR。

運動生理學網站依據 Mielke 等 (2011) 的概念與評量方式，設計了線上臨界心跳率 (critical heart rate) 評量服務，使用者只要依據 CHR 的檢測方法（選定 2 至 6 個腳踏車負荷、跑步機速度），配合一隻可以紀錄測驗過程平均心跳率與最大持續運動時間的心跳率手環或手錶，即可輸入平均心跳率與最大持續運動時間，評量出適合使用者的 CHR。

臨界心跳率 (critical heart rate) 評量服務

會員： epsport

請選擇測驗速度(負荷)數量： 2個速度(負荷) ∨

| 第一個速度(負荷)下的平均心跳率：0 | (次/分鐘) | 持續時間：0 | (秒) |
| 第二個速度(負荷)下的平均心跳率：0 | (次/分鐘) | 持續時間：0 | (秒) |

臨界心跳率計算　清除重寫

臨界心跳率 (critical heart rate, CHR) 的評量結果代表無氧閾值（或呼吸補償點）的運動心跳率，可以用來做為節奏跑訓練與 Threshold Training 訓練的強度標準。透過運動生理學網站線上 CHR 評量服務的協助，配合心跳率手環或手錶的使用，讓心跳率訓練區間的選定更簡便，運動訓練的方式更科學。

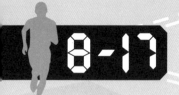
　　運動生理學網站的跑步訓練線上程式中，有一個「一騎跑成績預測、訓練處方」程式，是在路跑環境下進行間歇訓練的方法。由於路跑時沒有如標準田徑場地跑道每圈 400 公尺的距離標示，不同實力的跑者進行間歇訓練時，也有實力好的跑者跑步速度較快、休息時間較短的問題，要一起進行間歇訓練，總是會有部分人強度過高、另一部份人強度不足的問題。「一騎跑」的方法，則可以解決路跑間歇訓練的問題。

　　實際進行「一騎跑」時，需要三人一起 (騎) 跑，其中一人騎腳踏車當做休息時間。跑者在另外兩位輪流騎腳踏車後，才輪到這位跑者再度騎車，因此原則上跑步時間是騎車時間的兩倍。一般來說，跑者進行間歇訓練的強度，是以跑者最大攝氧量速度 (vVO$_2$max) 來進行訓練，能力好的跑者間歇訓練時的速度比較快；兩次跑步訓練間休息時間的多寡，則大部份都是在 1-4 分鐘之間，能力好的跑者休息時間往往只需要 1-2 分鐘。以 5000 公尺跑步成績為 18 分鐘 (10000 公尺跑步成績為 38 分鐘) 的跑者為例，600 公尺、800 公尺、1000 公尺、1200 公尺間歇訓練的跑步時間，分別為 2 分 4 秒、2 分 45 秒、3 分 27 秒、4 分 8 秒，預定一騎跑時的休息時間則分別是 1 分 2 秒、1 分 22 秒、1 分 43 秒、2 分 4 秒。

　　不同能力跑者「一騎跑」間歇訓練配速與休息時間如下表所示。間歇訓練的跑步時間、休息時間都受到跑步距離的顯著影響。跑步訓練者可以依據跑步的能力、選定訓練距離，並且對照出跑步時間與休息時間。間歇訓練的趟次則依據跑步距離來確認，原則上可以持續進行到總距離接近 5 公里即可，逐步的增加訓練趟次到總距離接近 10 公里，也是跑步能力是否進步的判定依據。

不同能力跑者一騎跑間歇訓練配速與休息時間資料表

五千公尺 跑步成績	600 公尺間歇 (8-16 趟)	800 公尺間歇 (6-12 趟)	1000 公尺間歇 (5-10 趟)	1200 公尺間歇 (4-8 趟)
18 分	2 分 4 秒 (休息 1 分 2 秒)	2 分 45 秒 (休息 1 分 22 秒)	3 分 27 秒 (休息 1 分 43 秒)	4 分 8 秒 (休息 2 分 4 秒)
20 分	2 分 16 秒 (休息 1 分 8 秒)	3 分 1 秒 (休息 1 分 30 秒)	3 分 47 秒 (休息 1 分 53 秒)	4 分 32 秒 (休息 2 分 16 秒)
22 分	2 分 33 秒 (休息 1 分 16 秒)	3 分 24 秒 (休息 1 分 42 秒)	4 分 15 秒 (休息 2 分 7 秒)	5 分 6 秒 (休息 2 分 33 秒)
24 分	2 分 47 秒 (休息 1 分 23 秒)	3 分 43 秒 (休息 1 分 51 秒)	4 分 39 秒 (休息 2 分 19 秒)	5 分 35 秒 (休息 2 分 47 秒)
26 分	2 分 59 秒 (休息 1 分 29 秒)	3 分 59 秒 (休息 1 分 59 秒)	4 分 59 秒 (休息 2 分 29 秒)	5 分 59 秒 (休息 2 分 59 秒)
28 分	3 分 13 秒 (休息 1 分 36 秒)	4 分 18 秒 (休息 2 分 9 秒)	5 分 22 秒 (休息 2 分 41 秒)	6 分 27 秒 (休息 3 分 13 秒)

　　實際進行「一騎跑」間歇訓練時，如果三位跑者的跑步能力有所差距，可以以跑步時間為間歇訓練的標準，相同跑步時間下，能力好的跑者跑的距離比較長，能力差的跑者跑的距離比較短，但是並不會影響「一騎跑」間歇訓練的進行，達到不同能力跑者「一騎跑」、一起訓練的效果。當跑步訓練的路線有坡度存在時，仍然可以透過跑步時間的控制，進行合適的間歇訓練，但是如果坡度太大造成騎車時的努力程度過高時，「一騎跑」的騎車就不是休息時間了，有必要避免在坡度太大的路跑路線訓練。其他比較要注意的地方，大概是腳踏車與跑者之間要保持安全距離即可。

　　在路跑時，透過 2 跑 +1 騎的「一騎跑」方式，進行跑步間歇訓練，是一個在田徑場以外進行間歇訓練的有效方法，值得跑步訓練者參考與應用。不同能力的跑者也可以透過跑步時間的控制，一起進行「一騎跑」間歇訓練。原則上，「一騎跑」的總跑步距離以 5 公里為目標，隨著跑步能力的提昇，逐漸增加訓練的總跑步距離。歡迎大家在訓練之後提供訓練效果的回饋意見，讓「一騎跑」的路跑間歇訓練方式，可以更完善、更有訓練效率。

　　運動生理學網站的跑步訓練程式是網站特色之一，相當適合參與跑步訓練或鐵人三項運動訓練的愛好者利用。由於內容有些複雜、專業，比較適合跑步教練使用，教練可以依據跑步參與者的跑步測驗資料，進行跑步訓練處方規劃、跑步能力預測、跑步配速分析、跑步技術分析、... 等，再提供給跑者使用。一般的跑步愛好者，如果可以弄清楚相關內容，就能成為具備教練能力的跑者，為自己與跑友設計訓練處方，進行科學訓練。

　　實際進入運動生理學網站的跑步成績預測、訓練處方網頁 (http://www.epsport.net/epsport/program/run.asp) 時，會出現下列的多個程式連結，線上程式大概可以區分成四個部分：跑步訓練、游泳與自行車訓練、運動能量消耗評估、以及其他相關訓練。

跑步成績預測、訓練處方	跑步運動生理能力的評量	每日運動量推算
一般人跑步成績預測、訓練處方	一般人跑步運動生理能力的評量	不同活動的能量消耗評估
游泳成績預測、訓練處方	長跑潛能與現況分析	1RM肌力預測
游泳臨界速度評量	跑步臨界速度評量	臨界心跳率評量
自行車運動生理能力的評量	跑步技術科技	一騎跑成績預測、訓練處方

運動生理學網站跑步訓練線上程式

　　跑步訓練線上程式，包括「跑步成績預測與訓練處方」、「一般人跑步成績預測與訓練處方」、「跑步運動生理能力的評量」、「一般人跑步運動生理能力的評量」、「長跑潛能與現況分析」、「跑步臨界速度評量」、「跑步技術科技」等七個。實際使用的效益如表一所示。

　　經常跑步訓練者，可以先進行「跑步成績預測與訓練處方」程式，確認不同跑步訓練方式的強度，並且透過「跑步運動生理能力的評量」程式，瞭解運動生理能力 (無氧性、有氧性跑步能力指標) 的現況，再依據個人運動生理能力特質，規劃合適的訓練處方。在經過一段時間訓練之後，再度進行訓練處方強度與運動生理能力的評量，進而達成科學化跑步訓練的效果。

剛剛開始跑步訓練者，建議先進行「一般人跑步成績預測與訓練處方」，確認適合的跑步訓練強度，並且透過「一般人跑步運動生理能力的評量」程式，瞭解運動生理能力指標的情形。初級訓練者如果採用長期訓練者的跑步訓練程式，可能會出現預測能力過低、訓練處方強度不適合的狀況，進而降低跑步訓練的效益。

已經可以採用穩定配速跑步的跑者，則可以使用「長跑潛能與現況分析」、「跑步臨界速度評量」、「跑步技術科技」的程式，進行跑步潛能、跑步臨界速度、跑步技術的評估與分析。只是，實際進行這些評估時，需要透過跑步機、攜帶裝置、跑鞋、或者鞋墊的協助，將跑步時的資料記錄下來，以便可以在執行程式時，輸入適當的跑步狀況數據，獲得更進一步跑步訓練的科技資訊。

表一、跑步訓練線上程式資料表

程式	輸入資料	輸出重要資料	功能
跑步成績預測與訓練處方	一個跑步距離的成績 或 實測的最大攝氧量	Riegel、Cameron、VO$_2$max 三種不同距離跑步成績預測 Yasso 800m、高強度間歇訓練、間歇訓練、節奏跑、輕鬆跑的訓練強度建議	經常跑步訓練者的成績預測、訓練處方
一般人跑步成績預測與訓練處方	二個跑步距離的成績	依據 SDI 的不同距離跑步成績預測 Yasso 800m、高強度間歇訓練、間歇訓練、節奏跑、輕鬆跑的訓練強度建議	剛開始跑步訓練者的成績預測、訓練處方
跑步運動生理能力的評量	一個跑步距離的成績	Riegel(1.06)、Riegel(1.07)、Cameron、VO$_2$max、林冠宇五種不同距離跑步成績預測 最大瞬間速度、最大無氧跑步能力、vVO$_2$max、VT2，、VT1	經常跑步訓練者的跑步運動生理能力評量 馬拉松比賽配速範圍
一般人跑步運動生理能力的評量	二個跑步距離的成績	依據 SDI 的不同距離跑步成績預測 最大瞬間速度、最大無氧跑步能力、vVO$_2$max、VT2，、VT1	剛開始跑步訓練者的跑步運動生理能力評量 馬拉松比賽配速範圍
長跑潛能與現況分析	性別、年齡、身高、體重、安靜心跳、最大心跳、跑步距離、跑步成績、平均心跳	PCI%、VO$_2$max、RE、SDI、CV	評量跑步潛能、跑步現況
臨界速度評量	二至五個跑步距離的成績	最大瞬間速度、最大無氧跑步能力、CV	評量跑步臨界速度
跑步技術科技	速度、體重、腿長、著地時間、騰空時間(跑步機跑步) 或 體重、腿長、步頻、步幅、著地時間(一般跑步)	著地指數、步幅角度、垂直硬度、腿部硬度、跑步技術總分	評量跑步技術

游泳與自行車訓練線上程式，包括「游泳成績預測與訓練處方」、「游泳臨界速度評量」、「自行車運動生理能力的評量」等三個程式。實際使用的效益如表二所示。

　　經常游泳訓練者可以透過「游泳成績預測與訓練處方」程式，推算進行游泳訓練的間歇訓練、CSS 游泳、easy 游泳的配速。「游泳臨界速度評量」除了可以推算實際的游泳臨界速度之外，也可以獲得臨界划頻的資料，當在一般水域游泳競賽時，可以透過臨界划頻進行合適的游泳配速。

　　自行車運動參與者則可以透過「自行車運動生理能力的評量」的程式，獲得最大動力、無氧工作能力、最大攝氧量負荷 (Wmax)、臨界負荷 (CP2、CP1) 評量結果，以便在自行車訓練時規劃合適強度、比賽時取得最佳表現。

表二、游泳與自行車訓練線上程式資料表

程式	輸入資料	輸出重要資料	功能
游泳成績預測與訓練處方	一個游泳距離的成績	游泳臨界速度、最大無氧游泳能力 間歇訓練、CSS 游泳、easy 游泳的速度	經常游泳訓練者的成績預測、訓練處方
游泳臨界速度評量	二至五個距離的成績 二至五個時間的划手次數	臨界速度、最大無氧游泳工作能力 臨界划頻、最大無氧游泳划手次數	游泳無氧、有氧能力 游泳臨界划頻評量
自行車運動生理能力的評量	三分鐘最大測驗時每五秒的負荷強度	最大動力、無氧工作能力、Wmax、CP2、CP1	評量自行車運動的五種能力

　　運動能量消耗評估線上程式，包括「每日運動量推算」、「不同活動的能量消耗評估」二個程式。實際使用的效益如表三所示。運動生理學網站對於一般社會大眾身體活動量的立場聲明 (position stand) 為「一般成年人每日的運動量為以中等強度、運動 30 分鐘以上。兒童與青少年、65 歲以上老年人若有經常運動習慣，每日的運動量為以中等強度、運動 60 分鐘。」。「每日運動量推算」的程式就是依據這個立場聲明，進行的每日運動量（能量消耗）推算。有跑步訓練習慣的運動愛好者，每日運動能量消耗量也不要超過程式推算運動量的兩倍，以免長期累積疲勞、不利身體機能的恢復。

表三、運動能量消耗評估線上程式資料表

程式	輸入資料	輸出重要資料	功能
每日運動量推算	性別、年齡、身高、體重	預測 VO₂max、每日運動量推算 不同心跳率強度的運動時間建議表	每日運動量推算
不同活動的能量消耗評估	體重、選定活動方式與運動時間	總運動(活動)時間、總能量消耗評估	不同運動(活動)方式的能量消耗評估

　　其他相關訓練線上程式，包括「1RM 肌力預測」、「臨界心跳率評量」、「一騎跑成績預測、訓練處方」三個程式。實際使用的效益如表四所示。「1RM 肌力預測」程式是進行肌力訓練時設定重量的必要流程，以便訓練時能夠選定合適的重量進行。「臨界心跳率評量」程式是心跳率控制訓練的基礎，只是評量時需要透過攜帶裝置監控心跳與跑步成績，進而取得依據心跳率控制跑步快慢的依據，達成以生理指標進行科學的監控。「一騎跑成績預測、訓練處方」程式分析的結果，則是路跑時進行間歇訓練的方法。透過跑步時間、騎車時間的資料，進行間歇訓練一段時間跑步、一段時間騎車的時間控制，實際進行時需要三人一起(騎)跑，其中一人騎腳踏車當做休息時間。一騎跑的訓練方法，有別於在田徑場或固定地點進行間歇訓練的方式，提高了跑步訓練的樂趣與效果。

表四、運動能量消耗評估線上程式資料表

程式	輸入資料	輸出重要資料	功能
1RM 肌力預測	舉重重量、反覆次數	Mayhew 預測、Wathan 預測 1 RM 百分比對應的重量	1 RM(最大反覆)預測
臨界心跳率評量	二至六個速度(負荷)下的平均心跳率、持續時間	臨界心跳率	臨界心跳率評量
一騎跑成績預測、訓練處方	跑者在二個距離的跑步成績	不同距離的跑步成績預測 不同距離間歇跑的配速 (3000 配速、5000 配速)	路跑進行間歇訓練的方法 透過跑步時間、騎車時間進行間歇訓練 三人一起跑(一人騎腳踏車當做休息時間)

運動生理學網站總共提供 18 個跑步訓練線上程式，讓有需要的跑步教練、跑步參與者使用。使用運動生理學網站的跑步訓練線上程式時，有必要搭配攜帶裝置、智慧跑鞋、智慧鞋墊的協助，再加上對於跑步時各項運動生理能力、技術變項的瞭解，就可以達成科學跑步訓練的效果，增進跑步訓練效益、提昇跑步能力與表現。歡迎大家多多利用。

8-19 跑步訓練的能力評量資料

　　運動生理學網站有關跑步訓練線上程式，包括「跑步成績預測與訓練處方」、「一般人跑步成績預測與訓練處方」、「跑步運動生理能力的評量」、「一般人跑步運動生理能力的評量」、「長跑潛能與現況分析」、「跑步臨界速度評量」、「跑步技術科技」等七個。儘管「跑步訓練線上程式的使用」與相關文章已經有各個程式的介紹，如果提供一個程式運動生理能評量資料的範例表格，將有助於跑步參與者與教練們參考與利用。

　　以 2019 年黃姓跑步選手的五千、一萬公尺比賽成績 15 分 41 秒、33 分 23 秒記錄資料，再配合個人基本資料與測驗時的相關資料，進行相關程式的實際評量，進而取得跑步生理能力、跑步技術評量資料。跑步訓練的能力評量資料如下表所示。

　　透過跑步成績預測的 VO$_2$max 為 66.1 ml/kg/min，實際在實驗室進行漸增速度跑步測驗，透過攝氧分析取得的數據則為 75 ml/kg/min。由此可見，僅透過跑步成績預測的 VO$_2$max 並不準確。而且，實驗室實驗數據取得的 VT2、VT1 分別為 53 ml/kg/min、61 ml/kg/min，為 VO$_2$max 的 71 %、81%，代表有氧運動強度範圍僅達最大有氧能力的 71%，似乎有偏低的趨勢，顯示黃先生有需要增加有氧耐力訓練。為了確實獲得跑者的跑步潛能資料、訓練狀況，還是以實驗室的攝氧分析較佳。

　　在沒有實驗室攝氧分析資料的條件下，僅有五千、一萬公尺的跑步成績，也能夠分析跑步訓練的處方強度、sprint-distance index (SDI) 數據。對於一般社會大眾來說，跑步的訓練還沒有完善時，SDI 值會高於 1.06 或 1.07，進行訓練的強度選擇就會有所不同，臨界速度 2 (VT2, 4 mM/L 乳酸閾值)、臨界速度 1 (VT1, 2 mM/L 乳酸閾值) 的速度也會不同。有經驗的跑者知道如何進行訓練與配速的調整，一般跑者可以透過運動生理學網站程式的演算，達成運動生理能力評量的效果，並且在訓練與比賽時進行調整。

姓名	黃 OO	日期	2020/6/14
性別	男性	年齡	19 歲
身高	170 公分	體重	57 公斤
實驗室漸增速度跑步最大努力測驗			
VO₂max vVO₂max	75 ml/kg/min 19.6 km/hour (3' 4" / km)	running economy	224.4 ml/kg/km
VT1	53 ml/kg/min (71 %) 13.0 km/hour (4' 37" / km)	VT2	61 ml/kg/min (81 %) 15.4 km/hour (3' 54" / km)

運動生理學網站跑步訓練的生理能力、跑步技術評量資料

程式	輸入資料	能力指標	日期 1	日期 2
跑步成績預測與訓練處方	五千成績 15' 41"	半程馬拉松預測	1 : 12' 2"	
		馬拉松預測	2 : 31' 21"	
		間歇訓練 vVO₂max	3' 1" / km 1' 9" / 400m	
		節奏跑 (臨界速度)	3' 27" / km 4.82 m/s	
		輕鬆跑	4' 29" / km	
		VO₂max	66.1 ml/kg/min	
	五千成績 15' 41" 一萬成績 33' 23"	半程馬拉松預測	1 : 15' 19"	
		馬拉松預測	2 : 40' 19"	
		間歇訓練 vVO₂max	2' 59" / km 1' 8" / 400m	
		節奏跑 (臨界速度)	3' 37" / km 4.60 m/s	
		輕鬆跑	4' 42" / km	
		sprint-distance index SDI	1.09	

跑步運動生理能力的評量	五千成績 15' 41"	最大瞬間速度 Vmax	6.9 m/s 14.5 s / 100m	
		vVO$_2$max	3' 0" / km	
		臨界速度 2 (VT2) 4 mM/L 乳酸閾值	3' 26" / km	
		臨界速度 1 (VT1) 2 mM/L 乳酸閾值	3' 41" / km	
	五千成績 15' 41" 一萬成績 33' 23"	最大瞬間速度 Vmax	6.7 m/s 14.9 s / 100m	
		vVO$_2$max	2' 59" / km	
		臨界速度 2 (VT2) 4 mM/L 乳酸閾值	3' 38" / km	
		臨界速度 1 (VT1) 2 mM/L 乳酸閾值	3' 55" / km	
跑步臨界速度評量	八百成績 2' 5" 三千成績 8' 55" 五千成績 15' 41" 一萬成績 33' 23"	最大瞬間速度 Vmax	6.9 m/s 14.5 s / 100m	
		anaerobic running capacity ARC	1010 m	
		critical velocity CV	4.58 m/s 3' 38" / km	
長跑潛能與現況分析	性別 男性 年齡 19 歲 身高 170 cm 體重 57 kg 安靜心跳 55 bpm 最大心跳 200 bpm 跑步距離 5000 m 跑步成績 15' 41" 平均心跳 175 bpm	physiological cost index PCI%	0.260 %/m/min	
		VO$_2$max	66.1 ml/kg/min	
		running economy RE	225.9 ml/kg/km	
		sprint-distance index SDI	1.089	
		5000m 潛能	15' 42"	
跑步技術科技	跑步機速度 16.1 km/h 著地時間 0.199 s 騰空時間 0.138 s 體重 57 kg 腿長 0.97 m	步頻	178 spm	
		步幅	1.51 m	
		著地時間	0.199 sec	
		騰空時間	0.138 sec	
		著地指數	59%	
		步幅角度	3.54 degree	
		垂直硬度	26.49 kN/m	
		腿部硬度	9.05 kN/m	
		跑步技術總分	82 分	

整合資料後：

姓名	黃 OO	日期	2020/6/14
性別	男性	年齡	19 歲
身高	170 公分	體重	57 公斤
實驗室漸增速度跑步最大努力測驗			
VO₂max vVO₂max	75 ml/kg/min 19.6 km/hour(3' 4" / km)	running economy	224.4 ml/kg/km
VT1	53 ml/kg/min (71 %) 13.0 km/hour (4' 37" / km)	VT2	61 ml/kg/min (81 %) 15.4 km/hour (3' 54" / km)

運動生理學網站跑步訓練的生理能力、跑步技術評量資料

程式	分析資料		
跑步成績預測與訓練處方	評量指標 \ 輸入資料	五千成績 15' 41"	五千成績 15' 41" 一萬成績 33' 23"
	半程馬拉松預測	1 : 12' 2"	1 : 15' 19"
	馬拉松預測	2 : 31' 21"	2 : 40' 19"
	VO₂max	66.1 ml/kg/min	-
	間歇訓練 vVO₂max	3' 1" / km 1' 9" / 400m	2' 59" / km 1' 8" / 400m
	節奏跑	3' 27" / km	3' 37" / km
	輕鬆跑	4' 29" / km	4' 42" / km
	sprint-distance index SDI	-	1.09

程式	評量指標 \ 輸入資料	五千成績 15' 41"	五千成績 15' 41" 一萬成績 33' 23"	八百成績 2' 5" 三千成績 8' 55" 五千成績 15' 41" 一萬成績 33' 23"
跑步運動生理能力的評量	最大瞬間速度 Vmax	6.9 m/s 14.5 s / 100m	6.7 m/s 14.9 s / 100m	6.9 m/s 14.5 s / 100m
	anaerobic running capacity ARC	-	-	1010 m
	vVO₂max	3' 0" / km	2' 59" / km	-
	臨界速度 2 (VT2) 4 mM/L 乳酸閾值	3' 26" / km	3' 38" / km	3' 38" / km
	臨界速度 1 (VT1) 2 mM/L 乳酸閾值	3' 41" / km	3' 55" / km	-

	輸入資料	評量指標	分析資料
長跑潛能與現況分析	性別 男性 年齡 19 歲 身高 170 cm 體重 57 kg 安靜心跳 55 bpm 最大心跳 200 bpm 跑步距離 5000 m 跑步成績 15' 41" 平均心跳 175 bpm	physiological cost index PCI%	0.260 %/m/min
		VO$_2$max	66.1 ml/kg/min
		running economy RE	225.9 ml/kg/km
		sprint-distance index SDI	1.089
		5000m 潛能	15' 42"
跑步技術科技	跑步機速度 16.1 km/h 著地時間 0.199 s 騰空時間 0.138 s 體重 57 kg 腿長 0.97 m	步頻	178 spm
		步幅	1.51 m
		著地時間	0.199 sec
		騰空時間	0.138 sec
		著地指數	59%
		步幅角度	3.54 degree
		垂直硬度	26.49 kN/m
		腿部硬度	9.05 kN/m
		跑步技術總分	82 分

這位五千公尺成績 15 分 41 秒的跑者，進行跑步潛能與現況分析時，出現跑步潛能的估計已經與目前跑步成績相同的現象。實際上，這位跑者的跑步生理能力似乎已經達到跑步表現的極限，有需要進行更多長距離的跑步訓練 (例如 SDI 值偏高)，經過更多的長距離跑步訓練刺激下，提升跑步時的有氧運動生理能力，進而進一步提升跑步表現。

　　有關跑步技術分析的部分，增加跑步步頻、雖然會減少步幅，但是可能在提升腿部硬度的效果下，增加跑步技術的評分，提升跑步經濟性。加強增強式肌力訓練，是提高垂直硬度、腿部硬度的有效方法，腿部硬度資料偏低的狀況，可能與腿部爆發力訓練不足有關，也是提升跑步經濟性的重要訓練。

　　一份針對黃 OO 選手跑步訓練的能力評量資料，可以有系統的瞭解跑者的生理狀況、跑步技術特徵，進而安排合適的訓練處方、比賽策略，科學化瞭解跑者特質，調整跑步訓練處方，規劃跑步比賽配速，提升跑步表現。

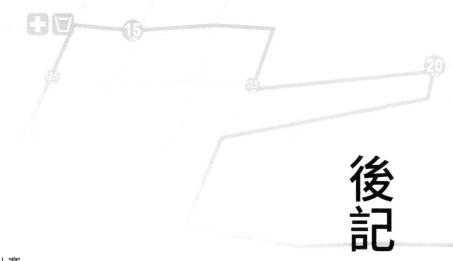

後記

世界六大馬拉松比賽

2018 年、2019 年台北馬拉松比賽數據分析

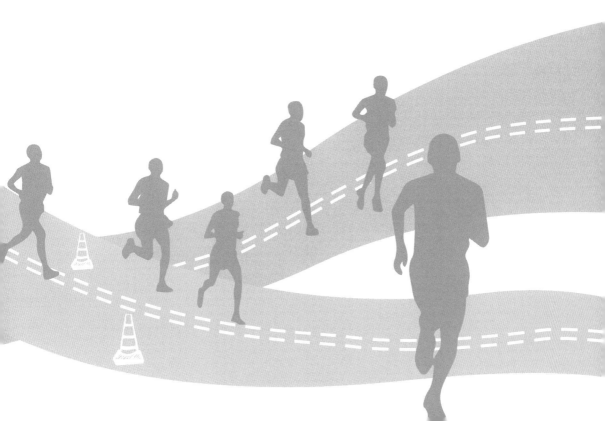

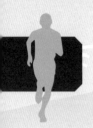

世界六大馬拉松比賽

　　世界六大城市馬拉松賽，包括東京馬拉松、波士頓馬拉松、倫敦馬拉松、柏林馬拉松、芝加哥馬拉松、紐約馬拉松。世界馬拉松大滿貫 (https://www.worldmarathonmajors.com/) 除了這六個比賽以外，還包含兩年一次的世界田徑錦標賽馬拉松和四年一次的奧運會馬拉松比賽。能夠參加世界六大馬拉松比賽，是全世界所有馬拉松愛好者的訓練目標。

　　東京馬拉松比賽，自 2007 年開始，每年 3 月舉行比賽。2018 年報名馬拉松比賽有 319,777 人，抽籤後完成比賽人數為 34,510 人（男生 26,611、女生 7,899），3 小時內完成比賽有 1,533 人 (4.4 %，男生 1,434 人、女生 99 人)。3-4 小時完成比賽有 7,405 人 (21.4 %)，4-5 小時完成比賽有 10,422 人 (30.2 %)。女生最佳成績由衣索匹亞籍 Birhane Dibaba 在 2018 年跑出 2 小時 19 分 51 秒，男生最佳成績由肯亞籍 Wilson Kipsang Kiprotich 在 2017 年跑出 2 小時 03 分 58 秒（下頁表)。

　　波士頓馬拉松比賽，自 1897 年開始，2019 年 4 月舉行第 123 屆比賽，是世界上最古老的城市馬拉松比賽。2018 年完成馬拉松比賽人數為 25,831 人（男生 14,203 人、女生 11,628 人）。女生最佳成績由衣索比亞籍 Buzunesh Deba 在 2014 年跑出 2 小時 19 分 59 秒，男生最佳成績由肯亞籍 Geoffrey Kiprono Mutai 在 2011 年跑出 2 小時 03 分 02 秒（下頁表)。

　　倫敦馬拉松比賽，自 1981 年開始，每年 4 月舉行。2018 年完成馬拉松比賽人數為 40,097 人（男生 23,678 人、女生 16,419 人）。女生最佳成績由英國籍 Paula Radcliffe 在 2003 年跑出 2 小時 15 分 25 秒，男生最佳成績由肯亞籍 Eliud Kipchoge 在 2016 年跑出 2 小時 03 分 05 秒（下頁表)。

世界六大馬拉松比賽資料表 -1

比賽	東京馬拉松	波士頓馬拉松	倫敦馬拉松
日期	3 月	4 月	4 月
地點	日本東京	美國波士頓	英國倫敦
起始	2007	1897	1981
女生最佳成績	衣索匹亞 Birhane Dibaba 2 小時 19 分 51 秒 (2018)	衣索匹亞 Buzunesh Deba 2 小時 19 分 59 秒 (2014)	英國 Paula Radcliffe 2 小時 15 分 25 秒 (2003)
男生最佳成績	肯亞 Wilson Kipsang Kiprotich 2 小時 03 分 58 秒 (2017)	肯亞 Geoffrey Kiprono Mutai 2 小時 03 分 02 秒 (2011)	肯亞 Eliud Kipchoge 2 小時 03 分 05 秒 (2016)
網址	www.marathon.tokyo	www.baa.org	www.virginmoneylondonmarathon.com

　　柏林馬拉松比賽，自 1974 年開始，每年 9 月舉行比賽。2018 年完成馬拉松比賽人數為 40,775 人（男生 28,443 人、女生 12,332 人）。男女生最佳成績都是在 2018 年跑出，女生最佳成績由肯亞籍 Gladys Cherono 跑出 2 小時 18 分 11 秒，男生最佳成績由肯亞籍 Eliud Kipchoge 跑出 2 小時 01 分 39 秒（下頁表），是目前全世界男生馬拉松最佳紀錄。

　　芝加哥馬拉松比賽，自 1977 年開始，每年 10 月舉行比賽。2018 年完成馬拉松比賽人數為 44,549 人（男生 23,912 人、女生 20,637 人）。女生最佳成績由英國籍 Paula Radcliffe 在 2002 年跑出 2 小時 17 分 18 秒，男生最佳成績由肯亞籍 Dennis Kipruto Kimetto 在 2013 年跑出 2 小時 03 分 45 秒（下頁表）。

　　紐約馬拉松比賽，自 1970 年開始，每年 11 月舉行比賽。2018 年完成馬拉松比賽人數為 52,705 人（男生 30,582 人、女生 22,123 人）。女生最佳成績由肯亞籍 Margaret Okayo 在 2003 年跑出 2 小時 22 分 31 秒，男生最佳成績由肯亞籍 Geoffrey Kiprono Mutai 在 2011 年跑出 2 小時 05 分 06 秒（下頁表）。

世界六大馬拉松比賽資料表 -2

比賽	柏林馬拉松	芝加哥馬拉松	紐約馬拉松
日期	9 月	10 月 (哥倫布日前)	11 月
地點	德國柏林	美國芝加哥	美國紐約
起始	1974	1977	1970
女生最佳成績	肯亞 Gladys Cherono 2 小時 18 分 11 秒 (2018)	英國 Paula Radcliffe 2 小時 17 分 18 秒 (2002)	肯亞 Margaret Okayo 2 小時 22 分 31 秒 (2003)
男生最佳成績	肯亞 Eliud Kipchoge 2 小時 01 分 39 秒 (2018)	肯亞 Dennis Kipruto Kimetto 2 小時 03 分 45 秒 (2013)	肯亞 Geoffrey Kiprono Mutai 2 小時 05 分 06 秒 (2011)
網址	www.bmw-berlin-marathon.com	www.chicagomarathon.com	www.tcsnycmarathon.org

　　依照世界六大馬拉松比賽成績，男女最佳成績的平均速度 (下圖)，對於女性馬拉松選手來說，倫敦馬拉松成績最好、芝加哥馬拉松成績次之、紐約馬拉松成績最差；對於男性馬拉松選手來說，柏林馬拉松成績最好、波士頓馬拉松與倫敦馬拉松成績次之、紐約馬拉松成績最差。盡管波士頓馬拉松將在 2019 年舉辦第 123 屆了，但是參加比賽的人數卻是世界六大馬拉松比賽最少的比賽。紐約馬拉松雖然有最多人參加 (2018 年參賽人數 52,705 人)，但是比賽的男女最佳成績卻是最差。

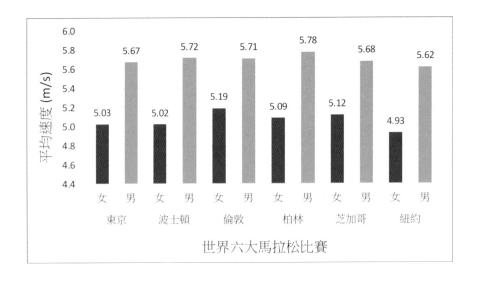

依照世界六大馬拉松比賽成績，2018 年女生第 1 名、第 50 名、第 100 名、第 150 名、第 200 名的比賽成績（下圖），除了第 1 名比賽成績以柏林馬拉松、倫敦馬拉松、東京馬拉松、紐約馬拉松較接近之外，第 50 名、第 100 名、第 150 名、第 200 名比賽成績的排序，都是芝加哥馬拉松最佳、倫敦馬拉松最差。在亞洲的東京馬拉松、在歐洲的倫敦馬拉松，可能受到地域關係限制，第 150 名之後的成績就有略慢的趨勢。對於女子馬拉松選手來說，依照 2018 年的比賽成績來看，芝加哥馬拉松比賽可能難度最低（成績比較好），倫敦馬拉松比賽可能難度最高（成績比較差）。

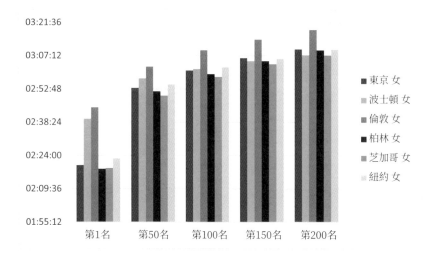

依照世界六大馬拉松比賽成績，2018 年男生第 1 名、第 50 名、第 100 名、第 150 名、第 200 名的比賽成績（下頁圖），除了第 1 名比賽成績以柏林馬拉松最佳（創新世界紀錄）之外，第 50 名、第 100 名、第 150 名、第 200 名比賽成績的排序，都是東京馬拉松最佳、柏林馬拉松次之、波士頓馬拉松與倫敦馬拉松最差。波士頓馬拉松雖然是世界上最古老的城市馬拉松比賽，但是對於具備較優異長跑能力的男性跑者來說，似乎比賽難度較高（成績比較差）。由於波士頓馬拉松參加比賽的人數不到紐約馬拉松參加比賽人數的一半，可能是造成成績較差的原因之一。

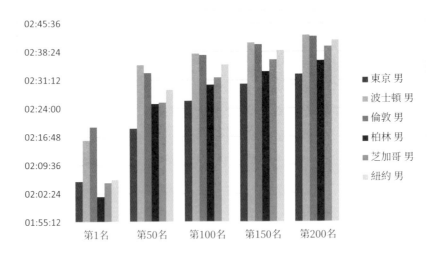

　　東京馬拉松、波士頓馬拉松、倫敦馬拉松、柏林馬拉松、芝加哥馬拉松、紐約馬拉松（世界六大馬拉松比賽），每年吸引 2 萬多到 5 萬多的馬拉松愛好者參與（真正報名參加的人數更多，主辦單位透過抽籤的方式控制參賽人數）。盡管波士頓馬拉松將在 2019 年 4 月舉辦第 123 屆比賽，但是由 2018 年參賽者的比賽成績來看，對於男子馬拉松愛好者來說，波士頓馬拉松的難度似乎最高（比賽成績較差），東京馬拉松、柏林馬拉松似乎是難度較低（比賽成績較佳）的馬拉松比賽。倫敦馬拉松則是難度最高（比賽成績較差）的女子馬拉松比賽。

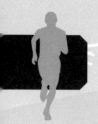

2018 年、2019 年台北馬拉松
比賽數據分析

　　台北馬拉松比賽於 1986 年開始舉辦 (http://www.taipeicitymarathon.com)。2019 年起，台北馬拉松成為臺灣第一個通過國際田徑協會 (IAAF) 銅標籤認證的市區馬拉松，也是台灣最具指標性之一的馬拉松盛會。富邦金控自 2009 年開始贊助臺北馬拉松，至今已經 11 年，是臺北馬拉松最長期的贊助夥伴。運動生理學網站與 Bravelog 運動趣 (http://bravelog.tw) 合作，收集 2018 年、2019 年參加台北馬拉松馬拉松比賽的數據資料，進行進一步的分析。

　　2018 年報名台北馬拉松比賽的男生跑者共 6516 人，完成比賽且分段資料完整 (剔除國際選手、未完成比賽、檢查點未完整紀錄的參賽者) 共 5339 人；3 小時內、3-3.5 小時、3.5-4 小時、4-4.5 小時、4.5-5 小時、5 小時以上完成比賽的人數，分別為 124 人、598 人、1117 人、1179 人、1224 人、1097 人。2019 年報名男生跑者共 6927 人 (+6.3%)，完成比賽且分段資料完整共 5861 人 (+9.8%)，不同比賽成績人數分別為 117 人 (-5.6%)、679 人 (+13.5%)、1180 人 (+5.8%)、1238 人 (+5.0%)、1204 人 (-1.6%)、1443 人 (+31.5%) (下頁左圖)。

　　2018 年報名台北馬拉松比賽的女生跑者共 1242 人，完成比賽且分段資料完整共 907 人；3.5 小時內、3.5-4 小時、4-4.5 小時、4.5-5 小時、5 小時以上完成比賽的人數，分別為 29 人、135 人、203 人、254 人、286 人。2019 年報名女生跑者共 1476 人 (+18.8%)，完成比賽且分段資料完整共 1124 人 (+23.9%)，不同比賽成績人數分別為 34 人 (+17.2%)、165 人 (+22.2%)、267 人 (+31.5%)、283 人 (+11.4%)、375 人 (+31.1%) (下頁右圖)。

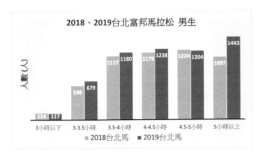
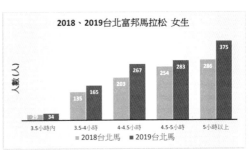

2018 年、2019 年台北馬拉松男女比賽成績人數分析

依據 2018 年、2019 年台北馬拉松比賽數據分析，女生報名與完成比賽的人數明顯的增加約 20%，男生也呈現增加約 10% 的狀況。比賽成績 5 小時以上的男女人數，分別 +31.5%、+31.1%，由此可見，有意願參與馬拉松比賽的社會大眾，仍然有持續增加的現象。但是，成績在 3 小時內的男女生人數皆減少（女生 2018 年 2 人，2019 年 0 人），顯示參與馬拉松比賽的人數增加，雖然有提升整體的馬拉松比賽表現，但是最佳表現的人數並沒有增加。

依據 Santos-Lozano 等 (2014) 整理 2006 至 2011 紐約馬拉松比賽成績數據，發現不同能力跑者皆採用前快後慢的方式進行馬拉松比賽，而且較佳跑者具備較小的速度變化，成績較差的休閒跑者速度變化較大。「馬拉松比賽配速」文章中，整理文獻的資料也發現，馬拉松比賽配速以採用先快後慢的正向配速策略 (positive pacing strategy) 最為常見。依據 2018 年、2019 年台北馬拉松比賽數據，男生、女生的速度變化範圍 (2018 年為 20.8%、16.7%，2019 年為 27.4%、18.8%)、速度變化平均、速度變化標準差如下頁圖所示。依據比賽數據分析，男女跑者的配速方式皆採前快後慢，2019 年男女在最後十公里速度慢於 2018 年，可能是 5 小時以上跑者人數增加 31.5%、31.1%，造成比賽末段整體平均速度下降。

男生跑者成績 3 小時內、3-3.5 小時、3.5-4 小時、4-4.5 小時、4.5-5 小時、5 小時以上的速度變化範圍 (2018 年為 7.7%、10.9%、15.2%、18.6%、23.9%、27.4%，2019 年為 8.3%、15.2%、20.2%、25.7%、29.2%、31.2%)、速度變化平均、速度變化標準差如下頁圖所示。依據比賽數據分析，男生跑者的配速方式皆是前快後慢，而且速度快的跑者速度變化 (%) 平均較小、標準差也比較小，速度慢的跑者速度變化 (%) 平均較大、標準差也比較大。

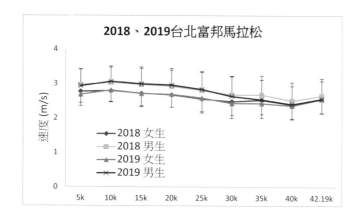

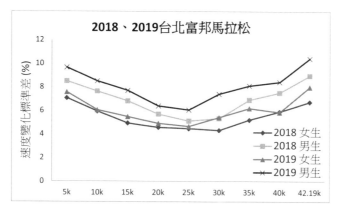

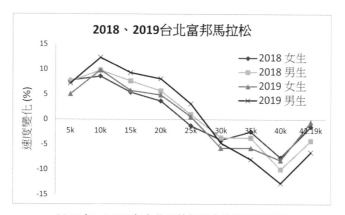

2018 年、2019 年台北馬拉松男女比賽配速分析

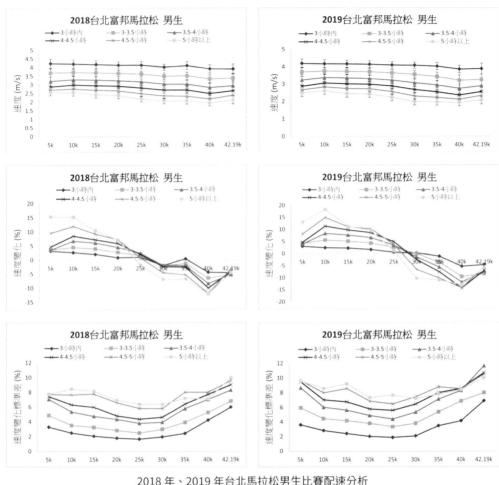

2018 年、2019 年台北馬拉松男生比賽配速分析

　　女生跑者成績 3.5 小時內、3.5-4 小時、4-4.5 小時、4.5-5 小時、5 小時以上的的速度變化範圍 (2018 年為 5.5%、9.5%、13.2%、16.4%、23.1%，2019 年為 7.1%、10.9%、15.8%、19.2%、22.8%)、速度變化平均、速度變化標準差如下圖所示。依據比賽數據分析，女生跑者的配速方式也皆是前快後慢，而且速度快的跑者速度變化 (%) 平均較小、標準差也比較小，速度慢的跑者速度變化 (%) 平均較大、標準差也比較大。依據跑步成績與配速變化的資料來看，不管是男生或女生馬拉松跑者，能力較差的跑者配速的能力比較差，馬拉松比賽過程的速度變化比較大。由此可見，訓練跑步時的配速能力，可能是提升跑步表現的重要訓練手段。

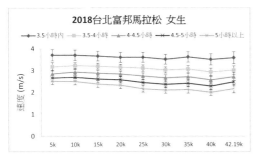
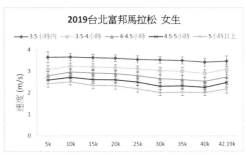
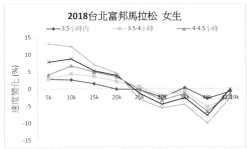
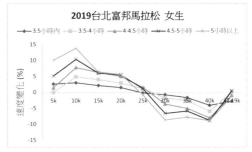
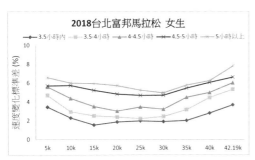
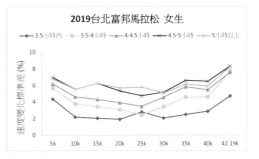

2018 年、2019 年台北馬拉松女生比賽配速分析

　　台北馬拉松 2018 年、2019 年比賽數據資料顯示，5 小時以上成績的馬拉松參與者增加超過 31%，而且整體馬拉松表現有逐漸提升的趨勢，尤其是女生參與馬拉松比賽的質量都有顯著的進步（不過女生參賽人數僅有男生的五分之一，仍有很大成長空間）。可惜的是，3 小時以內的跑者人數減少的現況，值得進一步探究。

　　不管是 2018 年、2019 年的台北馬拉松比賽數據，男女、不同成績的馬拉松跑者，都有採用先快後慢配速的趨勢，而且馬拉松比賽的配速與表現有特殊的關連。採用更快的跑步速度、而且維持跑步速度的穩定，都是參與馬拉松比賽的重要條件，也是進行馬拉松訓練的重要課題。

引用文獻

第1篇

1. 跑者廣場 -- 馬拉松普查網
2. 2014 亞運會網站資料
3. 王秋竣、吳文騫、鄭子健提供資料
4. 謝伸裕、吳忠芳、曹德弘、張蘋蘋、黃一昌、黃秀慧、黃滄海 (2002)。發展運動生理學。73-96，合記圖書。台北市。
5. 林惠美、曾國維、陳永盛 (2015)。運動員成長追蹤在訓練科學之運用。大專體育，132，35-43。
6. 程文欣 (2006)。心跳率控制跑步速度之耐力訓練效果研究。國立中正大學運動與休閒教育研究所，未出版碩士論文。
7. Armstrong, N., Welsman, J. R., Nevill, A. M., & Kirby, B. J. (1999). Modeling growth and maturation changes in peak oxygen uptake in 11-13 yr olds. Journal of Applied Physiology, 87(6), 2230-2236.
8. Armstrong, N., & Welsman, J. R. (1994). Assessment and interpretation of aerobic fitness in children and adolescents. Exercise and Sport Sciences Revews, 22, 435-476.
9. Al-Hazzaa, H. M. (2001). Development of maximal cardiorespiratory function in Saudi boys. Saudi Medicine Journal, 22(10), 875-881.
10. Barnes, K. R., Mcguigan, M. R., & Kilding, A. E. (2014). Lower-body determinants of running economy in male and female distance runners. Journal of Strength & Conditioning Research, 28(5), 1289-1297.
11. Baxter, J., & Piazza, S. J. (2014). Plantar flexor moment arm and muscle volume predict torque-generating capacity in young men. Journal of Applied Physiology, 116(5), 538-544.
12. Balyi, I., & Way, R. (2015). The role of monitoring growth in long-term athlete development. Published by the Canadian Sport Centres.
13. Beunen, G., Baxter-Jones, A. D. G., Mirwald, R. L., Thomas, M., Lefevre, J., Malina, R. M., & Bailey, D. A. (2002). Intraindividual allometric developmwnt of aerobic power in 8- to 16-year-old boys. Medicine & Science in Sports & Exercise, 33(3), 503-510.
14. Cunningham, D. A., Paterson, D. H., Blimkie, C. J. R., & Donner, A. P. (1984). Development of cardiorespiratory function in circumpubertal boys: a longitudinal study. Journal of Applied Physiology, 56(2), 302-307.
15. Daniels, J., & Gilbert, J. R. (1979). Oxygen Power: Performance Tables for Distance Runners, Oxygen Power. USA.
16. Donato, A. J., Tench, K., Glueek, D. H., Seals, D. R., Eskurza, I., & Tanaka, H. (2002). Declines in physiological functional capacity with age: a longitudinal study in peak swimming performance. Journal of Applied Physiology, 94, 764-769.
17. Eler, N. (2018). The correlation between right hand finger ratio (2D:4D) and the parameters of anthropometric and physical fitness in children. Journal of Human Sciences, 15(1), 656-664.
18. Eskurza, I., Donato, A. J., Moreau, K. L., Seals, D. R., & Tanaka, H. (2002). Changes in maximal aerobic capacity with age in endurance-trained women: 7-yr follow-up. Journal of Applied Physiology, 92, 2303-2308.
19. Fleg, J. L., Morrell, C. H., Bos, A. G., Brant, L. J., Talbot, L. A., Wright, J. G., & Lakatta, E. G. (2005). Accelerated longitudinal decline of aerobic capacity in healthy older adults. Circulation, 112, 674-682.
20. Getthner, G. A., Thomis, M. A., Eynde, B. V., Maes, H. H. M., Loos, R. J. F., Peeters, M., Claessens, A. L. M., Vlietinck, R., Malina, R. M., & Beunen, G. P. (2004). Growth in peak aerobic power during adolescence. Medicines Science in Sports and Exercise, 36(9), 1616-1624.
21. Goran, M., Fields, D. A., Hunter, G. R., Herd, S. L., & Weinsier, R. L. (2000). Total body fat does not influence maximal aerobic capacity. International Journal of Obesity, 24, 841-848.
22. Helgerud, J. (1994). Maximal oxygen uptake, anaerobic threshold and running economy in women and men with similar performances level in marathons. European Journal of Applied Physiology, 68, 155-161.
23. Hill, R., Simpson, B., Manning, J., & Kilduff, L. (2012). Right–left digit ratio (2D:4D) and maximal oxygen uptake, Journal of Sports Sciences, 30(2), 129-134.
24. Holzapfel, S. D. (2013). Relationship between a proxy of prenatal testosterone (2D:4D) and determinants of endurance running performance. Eastern Kentucky University. Online Theses and Dissertations.
25. Holzapfel, S. D., Chomentowski III, P. J., Summers, L. A. M., & Sabin, M. J. (2016). The relationship between digit ratio (2D:4D), VO2max, ventilatory threshold, and running performance. International Journal of Sports Sciences and Fitness, 6(1), 1-30.
26. Hone, L. S. E., & McCullough, M. E. (2012). 2D:4D ratios predict hand grip strength (but not hand grip endurance) in men (but not in women). Evolution and Human Behavior, 33, 780-789.
27. Hönekopp, J., & Schuster, M. (2010) A meta-analysis on 2D:4D and athletic prowess: Substantial relationships but neither hand out-predicts the other. Personality and Individual Differences, 48, 4-10.
28. Joyner, M. J., Ruiz, J. R., & Lucia, A. (2011). The two-hour marathon: who and when? Journal of Applied Physiology, 110(1), 275-277.
29. Lara, B., Salinero, J. J., & Del Coso, J. (2014). The relationship between age and running time in elite marathoners is U-shaped. Age, 36, 1003-1008.
30. Lepers, R., & Cattagni, T. (2012). Do older athletes reach limits in their performance during marathon running? Age, 34(3), 773–781.
31. Landers, G. J., Blanksby, B. A., & Ackland, T. R. (2011). The relationship between stride rates, lengths, and body size and their effect on elite triathletes' running performance during competition. International Journal of Exercise Science, 4(4), 238-246.
32. Lacour, J.-R., & Bourdin, M. (2015). Factors affecting the energy cost of level running at submaximal speed. European Journal of Applied Physiology, 115(4), 651-673.

33. Longman, D., Stock, J. T., & Wells, J. C. K. (2011). Digit ratio (2D:4D) and rowing ergometer performance in males and females. American Journal of Physical Anthropology, 144, 337-341.

34. Maiorana, A., O'driscoll, G., Dembo, L., Goodman, C., Taylor, R., & Green, D. (2001). Exercise training, vascular function, and functional capacity in middle-aged subjects. Medicine & Science in Sports & Exercise, 33(12), 2022-2028.

35. Midgley, A. W., McNaughton, L. R., & Jones, A. M. (2007). Training to enhance the physiological determinants of long-distance running performance. Sports Medicine, 37(10), 857-880.

36. Mooses, M. (2014). Anthropometric and physiological determinants of running economy and performance from Estonian recreational to Kenyan national level distance runners. Doctor Thesis, Institute of Sport Pedagogy and Coaching Sciences, Faculty of Exercise and Sport Sciences, Centre of Behavioural, Social, and Health Sciences, University of Tartu, Tartu, Estonia.

37. Mooses, M., Moses, K., Haile, D. W., Durussel, J., Kaasik, P., & Pitsiladis, Y. P. (2015). Dissociation between running economy and running performance in elite Kenyan distance runners. Journal of Sports Science, 33(2), 136-144.

38. Mcmurray, R. G., Harrell, J. S., Bradley, C. B., Deng, S., & Bangdiwala, S. I. (2002). Predicted maximal aerobic power in youth is related to age, gender, and ethnicity. Medicine & Science in Sports & Exercise, 34(1), 145-151.

39. Philippaerts, R. M., Vaeyens, R., Janssens, M., Renterghem, B. V., Matthys, D., Craen, R., Bourgois, J., Vrijens, J., Beunen, G., & Malina, R. M. (2006). The relationship between peak height velocity and physical performance in youth soccer players. Journal of Sports Sciences, 24(3), 221-230.

40. Rowland, T., Goff, D., Martel, L., & Ferrone, L. (2000). Influence of cardiac functional capacity on gender defferences in maximal oxygen uptake in children. Chest, 117(3), 629-635.

41. Running for Fitness : Weight and performance

42. Rutenfranz, J. (1986). Longitudinal approach to assessing maximal aerobic power during growth: the European experience. Medicine & Science in Sports & Exercise, 18(3), 270-275.

43. Sano, K., Nicol, C., Akiyama, M., Kunimasa, Y., Oda, T., Ito, A., Locatelli, E., Komi, P. V., & Ishikawa, M. (2015). Can measures of muscle–tendon interaction improve our understanding of the superiority of Kenyan endurance runners? European Journal of Applied Physiology, 115(4), 849-859.

44. Saunders, P. U., Pyne, D. B., Telford, R. D., & Hawley, J. A. (2004). Factors affecting running economy in trained distance runners. Sports Medicine, 34(7), 465-485.

45. Scholz, M. N., Bobbert1, M. F., van Soest, A. J., Clark, J. R., & van Heerden, J. (2008). Running biomechanics: shorter heels, better economy. The Journal of Experimental Biology, 211, 3266-3271.

46. Stiefel, M., Knechtle, B., & Lepers, R. (2014). Master triathletes have not reached limits in their Ironman triathlon performance. Scandinavian Journal of Medicine & Science in Sports, 24(1), 89-97.

47. Storen, O., Helgerud, J., Stoa, E. M., & Hoff, J. (2008). Maximal strength training improves running economy in distance runners. Medicine & Science in Sports & Exercise, 40(6), 1089-1094.

48. Taboga, P., Lazzer, S., Fessehatsion, R., Agosti, F., Sartorio, A., & di Prampero, P. E. (2012). Energetics and mechanics of running men: the influence of body mass. European Journal of Applied Physiology. 112(12), 4027-4033.

49. Tanaka, H., DeSouza, C. A., Jones, P. P., Stevenson, E. T., Davy, K. P., & Seals, D. R. (1997). Greater rate of decline in maximal aerobic capacity with age in physically active vs. sedentary healthy woman. Journal of Applied Physiology, 83(6), 1947-1953.

50. Tanaka, H., & Seals, D. R. (1997). Age and gender interactions in physiological functional capacity: insight from swimming performance. Journal of Applied Physiology, 82(3), 846-851.

51. Tanaka, H., & Seals, D. R. (2003). Invited review: dynamic exercise performance in masters athletes: insight into the effects of primary human aging on physiological functional capacity. Journal of Applied Physiology, 95, 2152-5162.

52. Tolfrey, K., Barker, A., Thom, J. M., Morse, C. I., Narici, M. V., & Batterham, A. M. (2006). Scaling of maximal oxygen uptake by lower leg muscle volume in boys and men. Journal of Applied Physiology, 100, 1851-1856.

53. Trowbridge, C. A., Gower, B. A., Nagy, T. R., Hunter, G. R., Treuth, M. S., & Goran, M. I. (1997). Maximal aerobic capacity in African-American and Caucasian prepuertal children. American Journal of Physiology, 273(36), E809-E814.

54. Weiss, E. P., Spina, R. J., Holloszy, J. O., & Ehsani, A. A. (2006). Gender differences in the decline in aerobic capacity and its physiological determinants during the later decades of life. Journal of Applied Physiology, 101, 938-944.

55. Wilson, T. M., & Tanaka, H. (2000). Meta-analysis of the age-associated decline in maximal aerobic capacity in men: relation to training status. American Journal of Physiology: Heart Circulatory Physiology, 278, H829-H834.

第 2 篇

1. 毛祚彥、林貴福 (2006)。二十公尺漸速折返跑研究及發展。運動生理暨體能學報，4，55-64。

2. 余鑑紘、方進隆 (2002)。PACER 測驗和最大攝氧量相關之研究。體育學報，33，33-42。

3. 林信甫與莊泰源 (2003)：跑步經濟性及其相關影響因素探討。中華體育，17(3)，53-60。

4. 林正常 (2000)。臨界速度在耐力訓練上的應用。運動生理週訊，49。http://www.epsport.net/epsport/week/show.asp?repno=49

5. 鄭景峰 (2009)。攝氧量可以做什麼？。運動生理週訊，267。http://www.epsport.net/epsport/week/show.asp?repno=267

6. 吳政動 (2007)。正常成人行走的生理耗能指數。特殊教育與復健學報，17，1-19。

7. 王順正、林玉瓊、吳忠芳、林正常 (2002)。速度耐力模式評量無氧跑步能力與最大瞬間速度之研究。體育學報，33，1-10。

8. 呂香珠 (1991)。無氧動力測驗的新詮釋及其應用時機。中華體育，4(4)，61-69。

9. 吳忠芳、王順正、林玉瓊、莊泰源、林正常 (2000)。長跑選手無氧跑步能力判定法之比較研究。體育學報，28，369-378。

10. 王順正、林正常 (1992)。臨界負荷、肌電圖疲勞閾值與無氧閾值的關係研究，體育學報，14，207-226。

11. 王順正、林正常 (1996)。登階測驗評估最大攝氧量的效度概化，體育學報，20，351-362。

12. 王順正、吳顏照、王錠堯、林正常 (2005)。單次間歇臨界速度測驗的效度研究，體育學報，38，2，1-12。

13. 王順正、林必寧、王予仕、余奕德、黃彥鈞、程文欣、陳信良、吳忠芳 (2005)。跑步機固定心跳率跑速變異的效度與信度研究。第四屆華人運動生理與體適能學者學會年會暨學術發表會專刊，中國文化大學。

14. 王鶴森 (1992)。無氧閾值測定法之比較研究。未出版碩士論文，國立台灣師範大學體育研究所。

15. 王錠堯、林順正 (2004)。心肺恢復指數與最大攝氧量的相關研究。體育學報，37，91-102。

16. 行政院體育委員會 (2000)。國民體能檢測實施辦法。行政院體育委員會，台北市。

17. 吳忠芳 (2002)。非最大跑步運動攝氧量與心跳率推算臨界速度之效度研究。未出版碩士論文，國立台灣師範大學體育研究所。

18. 吳忠芳、王順正、林必寧 (2006)。固定心跳率跑步變異 (RSVHRC) 在跑步機上之應用。台中學院體育，3，51-58。

19. 呂盈賢 (2005)。田徑場心肺恢復指數評量高中男生心肺適能之研究。未出版碩士論文，國立中正大學運動與休閒教育研究所，嘉義縣。

20. 林正常 (1995)。運動生理學實驗指引。師大書苑，台北市。

21. 林必寧 (2006)。運動強度與時間對跑步機固定心跳率跑速變異之影響。未出版碩士論文，國立中正大學運動與休閒教育研究所，嘉義縣。

22. 胡文瑜、謝旻宏、王予仕、黃彥鈞、王順正 (2006)。不同時段測驗固定心跳率跑速變異之信度研究。台灣運動生理暨體能學會 2006 年年會及學術研討會，台北市。

23. 教育部 (2000)。教育部體適能護照。教育部，台北市。

24. 國防部 (1993)。國軍基本體能測驗。國防部，台北市。

25. 楊群正 (2005)。最大脂肪代謝強度跑步運動之脂肪代謝變化研究。未出版碩士論文，國立中正大學運動與休閒教育研究所，嘉義縣。

26. Abad, C. C. C., Barros, R. V., Bertuzzi, R., Gagliardi, J. F. L., Lima-Silva, A. E., Lambert, M. I., & Pires, F. O. (2016). 10 km running performance predicted by a multiple linear regression model with allometrically adjusted variables. Journal of Human Kinetics, 51, 193-200.

27. Aunola, S., & Rusko, H. (1992). Does anaerobic threshold correlate with maximal lactate steady-state? Journal of Sports Science, 10(4), 309-323.

28. Bangsbo, J., Iaia, F. M., & Krustrup, P. (2008). The yo-yo intermittent recovery test - a useful tool for evaluation of physical performance in intermittent sports. Sports Medicine, 38(1), 37-51.

29. Bernard, O., Ouattara, S., Maddio, F., Jimenez, C., Charpenet, A., Melin, B., & Bittel, J. (2000). Determination of the velocity associated with VO2max. Medicine & Science in Sports & Exercise, 32(2), 464-470.

30. Berthoin, S., Baquet, G., Dupont, G., Blondel, N., & Mucci, P. (2003). Critical velocity and anaerobic distance capacity in prepubertal children. Canadian Journal of Applied Physiology, 28(4), 561-575.

31. Billat, L. V., & Koralsztein, J. P. (1996). Significance of the velocity at VO2max and time to exhaustion at this velocity. Sports Medicine, 22(2), 90-108.

32. Billat, V. L., Flechet, B., Petit, B., Muriaux, G., & Koralsztein, J. P. (1999). Interval training at VO2max : effects on aerobic performance and overtraining markers. Medicine & Science in Sports & Exercise, 31(1), 156-163.

33. Bosquet, L., Duchene, A., Lecot, F., Dupont, G., & Leger, L. (2006). Vmax estimate from three-parameter critical velocity models: validity and impact on 800m running performance prediction. European Journal of Applied Physiology, 97, 34-42.

34. Bosquet, L., Delhors, P. R., Duchene, A., Dupont, G., & Leger, L. (2007). Anaerobic running capacity determined from a 3-parameter systems model: relationship with other anaerobic indices and with running performance in the 800 m-Run. International Journal of Sports Medicine, 28, 495-500.

35. Boullosa, D. A., Tonello, L., Ramos, I., Silva, A. d. O., Simoes, H. G., & Nakamura, F. Y. (2013). Relationship between aerobic capacity and yo-yo IR1 performance in Brazilian professional futsal players. Asian Journal of Sports Medicine, 4(3), 230-234.

36. Bragada, J. A., Santos, P. J., Maia, J. A., Colaco, P. J., Lopes, V. P., & Barbosa, T. M. (2010). Longitudinal study in 3000m male runners: relationship between performance and selected physiological parameters. Journal of Sports Science and Medicine, 9, 439-444.

37. Bull, A. J., Housh, T. J., Johnson, G. O., & Rana, S. R. (2008). Physiological responses at five estimates of critical velocity. European Journal of Applied Physiology, 102, 711-720.

38. Castagna, C., Impellizzeri, F. M., Chamari, K., Carlomagno, D., & Rampinini, E. (2006). Aerobic fitness and yo-yo continuous and intermittent tests performances in soccer players: a correlation study. Journal of Strength and Conditioning Research, 20(2), 320-325.

39. Castagna, C., Impellizzeri, F., Cecchini, E., Rampinini, E., & Alvarez, J. C. B. (2009). Effects of imtermittent-endurance fitness on match performance in young male soccer players. Journal of Strength and Conditioning Research, 23(7), 1954-1959.

40. Caird, S.J., McKenzie, A.D., & Sleivert, G.G. (1999). Biofeedback and relaxation techniques improves running economy in sub-elite long distance runners. Medicine & Science in Sports & Exercise, 31(5), 717-722.

41. Conley, D. L., & Krahenbuhl, G. S. (1980). Running economy and distance running performance of highly trained athletes. Medicine & Science in Sports & Exercise, 12(5), 357-360.

42. de Souza, K. M., de Lucas, R. D., Grossl, T., Costa, V. P., Guglielmo, L. G. A., & Denadai, B. S. (2014). Performance prediction of endurance runners through laboratory and track tests. Revista Brasileira de Cineantropometria e Desempenho Humano, 16(4), 465-474.

43. Delussu, A. S., Morone, G., Iosa, M., Bragoni, M., Paolucci, S., & Traballesi, M. (2014). Concurrent validity of physiological cost index in walking over ground and during robotic training in subacute stroke patients. BioMed Research International, Article ID 384896.

44. Florence, S., & Weir, J. P. (1997). Relationship of critical velocity to marathon running performance. European Journal of Applied Physiology, 75, 274-278.

45. Fredrickson, E., Ruff, R. L., & Daly, J. J. (2007). Physiological cost index as a proxy measure for the oxygen cost of gait in stroke patients. Neurorehabilitation and Neural Repair, 21(5), 429-434.

46. Foster, C., & Lucia, A. (2007). Running economy -the forgotten factor in elite performance. Sports Medicine, 37(4-5), 316-319.

47. Franch, J., Madsen, K., Djurhuus, M. S., & Pedersen, P. K. (1998). Improved running economy following intensified training correlates with reduced ventilatory demands. Medicine & Science in Sports & Exercise, 30(8), 1250-1256.

48. Fukuda, D. H., Smith, A. E., Kendall, K. L., Dwyer, T. R., Kerksick, C. M., Beck, T. W., Cramer, J. T., & Stout, J. R. (2010). The effects of creatine loading and gender on anaerobic running capacity. Journal of Strength and Conditioning Research, 24(7), 1826-1833.

49. Graham, R. C., Smith, N. M., & White, C. M. (2005). The reliability and validity of the physiological cost index in healthy subjects while walking on 2 different tracks. Archives of Physical Medicine and Rehabilitation, 86(10), 2041-2046.

50. Health-calc.com/bleep-test/

51. Hill, D. W., & Rowell, A. L. (1996). Running velocity at VO2max. Medicine & Science in Sports & Exercise, 28(1), 114-119.

52. Housh, T. J., Cramer, J. T., Bull, A. J., Johnson, G. O., & Housh, D. J. (2001). The effect of mathematical modeling on critical velocity. European Journal of Applied Physiology, 84, 469-475.

53. Jones, A. M., & Carter, H. (2000). The effect of endurance training on parameters of aerobic fitness. Sports Medicine, 29(6), 373-386.

54. Jones, A. M., Carter, H., & Doust, J. H. (1999). Effect of six weeks of endurance training on parameters of aerobic fitness. Medicine & Science in Sports & Exercise, 31(5s), s280.

55. Kyrolainen, H., Belli, A., & Komi, P.V. (2001). Biomechanical factors affecting running economy. Medicine & Science in Sports & Exercise, 33(8), 1330-1337.

56. Kyrolainen, H., Pullinen, T., Candau, R., Avela, J., Huttunen, P., & Komi, P.V. (2000). Effects of marathon running on running economy and kinematics. European Journal of Applied Physiology, 82(4), 297-304.

57. Lavin, K. M., Guenette, J. A., Smoliga, J. M., & Zavorsky, G. S. (2013). Controlled-frequency breath swimming improves swimming performance and running economy. Scandinavian Journal of Medicine & Science in Sports, doi: 10.1111/sms.12140. Wiley Online Library.

58. Leger, L., & Gadoury, C. (1989). Validity of the 20 m shuttle run test with 1 min stages to predict vo2max in adults. Canadian Journal of Sport Sciences, 14(1), 21-26.

59. Lin, J. C., & Wang, S. C. (1999). The physiological responses of running at critical velocity for distance runners. Abstract. Medicine & Science in Sports & Exercise, 31(5), s371.

60. Lucia, A., Esteve-Lanao, J., Oliva'n, J., Go'mez-Gallego, F., San Juan, A. F., Santiago, C., Pe'rez, M., Chamorro, C., & Foster, C. (2006). Physiological characteristics of the best Eritrean runners - exceptional running economy. Applied Physiology, Nutrition, and Metabolism, 31, 1-11.

61. Midgley, A. W., McNaughton, L. R., & Jones, A. M. (2007). Training to enhance the physiological determinants of long-distance running performance. Sports Medicine, 37(10), 857-880.

62. Moritani, T., & deVries, H., A. (1980). Anaerobic threshold determination by surface electromyography. Abstract. Medicine & Science in Sports & Exercise, 12, 86.

63. Perry, S. R., Housh, T. J., Johnson, G. O., Ebersole, K. T., & Bull, A. J. (2001). Heart rate and ratings of perceived exertion at the physical working capacity at the heart rate threshold. Journal of Strength and Conditioning Research, 15(2), 225-229.

64. Raj, R., Amiri, H. M., Wang, H., & Nugent, K. M. (2014). The repeatability of gait speed and physiological cost index measurements in working adults. Journal of Primary Care & Community Health, 5(2), 128-133.

65. Rampinini, E., Sassi, A., Azzalin, A., Castagna, C., Menaspa, P., Carlomagno, D., & Impellizzeri, F. M. (2010). Physiological determinants of Yo-Yo intermittent recovery tests in male soccer players. European Journal of Applied Physiology, 108(2), 401-409.

66. Saunders, P. U., Pyne, D. B., Telford, R. D., & Hawley, J. A. (2004). Factors affecting running economy in trained distance runners. Sports Medicine, 34(7), 465-485.

67. Sharma, H., & Sarkar, A. (2016). Correlation between six minute walk test and physiological cost index in healthy indian females. International Journal of Science and Research, 5(2), 1386-1391.

68. Stegmann, H., Kindermann, W., Schnabel, A. (1981). Lactate Kinetics and Individual Anaerobic Threshold. International journal of Sports Medicine, 02(3), 160-165.

69. Tjelta, L. I., Tjelta, A. R., & Dyrstad, S. M. (2012). Relationship between velocity at anaerobic threshold and factors affecting velocity at anaerobic threshold in elite distance runners. International Journal of Applied Sports Sciences, 24(1), 8-17.

70. Tjelta, L. I., & Shalfawi, S. A. I. (2016). Physiological Factors affecting performance in elite distance runners. Acta Kinesiologiee Universitatis Tartuensis, 22, 7-19.

71. Wagner, L. L., & Housh, T. J. (1993). A proposed test for determining physical working capacity at the heart rate threshold. Research Quality for Exercise and Sport, 64(3), 361-364.

72. Weston, A. R., Mbambo, Z., & Mybrugh, K. H. (2000). Running economy of African and Caucasian distance runners. Medicine & Science in Sports & Exercise, 32(6), 1130-1134.

73. Zacca, R., Wenzel, B. M., Piccin, J. S., Marcilio, N. R., Lopes, A. L., & Castro, F. A. S. (2010). Critical velocity, anaerobic distance capacity, maximal instantaneous velocity and aerobic inertia in sprint and endurance young swimmers. European Journal of Applied Physiology, 110, 121-131.

74. Zagatto, A. M., Kalva-Filho, C. A., & Loures, J. P. (2013). Anaerobic running capacity determined from the critical velocity model is not significantly associated with maximal accumulated oxygen deficit in army runners. Science & Sports, 28(6), e159-e165.

75. http://www.5-a-side.com/

76. http://www.topendsports.com

第 3 篇

1. 林正常校閱 (2013)。應用運動生理學 -- 整合理論與應用。藝軒圖書，台北市。

2. American College of Sports Medicine (2009). American College of Sports Medicine position stand. Progression models in resistance training for healthy adults. Medicine & Science in Sports & Exercise, 41, 687-708.

3. Abbiss, C. R., & Laursen, P. B. (2008). Describing and understanding pacing strategies during athletic competition. Sports Medicine, 38(3), 239-252.

4. Baar, K. (2014). Using nutrition and molecular biology to maximize concurrent training. Sports Science Exchange, 27(136), 1-5.

5. Berg, K. (2003). Endurance training and performance in runners - research limitations and unanswered questions. Sports Medicine, 33(1), 59-73.

6. Billat, V., & Lopes, P. (2006). Indirect Methods for estimation of aerobic power. In P. J. Maud & C. Foster (Eds), Physiological Assessment of Human Fitness (p22). Champaign, IL: Human Kinetics.

7. Bragada, J. A., Santos, P. J., Maia, J. A., Colaco, P. J., Lopes, V. P., & Barbosa, T. M. (2010). Longitudinal study in 3000m male runners: relationship between performance and selected physiological parameters. Journal of Sports Science and Medicine, 9, 439-444.

8. Bosquet, L., Duchene, A., Lecot, F., Dupont, G., & Leger, L. (2006). Vmax estimate from three-parameter critical velocity models: validity and impact on 800m running performance prediction. European Journal of Applied Physiology, 97, 34-42.

9. Burgomaster, K.A., Hughes, S.C., Heigenhauser, G.J., Bradwell, S.N., & Gibala, M.J. (2005). Six sessions of sprint interval training increases muscle oxidative potential and cycle endurance capacity in humans. Journal of Applied Physiology, 98, 1985-1990.

10. Campos, G. E. R., Luecke, T. J., Wendeln, H. K., Toma, K., Hagerman, F. C., Murray, T. F., Ragg, K. E., Ratamess, N. A., Kraemer, W. J., & Staron, R. S. (2002). Muscular adaptations in response to three different resistance-training regimens: specificity of repetition maximum training zones. European Journal of Applied Physiology, 88(1-2), 50-60.

11. Creer, A. R., Ricard, M. D., & Conlee, R. K. (2004). Neural, metabolic, and performance adaptations to four weeks of high intensity sprint-interval training in trained cyclists. International Journal of Sports Medicine, 25(2), 92-98.

12. Coyle, E.F. (2005). Very intense exercise-training is extremely potent and time efficient: a reminder. Journal of Applied Physiology, 98(6), 1983-1984.

13. Dankel, S. J., Mattocks, K. T., Jessee, M. B., Buckner, S. L., Mouser, J. G., Counts, B. R., Laurentino, G. C., Loenneke, J. P. (2017). Frequency: the overlooked resistance training variable for inducing muscle hypertrophy? Sports Medicine, 47(5), 799-805.

14. Dolgener, F. A., Kolkhorst, F. W., & Whitsett, D. A. (1994). Long slow distance training in novice marathoners. Research Quarterly for Exercise and Sport, 65(4), 339-346.

15. de Souza, E. O., Tricoli, V., Roschel, H., Brum, P. C., Bacurau, A. V. N., Ferreira, J. C. B., Aoki, M. S., Neves-Jr, M., Aihara, A. Y., da Rocha Correa Fernandes, A., & Ugrinowitsch, C. (2013). Molecular adaptations to concurrent training. International Journal of Sports Medicine, 34(3), 207-213.

16. Edge, J., Bishop, D., & Goodman, C. (2006). The effects of training intensity on muscle buffer capacity in females. European Journal of Applied Physiology, 96, 97-105.

17. Esteve-Lanao, J., San Juan, A. F., Earnest, C. P., Foster, C., & Lucia, A. (2005). How do endurance runners actually train? relationship with competition performance. Medicine & Science in Sports & Exercise, 37(3),496-504.

18. Ely, M. R., Martin, D. E., Cheuvront, S. N., & Montain, S. J. (2008). Effect of ambient temperature on marathon pacing is dependent on runner ability. Medicine & Science in Sports & Exercise, 40(9), 1675-1680.

19. Figueiredo, V. C., de Salles, B. F., & Trajano, G. S. (2018). Volume for muscle hypertrophy and health outcomes: the most effective variable in resistance training. Sports Medicine, 48(3), 499-505.

20. Foster, C., Florhaug, J. A., Franklin, J., Gottschall, L., Hrovatin, L. A., Parker, S., Doleshal, P., & Dodge, C. (2001). A new approach to monitoring exercise training. Journal of Strength and Conditioning Research, 15(1), 109-115.

21. Fragala, M. S., Cadore, E. L., Dorgo, S., Izquierdo, M., Kraemer, W. J., Peterson, M. D., & Ryan, E. D. (2019). Resistance training for older adults: position statement

from the National Strength and Conditioning Association. The Journal of Strength and Conditioning Research, 33(8), 2019-2052.

22. Gibala, M. J., Little, J. P., & van Essen, M. (2006). Short-term sprint interval versus traditional endurance training: similar initial adaptations in human skeletal muscle and exercise performance. The Journal of Physiology, 575(3), 901-911.

23. Guglielmo, L. G. A., Junior, R. J. B., Arins, F. B., & Dittrich, N. (2012). Physiological indices associated with aerobic performance in the distances of 1,5 km, 3 km and 5 km. Motriz: Revista de Educacao Fisica, 18(4), 690-698.

24. Hamstra-Wright, K. L., Coumbe-Lilley, J. E., Kim, H., McFarland, J. A., & Huxel Bliven, K. C. (2013). The influence of training and mental skills preparation on injury incidence and performance in marathon runners. Journal of Strength and Conditioning Research, 27(10), 2828-2835.

25. Henderson, J. (1969). Long Slow Distance - The Humane Way to Train. CreateSpace Independent Publishing Platform.

26. Hickson, R. C. (1980). Interference of strength development by simultaneously training for strength and endurance. European Journal of Applied Physiology, 45, 255-263.

27. Hottenrott, K., Ludyga, S., & Schulze, S. (2012). Effects of high intensity training and continuous endurance training on aerobic capacity and body compostion in recreationally active runners. Journal of Sports Science and Medicine. 11(3), 483-488.

28. International Association of Athletics Federations (IAAF) (2008). Training at the lactate turpoint. IAAF @-letter for CECS Level II Coaches. http://www.rdcsanjuan. org/ attachments/article/43/training%20at%20the%20 lactate%20turnpoint.pdf

29. Izquierdo-Gabarren, M., de Txabarri Exposito, R. G., Garcia-Pallares, J., Sanchez-Medina, L., de Villarreal, E. S. S., & Izquierdo, M. (2010). Concurrent endurance and strength training not to failure optimizes performance gains. Medicine & Science in Sports & Exercise, 42(6), 1191-1199.

30. Impellizzeri, F. M., Rampinini, E., Coutts, A. J., Sassi, A., & Marcora, S. M. (2004). Use of RPE-based training load in soccer. Medicine & Science in Sports & Exercise, 36(6), 1042-1047.

31. Jones, A. M., & Carter, H. (2000). The effect of endurance training on parameters of aerobic fitness. Sports Medicine., 29(6), 373-386.

32. Karp, J. R. (2009). The science of endurance. New Studies in Athletics, 24(4), 9-14.

33. Karp, J. R. (2011). 8 ways to improve distance running performance. http://www.rivercityraces.com/files/user/ Ways_to_Improve_Distance_Running_Performance.pdf

34. Karp, J. R. (2012). Five lessons i have learned from physiology and how they can make you a faster runner. Olympic Coach Magazine, 23(2), 4-10.

35. Kilgore, L. (2006). The paradox of the aerobic fitness prescription. The Crossfit Journal Articles. 52, 1-6.

36. Leite, R. D., Prestes, J., Rosa, C., de Salles, B. F., Maior, A., Miranda, H., & Simão, R. (2011). Acute effect of resistance training volume on hormonal responses in trained men. Journal of Sports Medicine and Physical Fitness, 51(2), 322-328.

37. Londeree, B. R. (1997). Effect of training on lactate/ ventilatory thresholds : a meta-analysis. Medicine & Science in Sports & Exercise., 29, 837-843.

38. Loprinzi, P. D., & Brown, K. (2012). Empirical examination of predictors of 2-mile time trial performance in high school cross-country runners. Track & Cross Country Journal, 2(2), 239-243.

39. Lucia, A., Hoyos, J., Santalla, A., Earnest, C., & Chicharro, J. L. (2003). Tour de France versus Vuelta a Espana : which is harder. Medicine & Science in Sports & Exercise, 35(5),872-878.

40. Lucía, A., Hoyos, J., Pérez, M., & Chicharro, J. L. (2000). Heart rate and performance parameters in elite cyclists: a longitudinal study. Medicine & Science in Sports & Exercise, 32(10), 1777-1782.

41. Morton, R. H. (1996). A 3-parameter critical power model. Ergonomics, 39, 611-619.

42. Morton, R. H., Fitz-Clarke, J. R., & Banister, E. W. (1990). Modeling human performance in running. Journal of Applied Physiology, 69(3), 1171-1177.

43. Ogasawara, R., Loenneke, J. P., Thiebaud, R. S., & Abe, T. (2013). Low-load bench press training to fatigue results in muscle hypertrophy similar to high-load bench press training. International Journal of Clinical Medicine, 2013, 4, 114-121.

44. Paavolainen, L., Hakkinen, K., Hamalainen, I., Nummela, A., & Rusko, H. (1999). Explosivestrength training improves 5-km running time by improving running economy and muscle power. Journal of Applied Physiology, 86(5), 1527-1533.

45. Padilla, S., Mujika, I., Orbananos, J., Santisteban, J., Angulo, F., & Goiriena, J. J. (2001). Exercise intensity and load during mass-start stage races in professional road cycling. Medicine & Science in Sports & Exercise, 33(5), 796-802.

46. Parra, J., Cadefau, J. A., & Rodas, G. (2000). The distribution of rest periods affects performance and adaptations of energy metabolism induced by high-intensity training in human muscle. Acta Physiologica Scandinavica, 169(2), 157-165.

47. Pina, F. L. C., Nunes, J. P., Nascimento, M. A., Ribeiro, A. S., Mayhew, J. L., & Cyrino, E. S. (2019). Similar effects of 24 weeks of resistance training performed with different frequencies on muscle strength, muscle mass, and muscle quality in older women. International Journal of Exercise Science, 12(6), 623-635.

48. Renfree, A., & Gibso, A. S. C. (2013). Influence of different performance levels on pacing strategy during the women's world championship marathon Race. International Journal of Sports Physiology and Performance, 7, 279-285.

49. Santos-Lozano, A., Collado, P. S., Foster, C., Lucia, A., & Garatachea, N. (2014). Influence of sex and level on

marathon pacing Strategy. Insights from the New York City Race. International Journal of Sports Medicine, 35, 1-6.

50. Schoenfeld, B. J., Ratamess, N. A., Peterson, M. D., Contreras, B., Sonmez, G. T., & Alvar, B. A. (2014). Effects of different volume-equated resistance training loading strategies on muscular adaptations in well-trained men. The Journal of Strength & Conditioning Research, 28(10), 2909-2918.

51. Schoenfeld, B. J., Ratamess, N. A., Peterson, M. D., Contreras, B., & Tiryaki-Sonmez, G. (2015). Influence of resistance training frequency on muscular adaptations in well-trained men. The Journal of Strength & Conditioning Research, 29(7), 1821-1829.

52. Schoenfeld, B. J., Ogborn, D., & Krieger, J. W. (2016). Effects of resistance training frequency on measures of muscle hypertrophy: a systematic review and meta-analysis. Sports Medicine, 46(11), 1689-1697.

53. Schoenfeld, B. J., Ogborn, D., & Krieger, J. W. (2017). Dose-response relationship between weekly resistance training volume and increases in muscle mass: A systematic review and meta-analysis. Journal of Sports Science, 35(11), 1073-1082.

54. Schoenfeld, B. J., Grgic, J., Ogborn, D., & Krieger, J. W. (2017). Strength and hypertrophy adaptations between low- vs. high-load resistance training: a systematic review and meta-analysis. The Journal of Strength & Conditioning Research, 31(12), 3508-3523.

55. Schoenfeld, B. J., Contreras, B., Krieger, J., Grgic, J., Delcastillo, K., Belliard, R., & Alto, A. (2019). Resistance training volume enhances muscle hypertrophy but not strength in trained men. Medicine & Science in Sports & Exercise, 51(1), 94-103.

56. Seiler, S. (2010). What is best practice for training intensity and duration distribution in endurance athletes? International Journal of Sports Physiology and Performance, 5, 276-291.

57. Seiler, S., & Tonnessen, E. (2009). Intervals, thresholds, and long slow distance: the role of intensity and duration in endurance training. Sportscience, 13, 32-53.

58. Sinnett, A. M., Berg, K., Latin, R. W., & Noble, J. M. (2001). The relationship between field tests of anaerobic power and 10-km run performance. Journal of Strength and Conditioning Research, 15(4), 405-412.

59. Stkren, K., Helgerud, J., Stka, E. M., & Hoff, J. (2008). Maximal strength training improves running economy in distance runners. Medicine & Science in Sports & Exercise, 40(6), 1089-1094.

60. Vollaard, N. B. J., Cooper, C. E., & Shearman, J. P. (2006). Exercise-induced oxidative stress in overload training and tapering. Medicine and Science in Sports and Exercise, 38(7),1335-1341.

61. Vuorimaa, T., Hakkinen, K., Vahasoyrinki, P., & Rusko, H. (1996). Comparison of three maximal anaerobic running test protocols in marathon runners, Middle-distance runners and sprinters. International Journal of Sports and Medicine, 17(2), S109-S113.

62. Williams, M. (2014). Training to improve your running ability. http://www.tidewaterstriders.com/site/wpontent/uploads/docs/trainingtorunfaster.pdf

63. Wilson, J. M., Marin, P. J., Rhea, M. R., Wilson, S. M. C., Loenneke, J. P., & Anderson, J. C. (2012). Concurrent training: a meta-analysis examining interference of aerobic and resistance exercise. Journal of Strength & Condition Research, 26(8), 2293–2307.

第 4 篇

1. 羅瑭勻、駱燕萍、詹明昇、張家豪 (2017)。不同墊步模式對女子籃球選手非軸心腳膝關節負荷之差異。大專體育學刊，19(4)，361-373。

2. 林信甫與莊泰源 (2003)：跑步經濟性及其相關影響因素探討。中華體育，17(3)，53-60。

3. 跑動智能鞋墊數據庫 (2016)。中國跑者跑姿大數據報告。http://mp.weixin.qq.com/s/Ju92gmWRhVnz2CBCg22Gyw

4. Altman, A. R., & Davis, I. S. (2012a). A kinematic method for footstrike pattern detection in barefoot and shod runners. Gait Posture, 35(2), 298-300

5. Altman, A. R., & Davis, I. S. (2012b). Barefoot running: biomechanics and implications for running injuries. Current Sports Medicine Reports, 11(5), 244-250.

6. Barnes, K. R., & Kilding, A. E. (2015). Running economy: measurement, norms, and determining factors. Bames and Kilding Sports Medicine - Open, 1(8), 1-15.

7. Belli, A., Lacour, J. R., Komi, P. V., Candau, R., & Denis, C. (1995). Mechanical step variability during treadmill running. European Journal of Applied Physiology and Occupational Physiology, 70, 510-517.

8. Besier, T. F., Fredericson, M., Gold, G. E., Beaupré, G. S., & Delp, S. L. (2009). Knee muscle forces during walking and running in patellofemoral pain patients and pain-free controls. Journal of Biomechanics, 42(7), 898-905.

9. Brughelli, M., & Cronin, J. (2008). Influence of running velocity on vertical, leg and joint stiffness - Modelling and Recommendations for Future Research. Sports Medicine, 38(8), 647-657.

10. Brughelli, M., Cronin, J., & Chaouachi, A. (2011). Effects of running velocity on running kinetics and kinematics. Journal of Strength and Conditioning Research, 25(4), 933-939.

11. Carpes, F. P., Mota, C. B., & Faria, I. E. (2010). On the bilateral asymmetry during running and cycling - a review considering leg preference. Physical Therapy in Sport, 11, 136-142.

12. Cavanagh, P. R., & Lafortune, M. A. (1980). Ground reaction forces in distance running. Journal of Biomechanics, 13, 397-406.

13. Chavet, P., Lafortune, M. A., & Gray, J. R. (1997). Asymmetry of lower extremity responses to external impact loading. Human Movement Science, 16(4), 391-406.

14. de Ruiter, C. J., Verdijk, P. L., Verker, W., Zuidema, M. J., & de Haan, A. (2013). Stride frequency in relation to oxygen consumption in experienced and novice runners. European Journal of Sport Science, 14(3), 251-258.

15. Folland, J. P., Allen, S. J., Black, M. I., Handsaker, J. C., & Forrester, S. E. (2017). Running technique is an important component of running economy and performance. Medicine Science in Sports and Exercise. 49(7), 1412-1423.

16. Forrester, S., & Townend, J. (2013). Effect of running velocity on footstrike angle in recreational athletes. http://www.asbweb.org/conferences/2013/abstracts/349.pdf

17. Foster, C., & Lucia, A. (2007). Running economy -the forgotten factor in elite performance. Sports Medicine, 37(4-5), 316-319.

18. Girard, O., Millet, G. P., Slawinski, J., Racinais, S., & Micallef, J. P. (2013). Changes in running mechanics and spring-mass behaviour during a 5-km time trial. International Journal of Sports Medicine, 34, 832-840.

19. Gomez-Molina, J., Ogueta-Alday, A., Stickley, C., Camara, J., Cabrejas-Ugartondo, J., & Garcia-Lopez, J. (2017). Differences in spatiotemporal parameters between trained runners and untrained participants. Journal of Strength Condition Research, 31(8), 2169-2175.

20. Gomez-Molina, J., Ogueta-Alday, A., Camara, J., Stickley, C., Rodriguez-Marroyo, J. A., & Garcia-Lopez, J. (2017). Predictive variables of half-marathon performance for male runners. Journal of Sports Science and Medicine, 16, 187-194.

21. Gomez-Molina, J., Ogueta-Alday, A., Camara, J., Stickley, C., & Garcia-lopez, J. (2017). Effect of 8 weeks of concurrent plyometric and running training on spatiotemporal and physiological variables of novice runners. European Journal of Sport Science, 18(2), 162-169.

22. Gruber, A. H., Umberger, B. R., Braun, B., & Hamill, J. (2013). Economy and rate of carbohydrate oxidation during running with rearfoot and forefoot strike patterns. Journal of Applied Physiology, 115, 194-201.

23. Hamill, J., & Gruber, A. (2012). Running injuries: forefoot versus rearfoot and barefoot versus shod: a biomechanist's perspective. 30th Annual Conference of Biomechanics in Sports, Melbourne.

24. Hunter, I., & Smith, G. A. (2007). Preferred and optimal stride frequency, stiffness and economy: changes with fatigue during a 1-h high-intensity run. European Journal of Applied Physiology, 100, 653-661.

25. Hutchinson, A. (2011). The problem with 180 strides per minute: some personal data. http://sweatscience.com/the-problem-with-180-strides-per-minute-some-personal-data/

26. Karamanidis, K., Arampatzis, A., & Bruggemann, G. P. (2003). Symmetry and reproducibility of kinematic parameters during various running techniques. Medicine & Science in Sports & Exercise, 35(6), 1009-1016.

27. Korhonen, M. T., Suominen, H., Viitasalo, J. T., Liikavainio, T., Alen, M., & Mero, A. A. (2010). Variability and symmetry of force platform variables in maximum-speed running in young and older athletes. Journal of Applied Biomechanics, 26, 357-366.

28. Landers, G. J., Blanksby, B. A., & Ackland, T. R. (2011). The relationship between stride rates, lengths, and body size and their effect on elite triathletes' running performance during competition. International Journal of Exercise Science, 4(4), 238-246.

29. Lieberman, D. E., Venkadesan, M., Werbel, W. A., Daoud, A. I., D'Andrea, S., Davis, I. S., Mang'Eni, R. O., & Pitsiladis, Y. (2010). Foot strike patterns and collision forces in habitually barefoot versus shod runners. Nature, 463, 531-535.

30. Mercer, J., Dolgan, J., Griffin, J., & Bestwick, A. (2008). The physiological importance of preferred stride frequency during running at different speeds. Journal of Exercise Physiology (online), 11(3), 26-32.

31. Millet, G. Y., Morin, J-B., Degache, F., Edouard, P., Feasson, L., Verney, J., & Oullion, R. (2009). Running from paris to beijing: biomechanical and physiological consequences. European Journal of Applied Physiology, 107(6), 731-738.

32. McMahon, T. A., & Cheng, G. C. (1990). The mechanics of running: how does stiffness couple with speed? Journal of Biomechanics, 23(S1), 65-78.

33. Monte, A., Muollo, V., Nardello, F., & Zamparo, P. (2017). Sprint running: how changes in step frequency affect running mechanics and leg spring behaviour at maximal speed. Journal of Sports Science, 35(4), 339-345.

34. Moore, I. S. (2016). Is there an economical running technique? a review of modifiable biomechanical factors affecting running economy. Sport Medicine, 46, 793-807.

35. Moore, I. S., Jones, A. M., & Dixon, S. J. (2014). Relationship between metabolic cost and muscular coactivation across running speeds. Journal of science and medicine in sport, 17(6), 671-676.

36. Mohr, M., Lorenzen, K., Palacios-Derflingher, L., Emery, C., & Nigg, B. M. (2018). Reliability of the knee muscle co-contraction index during gait in young adults with and without knee injury history. Journal of Electromyography and Kinesiology, 38, 17-27.

37. Morin, J. -B., Dalleau, G., Kyrolainen, H., Jeannin, T., & Belli, A. (2005). A simple method for measuring stiffness during running. Journal of Applied Biomechancis, 21, 167-180.

38. Morin, J. B., Samozino, P., Zameziati, K., & Belli, A. (2007). Effects of altered stride frequency and contact time on leg-spring behavior in human running. Journal of Biomechanics, 40, 3341-3348.

39. Morin, J. B., Samozino, P., & Millet, G. Y. (2011). Changes in running kinematics, kinetics, and spring–mass behavior over a 24-h run. Medicine & Science in Sports & Exercise, 43(5), 829-836.

40. Nigg, S., Vienneau, J., Maurer, C., & Nigg, B. M. (2013). Development of a symmetry index using discrete variables. Gait and Posture, 38, 115-119.

41. Nummela, A., Keranen, T., & Mikkelsson, L. O. (2007). Factors related to top running speed and economy. International Journal of Sports Medicine, 28(8), 655-661.

42. Ogueta-Alday, A., Morante, J. C., Gomez-Molina, J., & Garcia-Lopez, J. (2018). Similarities and differences among half-marathon runners according to their performance level. PLoS ONE, 13(1), e0191688.

43. Paavolainen, L., Hakkinen, K., Hamalainen, I., Nummela, A., & Rusko, H. (1999). Explosive-strength training improves 5-km running time by improving running economy and muscle power. Journal of Applied Physiology, 86(5), 1527-1533.

44. Pappas, P., Paradisis, G., & Vagenas, G. (2015). Leg and vertical stiffness (a)symmetry between dominant and non-dominant legs in young male runners. Human Movement Science, 40, 273-283.

45. Perl, D. P., Daoud, A. I., & Lieberman, D. E. (2012). Effects of footwear and strike type on running economy. Medicine & Science in Sports & Exercise, 44(7), 1335-1343.

46. Richardson, J. L. (2013). Effect of step rate on foot strike pattern and running economy in novice runners. All Graduate Plan B and other Reports. Paper 287. Utah State University.

47. Snyder, K. L., & Farley, C. T. (2011). Energetically optimal stride frequency in running: the effects of incline and decline. The Journal of Experimental Biology, 214, 2089-2095.

48. Steudel-Numbers, K. L., & Wall-Scheffler, C. M. (2009). Optimal running speed and the evolution of hominin hunting strategies. Journal of Human Evolution, 56(4), 355-360.

49. Santos-Concejero, J., Granados, C., Irazusta, J., Bidaurrazaga-Letona, I., Zabala-Lili, J., & Gil, S. M. (2013). Differences in ground contact time explain the less efficient running economy in North African runners. Biology of Sport, 30, 181-187.

50. Santos-Concejero, J., Tam, N., Granados, C., Irazusta, J., Bidaurrazaga-Letona, I., Zabala-Lili, J., & Gil, S. M. (2014a). Stride angle as a novel indicator of running economy in well-trained runners. Journal of Strength and Conditoning Research. 28(7), 1889-1895.

51. Santos-Concejero, J., Tam, N., Granados, C., Irazusta, J., Bidaurrazaga-Letona, I., Zabala-Lili, J., & Gil, S. M. (2014b). Interaction effects of stride angle and strike pattern on running economy. International Journal of Sport Medicine. 35(13), 1118-1123.

52. Santos-Concejero, J., Granados, C., Irazusta, J., Bidaurrazaga-Letona, I., Zabala-Lili, J., Tam, N., & Gil, S. M. (2014c). Influence of the biomechanical variables of the gait cycle in running economy. Revista internacional de ciencias del deporte. 36(10), 96-108.

53. Saunders, P. U., Pyne, D. B., Telford, R. D., & Hawley, J. A. (2004). Factors affecting running economy in trained distance runners. Sports Medicine, 34(7), 465-485.

54. Taboga, P., Kram, R., & Grabowski, A. M. (2016). Maximum-speed curve-running biomechanics of sprinters with and without unilateral leg amputations. Journal of Experimental Biology, 219, 851-858.

55. Tam, N., Santos-Concejero, J., Coetzee, D. R., Noakes, T. D., & Tucker, R. (2017). Muscle co-activation and its influence on running performance and risk of injury in elite Kenyan runners. Journal of Sports Sciences, 35(2), 175-181.

56. Vagenas, G., & Hoshizaki, B. (1992). A multivariable analysis of lower extremity kinematic asymmetry in running. International Journal of Sport Biomechanics, 8, 11-29.

57. van Oeveren, B. T., de Ruiter, C. J., Beek, P. J., & van Dieen, J. H. (2017). Optimal stride frequencies in running at different speeds. Plos One, 12(10), e0184273.

58. Weyand, P. G., Sternlight, D. B., Bellizzi, M. J., & Wright, S. (2000). Faster top running speeds are achieved with greater ground forces not more rapid leg movements. Journal of Applied Physiology, 89(5), 1991-1999.

第 5 篇

1. 王予仕 (2006)。運動時的心血管循環轉變 (cardiovascular drift)。運動生理週訊，218。http://www.epsport.net/epsport/week/show.asp?repno=218

2. 林正常 (2015)。有氧運動 · 無氧閾值。運動生理週訊，324。http://www.epsport.net/epsport/week/show.asp?repno=324

3. 傅正思、許績勝、馬君萍、王耀聰 (2013)。心跳率在跑步訓練上的應用。興大體育學刊，12，153-160。

4. 林必寧、王錠堯、王彥欽、楊群正、呂盈賢、王順正 (2005)。固定心跳率跑速變異評估 3000 公尺跑步成績之研究。運動生理週訊，201。http://www.epsport.net/epsport/week/show.asp?repno=201

5. 邱艷芬、于博芮、陳幸眉 (2002)。高血壓病患進行中度運動之短期與長期效應。台灣醫學，6(1)，17-24。

6. 程文欣 (2006)。心跳率控制跑步速度之耐力訓練研究。未出版碩士論文，國立中正大學，嘉義縣。

7. 鄭景峰 (2002)。高地訓練法。運動生理週訊，131。http://www.epsport.net/epsport/week/show.asp?repno=131。

8. 鄭景峰 (2005)。「高地訓練與運動表現」一書之觀後感。運動生理週訊，202。http://www.epsport.net/epsport/week/show.asp?repno=202。

9. 包宜芬 (2005)。高住低練法之探討。國民體育季刊，34(1)，29-34。

10. 呂裕雄 (2006)。不同間歇低氧踏車訓練對最大攝氧量之影響。未出版碩士論文。國立嘉義大學體育與健康休閒研究所。

11. 林正常 (2005a)。運動生理學，增訂二版。師大書苑，台北。

12. 林正常 (2005b)。高地訓練的效果與策略。國民體育季刊，34(1)，20-28。

13. 張永政 (2001)。高原訓練對中長跑運動員的有氧能力影響。體育學報，30，311-321。

14. 翁慶章、鍾伯光 (2002)。高原訓練的理論與實踐。人民體育出版社，北京。

15. 嚴克典 (2006)。間歇低氧訓練對有氧適能與心率變異性表現之影響。未出版博士論文。國立台灣師範大學體育研究所。

16. Arbab-Zadeh, A., Perhonen, M., Howden, E., Peshock, R. M., Zhang, R., Adams-Huet, B., Haykowsky, M. J., Levine, B. D. (2014). Cardiac Remodeling in Response to 1 Year of Intensive Endurance Training.Circulation, 130, 2152-2161.

17. Ashenden, M. J., Gore, C. J., Dobson, G. P., & Hahn, A. G. (1999). "Live high, train low" does not change the total haemoglobin mass of male endurance athletes sleeping at a simulated altitude of 3000m for 23 nights. European Journal of Applied Physiology and Occupational Physiology, 80(5), 479-484.

18. Barnes, K. R., & Kilding, A. E. (2015). Strategies to improve running economy. Sports Medicine, 45(1), 37-56.

19. Baxter, C., Mc Naughton, L. R., Sparks, A., Norton, L., & Bentley, D. (2017). Impact of stretching on the performance and injury risk of long-distance runners. Research in Sports Medicine, 25(1), 78-90.

20. Behm, D. G., & Chaouachi, A. (2011). A review of the acute effects of static and dynamic stretching on performance. European Journal of Applied Physiology, 111(11), 2633-2651.

21. Boning, D. (1997). Altitude and hypoxia training a short review. International Journal of Sports Medicine, 18, 565-570.

22. Butler, R. J., Contreras, M., Burton, L. C., Plisky, P. J., Goode, A., & Kiesel, K. (2013). Modifiable risk factors predict injuries in firefighters during training academies. Work, 46, 11-17.

23. Butler, R. J., Elkins, B., Kiesel, K. B., & Plisky, P. J. (2009). Gender differences in functional movement screen and Y-balance test scores in middle school aged Children. Medicine & Science in Sports & Exercise, 41(5), S183.

24. Carter, J., & Greenwood, M. (2015). Does flexibility exercise affect running economy? a brief review. Strength and Conditioning Journal, 37(3), 12-21.

25. Clark, S. A., Dixon, J., Gore, C. J., & Hahn, A. G. (1999). 14 days of intermittent hypoxia does not alter haematological parameters amongst endurance trained athletes. Proceedings from the Gatorade International Triathlon Science II Conference (p.54-61). Noosa: Australia.

26. Cole, C. R., Blackstone, E. H., Pashkow, F. J., Snader, C. E., & Lauer, M. S. (1999). Heart-rate recovery immediately after exercise as a predictor of mortality. The New England Journal of Medicine, 341, 1351-1357.

27. Cole, C. R., Foody, J. M., Blackstone, E. H., & Lauer, M. S. (2000). Heart rate recovery after submaximal exercise testing as a predictor of mortality in a cardiovascularly healthy cohort. The American College of Physicians, 132, 552-555.

28. Cook, E. G., Burton, L., & Hogenboom, B. (2006). The use of fundamental movements as an assessment of function - Part 1. North American Journal of Sports Physical Therapy, 1(2), 62-72.

29. Cook, E. G., Burton, L., & Hogenboom, B. (2006). The use of fundamental movements as an assessment of function - Part 2. North American Journal of Sports Physical Therapy, 1(3), 132-139.

30. Coyle, E. F., & Gonzalez-Alonso, J. G. (2001). Cardiovascular drift during prolonged exercise: new perspective. Exercise and Sports Science Reviews, 29(2), 88-92.

31. Darr, K. C., Bassett, D. R., Morgan, B. J., & Thomas, D. P. (1988). Effects of age and training status on heart rate recovery after peak exercise. American Journal of Physiology : Heart Circulatory physiology, 254, H340-H343.

32. El Helou, N., Tafflet, M., Berthelot, G., Tolaini, J., Marc, A., Guillaume, M., Hausswirth, C., & Toussaint, J. -F. (2012). Impact of environmental parameters on marathon running performance. PLoS ONE, 7(5), e37407.

33. Faude, O., Kindermann, W., & Meyer, T. (2009). Lactate Threshold Concepts. How Valid are They? Sports Medicine, 39(6), 469-490.

34. Foster, C., Florhaug, J. A., Franklin, J., Gottschall, L., Hrovatin, L. A., Parker, S., Doleshal, P., & Dodge, C. (2001). A new approach to monitoring exercise training. Journal of Strength and Conditioning Research, 15(1), 109-115.

35. Frost, D. M., Beach, T. A., Callaghan, J. P., & McGill, S. M. (2011). Movement screening for performance: what information do we need to guide exercise progression? Journal of Strength & Conditioning Research, 25, S2-S3.

36. Gawthom, K., Gore, C., Martin, D., Spence, R., Lee, H., Ryan-Tanner, R., Clark, S., Logan, P., & Hahn, A. (1998). Sleeping hr and %saO2 in national team female endurance athletes during a 7-day "live-high, train-low" camp. Australian Conference of Science and Medicine in Sport 1998- Program and Abstract Book. Adelaide: Australia.

37. Hartwell, M. L., Volberding, J. L., & Brennan, D. K. (2015). Cardiovascular drift while rowing on an ergometer. Journal of Exercise Phyiology, 18(2), 95-102.

38. Hickey, J. N., Barrett, B. A., Butler, R. J., Kiesel, K. B., & Plisky, P. J. (2010). Reliability of the functional movement screen using a 100-point grading scale. Medicine & Science in Sports & Exercise, 42(5), S392.

39. Hotta, T., Nishiguchi, S., Fukutani, N., Tashiro, Y., Adachi, D., Morino, S., Shirooka, H., Nozaki, Y., Hirata, H., Yamaguchi, M., & Aoyama, T. (2015). Functional movement screen for predicting running injuries in 18- to 24-year-old competitive male runners. Journal of Strength and Conditioning Research, 29(10), 2808-2815.

40. Ingrid, J. M., & Hendriksen, T. M. (2003). The effect of intermittent training in hypobaric hypoxia on sea-level exercise: a cross-over study in humans. European Journal of Applied Physiology, 88, 396-403.

41. Kiesel, K., Plisky, P., & Voight, M. L. (2007). Can serious injury in professional football be predicted by a preseason functional movement screen? North American Journal of Sports Physical Therapy, 2(3), 147-159.

42. Kiesel, K., Plisky, P., & Butler, R. (2011). Functional movement test scores improve following a standardized off-season intervention program in professional football players. Scand Journal of Medicine Science and Sports, 21(2), 287-292.

43. Lafrenz, A. J., Wingo, J. E., Ganio, M. S., & Cureton, K. J. (2008). Effect of ambient temperature on cardiovascular drift and maximal oxygen uptake. Medicine & Science in Sports & Exercise, 40(6), 1065-1071.

44. Levine, B. D., & Stray-Gundersen, J. (1992). Altitude training does not improve running performance more than equivalent training near sea level in trained runners. Medicine & Science in Sports & Exercise, 24(Supplement 5), 569.

45. Levine, B. D., & Stray-Gundersen, J. (1997). Effect of moderate-altitude acclimatization with low altitude training on performance. Journal of Applied Physiology, 83, 102-112.

46. Levine, B. D., Stray-Gundersen, J., Duhaime, G., Snell, P. G., & Friedman, D. B. (1991). "living high – training low": the effect of altitude acclimatization/normoxic training in trained runners. Medicine & Science in Sports & Exercise, 23(Supplement 4), 25.

47. Loudon, J. K., Parkerson-Mitchell, A. J., Hildebrand, L. D., & Teague, C. (2014). Functional movement screen scores in a group of running athletes. The Journal of Strength and Conditioning Research, 28(4), 909-913.

48. Lynn, S. K., & Noffal, G. J. (2010). Hip and knee moment differences between high and low rated functional movement screen (FMS) Squats. Medicine & Science in Sports & Exercise, 42(5), S402.

49. Lucía, A., Hoyos, J., Pérez, M., & Chicharro, J. L. (2000). Heart rate and performance parameters in elite cyclists: a longitudinal study. Medicine & Science in Sports & Exercise, 32(10), 1777-1782.

50. Marsh, M. K. (2003). How Quick is your heart rate recovery? California State Science Fair, 2003 Project Summary. Project Number J1010.

51. Mikus, C. R., Earnest, C. P., Blair, S. N., & Church, T. S. (2008). Heart rate and exercise intensity during training: observations from the DREW study. British Journal of Sports Medicine, 43(10), 750-755.

52. Minick, K. I., Kiesel, K. B., Burton, L., Taylor, A., Plisky, P., & Butler, R. J. (2010). Interrater reliability of the Functional Movement Screen. Journal of Strength & Conditioning Research, 24(2), 479-486.

53. Mitchell, U. H., Johnson, A. W., Vehrs, P. R., Feland, J. B., & Hilton, S. C. (2016). Performance on the functional movement screen in older active adults. Journal of Sport and Health Science, 5(1), 119-125.

54. Nelson, A. G., Kokkonen, J., Eldredge, C., Cornwell, A., & Glickman-Weiss, E. (2001). Chronic stretching and running economy. Scandinavian Journal of Medicine and Science in Sports, 11, 260-265.

55. Newton, F., McCall, A., Ryan, D., Blackburne, C., Fünten, K., Meyer, T., Lewin, C., & McCunn, R. (2017). Functional movement screen (FMS™) score does not predict injury in english premier league youth academy football players. Science and Medicine in Football, 1(2), 102-106.

56. Noahkes, T. D. (2000). Altitude training for enhanced athletic performance. International Sportmed Journal, 1(2), 1-2.

57. Okada, T., Huxel, K. C., & Nesser, T. W. (2011). Relationship between core stability, functional movement, and performance. Journal of Strength & Conditioning Research, 25(1), 252-261.

58. Scharhag-Rosenberger, F., Meyer, T., Walitzek, S., & Kindermann, W. (2009). Time course of changes in endurance capacity: A 1-yr training study. Medicine & Science in Sports & Exercise, 41(5), 1130-1137.

59. Seiler, S., & Hetlelid, K. J. (2005). The impact of rest duration on work intensity and RPE during interval training. Medicine & Science in Sports & Exercise, 37(9), 1601-1607.

60. Seiler, S., & Sjursen, J. E. (2004). Effect of work duration on physiological and rating scale of perceived exertion responses during self-paced interval training. Scandinavian Journal of Medicine and Science in Sports, 14, 318-325.

61. Shetler, K., Marcus, R., Froelicher, V. F., Vora, s., Kalisetti, D., Prakash, M., Do, D., & Myers, J. (2001). Heart rate recovery : validation and methodolgic issues. Journal of the American College of Cardiology, 38, 1980-1987.

62. Shrier, I. (2004). Does stretching improve performance? a systematic and critical review of the literature. Clinical Journal of Sport Medicine, 14, 267-273.Tamra, L. T., & Robert, J. B. (2009). Sit-and-reach flexibility and running economy of men and women collegiate distance runners. Journal of Strength and Conditioning Research, 23(1), 158-162.

63. Vihma, T. (2010). Effects of weather on the performance of marathon runners. International Journal of Biometeorology, 54, 297-306.

64. Wagner, L. L., & Housh, T. J. (1993). A proposed test for determining physical working capacity at the heart rate threshold. Research Quarterly for Exercise and Sport, 64(3), 361-364.

65. Watanabe, J., Thamilarasan, M., Blackstone, E. H., Thomas, J. D., & Lauer, M. S. (2001). Heart rate recovery immediately after treadmill exercise and left ventricular systolic dysfunction as predictors of mortality. Circulation, 104, 1911.

66. Wilber, R. L. (2001). Current trends in altitude training. Sports Medicine, 31(4), 249-265.

67. Wilber, R. L. (2004). Altitude training and athletic performance. Champaign IL: Human Kinetics Publishers.

68. Wingo, J. E., & Cureton, K. J. (2006). Body cooling attenuates the decrease in maximal oxygen uptake associated with cardiovascular drift during heat stress. European Journal of Applied Physiology, 98, 97-104.

69. Wingo, J., Lafrenz, A. J., Ganio, M. S., Edwards, G. L., & Cureton, K. J. (2005). Cardiovascular drift is related to reduced maximal oxygen uptake during heat stress. Medicine & Science in Sports & Exercise, 37(2), 248-255.

70. Wingo, J. E., Ganio, M. S., & Cureton, K. J. (2012). Cardiovascular drift during heat stress: implications for exercise prescription. Medicine & Science in Sports & Exercise, 40(2), 88-94.

71. Wilson, J. M., Hornbuckle, L. M., Kim, J.-S., Ugrinowitsch, C., Lee, S.-R., Zourdos, M. C., Sommer, B., & Panton, L. B. (2010). Effects of static stretching on energy cost and running endurance performance. Journal of Strength and Condition Research, 24(9), 2274-2279.

72. Wolski, L. A., McKenzie, D. C., & Wenger, H. A.

(1996). Altitude training for improvements in sea level performance: is there scientific evidence of benefit? Sports Medicine, 22(4), 251-263.

73. Young, C. C., Morris, G. A., Dempsey, R. L., Virulhsri, P., Ribar, M. A., Gammons, M. R., Rodriguez, J. M., & Niedfeldt, M. W. (2004). The reproducibility of computerized heart rate monitoring as control for running studies. Medicine & Science in Sports & Exercise, 36(5), S26.

74. http://www.functionalmovement.com/SITE/index.php

第 6 篇

1. 林信良、洪得明、劉于詮、徐偉庭 (2009)。市售拖鞋材料避震能力的比較。大專體育學刊，11(3)，81-94。
2. 林家輝、邱文信 (2010)。人字拖鞋對人體健康的影響。中華體育，24(3)，27-32。
3. 張盈琪、劉于詮 (2012)。穿著牛頭牌新式與市售傳統人字拖鞋行走之運動生物力學分析。華人運動生物力學期刊，7，79-83。
4. 鄭國良 (2014)。靜脈曲張惡化，彈性襪惹禍。Pchome 健康樂活。http://pchome. uho.com.tw/sick.asp?aid=1481
5. 吳慶瑞 (1994)。持續運動前攝取咖啡對運動前後人體中血脂及血脂蛋白之影響。體育學報，17，391-410。
6. 王香生、陳亞軍、駱卓明 (2003)。運動前進食不同血糖指數食物對長跑能力的影響。中國運動醫學雜誌，5，453-457。
7. 林筱涵、劉珍芳 (2010)。食物昇糖指數之測定與應用。台灣膳食營養學雜誌，2(1)，7-12。
8. 林依婷、劉珍芳 (2007)。食物的昇糖指數及其對耐力運動表現之影響。中華體育，21(2)，15-22。
9. 陳燕華 (2015)。外食族的你，低 GI 的沒？衛生福利部國民健康署健康九九網站，健康專欄。http://health99. hpa.gov.tw/Article/ArticleDetail.aspx?TopIcNo=122&DS=1-Article
10. 黃貞祥 (2016)。解讀小扁豆的基因體密碼。Case 讀報，臺大科學教育發展中心。http://case.ntu.edu.tw/blog/?p=24127
11. 梁海林 (2015)。蛋白質是牛肉 1.6 倍！她用小扁豆 50 天腰瘦 11 公分。早安健康精選書摘。https://www.everydayhealth.com.tw/article/9598
12. 蔡秀梅 (2010)。運用低 GI、輕鬆戰勝糖尿病。天主教聖馬爾定醫院糖尿病人保健中心，糖尿病保健專刊，11(2)，1-2。
13. 駱慧雯 (2016)。纖維比糙米多！小扁豆減重新寵兒。華人健康網。http://health.businessweekly.com.tw/AArticle.aspx?ID=ARTL000055983&p=2
14. Ali, A., Creasy, R. H., & Edge, J. A. (2010). Physiological effects of wearing graduated compression stockings during running. European Journal of Applied Physiology, 109, 1017-1025.
15. Ali, A., Creasy, R. H., & Edge, J. A. (2011). The effect of graduated compression stockings on running performance. Journal of Strength and Conditioning Research, 25(5), 1385-1392.
16. Andersson, H., Raastad, T., Nilsson, J.,Paulsen, G., Garthe, I., & Kadi, F. (2008). Neuromuscular fatigue and recovery in elite female soccer: effects of active recovery. Medicine & Science in Sports & Exercise, 40(2), 372-380.
17. Bell, D. G., & Mclellan, T. M. (2003). Effect of repeated caffeine ingestion on repeated exhaustive exercise endurance. Medicine & Science in Sports & Exercise, 35(8), 1348-1354.
18. Bennett, C. B., Chilibeck, P. D., Barss, T., Vatanparast, H., Vandenberg, A., & Zello, G. A. (2012). Metabolism and performance during extended high-intensity intermittent exercise after consumption of low- and high-glycaemic index pre-exercise meals. British Journal of Nutrition, 108, S81-S90.
19. Brand-Miller, J., Hayne, S., Petocz, P., & Colagiuri, S. (2003). Low-glycemic index diets in the management of diabetes - a meta-analysis of randomized controlled trials. Diabetes Care, 26(8), 2261-2267.
20. Burdon, C. A., Spronk, I., Cheng, H. L., & O'Connor, H. T. (2016). Effect of glycemic index of a pre-exercise meal on endurance exercise performance: a systematic review and meta-analysis. Sports Medicine, 46. DOI: 10.1007/s40279-016-0632-8
21. Burke, L. M., Collier, G. R., & Hargreaves, M. (1998). Glycemic index - a new tool in sport nutrition? International Journal of Sport Nutrition, 8, 401-415.
22. Byrne, C., Twist, C., & Eston, R. (2004). Neuromuscular function after exercise-induced muscle damage: theoretical and applied implications. Sports Medicine, 34(1), 49-69.
23. Cheung, R. T., & Ngai, S. P. (2015). Effects of footwear on running economy in distance runners: A meta-analytical review. Journal of Science and Medicine in Sport, 18, doi:10.1016/j.jsams.2015.03.002
24. Coso, J. D., Areces, F., Salinero, J. J., Gonzalez-Millan, C., Abian-Vicen, J., Soriano, L., Ruiz, D., Gallo, C., Lara, B., & Calleja-Gonzalez, J. (2014). Compression stockings do not improve muscular performance during a half-ironman triathlon race. European Journal of Applied Physiology, 114(3), 587-595.
25. Coutts, A., Reaburn, P., Piva, T. J., & Murphy, A. (2007). Changes in selected biochemical, muscular strength, power, and endurance measures during deliberate overreaching and tapering in rugby league players. International Journal of Sports Medicine, 28, 116-124.
26. Davies, V., Thompson, K. G., & Cooper, S. M. (2009). The effects of compression garments on recovery. Journal of Strength and Conditioning Research, 23(6), 1786-1794.
27. Dodd, S. L., Brooks, E., Powers, S. K., & Tulley, R. (1991). The effect of caffeine on graded exercise performance in caffeine naive versus habituated subjects. European Journal of Applied Physiology, 62(6), 424-429.
28. Donaldson, C. M., Perry, T. L., & Rose, M. C. (2010). Glycemic index and endurance performance. International Journal of Sport Nutrition and Exercise Metabolism, 20, 154-165.
29. Ersson, B. (2002). Shoe analysis. http://www.shoedoc.se/skoeng.asp
30. Feil, C. (2013). Running Shoes 101: Part 2. http://www.teamchiroames.com/blog/ archives/02-2013

31. Fisher, S. M., McMurray, R. G., Berry, M., Mar, M. H., & Forsythe, W. A. (1986). Influence of caffeine on exercise performance in habitual caffeine users. International Journal of Sports Medicine, 7(5), 276-280.

32. Fuller, J. T., Bellenger, C. R., Thewlis, M. D., Tsiros, M. D., & Buckley, J. D. (2014). The effect of footwear on running performance and running economy in distance runners. Sports Medicine, 45(3), 411-422.

33. Hetzler, R. K., Warhaftig-Glynn, N., Thompson, D. L., Dowling, E., & Weltman, A. (1994). Effects of acute caffeine withdrawal on habituated male runners. Journal of Applied Physiology, 76, 1043-1048.

34. Hulton, A. T., Gregson, W., Maclaren, D., & Doran, D. A. (2012). Effects of GI meals on intermittent exercise. International Journal of Sports Medicine, 33, 756-762.

35. Kalmar, J. M. (2005). The influence of caffeine on voluntary muscle activation. Medicine & Science in Sports & Exercise, 37(12), 2113-2119.

36. Kemmler, W., von Stengel, S., Kockritz, C., Mayhew, J., Wassermann, A., & Zapf, J. (2009). Effect of compression stockings on running performance in men runners. Journal of Strength and Conditioning Research, 23(1), 101-105.

37. Little, J. P., Chilibeck, P. D., Ciona, D., Forbes, S., Rees, H., Vandenberg, A., & Zello, G. A. (2010). Effect of low- and high-glycemic-index meals on metabolismand performance during high-intensity, intermittent exercise. International Journal of Sport Nutrition and Exercise Metabolism, 20, 447-456.

38. Morris, C., Chander, H., Wilson, S., Loftin, M., Wade, C., & Garner, J. (2017). Impact of alternative footwear on human energy expenditure. Journal of Human Sport and Exercise, 12(4), 1220-1229.

39. Oliver, J., Armstrong, N., & Williams, C. (2008). Changes in jump performance and muscle activity following soccer-specific exercise. Journal of Sports Sciences, 26(2), 141-148.

40. Price, C., Andrejevas, V., Findlow, A. H., GrahamSmith, P., & Jones, R. (2014). Does flipflop style footwear modify ankle biomechanics and foot loading patterns? Journal of Foot and Ankle Research, 7, 40. http://www.jfootankleres.com/content/7/1/40

41. Saunders, P. U., Pyne, D. B., Telford, R. D., & Hawley, J. A. (2004). Factors affecting running economy in trained distance runners. Sports Medicine, 34(7), 465-485.

42. Stuart, G. R., Hopkins, W. G., Cook, C., & Cairns, S. P. (2005). Multiple effects of caffeine on simulated high-intensity team-sport performance. Medicine & Science in Sports & Exercise, 37(11), 1998-2005.

43. Taylor, K. L., Chapman, D. W., Cronin, J. B., Newton, M. J., & Gill, N. (2012). Fatigue monitoring in high performance sport: a survey of current trends. Journal of Australian Strength & Conditioning, 20(1), 12-23.

44. Twist, C. & Highton, J. (2013). Monitoring fatigue and recovery in rugby league players. International Journal of Sports Physiology and Performance, 8, 467-474.

45. Vercruyssen, F., Easthope, C., Bernard, T., Hausswirth, C., Bieuzen, F., Gruet, M., & Brisswalter, J. (2014). The influence of wearing compression stockings on performance indicators and physiological responses following a prolonged trail running exercise. European Journal of Sport Science, 14(2), 144-150.

46. Wit, B. D., Clercq, D. D., & Lenoir, M. (1995). The effect of varying midsole hardness on impact forces and foot motion during foot contact in running. Journal of Applied Biomechanics, II, 395-406.

47. Zhang, X., Paquette, M.R., & Zhang, S. (2013). A comparison of gait biomechanics of flip-flops, sandals, barefoot and shoes. Journal of Foot and Ankle Research, 6, 45.

第 7 篇

1. 朱嘉華 (2012)。從二十四小時動態血壓監測的觀點探討高血壓的運動處方。中華體育，26(1)，9-18。

2. 邱豔芬、于博芮、陳幸眉 (2002)。高血壓病患進行中度運動之短期與長期效應。台灣醫學，6(1)，17-24。

3. 國家衛生研究院 (2013)。2013 年世界健康日 -World Health Day: Control your blood pressure。國家衛生研究院電子報，496。http://enews.nhri.org.tw/enews_list_new2_more.php?volume_indx=496&showx=showarticle&article_indx=9409

4. 國家衛生研究院 (2010)。2005 - 2008 國人高血壓之狀況。國家衛生研究院。http://nahsit.nhri.org.tw/ public_frontpage?page=2

5. AASFP (2008). 運動醫學系列 – 高血壓人士的運動處方。http://www.aasfp.com/hk/HKCMS/upload/84_594/2008July02tchi.pdf

6. 台灣地區各縣市 2009 至 2011 年 18 歲以上過重及肥胖平均盛行率

7. 鄒靜萱 (2013)。性別、年齡及身體質量指數對橢圓機智慧型體重管理系統的運動強度設定差異研究。國科會大專學生專題研究計畫 (NSC-1012815C194024H) 報告書。

8. 王顯翔 (2014)。不同踩踏頻率騎車對隨後跑步經濟性之影響。未出版之碩士論文。國立中正大學運動與休閒教育研究所，嘉義縣。

9. Abbiss, C. R., & Laursen, P. B. (2008). Describing and understanding pacing strategies during athletic competition. Sports Medicine, 38(3), 239-252.

10. Bernard, T., Vercruyssen, F., Grego, F., Hausswirth, C., Lepers, R., Vallier, J-M., & Brisswalter, J. (2003). Effect of cycling cadence on subsequent 3 km running performance in well trained triathletes. British Journal of Sports Medicine, 37, 154-159.

11. Bentley, D. J., Libicz, S., Jougla, A., Coste, O., Manetta, J., Chamari, K., & Millet, G. P. (2007). The effects of exercise intensity or drafting during swimming on subsequent cycling performance in triathletes. Journal of Science and Medicine in Sport, 61.

12. Bernard, T., Vercruyssen, F., Mazure, C., Gorce, P., Hausswirth, C., & Brisswalter, J. (2007). Constant versus variable-intensity during cycling: effects on subsequent running performance. European Journal of Applied Physiology, 99(2), 103-111.

13. Bonacciab, J., Saundersc, P. U., Alexanderd, M., Blanchb, P., & Vicenzinoa, B. (2011). Neuromuscular control and running economy is preserved in elite international triathletes after cycling. Sports Biomechanics, 10(1), 59-71.

14. Burke, L. E., Wang, J., & Sevick, M. A. (2011). Self-Monitoring in Weight Loss: A Systematic Review of the Literature. Journal of the American Dietetic Association, 111, 92-102.

15. Candotti, C. T., Loss, J. F., Bagatini, D., Soares, D. P., Rocha, E. K., Oliveira, A. R., & Guimaraes, A. C. S. (2009). Cocontraction and economy of triathletes and cyclists at different cadences during cycling motion. Journal of Electromyography and Kinesiology, 19, 915-921.

16. Cardoso Jr, C. G., Gomides, R. S., Queiroz, A. C. C., Pinto, L. G., Lobo, F. S., Tinucci, T., Mion Jr, D., & Forjaz, C. L. M. (2010). Acute and chronic effects of aerobic and resistance exercise on ambulatory blood pressure. Clinics, 65(3), 317-325.

17. Ciolac, E. G., Guimaraes, G. V., D Avila, V. M., Bortolotto, L. A., Doria, E. L., & Bocchi, E. A. (2008). Acute aerobic exercise reduces 24-h ambulatory blood pressure levels in long-term-treated hypertensive patients. Clinics, 63(6), 753-758.

18. Charard, J-C., & Wilson, B. (2003). Drafting distance in swimming. Medicine & Science in Sports & Exercise, 35(7), 1176-1181.

19. Cornelissen, V. A., & Fagard, R. H. (2005). Effect of resistance training on resting blood pressure: a meta-analysis of randomized controlled trials. Journal of Hypertension, 23(2), 251-259.

20. Delextrat, A., Tricot, V., Bernard, T., Vercruyssen, F., Hausswirth, C., & Brisswalter, J. (2003). Drafting during swimming improves efficiency during subsequent cycling. Medicine & Science in Sports & Exercise, 35(9), 1612-1619.

21. Etxebarria, N., Anson, J. M., Pyne, D. B., & Ferguson, R. A. (2013). Cycling attributes that enhance running performance after the cycle section in triathlon. International Journal of Sports Physiology and Performance, 2013, 8, 502-509.

22. Fagard, R. H. (2001). Exercise characteristics and the blood pressure response to dynamic physical training. Medicine & Science in Sports & Exercise, 33(6), s484-s492.

23. Frohlich, M., Klein, M., Pieter, A., Emrich, E., & Giesing, J. (2008). Consequences of the three disciplines on the overall result in olympic-distance triathlon. International Journal of Sports Science and Engineering, 2(4), 204-210.

24. Frohlich, M., Balter, J., Pieter, A., Schwarz, M., & Emrich, E. (2013). Model-theoretic optimization approach to triathlon performance under comparative static conditions - results based on the olympic games 2012. International Journal of Kinesiology & Sports Science, 1(3), 9-14.

25. Frohlich, M., Balter, J., Emrich, E., & Pieter, A. (2014). Can the influence of running performance in olympic-distance triathlon be compensated for? Journal of Athletic Enhancement, 3(1), 100-134.

26. Gottschall, J. S., & Palmer, B. M. (2002). The acute effects of prior cycling cadence on running performance and kinematics. Medicine & Science in Sports & Exercise, 34(9), 1518-1522.

27. Hagberg, J. M., Park, J. J., & Brown, M. D. (2000). The role of exercise training in the treatment of hypertension. Sports Medicine, 30, 193-206.

28. Hausswirth, C., Vallier, J., Lehenaff, D., Brisswalter, J., Smith, D., Millet, G., & Dreano, P. (2001). Effect of two drafting modalities in cycling on running performance. Medicine & Science in Sports & Exercise, 33(3), 485-492.

29. Hausswirth, C., Le Meur, Y., Bieuzen, F., Brisswalter, J., & Bernard, T. (2010). Pacing strategy during the initial phase of the run in triathlon: influence on overall performance. European Journal of Applied Physiology, 108, 1115-1123.

30. Hill, C. F., & Gibson, A. S. C. (2012). The effect of power alternation frequency during cycling on metabolic load and subsequent running performance. Journal of Science & Cycling, 1(2), 35-41.

31. Landers, G. J., Blanksby, B. A., & Rackland, T. (2011). Cadence, stride rate and stride length during triathlon competition. International Journal of Exercise Science, 4(1), 40-48.

32. Landers, G. J., Blanksby, B. A., Ackland, T. R., & Monson, R. (2008). Swim positioning and its influence on triathlon outcome. International Journal of Exercise Science, 1(3), 96-105.

33. Laursen, P. B., Rhodes, E. C., & Langill, R. H. (2000). The effects of 3000-m swimming on subsequent 3-h cycling performance: implications for ultraendruance triathletes. European Journal of Applied Physiology, 83, 28-33.

34. Lepers, R., Theurel, J., Hausswirth, C., & Bernard, T. (2008). Neuromuscular fatigue following constant versus variable-intensity endurance cycling in triathletes. Journal of Science and Medicine in Sport, 11(4), 381-389.

35. Lima-Silva, A. E., Bertuzzi, R. C. M., Pires, F. O., Barros, R. V., Gagliardi, J. F., Hammond, J., Kiss, M. A., & Bishop, D. J. (2010). Effect of performance level on pacing strategy during a 10-km running race. European Journal of Applied Physiology, 108, 1045-1053.

36. Meur, Y. L., Hausswirth, C., Dorel, S., Bignet, F., Brisswalter, J., & Bernard, T. (2009). Influence of gender on pacing adopted by elite triathletes during a competition. European Journal of Applied Physiology, 106, 535-545.

37. Melo, C. M., Filho, A. C. A., Tinucci, T., Mion Jr, D., & Forjaz, C. L. M. (2006). Postexercise hypotension induced by low-intensity resistance exercise in hypertensive women receiving captopril. Blood Pressure Monitoring, 11(4), 183-189.

38. Peeling, P. D., Bishop, D. J., & Landers, G. J. (2005). Effect of swimming intensity on subsequent cycling and overall triathlon performance. British Journal of Sports Medicine, 39, 960-964.

39. Renfree, A., & Gibso, A. S. C. (2013). Influence of different performance levels on pacing strategy during the women's world championship marathon Race. International Journal of Sports Physiology and Performance, 7, 279-285.

40. Rezk, C. C., Marrache, R. C. B., Tinucci, T., Mion Jr, D., & Forjaz, C. L. M. (2006). Post-resistance exercise hypotension, hemodynamics, and heart rate variability: influence of exercise intensity. European Journal of Applied Physiology, 98, 105-112.

41. Rust, C. A., Knechtle, B., Knechtle, P., Rosemann, T., & Lepers, R. (2011). Personal best times in an Olympic distance triathlon and in a marathon predict Ironman race time in recreational male triathletes. Open Access Journal of Sports Medicine, 2, 121-129.

42. Rust, C. A., Lepers, R., Stiefel, M., Rosemann, T., & Knechtle, B. (2013). Performance in Olympic triathlon: changes in performance of elite female and male triathletes in the ITU World Triathlon Series from 2009 to 2012. SpringerPlus, 2, 685, 1-7.

43. Suriano, R., Vercruyssen, F., Bishop, D., & Brisswalter, J. (2007). Variable power output during cycling improves subsequent treadmill run time to exhaustion. Journal of Science & Medicine in Sport, 10(4), 244-251.

44. Taylor, D., & Smith, M. F. (2014). Effects of deceptive running speed on physiology, perceptual responses, and performance during sprint-distance triathlon. Physiology & Behavior, 133, 45-52.

45. Tew, G. (2005). The effect of cycling cadence on subsequent 10km running performance in well-trained triathletes. Journal of Sports Science and Medicine, 4(3), 342-353.

46. Vercruyssen, F., Brisswalter, J., Hausswirth, C., Bernard, T., Bernard, O., & Vallier, J-M. (2002). Influence of cycling cadence on subsequent running performance in triathletes. Medicine & Science in Sports & Exercise, 34(3), 530-536.

47. Vercruyssen, F., Suriano, R., Bishop, D., Hausswirth, C., & Brisswalter, J. (2005). Cadence selection affects metabolic responses during cycling and subsequent running time to fatigue. British Journal of Sports Medicine, 39, 267-272.

48. Vleck, V. E., Burgi, A., & Bentley, D. J. (2006). The consequences of swim, cycle, and run performance on overall result in elite olympic distance Triathlon. International Journal of Sports Medicine, 27, 43-48.

第 8 篇

1. 江承鴻 (2008)。台灣馬拉松選手之成績預測。未出版之碩士論文,國立中山大學應用 數學系研究所,高雄市。

2. 林正常 (2000)。臨界速度在耐力訓練上的應用。運動生理週訊,49。http://www.epsport.net/epsport/week/show.asp?repno=49

3. 林依雯、陳五洲 (2011)。一次反覆最大重量之最大肌力探討 。臺灣體育論壇,2,59-70。

4. 王頌方 (2019)。跑步成績評量換氣閾值與呼吸代償點的效度研究。國立中正大學運動與休閒教育研究所,未出版碩士論文。

5. 林冠宇 (2018)。速度耐力模式評量跑者有氧與無氧運動能力之研究。國立中正大學運動與休閒教育研究所,未出版碩士論文。

6. 陳子儀 (2018)。生理耗能指數評量跑步經濟性之研究。中正大學運動與休閒教育研究所,未出版之碩士論文。

7. 王順正、林正常 (1994)。跑步臨界速度與無氧閾值的關係研究。中華民國大專院校 83 年度體育學術研討會專刊 (頁 411-426)。臺北市:中華民國大專體育運動總會。

8. 王順正、李昭慶、康風都 (1994)。臨界負荷在運動強度設定上的應用。中華體育季刊,7(4),116-125。

9. 楊懿珊、鄭景峰 (2010)。臨界負荷檢測方法之探討與應用。運動教練科學,19,11-24。

10. Bassett, D. R., & Howley, E. T. (2000). Limiting factors for maximum oxygen uptake and determinants of endurance performance. Medicine & Science in Sports & Exercise, 32(1), 70-84.

11. Bragada, J. A., Santos, P. J., Maia, J. A., Colaco, P. J., Lopes, V. P., & Barbosa, T. M. (2010). Longitudinal study in 3000m male runners: relationship between performance and selected physiological parameters. Journal of Sports Science and Medicine, 9, 439-444.

12. Baechle, T. R., Earle, R. W., & Wathen, D. (2000). Resistance training. In: T. R. Baechle, & R. W. Earle, eds. Essentials of Strength Training and Conditioning. 2nd ed. Champaign, IL: Human Kinetics, pp. 395-425.

13. Bergstrom, H. C. (2014). Physiological responses at the critical heart rate during treadmill running. Ph.D. Dissertation, Department of Nutrition and Health Sciences, University of Nebraska-Lincoln.

14. Brechue, W. F., & Mayhew, J. L. (2009). Upper-body work capacity and 1RM prediction are unaltered by increasing muscular strength in college football players. Journal of Strength and Conditioning Research, 23(9), 2477-2486.

15. Brzycki, M. (1993). Strength testing: predicting a one-rep max from reps-to-fatigue. Journal of Physical Education, Recreation & Dance, 64(1), 88-90.

16. Campos, A., Figueiredo, P., Vilas-Boas, J. P., & Fernandes, R. J. (2010). Stroking parameters patterns in a training set performed at the critical velocity. The Open Sports Sciences journal, 3, 84-86. http://www.benthamscience.com/open/tossj/articles/V003/84TOSSJ.pdf

17. Daniels, J., & Gilbert, J. R. (1979). Oxygen Power: Performance Tables for Distance Runners, Oxygen Power. USA.

18. Dekerle, J., Sidney, M., Hespel, J. M., & Pelayo, P. (2002). Validity and reliability of critical speed, critical stroke rate, and anaerobic capacity in relation to front crawl swimming performances. International Journal of Sports Medicine, 23(2), 93-98.

19. Dekerle, J. (2006). The use of critical velocity in swimming? a place for critical stroke rate? Rev Port Cien Desp, 6(2), 201-205. http://www.fade.up.pt/rpcd/_arquivo/artigos_soltos/vol.6_supl.2/04.evaluation.pdf

20. Downie, J. (2009). Prediction of long distance race performance. http://www.enm.bris. ac.uk/teaching/projects/2008_09/jd5670/Report.pdf

21. di Prampero, P. E., Dekerle, J., Capelli, C., & Zamparo, P. (2008). The critical velocity in swimming. European Journal of Applied Physiology, 102(2), 165-171.

22. Fernandes, R. J., Keskinen, K. L., Colaco, P., Querido, A. J., Machado, L. J., Morais, P. A., Novais, D. Q., Marinho, D. A., & Vilas Boas, J. P. (2008). Time limit at VO2max velocity in elite crawl swimmers. International Journal of Sports Medicine, 29, 145-150.

23. Fernandes, R. J., & Vilas-Boas, J. P. (2012). Time to exhaustion at the vo2max velocity in swimming: a review. Journal of human Kinetics, 32(1), 121-134.

24. Folland, J. P., Allen, S. J., Black, M. I., Handsaker, J. C., & Forrester, S. E. (2017). Running technique is an important component of running economy and performance. Medicine Science in Sports and Exercise. 49(7), 1412-1423.

25. Franken, M., Diefenthaeler, F., More, F. C., Silveira, R. P., & Castro, F. A. S. (2013). Critical stroke rate as a parameter for evaluation in swimming. Motriz, Rio Claro, 19(4), 724-729. http://www.scielo.br/pdf/motriz/v19n4/a09v19n4.pdf

26. INEOS 1:59 Challenge: Sub-Two Hour Marathon Challenge. https://www.ineos159challenge.com/

27. LeSuer, D. A., McCormick, J. H., Mayhew, J. L., Wasserstein, R. L., & Arnold, M. D. (1997). The accuracy of prediction equations for estimating 1-rm performance in the bench press, squat, and deadlift. Journal of Strength and Conditioning Research, 11(4), 211-213.

28. Loprinzi, P. D., & Brown, K. (2012). Empirical examination of predictors of 2-mile time trial performance in high school cross-country runners. Track & Cross Country Journal, 2(2), 239-243.

29. Marinho, D. A., Silva, A. J., Reis, V. M., Costa, A. M., Brito, J. P., Ferraz, R., & Marques, M. C. (2009). Changes in critical velocity and critical stroke rate during a 12 week swimming training period: a case study. Journal of Human Sport and Exercise, 4(1), 48-56.

30. Mayhew, J. L., Ball, T. E., Arnold, M. D., & Bowen, J. C. (1992). Relative muscular endurance performance as a predictor of bench press strength in college men and women. Journal of Applied Sport Science Research, 6(4), 200-206.

31. http://193.145.233.67/dspace/bitstream/10045/8969/1/E_JHSE_4_1_6.pdf

32. Mayhew, J. L., Johnson, B. D., LaMonte, M. J., Lauber, D., & Kemmler, W. (2008). Accuracy of prediction equations for determining one repetition maximum bench press in women before and after resistance training. Journal of Strength and Conditioning Research, 22(5), 1570-1577.

33. Mcmillanrunning. www.mcmillanrunning.com/

34. Mielke, M., Housh, T. J., Hendrix, C. R., Zuniga, J., Camic, C. L., Schmidt, R. J., & Johnson, G. O. (2011). A test for determining critical heart rate using the critical power model. Journal of Strength and Condition Research, 25(2), 504–510.

35. Moritani, T., Nagata, A., Devries, H. A., & Muro, M. (1981). Critical power as a measure of physical work capacity and anaerobic threshold. Ergonomics. 24(5), 339-350.

36. Pelayo, P., Dekerle, J., Delaporte, B., Gosse, N., & Sidney, M. (2000). Critical speed and critical stroke rate could be useful physiological and technical criteria for coaches to monitor endurance performance in competitive swimmers. 18 International Symposium on Biomechanics in Sports. https://ojs.ub.unikonstanz.de/cpa/article/view/2156/2012

37. Reynolds, J. M., Gordon, T. J., & Robergs, R. A. (2006). Prediction of one repetition maximum strength from multiple repetition maximum testing and anthropometry. Journal of Strength and Conditioning Research, 20(3), 584-592.

38. Riegel, P. (1977). Time predicting. Runner's World, August, 1977.

39. RunnerSpace. tools.runnerspace.com

40. RunnersWorld. www.runnersworld.com/tools/race-time-predictor

41. Runningforfitness. www.runningforfitness.org/faq/rp

42. Runningfreeonline.com. www.runningfreeonline.com

43. Smith, C. G. M., & Jones, A. M. (2001). The relationship between critical veloctiy, maximal lactate steady-state velocity and lactate turnpoint velocity in runners. European Journal of Applied Physiology, 85, 19-26.

44. Toubekis, A. G., Tsami, A. P., & Tokmakidis, S. P. (2006). Critical velocity and lactate threshold in young swimmers. International Journal of Sports Medicine, 27(2), 117-123.

45. Vanhatalo, A., Doust, J. H., & Burnley, M. (2007). Determination of critical power using a 3-min all-out cycling test. Medicine and Science in Sports and Exercise, 39(3), 548-555.

46. Wakayoshi, K., Ikuta, K., Yoshida, T., Udo, M., Moritani, T., Mutoh, Y., & Miyashita, M. (1992). Determination and validity of critical velocity as an index of swimming performance in the competitive swimmer. European Journal of Applied Physiology, 64, 153-157.

47. Wathan, D. (1994). Load assignment. In: Essentials of Strength Training and Conditioning. T. R. Baechle, ed. Champaign, IL: Human Kinetics, pp. 435-439.

48. http://www.had2know.com/health/

49. http://www.tomfangrow.com/

50. www.runnersworld.com/tools/training-paces-calculator

51. www.runsmartproject.com/calculator/

52. http://www.swimsmooth.com/

53. http://www.brianmac.co.uk/css.htm

54. http://mx.nthu.edu.tw/~tllee/

55. http://www.arhy.org/swim-predict

後記

1. Bravelog 運動趣。https://bravelog.tw

2. Santos-Lozano, A., Collado, P. S., Foster, C., Lucia, A., & Garatachea, N. (2014). Influence of sex and level on marathon pacing Strategy. Insights from the New York City Race. International Journal of Sports Medicine, 35, 1-6.

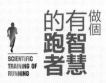

做個
有智慧
的跑者

SCIENTIFIC
TRAINING OF
RUNNING

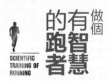

做個
有智慧
的跑者

SCIENTIFIC
TRAINING OF
RUNNING